LILO BERG
Brustkrebs

Buch

Rund 46 000 Frauen erkranken in Deutschland jährlich an Brustkrebs, darunter auch immer mehr jüngere Frauen unter 50 Jahren. Gegen Angst und Verunsicherung helfen Wissen und Aufklärung: Welchen Einfluss haben Risikofaktoren, wie Vererbung, Ernährung, Umweltgifte oder Hormone, und was bedeutet das für mich persönlich? Was passiert bei den einzelnen Untersuchungen, und welche sind für eine exakte Diagnose wirklich wichtig? Wie »radikal« muss heute eine Operation sein, und welche Möglichkeiten des Wiederaufbaus gibt es? Ist eine Chemotherapie immer noch unverzichtbar, was leisten biologische Präparate – und was zahlt die Versicherung?
Lilo Bergs Brustkrebs-Handbuch, 1995 erstmals erschienen und im Jahr 2000 in komplett überarbeiteter Neuauflage veröffentlicht, ist mittlerweile zu einem Klassiker geworden. Einfühlsam und kompetent begleitet Lilo Berg Tausende von Frauen durch eine schwierige Zeit. Sie informiert über den neuesten Stand der Forschung zu Präventionsmöglichkeiten, Früherkennung, Operationstechniken und Immuntherapie und zeigt zugleich Wege auf, wie man mit der Krankheit leben lernt und sich ein Netz von Hilfen knüpfen kann – in der Familie, unter Freunden, durch Selbsthilfegruppen bis hin zum Internet.

Autorin

Lilo Berg, geboren 1955, ist Wissenschaftsjournalistin mit den Schwerpunkten Medizin und Biologie. Über mehrere Jahre war sie in der Wissenschaftsredaktion der »Süddeutschen Zeitung« in München tätig. 1996 ging sie zur »Berliner Zeitung«, um dort ein Wissenschaftsressort aufzubauen, das sie seither leitet.

Inhalt

Einleitung 9
1. Immer mehr Frauen sind betroffen 13
   Diagnose Brustkrebs: Zwischen Angst und Hoffnung 13
   Verbreitung von Brustkrebs und Heilungschancen 15
   Frauen gehen in die Offensive 18
2. Ein wandlungsfähiges Organ 21
   Was die Brust bedeutet 21
   Die Brust von innen 23
   Gutartige Brustveränderungen 27
3. Ursachen und Prävention 32
   Wie Krebs entsteht 32
   Risikofaktoren und ihre Bedeutung 37
   Exkurs: Risikostatistiken verstehen 38
   Der Einfluss der Hormone 40
      Frühe erste Menstruation/Schwangerschaft und Stillen/Späte
      Menopause/Die »Pille«/Hormonpräparate gegen Wechseljahrs-
      beschwerden/Prävention mit Hormonmedikamenten?
   Familien- und Lebensgeschichte 49
      Vererbung/Krankheiten als Risiken/Alter
   Der Einfluss der Umwelt 55
      Umweltgifte/Ionisierende Strahlung/Elektromagnetische Felder
   Der Lebensstil 58
      Ernährung/Bewegung/Der Einfluss der Psyche
   Weitere mögliche Risikofaktoren 69
   Exkurs: Berichte in den Medien bewerten 71
4. Früherkennung 75
   Selbstuntersuchung: Übung macht die Meisterin 76
   Die Techniken der Selbstuntersuchung 80
   Krebsfrüherkennung beim Arzt 83
   Mammographie 85
      Zwischen Euphorie und Skepsis/Wie hoch ist das Strahlenrisiko?/
      Was ist eine Mammographie, und was passiert dabei?/Digitale Mammo-
      graphie/Mammaszintigraphie
5. Diagnose 101
   Erstuntersuchung beim Arzt 101

Die Bild gebenden Verfahren 105
  Untersuchung mit Ultraschall/Magnetresonanztomographie/Galakto-
  graphie/Positronen-Emissions-Tomographie/Computertomographie
Methoden der geschlossenen Biopsie 116
  Die Feinnadelpunktion/Die Stanzbiopsie/Das Mammotome-Verfahren/
  Das ABBI-System/Tumormarker
Operative Biopsie 122

6. Wenn es Krebs ist: Weitere Untersuchungen 126
Tumorklassifikationen 126
  Die Bestimmung des histologischen Typs (»Typing«)/
  In-situ-Brustkrebs/Invasiver Brustkrebs/Die Bestimmung des
  Krankheitsstadiums (»Staging«)/Die Bestimmung des
  Differenzierungsgrads (»Grading«)/Weitere Charakterisierungen
  des Tumors/Bestimmung der Hormonrezeptoren

Blutuntersuchungen 141
Prognosefaktoren 142
  Klassische Prognosefaktoren/Neue potenzielle Prognosefaktoren/
Auf der Suche nach Metastasen: Weitere Bild gebende Verfahren 147
Beurteilung des Tumors 148

7. Weichen stellen 150
Die Diagnose und danach 150
Das Behandlungsteam 152
Das Expertenspektrum 155
Exkurs: Die Struktur der onkologischen Versorgung in Deutschland ... 158
Einen Arzt finden 164
  Auf der Suche/Kriterien/Die Beziehung zum Arzt/Fragen an den Arzt
Eine zweite Meinung einholen 174
Exkurs: Beratungsservice »Second Opinion« 176
Informationen sammeln 178
  Internet/Broschüren, Bücher, Presse/Kongresse und
  Fachkonferenzen/Information per Telefon
Exkurse: Rat und Hilfe in der Schweiz/Wer berät in Österreich? 189
Familie und Freunde 192
Psychosoziale Unterstützung 196
  Selbsthilfegruppen/Weitere Beratungsangebote
Die neuen Brustkrebsbewegungen 204
Die Krankenhauserfahrung 211
  Im Krankenhaus/Das Aufklärungsgespräch

8. Behandlung 219
Operation 222

Inhalt

> Brust erhaltende Operation/Subkutane Mastektomie/Entfernung der Brust/
> Entfernung der Lymphknoten/Die Sentinel-Technik/Die Entscheidung für
> eine Operationsform/Der beste Operationszeitpunkt/Eigenblut statt
> Fremdblut

Exkurs: An einer Therapiestudie teilnehmen? 241
Wiederaufbau der Brust 243
> Das Silikonimplantat/Exkurs: Der Streit um Silikon und die Ersatz-
> materialien/Die Expandermethode/Körpereigenes Gewebe/Schwenk-
> klappenplastiken vom Bauch/Schwenklappenplastiken vom Rücken/
> Die »freie« Technik/Rekonstruktion der Brustwarze/Neue Entwicklungen

Strahlentherapie 259
> Wie funktioniert eine Strahlentherapie?/Welche Nebenwirkungen gibt
> es?/Selbsthilfe während der Strahlentherapie/Ablauf einer Strahlentherapie

Systemische Behandlung 274
Chemotherapie 277
> Wann kommt eine Chemotherapie in Frage?/Wie die Chemotherapie
> wirkt/Grundsätzliche Probleme der Chemotherapie/Welche Mittel gibt es?/
> Wie geht eine Chemotherapie vor sich?/Präoperative (»neoadjuvante«)
> Chemotherapie/Hochdosischemotherapie/Nebenwirkungen

Hormontherapie 301
> Welche Hormontherapien gibt es?/Im Fokus: Tamoxifen

Immuntherapie 309
> Monoklonale und bispezifische Antikörper/Impfen mit dendritischen
> Zellen/Aktiv-spezifische Immuntherapie (ASI)

Experimentelle Verfahren 316
> Der programmierte Zelltod/Anti-Angiogenese/Gentherapie

9. Die ersten Schritte »danach« 319
Gefühle und Einstellungen 319
Ein neues Körperbild entwickeln 326
Krankengymnastik 329
Prävention und Behandlung eines Lymphödems 334
> Tipps zur Vorbeugung/Was tun bei einem Lymphödem?

Prothesen und Büstenhalter 340
Erholung und Rehabilitation 348
> Was bieten Rehabilitationskliniken?/Welche Kuren gibt es?/Wer zahlt?/
> Einen Antrag stellen/Welche Klinik?/Und was ist mit Kind und Mann?/
> Weitere Informationen/Ambulante Rehabilitation

10. Biologische Behandlungen 359
Der Stellenwert biologischer Therapien 359
> Die eigenen Motive klären/Biologische Medizin – Schulmedizin/Einige

Testfragen/Informationen und Therapieeinrichtungen/Wer übernimmt die Kosten?

Biologische Medikamente 372
Mistelpräparate/Thymuspräparate/Enzyme

Ernährung 379
Fett: Wie es schadet, wie es schützt/Vitamine, Mineralien, Spurenelemente/Exkurs: Vitaminpillen: ja oder nein?/Sekundäre Pflanzenstoffe/ Eine Alternative fürs Leben: Die Vollwerternährung/Krebsdiäten

Bewegung, Atem, Berührung 399

Psychologische Methoden 409
Entspannungstechniken/Visualisierungen/Centering/Meditation/ Kunsttherapie/Psychotherapie und psychologische Beratung

11. Medizinische Weiterbetreuung 423
Nachsorge 423
Zu welchem Arzt gehen?/Die Termine/Was wird untersucht?/ Warum weniger Apparatemedizin?/Eine neue Form der Nachsorge

Wenn der Tumor wiederkehrt 430
Das lokoregionale Rezidiv/Metastasen

Schmerztherapie 440
Wo erhalten Sie eine derart umfassende Therapie?

12. Ein neuer Anfang 448
Partnerschaft 448
Eine neue Beziehung beginnen 452
Sexualität 453
Schwangerschaft und Schwangerschaftsverhütung 457
Wechseljahre 460
Beruf 462
Lebensversicherungen 464
Soziale Leistungen 465
Wovon soll ich leben?/Hilfen zu Hause/Schwerbehindertenausweis/ Sonstige Hilfen/Exkurse: Wer leistet Hilfe in der Schweiz? Versorgung in Österreich

Meine Frau, meine Freundin hat Brustkrebs: Wie verhalte ich mich? .. 478

Anhang 485
Nützliche Adressen 485
Ausgewählte Literatur 517
Fachwörterverzeichnis 522
Bildnachweis 527
Stichwortverzeichnis 528
Danksagung 543

Einleitung

Ein Buch über Brustkrebs zu schreiben kann heute nicht heißen, *die* richtige Therapie vorzustellen oder Patentrezepte für den Umgang mit der Krankheit zu liefern. Die gibt es nämlich ebenso wenig wie *den* Brustkrebs. Vielmehr hat jede Frau ihre eigene Variante, wie Fachleute mittlerweile sagen.

Genauso individuell wie Ihre Erkrankung wird möglicherweise die Art sein, in der Sie sich darüber informieren wollen. Vielleicht haben Sie die Operation schon hinter sich, bevor Sie Zeit und Ruhe finden, sich eingehender mit Ihrer Krankheit zu befassen. Vielleicht fühlen Sie sich vor Unruhe und Anspannung gar nicht in der Lage, ein Buch »am Stück« durchzulesen.

Dieses Buch ist deshalb als Handbuch konzipiert, das Sie auf einer schwierigen Wegstrecke begleiten will und das Sie je nach Ihrem momentanen Wissensbedürfnis benutzen können. Gleich ob Sie (oder Ihre Angehörigen und Freunde) sich über Früherkennung oder neue Diagnoseverfahren, Hormontherapie oder biologische Behandlungen, Hilfe bei Partnerschaftsproblemen oder soziale Leistungen informieren wollen – Sie können in diesem Buch bei den entsprechenden Kapiteln einsteigen und, durch Inhaltsverzeichnis, Register und Querverweise unterstützt, nach Belieben vor- und zurückblättern. Einige Informationen, die in mehreren Zusammenhängen wichtig sind, werden deshalb bewusst wieder aufgenommen.

Auf diese Weise erweitern Sie Schritt für Schritt Ihr Wissen über Brustkrebs und über vieles, was damit zu tun hat. Für diesen Lernprozess brauchen Sie Zeit und eine gute Portion Geduld, denn die Welt, in die Sie durch die Diagnose Brustkrebs hineinkatapultiert wurden, ist zu komplex, um sich auf Anhieb darin zurechtzufinden.

Vielleicht kann Ihnen dieses Buch helfen, sich allmählich und ohne Selbstüberforderung auf dem fremden Terrain zu orientieren. Zum Beispiel in einem zunächst undurchsichtigen medizinischen System, das Sie erst kennen lernen müssen, um es zu Ihrem Vorteil zu nutzen. Oder in dem Netz von Hilfen, das Frauen mit Brustkrebs zur Verfügung steht und das Sie bisher vielleicht noch nicht wahrgenommen haben.

Orientierung ist besonders nötig, wenn es um die Therapie geht. Denn die Brustkrebsbehandlung wird immer individueller, immer stärker auf die Voraussetzungen und Bedürfnisse der einzelnen Frau zugeschnitten. Wenn Sie aktiv an den Entscheidungen über Ihre Behandlung teilnehmen wollen, ist Information deshalb wichtiger denn je. Dieses Buch ist insofern eine Grundlage für das partnerschaftliche Gespräch mit Ihrem Arzt oder Ihrer Ärztin – und nicht etwa eine Anleitung zur Selbsttherapie.

Kaum eine andere Krebsart wird derzeit so intensiv erforscht wie Brustkrebs. Ständig kommen neue Erkenntnisse über seine Ursachen und seine Behandlung hinzu. Oft sind die wissenschaftlichen Ergebnisse jedoch widersprüchlich und verwirren zunächst mehr als sie erklären: Welche Bedeutung hat zum Beispiel die Entdeckung von Brustkrebsgenen für die einzelne Frau? Was ist davon zu halten, dass eine Studie Nahrungsfette als Risikofaktor ermittelt, eine andere Untersuchung aber keinerlei Zusammenhang findet? Und wie groß ist der Einfluss der Gefühle auf die Krankheit denn nun wirklich? Abschließend beantworten lässt sich derzeit noch keine dieser Fragen – eine Tatsache, mit der Sie leichter leben können, wenn Sie über den Stand der Diskussion informiert sind. Dann können Sie neue Informationen besser einordnen und die weitere Entwicklung vielleicht sogar mit gespannter Neugier verfolgen.

Ich hoffe, dass mein Buch Sie ermutigt, diese Neugier zu entwickeln und über die hier zusammengestellten Informationen hinaus zu forschen. In jedem Kapitel und im Anhang finden Sie Hinweise auf Experten und Institutionen, die Sie bei Ihrer persönlichen Suche unterstützen können. Um den Text nicht mit Doppelnennungen zu überfrachten, spreche ich von Ärztinnen und Ärzten, Gynäkologinnen und Gynäkologen etc. meist in der männlichen Form. Mit dieser zugegebenermaßen behelfsmäßigen Bezeichnung sind also ausdrücklich weibliche wie männliche Vertreter der jeweiligen Berufe gemeint.

Die Angst vor Brustkrebs kann ein Buch nicht beseitigen. Aber mehr über die Krankheit und über die Angst davor zu wissen, kann das Gefühl der Bedrohung mindern.

Vorwort zur aktualisierten Neuausgabe

In den fünf Jahren seit Erscheinen der ersten Ausgabe dieses Buchs hat sich so vieles verändert, dass ich das Buch zu großen Teilen neu geschrieben habe. Brustkrebs ist weitaus stärker als noch vor wenigen Jahren zum öffentlichen Thema, ja zu einem großen Medienthema geworden. Vielerorts haben sich betroffene Frauen in neuen Initiativen zusammengetan. Das Internet bietet nicht nur eine bisher unerreichte Fülle von Informationen, es lädt auch zum Austausch mit Experten und Betroffenen rund um den Globus ein. Der Zusammenhalt ist wichtiger denn je, denn immer mehr Frauen erkranken an Brustkrebs. Auch wenn den Ärzten etliche neuartige Arzneimittel und Therapien zur Verfügung stehen und vor allem die Immuntherapie ungeahnte Möglichkeiten eröffnet – Heilung können die Mediziner den erkrankten Frauen nach wie vor nicht versprechen. Glücklicherweise besinnen sich immer mehr Ärzte auf ein bisher zu wenig genutztes Potenzial des Medizinsystems: die fachübergreifende Zusammenarbeit. Eine Frau kann heute verlangen, dass die Ärzte, die sie betreuen, sich gemeinsam um ihren Fall kümmern. Dadurch können nicht nur unnötige Fehler vermieden werden, viele Frauen fühlen sich auch besser aufgehoben, wenn ein Team von Medizinern sie betreut. Eine weitere positive Entwicklung: Die Zahl der Ärzte, die sich als Radiologen, Pathologen oder Gynäkologen ganz auf die Diagnose und Therapie von Brustkrebs spezialisieren, wächst von Jahr zu Jahr. Und die schonenden, minimalinvasiven Diagnosetechniken sind mittlerweile so zuverlässig, dass diagnostische Operationen kaum nötig wären. Dennoch kommen immer noch tausende Frauen ins Krankenhaus, ohne zu wissen, ob sie nun Brustkrebs haben oder nicht. Sehr viele von ihnen werden unnötig operiert. Das wird sich umso schneller ändern, je mehr Frauen von den neuen Möglichkeiten wissen. Dieses Wissen zu verbreiten ist ein Anliegen dieses Buchs.

Berlin, im März 2000 *Lilo Berg*

Für die Taschenbuchausgabe habe ich das Buch wiederum aktualisiert. In den zwei Jahren seit der letzten Ausgabe hat sich eine starke Brustkrebsbewegung in Deutschland formiert, die ihre Kritik an den Mängeln der medizinischen Versorgung deutlich formuliert. Sie erhält zunehmend Unterstützung von den großen Krebsorganisationen und aus der Politik. Je mehr Brustkrebs zu einem öffentlichen Thema wird, desto besser können betroffene Frauen ihre Interessen vertreten. Dieses Buch will ein Begleiter auf diesem Weg sein.

Berlin, im April 2002 *Lilo Berg*

1. Immer mehr Frauen sind betroffen

Diagnose Brustkrebs: Zwischen Angst und Hoffnung

»So, da saß ich nun, und die Welt brach über mir zusammen. Ich hatte das Gefühl, vor mir tue sich ein großes Loch auf, in das ich hineinstürze. Mein erster Gedanke nach dieser furchtbaren Diagnose: Du erlebst Weihnachten nicht mehr, nicht mehr, wie Mäxchen groß wird und wie Sarah ihr Abitur macht.«

So beschreibt eine Frau den Moment, in dem sie die Diagnose Brustkrebs erfahren hat. »Ich hatte schreckliche Angst – Angst zu sterben, vor Schmerzen und davor, dass mein Mann mich vielleicht verlässt«, berichtet sie Jahre später bei der Erinnerung an diesen »vielleicht schwersten Moment in meinem Leben«.

»Sie haben Krebs« – dieser Satz löst bei den meisten Menschen ungeheure Angst aus. Weitaus mehr Angst als etwa ein Befund auf Diabetes, der möglicherweise viel lebensbedrohlicher ist als eine Geschwulst im Frühstadium. Krebs hat eben immer noch ein sehr negatives »Image«. Kaum eine Frau, die mit diesem Wort nicht Schmerzen und Siechtum, die Angst vor körperlicher Verstümmelung und einem Verlust ihrer Weiblichkeit verbindet.

Zu der Entfremdung vom eigenen Körper trägt auch die allgemein übliche kriegerische Sprache im Zusammenhang mit Krebs bei. Da ist von »bösartigen Zellen« die Rede, die von »Zellgiften« »abgetötet« werden müssen, um den »heimtückischen« Tumor zu »besiegen« und letztlich den »Kampf gegen den Krebs« zu gewinnen. »Der Körper wird zum Schlachtfeld«, bringt es eine Frau auf den Punkt.

In solchen Wendungen spiegelt sich eine gesellschaftliche Abwehrhaltung gegenüber der Krankheit Krebs wider, die heute glücklicherweise zunehmend überwunden wird. Brustkrebs ist kein Tabuthema mehr, über das – wie bis vor einigen Jahren noch üblich – nur hinter vorgehaltener Hand geredet werden darf. Das Totschweigen der Krankheit hat viele Frauen das Leben gekostet. Es führte nämlich dazu, dass Brustkrebs aus dem Bewusstsein ausgeblendet wurde und erste Anzeichen ignoriert wurden. Unsere Mütter und Großmütter gingen oft erst dann zum Arzt, wenn der Tumor bereits weit fortgeschritten war und es kaum noch Aussichten auf Heilung gab.

So weit lassen es die Töchter und Enkelinnen heute weitaus seltener kommen. Immer mehr Frauen treffen Vorsorge, indem sie sich regelmäßig selbst untersuchen und Möglichkeiten zur Früherkennung nutzen. Viele entdecken ihren Tumor selbst und nehmen sich ernst genug, deshalb einen Arzt aufzusuchen, denn sie wissen: Je kleiner der Tumor ist, desto besser sind die Heilungschancen.

Ganz allmählich beginnt sich auch die Einstellung gegenüber den »Göttern in Weiß« zu verändern: Frauen nehmen vermehrt ihr Recht in Anspruch, mehrere Experten zu konsultieren, bevor sie sich für eine Behandlung entscheiden. Und viele Ärzte sehen durchaus die Vorteile dieser kritischen Haltung – ist doch die Therapie viel effektiver, wenn eine wohl informierte und von ihrer Entscheidung überzeugte Patientin am Gelingen mitarbeitet.

Auch wenn die Diagnose Brustkrebs also zunächst einen Schock auslöst – die meisten Frauen fangen sich innerhalb der ersten Monate nach dem Tag X wieder. Eine Krebspatientin sagt rückblickend: »Das schwarze Loch, in das ich am Anfang gefallen war, wurde wieder heller, und ich bewegte mich allmählich wieder auf die Oberfläche zu.« Viele Frauen berichten sogar von einem unglaublich intensiven Lebensgefühl nach einer ersten Phase der Angst und Unsicherheit.

Seit immer mehr jüngere Frauen an Brustkrebs erkranken, hat sich auch der Umgang mit der Krankheit spürbar gewandelt. Diese Frauen haben gelernt, für sich selbst zu sorgen, und wollen dies auch als Patientinnen tun. Sie sehen ihre Heilung nicht nur als Sache der Ärzte an, sondern wollen selbst so viel wie möglich dazu beitragen: durch eine Ernährungsumstellung, durch einen anderen Umgang mit Stress und verschiedene ergänzende Therapien, aber auch, indem sie sich intensiv mit der Krankheit auseinander setzen und Informationen darüber sammeln.

Zu einem aktiveren, selbstbewussteren Umgang mit Brustkrebs hat für viele das Wissen beigetragen, mit der Krankheit nicht allein zu sein.

Brustkrebs ist eine Erfahrung, die viele Frauen mit Ihnen teilen und die Sie – durch Ihr »Behandlungsteam« (vgl. Kapitel 7), in Selbsthilfegruppen und weiteren unterstützenden Einrichtungen – mit anderen teilen können.

Verbreitung von Brustkrebs und Heilungschancen

Über die Verbreitung von Brustkrebs kursieren abweichende Zahlen. Eines aber haben die meisten Statistiken gemeinsam: Die Zahl der Frauen, die pro Jahr neu an Brustkrebs erkranken, nimmt demnach weltweit zu. Nach Auskunft der Weltgesundheitsorganisation ist Brustkrebs mittlerweile weltweit die am häufigsten diagnostizierte Krebsart bei Frauen. Vor allem in den hoch industrialisierten Ländern des Westens steigen die Erkrankungszahlen an; abgeschwächt ist der Trend jedoch auch in manchen der so genannten Entwicklungsländer zu beobachten.

Manche Experten sind allerdings der Ansicht, dass die Zahl der Neuerkrankungen in Ländern der westlichen Welt seit einiger Zeit stagniert. Ob dem tatsächlich so ist, lässt sich in Deutschland nur schwer beurteilen. Es mangelt schlicht und einfach an soliden Daten. Die Häufigkeit der Neuerkrankungen muss derzeit noch vor allem aus den Daten des saarländischen Krebsregisters geschätzt werden, weil es auch nach Jahrzehnten der Diskussion keine flächendeckenden Erhebungen gibt.

Aufgrund der Zahlen aus dem Saarland und den Daten aus dem Gemeinsamen Krebsregister der neuen Bundesländer geht die »Dachdokumentation Krebs« – das ist eine überregionale Einrichtung des Robert-Koch-Instituts in Berlin – von einem Anstieg bei den Brustkrebsneuerkrankungen in Deutschland aus. Demnach erkranken jährlich mehr als 46 000 Frauen. Brustkrebs ist die bei Frauen mit Abstand am häufigsten vorkommende Krebsform und rangiert weit vor Dickdarm-, Lungen- und Gebärmutterkrebs. Etwa jede zehnte Deutsche wird sich irgendwann im Laufe ihres (Erwachsenen-)Lebens mit der Diagnose »Brustkrebs« auseinander setzen müssen – noch vor 20 Jahren betraf dieses Schicksal »nur« jede achtzehnte. Brustkrebs ist nicht nur eine Bedrohung für Frauen: Auch Männer können daran erkranken, wenn auch weitaus seltener. Experten schätzen, dass hierzulande etwa 400 Männer pro Jahr mit dem Befund konfrontiert werden. Das heißt, Brustkrebs kommt bei Frauen mehr als hundertmal häufiger als bei Männern vor.

In Europa ergibt sich folgendes Bild: Brustkrebs macht knapp ein Viertel aller Krebsdiagnosen innerhalb des europäischen Staatenbundes aus. In allen europäischen Ländern steigt die Zahl der Neuerkrankten – auch in Spanien, Portugal und Griechenland mit ihren im Vergleich zu anderen Nationen immer noch niedrigeren Erkrankungsraten.

Brustkrebs ist, wie die meisten anderen Tumorerkrankungen auch, nach wie vor eine Krankheit, die zumeist Menschen fortgeschrittenen Alters trifft. Frauen sind heute im Mittel 63 Jahre alt, wenn sie von der Diagnose »Brustkrebs« erfahren. Beim Erstbefund sind fast zwei Drittel der Frauen älter als 60 Jahre.

Andererseits scheint gerade der Anteil von Patientinnen aus jüngeren Jahrgängen seit etlichen Jahren anzusteigen. Während es zum Beispiel noch vor nicht allzu langer Zeit als extrem unwahrscheinlich galt, diese Krankheit vor dem 30. Geburtstag zu bekommen, ist dies heute zwar immer noch selten, aber es ist nicht mehr so außergewöhnlich wie noch vor einigen Jahrzehnten.

Zum Teil lässt sich die Zunahme von Brustkrebsdiagnosen in den vergangenen Jahrzehnten auf eine bessere Früherkennung des Tumors zurückführen. Die meisten Fachleute sind sich jedoch heute darin einig, dass die Zahlen auch Zeichen eines echten Anstiegs sind.

In den Vereinigten Staaten ist die Zahl der erstmals an Brustkrebs Erkrankten seit Anfang der siebziger Jahre noch dramatischer als hier zu Lande angestiegen. Nach Auskunft der American Cancer Society wird aufgrund aktueller Daten eine von acht Frauen an Brustkrebs erkranken. Ähnlich häufig kommt Brustkrebs in den skandinavischen Ländern – mit Ausnahme von Finnland – und in Großbritannien vor.

Am wenigsten gefährdet sind offenbar Frauen in Asien und in Afrika. Verblüffend ist, dass selbst im hoch entwickelten Japan Brustkrebs eher selten vorkommt. Krebsforscher schließen daraus, dass das Risiko erheblich von der Lebensweise beeinflusst wird. Aus der Erforschung dieser Zusammenhänge könnten sich neue Ansätze für die Prävention ergeben (vgl. Kapitel 3).

Während in den letzten Jahren mehr Frauen neu erkrankt sind, haben sich die Heilungschancen kontinuierlich verbessert. Dieser Trend zeigt sich am deutlichsten, wenn man nur die ersten fünf Jahre nach dem Erstbefund betrachtet. Dagegen hat der Anteil der mehr als zehn Jahre nach dem Erstbefund als geheilt anzusehenden Frauen im Vergleich zu früher nur marginal zugenommen, wie aus aktuellen Daten der Dachdokumentation Krebs hervorgeht. Von einer Heilung aber kann man nach Berechnungen der Berliner Wissenschaftler erst 13, 14 Jahre nach der Erstdiagnose sprechen – so lange dauert es nämlich, bis sich die Lebenserwartungen von Brustkrebsbetroffenen und Nichtbetroffenen angleichen.

Im internationalen Vergleich liegen die Vereinigten Staaten vorn: Von den Frauen aus den Diagnosejahrgängen 1986 bis 1993 leben noch 86 Prozent fünf Jahre nach dem ersten Befund. Das bedeutet eine wesentliche Steigerung gegenüber den frühen sechziger Jahren, als dies nur für 63 Prozent der betroffenen Frauen zutraf. In Deutschland beträgt die Fünf-Jahres-Überlebensrate heute im Durchschnitt 73 Prozent. Wird der Tumor in einem sehr frühen Stadium entdeckt, steigt der Anteil auf mehr als 90 Prozent. Das Beispiel USA zeige, so schreiben die Experten vom Robert-Koch-Institut, dass weitere Verbesserungen der Überlebensaussichten möglich sind.

In Deutschland sterben jedes Jahr etwa 19 000 Frauen an Brustkrebs. Im Unterschied zu den USA oder Großbritannien zeichnet sich hier zu Lande noch kein Rückgang der Sterblichkeit ab.

Unter den 45- bis 55-jährigen Frauen ist Brustkrebs mit rund 15 Prozent bereits die häufigste Todesursache. In den USA, wo es sich ähnlich verhält, fordern gerade Frauen aus dieser Altersgruppe schon seit vielen Jahren mehr Forschung über Brustkrebs, vor allem über Präventionsmöglichkeiten, damit die Bedrohung endlich abnimmt. Auch in Europa formiert sich jetzt eine ähnliche Bewegung.

Frauen gehen in die Offensive

»Frauen mit Brustkrebs sind heute nicht mehr schüchtern, sie sind verärgert«, sagt Susan Love, eine der bekanntesten Aktivistinnen der Frauengesundheitsbewegung in den USA. Die pointierte Formel der kämpferischen Chirurgin aus Los Angeles trifft sicherlich nicht die Gemütslage jeder einzelnen Patientin, sie ist eher als Losung einer neuen Initiative mit feministischen Wurzeln zu verstehen.

Susan Love und ihre Mitstreiterinnen haben – unterstützt von Millionen von Amerikanerinnen – erreicht, dass die US-Regierung seit Anfang der neunziger Jahre hunderte Millionen Dollar für die Brustkrebsforschung bewilligte. Mit dem Geld soll das bisher von Wissenschaftlern vernachlässigte Gebiet der Krankheitsentstehung vermehrt untersucht werden: beispielsweise der Einfluss von Ernährung und Schadstoffen in der Umwelt. Ziel ist es, Faktoren zu finden, die Frauen durch eine Umstellung ihrer Lebensweise selbst beeinflussen können.

»Wir brauchen nicht so viele Studien über Chemotherapie und Operationstechniken, was wir brauchen, sind mehr Untersuchungen über die Ursachen von Brustkrebs und wie man ihn verhindern kann«, begründet Susan Love die gezielte Förderungspolitik. Außer neuen Forschungsinhalten fordert die amerikanische »Brustkrebs-Koalition« überdies, dass betroffene Frauen an Entscheidungen über Planung und Durchführung solcher Studien beteiligt werden. Etliche der Forschungsprojekte sind bereits abgeschlossen (vgl. Kapitel 3, Tamoxifen); mit den Ergebnissen anderer Projekte ist – die Untersuchungen sind meist langfristig angelegt – erst in einigen Jahren zu rechnen.

Frauen in den USA haben damit begonnen, Brustkrebs zum öffentlichen, zum politischen Thema zu machen. Dort zeigte sich: Je mehr jüngere Frauen von Brustkrebs betroffen sind, desto stärker verändert sich der Umgang mit der Krankheit. Diese Patientinnen treten fordernder auf, ihr starker Lebenswille lässt es nicht zu, sich mit der Bedrohung widerstandslos abzufinden. Wie viel entschlossene Kranke bewegen können, hat die Aids-Bewegung gezeigt. Daran haben sich die Brustkrebs-Aktivistinnen in den USA ein Beispiel genommen.

Die US-Medien ziehen mit, darunter so konservative wie das Maga-

Frauen gehen in die Offensive

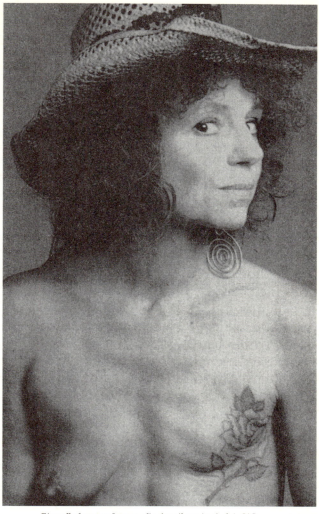

Eine selbstbewusste Lösung: die Amerikanerin Andrée O'Connor, fotografiert von Deirdre Lamb.

zin der »New York Times«. Das Blatt schockierte Leser bereits Anfang der neunziger Jahre unter der Überschrift »Niemand kann mehr wegschauen« mit einem ungewöhnlichen Titelphoto: Darauf war klar und deutlich die Narbe einer brustamputierten Frau zu erkennen. Es handelte sich um die Künstlerin Matuschka, deren makelloser Körper in den Jahren vor ihrer Krebsoperation häufig auf den Titelseiten großer Zeitschriften zu sehen war.

Auch in Europa hat sich in den letzten Jahren eine Brustkrebs-Bewegung formiert (vgl. Kapitel 7). Allerorten fordern neu entstandene Organisationen mehr Forschung, mehr Aufklärung, bessere Früherkennung und Diagnostik sowie eine effizientere Therapie. In Deutschland machen sich Frauen vielfach stark für ein bundesweites Mammographie-Früherkennungsprogramm und für mehr Mitspracherechte für Patientinnen bei Forschung und Therapie. All diese Initiativen beklagen, dass Brustkrebs hier zu Lande immer noch ein Tabuthema sei – und das wollen sie ändern. Öffentliche Aktionen finden vor allem im Oktober statt, der sich allmählich auch hier zu Lande als »Brustkrebs-Monat« etabliert. Als Zeichen der Verbundenheit mit Brustkrebs-Betroffenen tragen die Aktivistinnen rosa Schleifen – ähnlich den Aids-Schleifen.

Die deutschsprachigen Medien berichten häufiger als noch vor einigen Jahren über Brustkrebs, und prominente Frauen bekennen sich zu ihrer Erkrankung: Das Tabuthema »Brustkrebs« verliert allmählich den Ruch des Unsäglichen. Das Internet bietet nicht nur hervorragende Möglichkeiten, sich schnell über neueste Ergebnisse in der Brustkrebsforschung zu informieren, man kann auch unkompliziert mit anderen Betroffenen Kontakt aufnehmen, praktische Tipps austauschen etc. (vgl. Kapitel 7).

Die offene Kritik von Frauen an den bisherigen Ergebnissen der medizinischen Forschung und an der ärztlichen Praxis hat Mediziner, Politiker und Wissenschaftler erreicht. Derzeit scheint man an einem Punkt angelangt zu sein, an dem sich die Vorbehalte der Patientinnen und die Zweifel nachdenklicher Forscher und Mediziner treffen. Die Bereitschaft, neue Wege auszuprobieren, wächst. Sie als Patientin profitieren davon.

2. Ein wandlungsfähiges Organ

Was die Brust bedeutet

Die Brust ist wie kein anderes Organ der Frau sichtbares Zeichen ihrer Weiblichkeit. Weit über die biologische Funktion des Stillens hinaus ist sie Symbol weiblicher Schönheit und erotischer Attraktivität und als sexuelles Organ für viele Frauen eine Quelle der Lust. Kein Wunder, dass viele Frauen die Diagnose Brustkrebs nicht nur als Signal einer ernsthaften Erkrankung, sondern als Bedrohung ihrer Identität empfinden. Die Angst, bei einer Operation eine oder gar beide Brüste zu verlieren, lässt Brustkrebs als viel bedrohlicher erscheinen als andere Krebserkrankungen, die unter Umständen lebensgefährlicher sind.

Im Verhältnis zur eigenen Brust spiegelt sich häufig das Selbstgefühl einer Frau wider. »Kaum eine Frau kann es sich leisten, ihre Brüste einfach als einen Körperteil unter vielen zu betrachten und mit ihm so zufrieden zu sein, wie er ist«, konstatiert Gabi Kannamüller in ihrem Buch »Die weibliche Brust« (vgl. Anhang). Werbung und Medien schüren den Wettbewerb um den schönsten, attraktivsten Busen, indem sie Frauen ständig zum Vergleich der eigenen Brüste mit denen besonders wohlgeformter Models herausfordern. Kaum ein Konsumartikel, vom Sportwagen bis zur Designerbrille, für den nicht mit der aufreizend präsentierten Oberweite eines vollbusigen Photomodells geworben würde. Schon als junges Mädchen entwickeln viele daher ein höchst zwiespältiges Verhältnis zu ihrer Brust, die – zu klein oder zu groß, zu schlaff oder ungleich geformt – dem Idealbild nie »wirklich« entspricht.

In der Sexualität entdecken Frauen ihre Brüste oft als »Potenzorgan«, wie Ingrid Olbricht es in ihrem Buch »Die Brust – Organ und Symbol weiblicher Identität« ausdrückt (vgl. Anhang). Die Brust ist ein sehr sensibles Organ, empfindlich auch für zarteste Berührungsreize. Wird die Brust gestreichelt, richten sich die Mamillen auf, werden größer und fester. Auch die Brüste vergrößern sich; bei starker sexueller Erregung können sie um bis zu einem Viertel ihrer ursprünglichen Größe zunehmen.

Dass sexuelle Empfindungen dabei bis in die Vagina ausstrahlen können, hängt mit der Wirkung eines bestimmten Sexualhormons, des Oxytocins, zusammen. Dieser Botenstoff wird in der Hirnanhangdrüse gebildet und wirkt sowohl auf die glatten Muskelfasern in den Milchgängen der Brüste als auch auf die Muskelfasern in Scheide und Gebärmutter ein. Manche Frauen – es sollen zwischen zehn und 20 Prozent sein – erleben einen Orgasmus allein durch die Stimulation ihrer Brüste.

Einen Lustgewinn ganz besonderer Art bedeutet – wenn die Frau innerlich frei dafür ist – auch das Stillen. Die Natur hat es so eingerichtet, dass das Brustnähren mit angenehmen erotischen Gefühlen verbunden sein kann. Vermittler dieser Lust ist wiederum das Hormon Oxytocin, das durch Saugen und die Berührungen des Babys ausgeschüttet wird.

Muttermilch zu spenden ist die biologische Funktion der Brust. Die enge Verbindung zwischen Brust und Mütterlichkeit kommt auch darin zum Ausdruck, dass das lateinische Wort für die Brust, »mamma«, zur Bezeichnung für die Mutter schlechthin geworden ist.

Neben dem Kind profitiert übrigens auch die Mutter vom Stillen: Das Risiko, vor den Wechseljahren an Brustkrebs zu erkranken, sinkt nach neueren Studien proportional zur Zeitspanne der Stillperioden (vgl. Kapitel 3).

Mit der Diagnose Brustkrebs konfrontiert, setzen sich viele Frauen erstmals bewusst mit der Frage auseinander, was ihnen ihre Brust bedeutet. Die Angst, sich nach einer Operation nicht mehr als »richtige Frau« fühlen zu können, hat heute einiges von ihrer Schärfe verloren: dank schonenderer Operationstechniken, die in den meisten Fällen auf einen Erhalt der Brust abzielen, verbesserter Möglichkeiten des Wiederaufbaus – und eines neuen Selbstwertgefühls der Frau. In der Auseinandersetzung mit der Krankheit finden zudem viele Frauen zu einem liebevolleren, aufmerksameren Umgang mit dem eigenen Körper – was unter anderem auch heißen kann, die immer noch verbreitete Scheu vor der Selbstuntersuchung der eigenen Brust (vgl. Kapitel 4) abzubauen.

Die Brust von innen

»Bei der Frau entwickeln sich die Brüste mit der Geschlechtsreife unter dem Einfluss der Geschlechtshormone zu halbkugelförmigen Erhebungen, zwischen denen eine Vertiefung liegt (Busen).« Soweit der Brockhaus. Woraus bestehen diese »Erhebungen« eigentlich – seien sie nun halbkugelförmig oder auch nicht? Und worüber erheben sich die Brüste?

Anatomisch gesehen, liegen die Brüste vor dem großen Brustmuskel in Höhe der dritten bis sechsten Rippe. Der große Brustmuskel, der den unter ihm liegenden kleinen Brustmuskel bedeckt, erstreckt sich auf beiden Seiten jeweils vom Schlüsselbein und vom Brustbein bis hin zum Oberarmknochen. Zwischen dem Muskel und dem Brustgewebe liegt eine dünne Fettgewebsschicht. Der untere äußere Anteil der Brust liegt nicht mehr auf dem Brustmuskel auf, sondern sitzt direkt auf den Rippen.

Die weibliche Brust besteht aus Drüsen-, Fett- und Bindegewebe – Muskeln gibt es in der Brust nicht. Der Drüsenanteil ist bei allen Frauen einer Altersstufe etwa gleich groß: Bei jungen Frauen macht er fast zwei Drittel des Gewebes aus, bei älteren Frauen nimmt er nur noch wenig Raum ein. Junge Frauen mit kleinen Brüsten können ebenso gut stillen

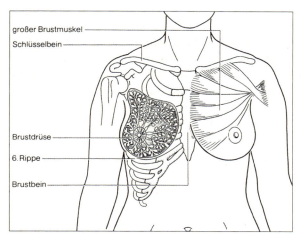

Anatomie des weiblichen Brustkorbs mit seiner Rippenstruktur, dem fächerförmigen großen Brustmuskel und der darüberliegenden Brustdrüse.

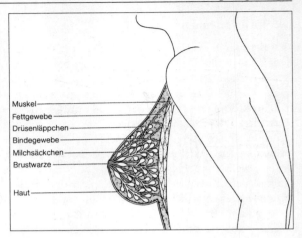

Die drei Gewebe der Brust: Zwischen Bindegewebssträngen und »Drüsenbäumchen« breitet sich Fettgewebe aus. Mit zunehmendem Alter nimmt der Drüsenanteil ab und der Fettanteil zu.

wie Frauen mit großen Brüsten. Bösartige Wucherungen treten immer im Drüsenteil der Brust auf.

Das Drüsensystem, in dem die Muttermilch gebildet und weitergeleitet wird, besteht aus **Milchgängen** und Drüsenläppchen. Insgesamt gibt es – individuell unterschiedlich – 15 bis 20 Drüsen in einer Brust. Sie sind alle nach demselben Prinzip aufgebaut: An der körpernahen Seite finden sich 20 bis 40 **Drüsenläppchen** (»Lobula«), von denen aus dünne Milchgänge zur Brustwarze führen. Kurz vor der »Mündung« in die Brustwarze buchten die Gänge aus und bilden so genannte Milchsäckchen. Diese funktionieren beim Stillen wie eine Art Flüssigkeitspumpe.

Die **Brustwarze** (Mamille) ist von einem Warzenvorhof umgeben, auf dem kleine **Talgdrüsen** sichtbar sind. Sie sondern in der Stillzeit eine Art Schmiermittel ab und sorgen so dafür, dass die Mamille nicht wund wird.

Das **Bindegewebe** durchzieht die Brust wie ein elastisches Gerüst und macht sie fest. Es ist in der Jugend besonders straff, im Alter lässt seine Festigkeit nach.

In den Lücken zwischen Drüsen- und Bindegewebe ist **Fett** eingelagert. Der Fettanteil ist – je nach Frau – unterschiedlich groß. Menge

Die Brust von innen

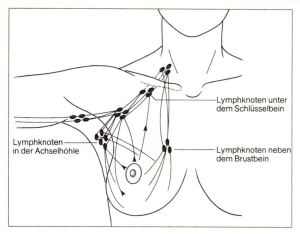

Lymphgefäße und Filterstationen in der Brust: Der größte Teil der Brustlymphe fließt zu den Lymphknoten in der Achselhöhle. Zu den Stationen unter dem Schlüsselbein und neben dem Brustbein strömt nur ein kleiner Anteil.

und Anordnung des Fettgewebes bestimmen, wie groß die Brust ist und welche Form sie hat.

Die **Haut** über den Brüsten unterscheidet sich nicht von der übrigen Körperhaut: Ganz oben liegt die Epidermis (Oberhaut) mit ihren Hornzellen, die sich ständig erneuern. Darunter befindet sich die so genannte Lederhaut; sie enthält neben kräftigen Bindegewebssträngen auch Nerven und Blutgefäße. Noch weiter unten liegt die Subkutis (Unterhaut) mit ihrem Fettgewebe, in das ebenfalls Nerven und Blutgefäße eingebettet sind.

Besonders »feinnervig« ist die Gegend um die **Brustwarze** herum. Dort münden viele Nervenleitungen, die eingehende Informationen, also etwa Berührungsreize, in Sekundenbruchteilen an das Gehirn weitermelden. Die Brust ist eine erogene Zone, und zwar nicht zuletzt deshalb, weil sie so gut mit Nerven ausgestattet ist.

Von der Achselhöhle und vom Brustbein her führen **Blutgefäße** zur Brust, die sich dort in ein feines Gefäßnetzwerk verzweigen, das zur Mamille hin immer engmaschiger wird. Über die Blutgefäße werden die Nährstoffe für das Brustgewebe herangeschafft, aber auch zum Beispiel die Hormone. In bestimmten Situationen – in der zweiten Zyklushälfte etwa oder bei sexueller Erregung – strömt besonders viel Blut durch diese Äderchen, wodurch die Brust größer und praller wird. Auch die Erektion der Brustwarze entsteht durch eine intensivere Durchblutung dieses Bereichs.

Im Unterschied zum Blutkreislauf sind die **Lymphgefäße** in der Brust so fein, dass sie mit bloßem Auge kaum wahrnehmbar sind. Die in den Gewebsspalten zirkulierende Lymphe sorgt dafür, dass Abbauprodukte der Zellen und Krankheitserreger aus den Geweben des Körpers abtransportiert werden. Sie ist insofern ein bedeutendes Element des Immunsystems. In bestimmten Abständen sind Lymphknoten in die Gänge dieses Systems eingeschaltet: Sie sind prall gefüllt mit weißen Blutkörperchen, die in der Lage sind, einzelne mitschwimmende Krebszellen aufzuhalten und zu beseitigen.

Die für die Brust wichtigen »Knotenpunkte« sind auf drei Stellen verteilt: zum einen in der Achsel – dort fließt der größte Teil der Brustlymphe hin –, zum anderen an den Seiten des Brustbeins sowie am Schlüsselbein. Im normalen Zustand sind die etwa linsengroßen Lymphknoten flach, weich und kaum tastbar. Werden sie jedoch durch eine Entzündung oder einen Tumor zu erhöhter Aktivität angestachelt, schwellen sie an und schmerzen manchmal.

Die Entwicklung der Brüste setzt, zunächst äußerlich unbemerkt, irgendwann zwischen dem achten und dem zehnten Lebensjahr ein. Dann werden im Körper eines Mädchens verstärkt Hormone gebildet, die zur Reifung seiner Eierstöcke beitragen. In der Pubertät beginnen diese, die weiblichen Hormone Östrogen und Progesteron (dieses Hormon wird auch Gestagen oder Gelbkörperhormon genannt) herzustellen, welche wiederum das Wachstum der Brust anregen. Etwa mit dem 18. Lebensjahr sind die Brüste ausgewachsen.

Bis zum Alter von 20 Jahren überwiegt der Bindegewebsanteil der Brust; sie ist dann auch entsprechend fest. In der Zeit zwischen dem 20. und 35. Lebensjahr macht das Drüsengewebe den größten Anteil aus. Dann bildet sich das Drüsengewebe allmählich zurück, und das Fettgewebe nimmt dafür zu. Bei den meisten 70-Jährigen ist der Drüsen- und Bindegewebsanteil weitgehend verschwunden.

Von der ersten Periode an bis zu ihrem Ausbleiben in den Wechseljahren reagiert die Brust sensibel auf das rhythmische Auf und Ab der Hormone. Jeden Monat bereitet sich die Brust auf eine mögliche Schwangerschaft vor. Das Hormon Östrogen wirkt während des gesamten Zyklus auf die Brust ein. In der Halbzeit, um den Eisprung herum, tritt es in größeren Mengen auf. Sollte die Frau schwanger werden, sorgt das Östrogen dafür, dass die Milchproduktion eingeleitet wird. Verstärkt wird dieser Effekt durch das Gestagen, welches in der zweiten Hälfte des Zyklus bewirkt, dass die Drüsenläppchen sich vergrößern. Kurz vor der Monatsblutung quillt das Gewebe zwischen den Läppchen auf, was zu knotigen Veränderungen und Spannungsgefühlen in der Brust führen kann. Nach der Regel bildet sich das Brustgewebe wieder zurück, die Brust wird weich und spannt nicht mehr. In der Schwangerschaft und in Stillperioden spielt ein weiteres Hormon eine Rolle: das in der Hirnanhangdrüse produzierte Prolaktin, welches die Milchbildung stimuliert.

Gutartige Brustveränderungen

Es gibt kaum eine Frau, die in ihrer Brust nicht ab und zu Spannungsgefühle hat oder gar Schmerzen spürt. Solche unangenehmen Empfindungen vergehen meist nach ein paar Tagen ebenso wie die Knubbel und Verdickungen, die viele Frauen beim Abtasten ihrer Brust finden. Wenn die Symptome Monat für Monat auftreten und auch wieder verschwinden, sind sie nicht weiter beunruhigend. Manche Veränderungen in der Brust bleiben jedoch über längere Zeit hinweg bestehen und sind immer wieder Anlass zu der besorgten Frage: Ist das noch normal, oder wächst da vielleicht doch eine Krebsgeschwulst?

Wann immer Sie Veränderungen in Ihrer Brust spüren, die Ihnen Sorge machen, sollten Sie Ihren Arzt aufsuchen und sich untersuchen lassen. Nur so können Sie sich von der quälenden Angst befreien, dass es möglicherweise doch Krebs ist. Der Arzt wird Sie eingehend nach Ihren Beschwerden befragen und eine Tastuntersuchung vornehmen. Daran können sich weitere Tests anschließen, etwa eine Mammographie, eine Ultraschalluntersuchung, eventuell auch eine Gewebsentnahme mit einer Nadel (vgl. Kapitel 5).

In acht von zehn Fällen stellt sich bei diesen Untersuchungen heraus, dass die Veränderung harmlos ist. Dabei kann es sich um Symptome handeln, die in einem bestimmten Alter relativ häufig auftreten und wieder verschwinden, wenn die Frau älter wird. So haben junge Frauen, deren Brust sich über Jahre hinweg derb und knotig anfühlt, später oft eine ganz »normale« Brust. Manchmal löst sich das Problem ganz rasch bei der Untersuchung, etwa wenn der Arzt bei der Punktion mit einer Nadel eine flüssigkeitsgefüllte **Zyste** anstich, die sich daraufhin entleert und nicht mehr als Knoten fühlbar ist. Wie aber kommt es zu all diesen Symptomen, und um welche Veränderungen handelt es sich im Einzelnen?

Die Ursache ist nach heutigem Kenntnisstand ein hormonelles Ungleichgewicht, nämlich ein Zuviel an Östrogen (vgl. Abschnitt »Die Brust von innen«). Wenn das Missverhältnis über längere Zeit besteht, lähmt dies möglicherweise den Prozess der Zellerneuerung, wie zahlreiche Mediziner vermuten. Das heißt, es bilden sich ständig neue Zellen, aber die alten sterben nicht im gleichen Tempo ab.

Sehr verbreitet sind Druck- und Spannungsschmerzen in der Brust, bei denen aber keine tastbaren Veränderungen auftreten. Mediziner sprechen in solchen Fällen von einer **Mastodynie**. Sie macht sich häufig in der zweiten Zyklushälfte bemerkbar – wenn das Brustgewebe durch hormonelle Einwirkung stärker durchblutet wird und mehr Flüssigkeit einlagert – und lässt nach Einsetzen der Regelblutung nach. Treten noch weitere Symptome hinzu – etwa Kopfschmerzen und Abgespanntheit –, spricht man vom **Prämenstruellen Syndrom**. Schweres Arzneimittelgeschütz aufzufahren ist in den seltensten Fällen notwendig; häufig reichen altbekannte Hausmittel aus, wie Annette Bopp und Gerd Glaeske in ihrem Buch »Was hilft? – Medikamentenführer für Frauen« schreiben (vgl. Anhang). Eine salzarme Ernährung, der Verzicht auf Kaffee, schwarzen Tee und Schokolade und regelmäßige Bewegung können demnach die Beschwerden lindern oder ganz vertreiben.

Knotige Veränderungen in der Brust treten in zahlreichen Formen auf, für die es eine verwirrende Vielzahl von medizinischen Bezeichnungen gibt. Einer dieser Begriffe löst regelmäßig Angst aus, weil die meisten Nichtmediziner sofort Krebs damit assoziieren – das Wort »Tumor«. Ärzte bezeichnen allerdings jede örtlich begrenzte Geschwulst als Tumor, unabhängig davon, ob sie gut- oder bösartig ist.

Alle drei in der Brust vertretenen Gewebearten können Tumoren bilden. Die Wucherungen des Fettgewebes etwa heißen **Lipome**; sie entarten nie und verursachen nur selten Beschwerden. Gutartige Tumoren des Bindegewebes werden als **Fibrome** bezeichnet. Wenn ein Fibrom zusätzlich Anteile von Drüsengewebe enthält, spricht man von einem **Fibroadenom**.

Bei dieser Wucherung handelt es sich um den häufigsten gutartigen Brusttumor. Zumeist sind junge Frauen zwischen 20 und 30 Jahren damit geplagt. Ein Fibroadenom ist im Vergleich zum normalen Brustdrüsengewebe stärker von faserreichem Bindegewebe durchzogen. Dadurch verhärtet das Gewebe und wird als Knoten tastbar. Im Unterschied zum »einfachen« Typ ist das **komplexe Fibroadenom** durch zusätzliche Veränderungen charakterisiert, etwa durch Verkalkungen oder flüssigkeitsgefüllte Bläschen. Manchmal finden sich im Drüsengewebe um einen solchen Knoten Zellen mit übersteigerter Wachstumstendenz und zum Teil erheblich verändertem Aussehen im Vergleich zur Norm.

Während Frauen mit einfachem Fibroadenom nicht häufiger Brustkrebs entwickeln, tragen Frauen mit der komplexen Variante ein geringfügig höheres Erkrankungsrisiko. Dies ergab eine Studie aus den USA, bei der fast 2000 Betroffene bis zu 25 Jahre »nachbeobachtet« wurden. Es stellte sich heraus, dass das komplexe Fibroadenom bei einer von 1000 davon betroffenen Frauen entartet. Über die beste Behandlungsform für gutartige Fibroadenome gehen die Meinungen auseinander: So raten manche Ärzte heute immer noch zu einer sofortigen operativen Entfernung. Das aber würde bedeuten, dass fast alle Frauen unnötig operiert würden. Die meisten Mediziner empfehlen deshalb zunächst Untersuchungen mit Bild gebenden Verfahren und/oder eine Stanzbiopsie (vgl. Kapitel 5). Sind die Ergebnisse über alle Zweifel erhaben, dann halten die meisten Ärzte es für überflüssig, den Knoten zu entfernen. Wenn eine Frau sich allerdings ständig Sorgen über ihre Brust machen sollte, dann ist dies ein Grund, die Geschwulst zu entfernen. Auch eine erhebliche Vergrößerung des Knotens kann eine Operation erforderlich machen, weil dadurch gesundes Drüsengewebe verdrängt und die Brust infolgedessen verformt wird.

Sehr häufig kommen **Zysten** in der Brust vor. Das sind mit Flüssigkeit gefüllte Schwellungen, die sich quasi über Nacht bilden können. Die Hohlräume mit einem »Mantel« aus Bindegewebe enthalten ein Sekret der Brustdrüsen, das normalerweise unbemerkt über die Mamillen abfließt. Manchmal staut sich die Flüssigkeit jedoch, und es entsteht ein prall gefüllter, gelegentlich schmerzhafter »Knoten«. Zysten machen sich vermehrt nach dem 35. Lebensjahr bemerkbar. Es ist äußerst selten, dass sich in der Innenwand einer Zyste bösartige Zellen bilden. Zysten lassen sich gut per Ultraschall nachweisen und sind mit einer Punktionsnadel einfach zu beseitigen. Diese Behandlung kann ohne Schwierigkeiten ambulant vorgenommen werden. Wenn es sich tatsächlich um eine Zyste handelt, sackt die Schwellung in sich zusammen, und das Problem ist gelöst.

Bei der weit verbreiteten **Mastopathie** – übersetzt heißt das nichts weiter als Brustkrankheit – ist nicht nur ein einzelner Knoten fühlbar, sondern es handelt sich gleich um mehrere Verhärtungen. Manche Statistiken besagen, dass solche Veränderungen sich bei einem Drittel aller Frauen finden. Besonders häufig sind demnach Frauen zwischen dem 30. und dem 50. Lebensjahr betroffen. Möglicherweise werden die Diagnosen Mastopathie und vor allem **fibrozystische Mastopathie** jedoch viel zu oft gestellt – als »Verlegenheitsdiagnose« sozusagen, wenn der Arzt nach einem Etikett für geringfügige Abweichungen von der Norm sucht. Manchmal werden mit diesem Breitbandbefund aber auch Symptome bezeichnet, die in Wirklichkeit beispielsweise zu einem Fibroadenom gehören. Eine Frau, bei der eine Mastopathie korrekt diagnostiziert wurde, hat kein erhöhtes Brustkrebsrisiko.

Zu den gutartigen Veränderungen der Brust zählt auch die so genannte **Mastitis,** eine Entzündung der Brust, die sich durch Rötung, Hitzegefühl, Schmerzen und Schwellung bemerkbar machen kann. Davon betroffen ist etwa eine unter hundert Wöchnerinnen. Eine Mastitis entsteht dadurch, dass in den Milchgängen gestautes Drüsensekret durch Bakterien infiziert wird, die über die Mamillen von außen in die Brust gelangt sind. Außerhalb des Wochenbetts kommt die Mastitis selten vor.

Sie tritt meist nur in einer Brust auf. Wird sie nicht umgehend behandelt – durch viel Ruhe plus Hausmittel, wie Bopp und Glaeske empfehlen, in schlimmeren Fällen durch Antibiotika –, kann es zu einem eitrigen Abszess kommen, der operativ geöffnet werden muss. Eine Brustentzündung sieht von außen oft genauso aus wie ein »inflammatorisches Mammakarzinom« (vgl. Kapitel 6). Häufig wird dieses sehr gefährliche Erkrankungsstadium zunächst als Brustentzündung bewertet.

3. Ursachen und Prävention

Wie Krebs entsteht

Wenn eine Frau die Diagnose Brustkrebs erfährt, wächst der Tumor meist schon seit Jahren in ihrem Körper – sie hat nur nichts davon gemerkt. Ein typisches Beispiel: In der Brust einer 55-jährigen Frau, die einen Knoten von zwei Zentimetern Durchmesser entdeckt, befinden sich bereits Milliarden von Krebszellen. Angefangen hat die Krankheit womöglich, als die Frau 45 Jahre alt war. Die krankhaften Zellen wuchsen also zehn Jahre lang in ihrem Körper, ohne dass sie irgendwelche Anzeichen gespürt hätte. Ließe sie den Knoten unbehandelt, würden sich mit der Zeit Schmerzen und andere Beschwerden einstellen. Aber dann ist es meist schon zu spät für eine Heilung, weil der Brustkrebs sich bereits in entfernten Organen des Körpers angesiedelt hat.

Brustkrebs gilt als ein relativ langsam wachsender Tumor – im Unterschied zu manchen anderen der etwa 200 Krebsarten. Seine Verdopplungsrate kann eine Woche, aber auch sechs Monate betragen. Damit ist Folgendes gemeint: Eine Tumorzelle braucht beispielsweise 100 Tage, um sich zu teilen und eine Tochterzelle entstehen zu lassen. Dann wird es nach weiteren 100 Tagen – so lange brauchen die beiden zur Vermehrung – vier Zellen geben und nach nochmals 100 Tagen acht Zellen. Nach einigen Jahren sind auf diese Weise bereits mehrere Millionen Zellen entstanden. Fühlbar wird die Ansammlung erst, wenn sich etwa eine Milliarde Tumorzellen an einer Stelle gebildet haben. Es gibt jedoch auch Brustkrebsarten, die sich viel schneller vermehren, manche sogar in rasendem Tempo.

Die Unterschiede können von Frau zu Frau allein von der Entstehungsgeschichte der Krebsgeschwulst her sehr groß sein. Dennoch gibt es wesentliche Gemeinsamkeiten, die alle bösartigen Geschwulste teilen. Krebszellen haben folgende typische Eigenschaften:

Wie Krebs entsteht

- Sie sehen anders aus als normale Zellen; manche unterscheiden sich nur wenig von gesunden Zellen, andere haben im Vergleich dazu sehr bizarre Formen angenommen
- Sie vermehren sich über das normale Maß hinaus (der entsprechende medizinische Fachausdruck dafür lautet »Proliferation«)
- Sie dringen in umliegende Gewebe ein, verhalten sich also »invasiv« oder »infiltrierend«
- Die krankhaft veränderten Zellen können sich über Blut- und Lymphbahnen im Körper verbreiten und haben die Fähigkeit, sich in weit entfernten Organen anzusiedeln, also Metastasen zu bilden

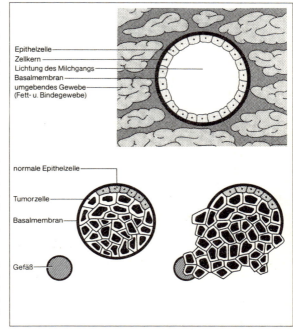

Normaler Milchgang im schematischen Querschnitt: Die Epithelzellen, die den Gang innen auskleiden, sind gleichmäßig groß.

Tumorzellen im Milchgang: Solange die veränderten Zellen die Basalmembran nicht durchdringen (Abb. links), ist der Tumor nicht zerstörerisch. Gefährlich wird es, wenn Krebszellen in umliegende Gewebe einbrechen und sich über das Gefäßsystem im Körper ausbreiten (rechts).

Auch die Zellen gutartiger Tumoren verändern ihre Form und proliferieren. Als bösartig wird ein Tumor erst dann bezeichnet, wenn er invasiv zu wachsen beginnt.

Ganz am Anfang dieser fatalen Entwicklung steht nach heutigem Verständnis eine einzelne, ursprünglich gesunde Zelle, die sich in eine Krebszelle verwandelt. Im Laufe dieser Verwandlung kappt sie die Verbindungen zu ihrer Nachbarschaft und beginnt ein abgekoppeltes, für die Umgebung zerstörerisches Leben.

Was ist passiert? Die fatale Entwicklung lässt sich in drei Etappen einteilen: Zunächst einmal hat sich eine abnorme Zelle gebildet. Diese Zelle wird durch bestimmte Einflüsse in die Lage versetzt, sich unkontrolliert zu teilen und quasi unsterblich zu werden. Drittens erkennt das Immunsystem die abnorme Zelle nicht und zerstört sie deshalb auch nicht.

Die Suche nach den Krebsursachen führt – das macht die moderne Tumorforschung deutlich – bis in kleinste Dimensionen des Körpers, in die Welt der Moleküle. Im Mittelpunkt des Interesses steht ein ausgesprochen langes Molekül, das alle Lebensvorgänge im Körper steuert: die DNS (Desoxyribonukleinsäure), auch als DNA (vom englischen »deoxyribonucleic acid«) bezeichnet. Im Zellkern jeder der etwa 300 Billionen Körperzellen eines erwachsenen Menschen befindet sich eine Ausgabe der gewundenen Doppelhelix der DNS (sie sieht aus wie eine spiralförmig gedrehte Leiter) mit ihren 23 Chromosomenpaaren.

In diesen Chromosomen sind schätzungsweise 30 000 bis 40 000 Gene angeordnet. Die Gesamtheit der Gene ist das »Genom«. Es speichert den »genetischen Code«, der täglich millionenfach in Form verschlüsselter Botschaften an die Zellen übermittelt wird. Diese dechiffrieren die Nachricht und entnehmen daraus genaue »Arbeitsanweisungen« zur Herstellung spezifischer Proteine. Jedes Gen kodiert dabei nur einen bestimmten Teil der gesamten Erbinformation.

Je nachdem, welche Funktion eine Zelle im Körper hat, ob sie zum Beispiel eine Zelle in den Milchgängen der Brust ist oder eine Leberzelle, werden nur bestimmte Informationen aus dem Genom gebraucht. Bildlich ausgedrückt heißt das, einige Gene müssen ständig »angeschaltet«, andere dagegen »abgeschaltet« sein.

Dieses Schalten übernehmen bestimmte Regulationsgene. Sie steuern

Wachstum, Teilung und Differenzierung der Zellen, übermitteln ihr also, wann sie sich vermehren, aber auch wann sie absterben soll und welche spezielle Aufgabe sie im Ensemble der Billionen Zellen hat. In einem gesunden Organismus sorgen die Regulationsgene also unter anderem dafür, dass immer nur eine bestimmte Anzahl von Zellen vorhanden ist. Solange also differenzierte Zellen planmäßig absterben und in gleicher Anzahl und Funktion durch neue ersetzt werden, ist der Organismus gesund.

Wenn eine Zelle den Befehl erhält, sich zu teilen, spaltet sich die DNS-»Leiter« im Zellkern von oben nach unten in zwei Teile. Jeder Teil enthält einen Satz von 23 Chromosomen, nach deren Muster die Zelle jeweils eine Kopie anfertigt. Dadurch entstehen zwei komplette »Leitern« und zwei Tochterzellen.

In der Teilungsphase ist die Zelle am empfindlichsten. Einflüsse von außen können in dieser kritischen Situation Schäden am Erbgut anrichten. In der Regel werden solche Defekte umgehend von so genannten Reparaturenzymen behoben. Wenn dies aber einmal nicht rasch genug gelingt – was sehr selten der Fall ist –, wird ein Genschaden an die nächste Zellgeneration weitergegeben. Solche Schäden heißen fachsprachlich Mutation.

Manche Mutationen sind nützlich und verbessern die Leistung der Zelle. Andere Veränderungen beeinträchtigen das genetische Programm so stark, dass die Zelle abstirbt. Und wieder andere bewirken zwar gewisse Abweichungen, fallen aber zunächst nicht auf und werden still und leise bei jeder Zellteilung weitergegeben. Diese Mutationen schwächen die Zellen und machen sie anfälliger für weitere Schäden. Je mehr die Zelle sich von ihrem gesunden Urtyp entfernt, desto eher entwickelt sie sich zur Krebszelle. Manche Menschen haben vorgeschädigte Gene geerbt. Bei ihnen können Umwelteinflüsse viel schneller als üblich zu Krebs führen.

Mittlerweile hat sich in der Tumorforschung die Ansicht durchgesetzt, dass eine Attacke auf die DNS nicht ausreicht, um Krebs zu erzeugen, sondern dass es mehrere sein müssen. Diese Angriffe fallen unterschiedlich heftig aus. Manche schädigen das Genom direkt und gelten deshalb als Krebsverursacher. Sie werden als »Karzinogene«,

»Kanzerogene« oder auch als »Mutagene« bezeichnet. Dazu zählt Tabak, dessen karzinogene Wirkung bei Lungenkrebs mittlerweile eindeutig belegt ist. Auch ionisierende Strahlen, etwa Röntgenstrahlen, können das Erbgut direkt schädigen. Andere Substanzen oder Einflüsse, zum Beispiel Alkohol oder manche Hormone, gelten als Krebs fördernd, weil dadurch Wachstum und Teilungsbereitschaft von Zellen – und damit auch atypischer Zellen – angekurbelt werden.

Besonders schwerwiegend wirken sich Mutationen an Regulationsgenen aus. Seit ihrer Entdeckung Anfang der siebziger Jahre wird ihre entscheidende Rolle bei der Krebsentstehung zunehmend deutlich. Man unterteilt heute in »Onkogene« und »Tumorsuppressorgene«. Die Onkogene (»onko« heißt Geschwulst) sind eigentlich Wachstumsgene, die in der frühkindlichen Entwicklung für Wachstum sorgen, indem sie die Zellen zu rascher Teilung anhalten. Sobald der Organismus ausgewachsen ist, ruhen sie. Wird zufällig ausgerechnet ein Onkogen beschädigt, kann es sich wieder einschalten und andere Zellen antreiben, sich permanent zu teilen. Tumorsuppressorgene dagegen verhindern normalerweise, dass die von ihnen gesteuerten Zellen sich teilen. Fallen sie infolge von Mutationen aus, dann vermehren sich die Zellen munter drauflos. Darunter sind möglicherweise auch mutierte Zellen.

Das Ergebnis beider Szenarien ist, sofern auch noch die Notbremse der körpereigenen Abwehr versagt, Krebs.

Welche Rolle die Abwehrkräfte des Immunsystems bei der Krebsentstehung spielen, ist noch nicht genau geklärt (vgl. Kapitel 8, Immuntherapie). Krebszellen haben die fatale Eigenschaft, sich so zu tarnen, dass das Immunsystem sie nicht erkennt. Auf diese Weise können sie ungehindert Schaden anrichten. Das genaue Studium dieser Vorgänge – wie Krebszellen sich »maskieren« und wie Abwehrzellen darauf hereinfallen – gehört zu den viel versprechenden Ansätzen in der modernen Krebsforschung.

Hoffnungen auf neue Brustkrebstherapien macht man sich auch bei der Erforschung bestimmter Tumorsuppressorgene, darunter das so genannte p53-Gen. Bei Brustkrebs ist dieses Gen häufig beschädigt. Auch die so genannten Brustkrebsgene BRCA1 und BRCA2 zählen zur Gruppe der Tumorsuppressorgene (vgl. Abschnitt »Familien- und Lebensgeschichte«). Wissenschaftler versuchen nun herauszufinden, was im Einzelnen zu dieser Mutation geführt hat. Sie untersuchen etwa, ob Karzinogene »Fingerabdrücke« hinterlassen haben, an denen sie sich identifizieren lassen. Solche Forschungsarbeiten sind extrem schwierig, und es kann lange dauern, bis die Wissenschaftler fündig werden. Sobald jedoch solche grundlegenden Erkenntnisse über die Krebsentstehung vorliegen werden, lassen sich womöglich ursächlich wirkende Therapien entwickeln, die eine zuverlässige Heilung von Krebs ermöglichen.

Risikofaktoren und ihre Bedeutung

Nach der Diagnose Brustkrebs fragt jede Frau nach den Ursachen für diese Erkrankung. Liegt vielleicht eine ererbte Veranlagung für Brustkrebs vor? Oder hat möglicherweise ein falsche Ernährung dazu geführt? Oder die vielen Umweltgifte? Viele Frauen suchen die Ursachen in ihrem Charakter und entdecken auf einmal Anzeichen einer »Krebspersönlichkeit« an sich.

Die Frage nach den Ursachen von Brustkrebs ist immer auch eine Frage nach Möglichkeiten der Vorbeugung. Und wenn der Brustkrebs bereits da ist, geht es um Mittel und Wege, einen Rückfall zu verhindern, um die »Sekundärprävention« also. Viele Frauen hoffen, dass es die eine Ursache – zum Beispiel ein spezielles Brustkrebsgen – geben möge, die alles erklärt und den Weg zur Heilung weist.

Dem ist leider nicht so. Brustkrebs hat, ebenso wie andere Krebsarten, viele Wurzeln – eine »multifaktorielle Genese« also, wie Mediziner gern sagen. Deshalb wird es höchstwahrscheinlich auch nie die eine Therapie geben, die allen Tumorpatienten helfen kann.

Zwar wurden bestimmte Gene gefunden, die den erblichen Brustkrebs zum großen Teil verursachen. Praktisch bringt diese Entdeckung Frauen allerdings nicht viel. Zum einen haben höchstens ein Prozent aller Frauen und fünf Prozent aller Brustkrebspatientinnen diese Veranlagung, zum anderen ermöglicht der Fund allein noch keine bessere Therapie (vgl. Kapitel 8).

Neben der erblichen Veranlagung haben Wissenschaftler drei weitere

Risikobereiche für Brustkrebs ausgemacht, die auf den folgenden Seiten im Einzelnen besprochen werden:

- Hormonelle Einflüsse
- Umweltfaktoren
- Lebensweise

Alle diese Faktoren sind nichts weiter als Mosaiksteinchen in dem großen Puzzle Brustkrebs. Manche haben sich in zahlreichen Studien als besonders einflussreich herausgestellt, andere spielen offensichtlich eine geringere Rolle. Während einige Risikofaktoren nicht zu vermeiden sind, etwa eine frühe erste Regelblutung, unterliegen andere durchaus dem Einfluss der Frau, zum Beispiel die Ernährung, bei der mittlerweile einige Vorbeugemöglichkeiten bestehen. Der folgende Überblick soll Ihnen helfen, den Stand der Forschung sachlich einzuschätzen – und dadurch ein großes Risiko zu vermeiden: dass Sie sich von widersprüchlichen Berichten verrückt machen lassen.

Exkurs:
Risikostatistiken verstehen

In Deutschland, so besagen die Statistiken, erkrankt derzeit jede zehnte Frau an Brustkrebs. Was heißt das genau?
Es bedeutet Folgendes: Unter den gegenwärtigen Risikobedingungen ist ein Mädchen, das heute geboren wird, bis ins hohe Alter hinein einem Risiko von etwa zehn Prozent ausgesetzt, an Brustkrebs zu erkranken. Allerdings muss keine Frau zu irgendeinem Zeitpunkt in ihrem Leben mit einer Wahrscheinlichkeit von eins zu zehn damit rechnen, diese Krankheit zu bekommen. Wie passt das zusammen? Jede Frau trägt in bestimmten Abschnitten ihres Lebens, beispielsweise in dem Jahrzehnt vom 30. bis zum 40. Lebensjahr, einen gewissen Anteil des Gesamtrisikos. Wenn sie in dieser Phase nicht an Brustkrebs erkrankt, dann hat sie den speziellen Risikoanteil für immer hinter sich gebracht; er wird nicht zur »Risiko-

portion« im nächsten Lebensjahrzehnt hinzuaddiert. Aber: Je älter eine Frau wird, desto größer fallen die Anteile aus.

Derzeit setzen Medizinstatistiker die in der folgenden Tabelle genannten jährlichen Erkrankungshäufigkeiten für Frauen in einzelnen Lebensjahrzehnten für ihre Berechnungen an. Dabei handelt es sich um durchschnittliche Zahlen, das heißt: Frauen, mit zusätzlichen Risikofaktoren haben ein höheres, Frauen mit keinerlei Risikofaktoren ein niedrigeres Erkrankungsrisiko.

20 bis 30 Jahre:	3	Frauen von 100 000
30 bis 40 Jahre:	40	Frauen von 100 000
40 bis 50 Jahre:	150	Frauen von 100 000
50 bis 60 Jahre:	230	Frauen von 100 000
60 bis 70 Jahre:	250	Frauen von 100 000
70 und älter:	300	Frauen von 100 000

Wie können Sie errechnen, mit welchem Erkrankungsrisiko Sie jetzt leben? Angenommen, Sie sind 45 Jahre alt. In Ihrer Altersgruppe erkranken jährlich 150 Frauen unter 100 000, also 1,5 Promille pro Jahr. Berechnet auf die Dekade zwischen 40 und 50 Jahren beläuft sich das Erkrankungsrisiko auf das Zehnfache, macht 1,5 Prozent. Das heißt, von 1000 Frauen erkranken 15 in diesem Zeitraum von zehn Jahren, oder, anders ausgedrückt: In dieser Altersgruppe erfährt eine Frau unter 67 Frauen, dass sie Brustkrebs hat.

Insbesondere Frauen, deren Mütter und/oder Schwestern an Brustkrebs erkrankt sind, sollten sich die Bedeutung solcher Statistiken immer wieder vor Augen führen – das mindert die Angst. Wenn es zum Beispiel heißt, dass die familiäre Brustkrebshäufung das Erkrankungsrisiko einer Frau verzweieinhalbfacht, dann bedeutet das eben nicht, dass sie ihr ganzes Leben mit einem zweieinhalbfach erhöhten Risiko leben muss (vgl. weiter unten).

In jungen Jahren, wenn das durchschnittliche Risiko vielleicht bei einem Prozent liegt, ist die Wahrscheinlichkeit bei erblich vorbelasteten Frauen mit 2,5 Prozent anzusetzen. Und wenn sie ein bestimmtes Lebensjahrzehnt hinter sich haben, dann ist auch die damit verbundene Gefährdung vorbei, und es gelten die Zahlen für die neue Dekade.

Ein weiteres Beispiel: Eine Frau erfährt mit 45 Jahren, dass ihr Erkrankungsrisiko über dem Durchschnitt liegt, etwa weil eine nahe Verwandte in jungen Jahren erkrankt ist. Diese Frau hat bereits mehrere Kapitel ihrer lebenslangen Risikogeschichte hinter sich gebracht, muss sich also nicht auf einmal von einer riesigen Erkrankungswahrscheinlichkeit bedroht fühlen.

Das eingangs erwähnte Risiko von zehn Prozent bis ins hohe Alter ergibt sich also aus der Addition der jährlichen kleinen Risiken. Wichtig ist auch, sich immer wieder bewusst zu machen, dass Statistiken etwas über Gruppen von Frauen aussagen und keine individuelle Prognose darstellen.

Ein Begriff, der in Berichten über die Ergebnisse aus Risikostudien immer wieder auftaucht, ist relatives Risiko. Diese Zahl drückt aus, wievielmal häufiger die Wahrscheinlichkeit ist, durch die Einwirkung eines bestimmten Risikofaktors an Krebs zu erkranken, als bei Menschen aus einer Kontrollgruppe, die diesem Faktor nicht ausgesetzt sind. Beispiel: Eine Frau, deren Mutter in jungen Jahren an Brustkrebs erkrankt ist, trägt selbst ein relatives Risiko von 2,5, an Brustkrebs zu erkranken. Ein relatives Risiko von 1 bedeutet: Es liegt keine Änderung des Risikos vor.

Der Einfluss der Hormone

Frühe erste Menstruation

»Frühreife« Frauen leben mit einem leicht höheren Brustkrebsrisiko als Frauen, die sich überdurchschnittlich spät »entwickeln«. Die Auffassung darüber, was früh und was spät sei, hat sich in den letzten 100 Jahren stark gewandelt. Seither ist nämlich das Alter, in dem junge Frauen aus den westlichen Industrieländern ihre erste Regelblutung bekommen, kontinuierlich gesunken. Vor 200 Jahren machten die meisten Frauen in Europa diese Erfahrung erst mit knapp 18 Jahren. Derzeit haben Mädchen hier zu Lande ihre Menarche – so heißt die erste Menstruation in der Medizinersprache – im Durchschnitt mit 12 Jahren. In manchen asiatischen Ländern mit vergleichsweise weitaus niedrigeren Brustkrebsraten, in China zum Beispiel, setzt die erste Periode im Mittel erst mit 17 Jahren ein. Bei Frauen mit früher Menarche (vor dem zwölften Lebensjahr) haben Wissenschaftler Hinweise auf ein erhöhtes Brustkrebsrisiko gefunden.

Eine mögliche Erklärung für diese Risikosteigerung ist, dass die Brustzellen durch das frühe Einsetzen vollständiger Menstruationszyklen länger dem Auf und Ab der Hormone ausgesetzt und dadurch anfälliger sind – vor allem dann, wenn eine verhältnismäßig späte Menopause hinzukommt.

Schwangerschaft und Stillen

»Wenn Frauen mit 16 ihr erstes Kind bekämen und danach noch weitere, würde es fast keinen Brustkrebs mehr geben«, vermutet der Mailänder Professor Umberto Veronesi, einer der international bekanntesten Brustkrebsforscher. Betrachtet man die Ergebnisse wissenschaftlicher Studien der letzten Jahre, dann spricht einiges für die simple These des Italieners. Allzu viel nützen dürfte Veronesis Erkenntnis den Frauen jedoch nicht. Welche junge Frau aus unseren Breitengraden würde sich denn schon für eine mehrfache Mutterschaft entscheiden und infolgedessen meist gegen eine Berufsausbildung, nur um dadurch einem vielleicht irgendwann später einmal auftretenden Brustkrebs vorzubeugen?

Ob eine Frau nur eins oder aber mehrere Kinder zur Welt bringt, scheint tatsächlich einen Unterschied in Bezug auf ihre Erkrankungsneigung zu machen: Nach einer Schwangerschaft, dies ergab eine groß angelegte Studie in Schweden, Italien und England, ist das Brustkrebsrisiko im Vergleich zu kinderlosen Frauen für etwa 15 Jahre leicht erhöht, um danach unter die Gefährdung der Frauen ohne Mutterschaft abzusinken. Ein zweites Kind schwächt den Unterschied jedoch ab – was in die von Veronesi aufgezeigte Richtung deutet. Je mehr Kinder eine Frau ausgetragen hat, so legen Forschungsergebnisse nahe, desto besser ist sie vor Brustkrebs vor und auch nach den Wechseljahren geschützt.

Bekommt eine Frau ihr erstes Kind mit über 30 Jahren, so scheint dies ihr Risiko für Brustkrebs zu verdoppeln. Britische Forscher haben darüber hinaus ermittelt, dass Frauen, die im Alter von über 40 Jahren ihr letztes Kind gebären, einer doppelt so hohen Gefährdung ausgesetzt sind wie Mütter, die noch vor Abschluss ihres 30. Lebensjahrs zum letzten Mal schwanger werden.

Einen besonderen Schutz vor Brustkrebs kann ausgiebiges Stillen bieten. Diese Feststellung hat zwei Bedeutungen: Zum einen hat eine Studie Hinweise darauf geliefert, dass Frauen, die als Säuglinge von ihren Müttern gestillt wurden, später weniger häufig an Brustkrebs erkranken als Frauen, die mit der Flasche aufgezogen wurden. Noch bedeutsamer aber dürfte es für eine Frau sein, ob sie selbst stillt oder nicht.

Dass Stillen einen Unterschied macht, zeigen mehrere wissenschaftliche Untersuchungen – zum Beispiel eine Studie in den Vereinigten Staaten, in der fast 6000 Brustkrebspatientinnen mit über 8000 Frauen verglichen wurden, die die Krankheit nicht hatten. Demnach sinkt das Risiko, an einem Mammakarzinom zu erkranken umso mehr, je länger eine Frau in ihrem Leben gestillt hat. Und je früher sie zum ersten Mal stillt – am besten schon vor ihrem 20. Lebensjahr –, desto ausgeprägter ist die Risikominderung.

Die US-Forscher sind der Ansicht, dass das Auftreten von Brustkrebs um 25 Prozent verringert werden könnte, wenn alle Frauen ihre Kinder insgesamt – also für alle Babys zusammengerechnet – 24 Monate oder länger stillen würden. Eine eindeutige Erklärung für ihre Ergebnisse haben die amerikanischen Wissenschaftler nicht parat, dafür aber mehrere Hypothesen: Zum einen könnte die während der Stillzeit gedrosselte Produktion der Eierstockhormone Östrogen und Gestagen schützen. Eine andere Erklärung bezieht sich auf den während der Brusternährung (meist) ausbleibenden Regelzyklus, ein Mangel, der sich im Hinblick auf die Entstehung von Krebs positiv auswirken könnte.

Allerdings scheinen Frauen, die ihren Erstling jenseits der Dreißig bekommen haben, nicht vom Schutzeffekt des Stillens zu profitieren – jedenfalls nicht nach den Ergebnissen der US-Studie. In einer darauf folgenden Studie wurde das aber nicht bestätigt, berichtet Dr. Jenny Chang-Claude vom Deutschen Krebsforschungszentrum.

Angesichts der widersprüchlichen Ergebnisse sind weitere Untersuchungen nötig, um die Zusammenhänge im Detail zu klären.

Eines sollte bei all diesen Überlegungen nicht vergessen werden: Die allermeisten Frauen, die ihre Kinder jenseits der Dreißig bekommen und sie auch stillen, erkranken später nicht an Brustkrebs.

Späte Menopause

Frauen, die spät in die Wechseljahre kommen, leben mit einem leicht erhöhten Brustkrebsrisiko. Das relative Risiko liegt in diesem Fall bei 1,5. In unseren Breitengraden gelangen Frauen im Durchschnitt mit 50 Jahren in die Menopause. Als später Beginn gilt das Einsetzen nach dem 55. Lebensjahr.

Zur Erklärung des leichten Risikoanstiegs weisen Mediziner – ähnlich wie bei der frühen Menarche – auf das Plus an vollständigen Menstruationszyklen hin. Dadurch steht der Körper länger unter dem Einfluss weiblicher Hormone, die das Wachstum der Brustkrebszellen stimulieren.

Viele Frauen, die eine frühe Menarche hatten, kommen auch relativ zeitig in die Wechseljahre, sodass die Risikofaktoren sich von selbst ausgleichen.

Die »Pille«

Seit der Einführung der Antibabypille Anfang der sechziger Jahre wurden bereits sehr viele wissenschaftliche Untersuchungen zu der Frage vorgenommen, ob Frauen, die – wie die Ärzte sagen – »orale Kontrazeptiva« verwenden, dadurch stärker brustkrebsgefährdet sind. Es handelt sich um eine Frage von immenser Tragweite, denn weltweit haben Millionen Frauen die Pille eingenommen.

Eine einheitliche Antwort gibt es bis heute nicht. Das liegt nicht zuletzt an der ständigen Veränderung des Forschungsgegenstands. Immer neue Zusammensetzungen und die allmähliche Senkung des Hormonanteils der Pille erschweren es, verlässliche Aussagen über die langfristigen Nebenwirkungen zu machen.

Trotz dieser Erschwernisse zeichnet sich ein bestimmter Trend ab: In den meisten Studien konnte kein allgemein erhöhtes Risiko nachgewiesen werden, einige zeigten höchstens einen minimalen Anstieg. Demnach besteht während der Einnahme der Pille und bis zu zehn Jahre danach ein geringfügig erhöhtes Risiko, an Brustkrebs zu erkranken. Nach dieser Phase sind Frauen, die empfängnisverhütende Hormone eingenommen haben, nicht mehr und nicht weniger gefährdet als Frauen, die nie die Pille geschluckt haben.

Für bestimmte Gruppen von Frauen könnte die Pille ein gewisses zusätzliches Risiko darstellen. So zeigte eine Studie in den Niederlanden, dass Frauen, die mindestens vier Jahre lang am Stück und davon einige Zeit vor ihrem 20. Lebensjahr die Pille eingenommen haben, etwas stärker gefährdet sind, in jüngeren Jahren an Brustkrebs zu erkranken.

Ein unerwarteter Zusatzbefund bei dieser Studie, für den es bis jetzt noch keine Erklärung gibt: Das Krebsrisiko bei Langzeitgebrauch war besonders bei Pillen mit einem niedrigen Östrogenanteil erhöht. Der Anteil lag, wie bei der so genannten »Minipille« üblich, unter 50 Milligramm. Da diese Ergebnisse bisher nicht durch weitere Studien bestätigt wurden, ist ihr Aussagewert begrenzt.

Eine Untersuchung am Krebsforschungszentrum in Seattle liefert ebenfalls Gründe für eine kritische Betrachtung der Pille. Wie die US-Wissenschaftler herausfanden, haben Frauen unter 35, welche die Pille zehn Jahre und länger eingenommen haben, ein um 70 Prozent gesteigertes Risiko für Brustkrebs gegenüber Frauen, die niemals die Pille eingenommen oder sie weniger als ein Jahr lang geschluckt haben. Eine Steigerung um 70 Prozent kommt einem relativen Risiko von 1,7 gleich. Auch bei dieser Studie fanden die Wissenschaftler heraus, dass insbesondere die frühe Einnahme – innerhalb der ersten fünf Jahre nach der Menarche – das Risiko anhebt.

Die US-Forscher erklären dieses Ergebnis damit, dass die Zellen des Drüsengewebes sich während und einige Jahre nach der Pubertät vehement vermehren und besonders empfindlich für schädigende Einflüsse von außen sind. Solche Einflüsse können Schäden im Erbgut der Zellen verursachen. Die zusätzliche Einnahme von oralen Kontrazeptiva kann die Zellteilungsgeschwindigkeit beschleunigen und damit auch die Entstehung eines Tumors ankurbeln. Den Berichten aus den USA zufolge scheinen vor allem Antibabypillen mit einem hohen Gehalt an dem künstlich hergestellten weiblichen Hormon Gestagen das Risiko für Brustkrebs zu erhöhen.

Der besagte leichte Risikoanstieg bei früher und langjähriger Verwendung oraler Kontrazeptiva ist bei älteren Frauen, die Kinder geboren

Der Einfluss der Hormone

haben, allerdings kaum noch nachweisbar, wie der überwiegende Teil der Forschungsarbeiten belegt. Bestätigt wurde dies erst kürzlich wieder durch eine Metaanalyse, also eine zusammenfassende Auswertung vieler Studien zu diesem Thema. Demnach ist die Anwendung hormonaler Verhütungsmittel nicht grundsätzlich mit einer Erhöhung des Brustkrebsrisikos verbunden. Auch bei dieser Untersuchung zeigte sich, dass Frauen, die schon vor dem 20. Lebensjahr die Pille eingenommen haben, mit einem leicht erhöhten Risiko leben, in jungen Jahren zu erkranken.

Die meisten Frauen verwenden heute Kombinationspräparate – eine meist niedrig dosierte Mischung aus den beiden Hormonen Östrogen und Gestagen. Dadurch soll das potenzielle Brustkrebsrisiko weitersinken. Allerdings gibt es in Studien immer wieder Hinweise darauf, dass Gestagene sich nachteilig auf das Brustgewebe auswirken können. Die Diskussion ist noch nicht abgeschlossen.

Frauen, die aufgrund einer ererbten Anfälligkeit für Brustkrebs oder infolge bestimmter gutartiger Brusterkrankungen ohnehin zur Risikogruppe für die Krankheit gehören, fragen sich, ob die Pille die Gefährdung noch weiter erhöht. Wissenschaftler des amerikanischen National Cancer Institute empfehlen diesen Frauen und solchen, die das Verhütungsmittel über einen sehr langen Zeitraum und/oder sehr früh in ihrem Leben eingenommen haben, mit ihrem Arzt die Vor- und Nachteile einer weiteren Pilleneinnahme sorgfältig abzuwägen. Nach Auskunft des Vorstands der Deutschen Gesellschaft für Senologie gibt es aber derzeit »keine Hinweise, dass hormonale Verhütungsmittel andere Risikofaktoren der Brustkrebsentstehung negativ beeinflussen«.

Bedenkenswert ist dabei, dass orale Kontrazeptiva Schutz vor anderen Krankheiten, darunter etlichen Krebsformen, bieten, wie mehrere Untersuchungen belegen konnten. Demnach halbiert sich nach langjähriger Pilleneinnahme die Gefahr, an einem Krebs der Eierstöcke oder der Gebärmutterschleimhaut zu erkranken.

Wenn eine Frau bereits an Brustkrebs erkrankt ist und ein Verhütungsmittel wünscht, raten viele Ärzte generell nicht zur Pille, sondern zu einer mechanischen Methode.

Hormonpräparate gegen Wechseljahrsbeschwerden

Es ist nicht zuletzt die Angst vor Brustkrebs, die viele Frauen davon abhält, nach den Wechseljahren Östrogenpräparate einzunehmen. Zahlreiche Ärzte scheinen die Bedenken von Frauen zu teilen. Schließlich ist bekannt, dass vor allem hormonrezeptorpositive Tumore besonders gut wachsen, wenn sie mit Östrogenen in Kontakt kommen. Ohne dass dies genau nachgewiesen wäre, befürchtet man, dass im Körper vagabundierende Krebszellen durch die Hormonersatzstoffe »aufgepäppelt« werden könnten. Das heißt jedoch nicht, dass diese Mittel Krebs verursachen.

Die Ergebnisse der Forschung sind nicht einheitlich. Die meisten Studien kommen zu dem Ergebnis, dass von einer Hormonsubstitution keine substanzielle Gefährdung ausgeht. Bei einer Behandlungsdauer bis zu fünf Jahren konnte in neueren Studien kein Risikoanstieg festgestellt werden.

In einigen Untersuchungen stellte sich jedoch eine gewisse Erhöhung des Risikos durch Ersatzpräparate heraus. Bei Langzeiteinnahme über zehn bis 15 Jahre hinweg scheint das Erkrankungsrisiko leicht anzusteigen. Fünf Jahre nach Beendigung einer Hormontherapie ist kein Unterschied mehr zu nichtbehandelten Frauen nachzuweisen.

Frauen, in deren Familien Brustkrebs gehäuft vorkommt, sollten besser die Finger von Östrogenersatzmitteln lassen: Aus zahlreichen Forschungsarbeiten geht hervor, dass sie dadurch stärker gefährdet werden.

Mittlerweile verordnen Ärzte auch für die Hormontherapie in den Wechseljahren überwiegend Kombinationspräparate aus Östrogenen und Gestagenen. Reine Östrogene werden heute kaum noch verschrieben. Von der »Pille« unterscheiden sich die Hormonpräparate gegen Wechseljahrsbeschwerden sowohl durch ihre chemische Struktur als auch durch die darin enthaltenen Hormonmengen. Die Kombinationspräparate gegen Wechseljahrsbeschwerden sollen, ebenso wie bei der Pille, eine weitere Senkung des möglichen Brustkrebsrisikos bewirken. Beides ist bisher nicht überzeugend nachgewiesen worden.

Wenn eine Frau bereits an Brustkrebs erkrankt ist, muss sie deshalb nicht automatisch auf eine Hormonersatzbehandlung verzichten. Diese sollte jedoch sehr differenziert auf die Voraussetzungen und Bedürfnisse der Frau abgestimmt werden (vgl. Kapitel 12).

Prävention mit Hormonmedikamenten?

Weibliche Hormone, insbesondere Östrogen, scheinen das Brustkrebsrisiko zu erhöhen. Je länger eine Frau in ihrem Leben dem Einfluss dieses Hormons ausgesetzt ist, desto mehr steigt die Erkrankungswahrscheinlichkeit an, wie zahlreiche Untersuchungen belegen. Möglicherweise, so spekulierten Wissenschaftler schon vor vielen Jahrzehnten, lässt sich das Risiko umgekehrt senken, wenn man dem Körper das Hormon zumindest für gewisse Zeit entzieht.

Um das herauszufinden, begann Mitte der neunziger Jahre eine Studie mit 13 000 gesunden Frauen in den USA. Die Hälfte der Frauen erhielt das synthetische Hormon Tamoxifen, das seit vielen Jahren in der Hormontherapie des Brustkrebses eingesetzt wird. Es verringert die Häufigkeit von Zweittumoren und wirkt, indem es die in der Brust vorhandenen Empfangsstellen für Östrogen besetzt. Die andere Hälfte der Studienteilnehmerinnen nahm ein Placebo, ein unwirksames Scheinmedikament, ein. 14 Monate vor dem beabsichtigten Ende wurde die Untersuchung 1998 abgebrochen, weil sich gezeigt hatte, dass in der Tamoxifen-Gruppe nur knapp halb so viele Brustkrebsfälle aufgetreten waren wie in der Placebo-Gruppe. Die Studienleiter hielten es für ethisch nicht vertretbar, der Hälfte der Frauen den Wirkstoff zu verweigern. Weltweit wurde das Untersuchungsergebnis als großartiger Durchbruch gefeiert – »Endlich ein Medikament gegen Brustkrebs« und ähnliche Schlagzeilen waren zu lesen. Seit Herbst 1998 ist Tamoxifen in den USA auch zur Prävention von Brustkrebs zugelassen.

Die Nebenwirkungen, die sich in der Tamoxifen-Gruppe zeigten, waren hingegen ernüchternd: Es erkrankten viel mehr Frauen an Gebärmutterkrebs (33 statt 14), an tiefen Venenthrombosen (30 statt 19) und an Lungenembolien (17 statt 6). Skeptische Mediziner warnen auch vor den ungeklärten Langzeiteffekten von Tamoxifen. So könne es sein, dass Brustkrebs nur verzögert, nicht aber vermieden wird. Bei der Zulassung, so die Kritiker, habe die US-Arzneimittelbehörde sich von Lobbygruppen unter Druck setzen lassen.

Genährt wurden die Zweifel an dem Antiöstrogen durch die Ergebnisse zweier europäischer Studien, die ebenfalls 1998 veröffentlicht wurden. In beiden Untersuchungen hatte das Mittel keinen brustkrebsvorbeugenden Effekt.

Bis die offenen Fragen geklärt sind, raten viele Mediziner von einer präventiven Einnahme von Tamoxifen ab. Frauen sollten das Mittel, so empfehlen sie, nur im Rahmen von Therapiestudien erhalten. Allerdings darf jeder Arzt hier zu Lande das Medikament zur Brustkrebsprävention verschreiben. Voraussetzung ist allerdings, dass er seine Patientin über die möglichen Komplikationen aufklärt und ihr schriftliches Einverständnis einholt. Dann gilt die Behandlung als so genannter Heilversuch, bei dem der Arzt nicht persönlich für eventuelle schädliche Nebenwirkungen haften muss.

Derweil sind mehr als ein Dutzend neuer Wirkstoffe in der Erprobung, die, ähnlich wie Tamoxifen, eine antiöstrogene Wirkung auf die Brustdrüse haben, an anderen Organen aber die dort positiven, wachstumsfördernden Wirkungen des Östrogens entfalten – etwa am Herzen und an den Knochen. Diese Substanzen werden als »selektive Östrogen-Rezeptor-Modulatoren« (Serm) bezeichnet. Der Wirkstoff »Raloxifen« etwa zeigte in einer Studie mit Frauen nach den Wechseljahren, dass er nicht nur den altersbedingten Knochenabbau (Osteoporose) aufzuhalten, sondern auch die Brustkrebshäufigkeit um 60 Prozent zu senken vermag. Möglicherweise entfällt bei einer Raloxifen-Therapie auch ein gefürchteter Nebeneffekt von Tamoxifen: die Krebs erzeugende Wirkung auf die Gebärmutterschleimhaut.

Das US-Krebsforschungsinstitut NCI hat 1999 eine Studie initiiert, bei der der Nutzen von Tamoxifen zur Prävention von Brustkrebs mit demjenigen von Raloxifen verglichen werden soll. Mit ersten Ergebnissen sei 2004 zu rechnen, teilt das NCI mit. Zusammen mit den Resultaten von Nachbeobachtungen der bisherigen drei Tamoxifen-Studien gibt es dann wohl eine solide Datenbasis für Ärzte, um Frauen zu einer Prävention mit Antihormonen zu raten – oder aber sie davor zu warnen (vgl. Kapitel 8, Hormontherapie).

Familien- und Lebensgeschichte

Vererbung

Manche Frau macht sich Sorgen um ihre Gesundheit, weil eine Verwandte an Brustkrebs erkrankt ist. Möglicherweise sind die Bedenken jedoch unnötig. Es gibt zwar ein gewisses familiär bedingtes Risiko, ein Mammakarzinom zu entwickeln. Wie groß diese Gefährdung jedoch ist, hängt von mehreren Faktoren ab, zum Beispiel vom Verwandtschaftsgrad und vom Alter, in dem bei der Angehörigen Brustkrebs gefunden wurde. Von großer Bedeutung ist auch, wie viele Verwandte betroffen sind.

Wie gering die Gefährdung tatsächlich für eine Frau sein kann, in deren Familie Brustkrebs aufgetreten ist, zeigte sich in mehreren Studien in den USA. Wenn die Mutter als einzige Frau in der Familie in einem Alter von über 70 Jahren an Brustkrebs erkrankt ist, beträgt das relative Risiko für ihre Töchter demnach Faktor 1,5 bis 2,0 im Vergleich zu Frauen, die keine nahe Verwandte mit Brustkrebs haben. Kommt noch eine erkrankte Schwester hinzu, steigt das relative Risiko allerdings an. Generell gilt: Je enger die Verwandtschaft, je niedriger das Erkrankungsalter und je mehr Angehörige erkrankt sind, desto größer ist das Erkrankungsrisiko für weibliche Mitglieder einer Familie. Ebenso trifft das Gegenteil zu: Je entfernter der Verwandtschaftsgrad, desto geringer wird die Gefahr. Für das Gros der Frauen ist die Bedrohung durch eine erbliche Belastung, darauf deuten die bisherigen Ergebnisse der Brustkrebsforschung hin, nicht sehr gravierend.

Besonders stark von der Krankheit bedroht sind Frauen, deren Mutter und mehrere Schwestern noch vor dem 40. Lebensjahr in beiden Brüsten eine bösartige Geschwulst hatten. In diesen Familien wird meist ein dominanter Erbgang für Brustkrebs gefunden. Das relative Risiko beträgt 5,0, wenn die Mutter und eine Schwester unter den genannten Voraussetzungen erkranken. Unter allen erkrankten Frauen stammen jedoch nur höchstens fünf Prozent aus solchen Familien. Die Ursache für diese offensichtlich über die Keimbahn an die nächste Generation weitergegebene Krankheitsdisposition sind meistens zwei Gene, die Forscher nach intensiver Suche entdeckt und beschrieben haben.

Das eine ist das so genannte BRCA1, also das »Breast Cancer Gene 1«, ein Stück Erbinformation auf Chromosom 17. Ein Defekt in dieser Erbanlage soll etwa 50 Prozent der Frühform familiär gehäuft auftretender Brustkrebse erklären. Auch Eierstockkrebs, Prostata- und Darmkrebs treten bei BRCA1-Mutationen gehäuft auf. Mutationen in dem anderen Gen, seine Entdecker nennen es BRCA2, sind für rund 35 Prozent die Ursache. BRCA2 wurde 1994 auf Chromosom 13 gefunden. Das Gen kann auch vom Vater auf die Tochter übertragen werden. In manchen Familien mit Mutationen im BRCA2-Gen haben Wissenschaftler ein erhöhtes Risiko für Brustkrebs bei Männern und für Eierstockkrebs gefunden.

Frauen mit einer dieser Veranlagungen erkranken Hochrechnungen zufolge zu 50 Prozent bereits vor ihrem 50. Lebensjahr an Brustkrebs; ihr Risiko, bis zum Alter von 75 Jahren zu erkranken, liegt bei rund 80 Prozent. Aber möglicherweise sind diese, zur Zeit kursierenden Angaben über Erkrankungsrisiken zu hoch angesetzt und müssen in Zukunft korrigiert werden, räumen einige Experten ein.

Die beiden BRCA-Gene sind, so haben amerikanische und britische Wissenschaftler herausgefunden, so genannte Tumorsuppressorgene. Es handelt sich also um Erbanlagen, die eine Frau normalerweise vor dem unkontrollierten Wachstum von Zellen bewahren. Wie dies bei jedem anderen Gen auch der Fall ist, gibt es davon zwei Genkopien (Allele), eine vom Vater, eine von der Mutter. Bei erblich vorbelasteten Frauen ist eine Ausgabe bereits von Geburt an beschädigt. Kommt es im Laufe der Jahre durch schädliche Einflüsse zu einem Defekt im zweiten Allel des Gens, dann fällt eine entscheidende Krebsbremse im Organismus weg: Die Zelle ist dann imstande, ungehemmt zu wuchern und in anderes Gewebe vorzudringen. Wissenschaftler vermuten, dass es außer BRCA1 und BRCA2 noch weitere, bislang unbekannte Brustkrebsgene gibt.

Längst nicht alle Frauen aus erblich vorbelasteten Familien sind in Gefahr. Forschungslabors können durch eine aufwändige und teure molekulargenetische Untersuchung von Blutproben herausfinden, wer in Hochrisikofamilien mit erkennbar dominantem Erbgang für Brustkrebs die riskante Anlage hat und wer nicht. Nach Richtlinien der Bundesärztekammer ist eine solche Analyse nur im Rahmen einer genetischen Beratung zulässig. Ein einheitliches, wissenschaftlich überprüftes Beratungskonzept aber existiert dafür noch nicht.

Deshalb hat die Deutsche Krebshilfe 1996 eine bundesweite Studie initiiert, um herauszufinden, wie Frauen aus Hochrisikofamilien am besten geholfen werden kann. Dabei sind zwölf Zentren »Familiärer Brust- und Eierstockkrebs« entstanden – in Berlin, Bonn, Düsseldorf, Dresden, Frankfurt am Main, Heidelberg, Kiel, Leipzig, München, Münster, Ulm und Würzburg (vgl. Adressen im Anhang). Zusätzlich wurden zwei pathologische Referenzzentren in Münster und Berlin gegründet, in denen die Ergebnisse aller Genanalysen zur Sicherheit noch einmal überprüft werden. Am Deutschen Krebsforschungszentrum in Heidelberg wurde eine zentrale Datenbank eingerichtet. Dort erfolgt auch die epidemiologische und statistische Auswertung der Daten. Besonders gefährdete Frauen können sich in den Brustkrebszentren kostenlos beraten und untersuchen lassen – allerdings müssen sie dafür mindestens 18 Jahre alt sein. Dabei stehen ihnen interdisziplinäre Teams von Gynäkologen, Humangenetikern, Molekularbiologen, Pathologen und Psychologen zur Verfügung.

Für eine genetische Beratung kommen ratsuchende Frauen dann in Frage, wenn:

- mindestens zwei Frauen aus der Familie Brust- oder Eierstockkrebs hatten, wobei mindestens eine Frau zum Zeitpunkt der Erkrankung weniger als 50 Jahre alt gewesen ist
- mindestens eine Frau aus der Familie einseitig an Brustkrebs erkrankt ist, wobei der Krebs im Alter von 40 Jahren oder früher aufgetreten ist
- eine Frau aus der Familie beidseitig an Brustkrebs erkrankt ist, wobei der Krebs im Alter von 40 Jahren oder früher aufgetreten ist
- eine Frau aus der Familie Brust- oder Eierstockkrebs hatte, wobei die Erkrankung im Alter von 40 Jahren oder früher aufgetreten ist
- ein männlicher Verwandter Brustkrebs hat

Bis das Ergebnis vorliegt, können Monate vergehen. Zum einen ist die molukulargenetische Untersuchung extrem aufwändig, zum anderen brauchen die Wissenschaftler Zeit für den Doppelcheck. Bei den Aufklärungsgesprächen vor der Genanalyse versuchen die Mediziner herauszufinden, ob die Frau psychisch stabil genug ist, um die lange Wartezeit zu ertragen. In dieser Phase und danach werden die Ratsuchenden psychologisch betreut; dabei lernen sie zum Beispiel auch, wie sie Stress am besten verarbeiten können. »Sollte eine Patientin im Verlauf der Wartezeit die Ergebnisse nicht mehr wissen wollen, wird ihr Wunsch selbstverständlich akzeptiert«, versichert die Deutsche Krebshilfe.

Die psychologische Begleitung, der ständige enge Kontakt zwischen Medizinern und möglicherweise Betroffenen ist dringend erforderlich. Denn schließlich geht es um Informationen, die große Angst erzeugen. Hinzu kommt, dass die Gentests keine 100-prozentigen Voraussagen ermöglichen. So erkranken bei weitem nicht alle Frauen, die die typischen Mutationen tragen, an Brustkrebs. Die Ungewissheit, ob die Krankheit nun ausbrechen wird oder nicht, vermag ihnen aber kein Mediziner nach heutigem Stand der Erkenntnisse zu nehmen.

Im Frühjahr 2001 stellte die Deutsche Krebshilfe Zwischenergebnisse des Verbundprojekts »Familiärer Brust- und Eierstockkrebs« vor. In den zwölf Zentren waren bis dahin 3000 Familien beraten worden. 40 Prozent der Ratsuchenden konnten beruhigt werden: Schon aufgrund ihrer Familiengeschichte war kein erhöhtes Brustkrebsrisiko zu erwarten. Bei mehr als 1000 Familien, die zur Hochrisikogruppe zählen, wurde eine komplette Mutationsanalyse in den beiden bekannten Brustkrebsgenen gemacht. Bei rund 300 Familien fanden sich tatsächlich Veränderungen in einem der beiden Gene. Etwa 20 Prozent der getesteten Personen konnten als Anlageträger ausgeschlossen werden – sie wissen nun definitiv, dass sie keine Genmutation geerbt haben.

Allen Frauen mit einer genetischen Veranlagung für Brustkrebs wurden etliche Handlungsvarianten angeboten. Von der Möglichkeit, sich vorsorglich die Brustdrüse und/oder die Eierstöcke entfernen zu lassen, machten aber nur zwei Prozent der betroffenen Frauen Gebrauch. Manche nehmen nun an einer Therapiestudie teil, in der die Behandlung mit Antihormonen wie zum Beispiel Tamoxifen zur Vorbeugung getestet wird. Die meisten Frauen haben sich für engmaschige Früherkennungsuntersuchungen entschieden, bei denen Ultraschall, Mammographie, Kernspintomographie und Tastuntersuchung kombiniert werden. Das Forschungsprojekt zum familiären Brustkrebs soll noch bis Ende 2003 laufen.

Wenn eine genetische Belastung feststeht, entscheiden sich Amerikanerinnen eher als deutsche Frauen für eine vorsorgliche Amputation beider Brüste. Zwar bietet eine derartige Radikalkur keine 100-prozentige Sicherheit vor Krebs. Aber auch eine 90-prozentige Sicherheit schont die Nerven. Tatsächlich erkrankten Frauen aus Hochrisikofamilien, die sich in einer US-Studie für eine so genannte prophylaktische Mastektomie entschieden hatten, zu 90 Prozent seltener als ihre Schwestern, die ihre Brüste behalten hatten (vgl. Kapitel 8, Operation). Darüber berichtete die renommierte Fachzeitschrift »New England Journal of Medicine« Anfang 1999. Dennoch: Für manche Frauen ist es schier unvorstellbar, sich allein aufgrund statistischer Risiken und ohne irgendwelche Anzeichen einer Krankheit von ihren gesunden Brüsten zu verabschieden. Auch diese Einstellung wird durch die amerikanische Studie gestützt. Dabei unterzogen sich nämlich 639 Frauen einem belastenden, verstümmelnden Eingriff, durch den 20 Brustkrebstodesfälle »verhindert« wurden.

Gentests können manchen Frauen das Leben aber auch erleichtern: denjenigen nämlich, die sich wegen ihrer Familiengeschichte ängstigen, die aber tatsächlich keinen Grund zur übermäßigen Sorge haben, weil sie den gefährlichen Gendefekt nicht geerbt haben. Im Projekt der Deutschen Krebshilfe erhielten immerhin 20 Prozent der Getesteten diese beruhigende Nachricht. Die Frauen sind aber deshalb nicht etwa keinem, sondern nur einem durchschnittlichen Erkrankungsrisiko ausgesetzt.

Die noch Mitte der neunziger Jahre spürbare »Gentesteuphorie« ist mittlerweile deutlich abgeklungen. Die Prognosen sind nicht so eindeutig, wie man sich das gewünscht hat; außerdem verursachen die bisher gefundenen Brustkrebsgene nur einen kleinen Anteil aller Erkrankungen, nämlich höchstens fünf Prozent. Das heißt umgekehrt auch: Für etwa 95 Prozent aller Erkrankungsfälle spielen angeborene Genveränderungen keine herausragende Rolle.

Ungeklärt ist sowohl bei der erblichen als auch bei der nach jetzigem Wissen nicht vererbten Form von Brustkrebs der Zusammenhang mit anderen Risikofaktoren, etwa mit hormonellen Einflüssen oder der Ernährungsweise. Dieses Geflecht von Ursachen wollen Wissenschaftler am Deutschen Krebsforschungszentrum in Heidelberg entwirren. Das Team um die Epidemiologin Dr. Jenny Chang-Claude befragt derzeit an Brustkrebs erkrankte Frauen und deren Schwestern, die die Krankheit nicht haben. Von Interesse sind dabei zum Beispiel folgende Fragen: Wie viele Kinder eine Frau wann geboren hat, ob diese gestillt wurden und welche Ernährungsgewohnheiten sie hat.

Auch in der so genannten Genica-Studie, die seit Ende 1999 an der Medizinischen Universitäts-Poliklinik in Bonn läuft, geht es um das komplexe Zusammenspiel von Umwelt, Lebensstil und erblicher Veranlagung bei der Entstehung von Brustkrebs. Die Abkürzung Genica steht für »Interdisciplinary study group on gene environment interaction and breast cancer in Germany«. Die Untersuchung ist Teil des Deutschen Humangenomprojekts. Erste Ergebnisse werden nach Auskunft des Leiters der Bonner Studie, Professor Yon Ko, Ende 2002 erwartet. Nähere Informationen finden Sie im Internet unter www.genica.de

»Niemand hat eine 100-prozentig sichere Genausstattung gegen den Krebs« – dieser Satz war zu Beginn der Diskussion um die Brustkrebsgene in der Medizinerzeitschrift »Lancet« zu lesen. Seltsam, aber der Satz wirkt in diesem Zusammenhang irgendwie tröstlich.

Krankheiten als Risiken

Wer bereits auf einer Seite Brustkrebs hatte, lebt mit einem erhöhten Risiko, auch auf der anderen einen Tumor zu entwickeln. Schätzungen zufolge liegt das relative Risiko im mittleren Bereich, zwischen Faktor 2,0 und 4,0. Eine Krebserkrankung in den Eierstöcken steigert das Risiko für Brustkrebs minimal: Die Angaben für das relative Risiko bewegen sich zwischen 1,1 und 1,9. Auch ein so genannter In-situ-Tumor erhöht die Krebsgefahr: Aus dieser Vorstufe kann sich eine bösartige Geschwulst in der Brust entwickeln (vgl. Kapitel 5). Das Ausmaß der Gefährdung durch gutartige Brusterkrankungen wird unterschiedlich beurteilt. Die meisten Zahlen weisen ein mittleres relatives Risiko zwischen 2,0 und 4,0 aus. Allerdings sind nicht alle gutartigen Brusterkrankungen gleichermaßen riskant. Wie Untersuchungen zeigen, geht von einem einfachen Fibroadenom keine erhöhte Gefährdung aus, während das komplexe Fibroadenom problematischer ist (vgl. Kapitel 2).

Alter

Das Risiko für Brustkrebs steigt ganz klar mit dem Alter. Vor dem 30. Lebensjahr ist die Gefahr relativ gering. In der Phase vor und während der Wechseljahre nimmt die Gefährdung jedoch rasch zu (vgl. Exkurs »Risikostatistiken verstehen«).

Der Einfluss der Umwelt

Umweltgifte

Viele Frauen haben Angst, ihren Körper durch die allgemeine Umweltverschmutzung zu verseuchen. Im Hinblick auf Brustkrebs gibt es Hinweise, dass bestimmte Schadstoffe und Umwelteinflüsse die Krankheit mit verursachen können. Allerdings sind die Ergebnisse aus wissenschaftlichen Untersuchungen – wie auf fast allen Gebieten der Krebsrisikoforschung – wieder einmal sehr widersprüchlich.

Hauptverdächtige unter den Umweltchemikalien sind die so genannten Organochlorverbindungen, zu denen DDT, PCB und Lindan gehören. Es handelt sich um Substanzen, die wie Östrogene auf die Brust wirken, die also das Wachstum der Zellen ankurbeln. Zu diesen so genannten »Xenoöstrogenen« (xenos = fremd) zählen Schädlingsbekämpfungsmittel, die in den vergangenen 50 Jahren weltweit verwendet wurden und teilweise immer noch verwendet werden. Organochloride sind aber auch in vielen bunten Plastikartikeln enthalten, die wir täglich benutzen. Die schädlichen Substanzen gelangen über die Nahrung in den Körper.

Den potienziell Krebs auslösenden Effekt der wie Östrogene wirkenden Umweltgifte erklären die Forscher folgendermaßen: Bedingt durch das durch die Hormone enorm beschleunigte Wachstumstempo haben die Zellen keine Zeit mehr für Reparaturen an der Erbsubstanz, wie sie ständig nötig sind. Dadurch können Fehler »einreißen« und Krebszellen entstehen.

Großes Aufsehen erregte eine Studie der New Yorker Wissenschaftlerin Mary Wolff, die 1993 im Blut von 58 Brustkrebspatientinnen deutlich höhere Konzentrationen von DDE fand als im Blut von 171 gesunden Frauen. DDE ist ein Abbauprodukt des Schädlingsbekämpfungsmittels DDT. Dieses Gift wurde in den fünfziger und sechziger Jahren weltweit in riesigen Mengen eingesetzt. Seit den siebziger Jahren ist es in fast allen westlichen Industrieländern verboten, aber im Körper, speziell im Fettgewebe, hält sich das einmal aufgenommene Gift »nahezu ewig«, sagt Mary Wolff. Die Belastung mit Insektiziden könnte deshalb – so nehmen etliche Wissenschaftler an – eine Erklärung für die rasante Zunahme von Brustkrebserkrankungen in den meisten Industrieländern sein.

Zu ganz anderen Ergebnissen kam eine 1994 veröffentlichte Studie: Die Forscher um die US-Wissenschaftlerin Nancy Krieger fanden in den Blutproben von 150 Frauen mit Brustkrebs aus San Francisco keine auffälligen Unterschiede bei DDE im Vergleich zu ebenso vielen gesunden Frauen.

Auch in Deutschland haben etliche Forscher die Zusammenhänge zwischen Schadstoffen und Mammakarzinomen analysiert. Keine besondere Belastung von Brustkrebspatientinnen mit Dioxin und PCB fand eine Forschergruppe von der Universität Tübingen. Auch bei einer Untersuchung an der Frauenklinik des Elisabeth-Klinikums in Straubing wurden keine spektakulär erhöhten Pestizidmengen im Brustgewebe von krebskranken Frauen im Vergleich zu Frauen mit gutartigen Brustveränderungen gefunden. Auch eine zusammenfassende Auswertung vieler Studien lieferte keine eindeutigen Hinweise auf erhöhte Pestizidbelastungen im Blutserum oder im Brustgewebe von Brustkrebspatientinnen im Vergleich zu brustgesunden Frauen.

Nach einer zusammenfassenden Auswertung zahlreicher wissenschaftlicher Arbeiten zu diesem Thema zieht die Heidelberger »Arbeitsgemeinschaft Naturheilkunde und Umweltmedizin« im Oktober 1999 folgendes Fazit: »Nach heutigem Erkenntnisstand ist davon auszugehen, dass die mit der Nahrung aufgenommenen Pestizide mit östrogener Wirkung nicht entscheidend zur Gesamtöstrogenexposition während des Lebens einer Frau beitragen und daher die Brustkrebsrisikoraten über Östrogenmechanismen wenig beeinflussen.« Aber auch das ist nur eine Momentaufnahme – ein Ende der Debatte ist noch längst nicht abzusehen.

Ionisierende Strahlung

Die von radioaktiven Substanzen ausgehenden Strahlen und die Röntgenstrahlen sind sehr energiereich und können ionisierend wirken. Eine Ionisierung tritt dann auf, wenn diese Strahlen aus Atomen und Molekülen, auf die sie treffen, geladene Teilchen herausschlagen. Dadurch ändert sich die elektrische Ladung des Atoms oder Moleküls – es wird zum Ion, also zum elektrisch geladenen Teilchen.

Ionisierende Strahlung in hohen Dosen zählt zu den Risikofaktoren für Brustkrebs. Wissenschaftler beobachteten, dass die Krankheit sich häufig erst 15 bis 20 Jahre nach einer Bestrahlung entwickelte. Besonders sensibel scheinen junge Menschen auf diese Belastung zu reagieren. So entwickelten Kinder, die wegen einer vergrößerten Thymusdrüse bestrahlt worden waren, später besonders häufig Brustkrebs. Untersuchungen an den Überlebenden des Atombombenabwurfs über Hiroshima zeigten, dass besonders viele der damals jungen Frauen später Brustkrebs entwickelten. Es gibt deutliche Hinweise darauf, dass das Risiko linear mit der Strahlendosis ansteigt, der eine Frau ausgesetzt ist. Nach dem 40. Lebensjahr nimmt das Risiko ab, durch ionisierende Strahlung einen Brustkrebs auszulösen. Da aber prinzipiell jede Strahlendosis Krebs auslösend sein kann, müssen Risiken und Nutzen beim Einsatz von Strahlen in der Medizin immer sorgfältig gegeneinander abgewogen werden (vgl. Kapitel 4, Mammographie).

Elektromagnetische Felder

Unter dem Schlagwort »Elektrosmog« wird seit einigen Jahren darüber diskutiert, ob elektromagnetische Felder Krebs verursachen können. Menschen in hoch industrialisierten Ländern sind solchen Wellen praktisch ständig ausgesetzt – sei es in Form niederfrequenter Felder bis 50 Hertz, wie sie in der Nähe von Hochspannungsleitungen, Transformatoren und elektrischen Haushaltsgeräten entstehen, sei es durch die hochfrequente elektromagnetische Strahlung von Radio- und Mikrowellen, Mobiltelefonen und Radaranlagen, die im Bereich zwischen 30 000 Hertz und 300 Milliarden Hertz liegt. Von Jahr zu Jahr werden mehr Geräte eingesetzt, die elektromagnetische Felder verursachen, und ein Ende dieses Trends ist nicht abzusehen. Machen wir uns damit selber krank, vielleicht sogar krebskrank?

Noch lässt sich diese Frage nicht eindeutig mit Ja oder Nein beantworten. Keine der bisher vorgenommenen wissenschaftlichen Untersuchungen hat den Nachweis erbracht, dass elektromagnetische Felder tatsächlich Tumoren verursachen.

Während das elektrische Feld häufig von der Umwelt, zum Beispiel von Hausmauern oder Bäumen, abgeschirmt wird, ist der Mensch vor allem dem magnetischen Feld ausgesetzt. In zahlreichen Studien wurde untersucht, ob Personen häufiger erkranken, wenn sie über lange Zeit dem Einfluss schwacher Magnetfelder ausgesetzt sind. In manchen dieser Untersuchungen wurde die Frage bejaht, aber keine Studie konnte bisher zweifelsfrei nachweisen, dass elektromagnetische Wellen die Ursache für die gefundenen Krebserkrankungen waren. Es handelte sich meist um Hirntumoren bei Arbeitern in Elektrizitätswerken.

Kritiker dieser Untersuchungen weisen darauf hin, dass der Körper selbst elektrische Ströme produziert, die höher als die durch äußere Einflüsse auf uns einwirkenden Ströme sind. Außerdem seien andere Krebsrisikofaktoren, wie Luftverunreinigungen und ungesunde Ernährung, in den Studien nicht berücksichtigt worden.

Manche Experten halten es allerdings für möglich, dass Magnetfelder die Wirkung anderer Karzinogene verstärken. Demnach würden elektromagnetische Strahlen es Krebsgiften wie dem Rauchen ermöglichen, schneller und »gründlicher« zu wirken. Die Rolle von magnetischen Feldern als so genannte Ko-Karzinogene wird derzeit weiter erforscht.

Der Lebensstil

Ernährung

»Fettes Essen fördert Brustkrebs« heißt es immer wieder in den Schlagzeilen. In schöner Regelmäßigkeit folgen bald darauf Meldungen mit Überschriften wie: »Kein höheres Risiko durch fettreiche Nahrung«. Bei den Vitaminen ist es nicht viel anders: Mal sollen sie Karzinome wirksam verhindern helfen, dann wird ihnen diese Fähigkeit wieder abgesprochen. Eine Frau, die täglich mit ihrer Nahrung etwas gegen die Krebsgefahr tun will, hat es also nicht leicht.

Dass der Speisezettel Einfluss auf das Krebsrisiko hat, ist unbestritten. Die Weltgesundheitsorganisation schätzt, dass rund 30 bis 40 Prozent aller bösartigen Tumore durch eine gesündere Ernährung vermeidbar wären. Einige Wissenschaftler beziffern den Anteil der Ernährung unter den Risikofaktoren sogar mit 70 Prozent.

Auch bei der Entstehung von Brustkrebs spielen die Nahrungsgewohnheiten offenbar eine entscheidende Rolle. Nach Berechnungen des Deutschen Instituts für Ernährungsforschung in Potsdam-Rehbrücke könnten jährlich rund 15 000 von derzeit 45 800 Brustkrebserkrankungen in Deutschland durch eine vorbeugende Ernährungsweise vermieden werden.

Auf die große Bedeutung der täglichen Kost weisen so genannte Migrationsstudien hin, bei denen Epidemiologen die Gesundheitsunterschiede von Auswanderern im Vergleich zu »Daheimgebliebenen« untersuchen. Besonders eindrucksvoll sind die Untersuchungen an Frauen aus Japan und China, die in den fünfziger Jahren in die Vereinigten Staaten übersiedelten. Während die Einwanderinnen selbst das relativ niedrige Brustkrebsrisiko ihres Herkunftslands behielten, erkrankten ihre Töchter bereits wesentlich häufiger und ihre Enkelinnen ebenso häufig wie weiße Amerikanerinnen aus alteingesessenen Familien. Eine rasante Entwicklung, wenn man bedenkt, dass Japanerinnen mit traditioneller Lebensweise ein fünffach geringeres Brustkrebsrisiko haben als US-Amerikanerinnen, die den American way of life pflegen.

Der enorme Unterschied in der Häufigkeit von Brustkrebs wird auch auf die Ernährung zurückgeführt. Als Schutzfaktoren in der traditionellen japanischen Küche haben Experten vor allem den geringen Fettanteil, insbesondere den niedrigen Anteil an Fetten tierischer Herkunft, und den hohen Anteil von Reis, Sojaprodukten und Gemüse ausgemacht. Die aktuellen Veränderungen in der japanischen Brustkrebsstatistik scheinen diesen Zusammenhang zu bestätigen: Seit immer mehr Frauen den westlichen Lebensstil, inklusive der Ernährung, übernehmen, steigt die Brustkrebsrate allmählich an. Durch den westlichen Lebensstil verändern sich allerdings auch andere Sitten: So bekommen Japanerinnen heute auch ihre Kinder später, als das früher üblich war.

Die Migrationsstudien zeigen, dass das Erkrankungsrisiko sich relativ schnell erheblich verändern kann. Die Tatsache, dass die Gefährdung einer Frau ansteigt, wenn sie in ein anderes Land umsiedelt, lässt vermuten, dass auch eine gegenteilige Entwicklung möglich ist. Demnach müssten Frauen, die ihre Ernährung, ja ihren ganzen Lebensstil umstellen, besser gegen die Krankheit gefeit sein.

Was aber sind die wesentlichen Faktoren beispielsweise in der überlieferten Ernährungsweise Japans, die vor Brustkrebs schützen? Reicht es aus, nach der Faustregel »Wenig Fett, viel Gemüse« zu leben, oder ist da noch mehr?

Die Wissenschaft hat auf der einen Seite einige Risikofaktoren für Brustkrebs ermittelt und auf der anderen Seite Schutzfaktoren in der Nahrung gefunden. Die ultimativen Beweise, dass diese Inhaltsstoffe Tumoren verursachen oder verhindern, stehen noch aus. Allerdings gibt es mittlerweile sehr viele gleich lautende Hinweise, die bestimmte Ernährungsempfehlungen als sinnvoll erscheinen lassen.

In diesem Abschnitt geht es vor allem um die Risikofaktoren im Essen. Wenn Sie diese ausschalten, haben Sie bereits viel für Ihre Gesundheit getan. Ein komplettes Ernährungskonzept ist das aber noch nicht. Denn dazu gehören auch Lebensmittel mit bestimmten Schutzstoffen. Mehr über solche umfassenden Ernährungspläne erfahren Sie in Kapitel 10. Es handelt sich dabei um Vorschläge, die sowohl für Frauen mit Brustkrebs gelten, die mit ihrer täglichen Nahrung ihr Rückfallrisiko senken wollen, als auch für gesunde Frauen, die generell etwas zur Vorbeugung tun wollen.

Bei allem Engagement für eine gesunde Ernährung sollten Sie nicht vergessen: Auch die gesündeste Nahrung der Welt kann keine Gewähr dafür bieten, ein Leben lang tumorfrei und auch sonst gesund zu bleiben.

Und: Eine gesunde Ernährung wirkt dann besonders positiv, wenn sie mit viel Bewegung und genügend Entspannung kombiniert wird.

Fett: Die Ergebnisse wissenschaftlicher Studien sind, was diesen Punkt betrifft, widersprüchlich. Eine der bedeutendsten Untersuchungen, die so genannte Nurses Health Study an 89 000 Krankenschwestern in den USA, hat keinen Zusammenhang zwischen Fettkonsum und Brustkrebshäufigkeit ergeben. Der Fettanteil in der täglichen Nahrung der Krankenschwestern entsprach mit 42 Prozent dem amerikanischen Durchschnitt.

Es gibt Hinweise darauf, dass die Reduktion von Fetten in der Nahrung drastisch ausfallen muss, wenn sie sich auf das Brustkrebsrisiko auswirken soll. Einige Wissenschaftler legen die Schwelle für den Nahrungsfettanteil bei 20 Prozent an: Alles, was darüber liegt, vergrößert ihrer Ansicht nach die Gefahr. In Japan und einigen südamerikanischen Ländern, in denen Brustkrebs selten vorkommt, beträgt der Fettanteil im Essen zehn bis 20 Prozent.

In Deutschland beläuft sich der durchschnittliche Fettanteil in der Nahrung auf rund 40 Prozent, wie die Deutsche Gesellschaft für Ernährung mitteilt. »Wünschenswert wäre ein Anteil von weniger als 30 Prozent«, heißt es in ihrer Broschüre »Ernährungsempfehlungen zur Verminderung des Krebsrisikos«. Diesem Ziel nachzueifern, würde für die meisten Frauen hier zu Lande eine gewaltige Umstellung bedeuten. Und es bleibt die Frage: Senkt man damit auch das Brustkrebsrisiko?

Wie intensiv Fett sein schädliches Potenzial im Körper entfalten kann, hängt vermutlich auch vom Ballaststoffverzehr ab. Das sind unverdauliche Nahrungsbestandteile, die vor allem in Gemüse und Vollkornprodukten enthalten sind. Sie binden als Krebs auslösend geltende Säuren, die bei der Verdauung entstehen, und sorgen dafür, dass diese nicht allzu lange im Darm verweilen, sondern zusammen mit den übrigen Nahrungsresten schnell aus dem Körper befördert werden.

Auch die Zusammensetzung der täglichen Fettration ist von Bedeutung. Als besonders schädlich gelten gesättigte Fette, wie sie etwa in Speck und Kokosfett vorkommen. Eine tägliche Kost mit einem hohen Anteil an gesättigten Fetten soll die Bildung von Rezidiven und Metastasen begünstigen. Dagegen wird ungesättigten und mehrfach ungesättigten Pflanzenölen eine protektive Wirkung zugeschrieben.

Übergewicht: Bei diesem Risikofaktor herrscht größere Übereinstimmung unter den Wissenschaftlern. Das Risiko ist allerdings differenziert zu sehen: Während übergewichtige Frauen vor den Wechseljahren kaum mehr als Normalgewichtige gefährdet sind, scheinen üppige Frauen nach den Wechseljahren einem besonderen Risiko ausgesetzt zu sein. Dicksein gilt als Risikofaktor für Brustkrebs – und dick wird man vor allem durch ein Leben auf der Speckseite. Die Erklärung dafür: In den Fettzellen reichern sich die weiblichen Hormone Östrogen und Prolaktin an. Diesen Substanzen wird eine Brustkrebs fördernde Eigenschaft zugeschrieben.

Vitaminmangel: Alle schädlichen Stoffe aus der Nahrung zu entfernen, wird niemandem gelingen. Zum Glück gibt es jedoch viele schützende Nahrungsbestandteile, die den möglichen Schaden wieder ausgleichen können. Dazu gehören Vitamine, Mineralstoffe und Spurenelemente. Zur Vorbeugung gegen Brustkrebs könnte vor allem das Vitamin A, beziehungsweise seine Vorstufe, das Beta-Carotin, hilfreich sein. Frauen, die unter einem Mangel an Beta-Carotin leiden, erkranken häufiger an Brustkrebs als andere, deren Bedarf gedeckt ist. Dies hat sich ebenfalls bei der oben zitierten amerikanischen Krankenschwestern-Studie herausgestellt.

Das fettlösliche Vitamin wirkt als Zellschutz, reguliert das Zellwachstum und stärkt die Abwehrsysteme des Körpers. Möglicherweise hindert dieser Mikronährstoff, so vermuten Wissenschaftler, im Körper vagabundierende Krebszellen daran, sich unkontrolliert zu vermehren. Beta-Carotin ist vor allem in intensiv grün gefärbten Gemüsen, wie Spinat und Broccoli, enthalten. Übrigens spielt es nach den Ergebnissen der Nurses Health Study keine große Rolle für Brustkrebs, wie viel Vitamin E und C eine Frau täglich zu sich nimmt.

Dieselbe Studie zeigte überdies, wie wichtig es für Frauen ist, reichlich Gemüse zu essen. Frauen mit dem niedrigsten Anteil von »Grünzeug« in ihrer Nahrung erkrankten öfter an Brustkrebs als andere, die regelmäßig größere Portionen zu sich nahmen. Das hat mit den enthaltenen Mikronährstoffen zu tun. Aber auch mit dem Faserreichtum von Gemüse, denn dadurch wird der Körper mit gesunden Ballaststoffen versorgt. Je mehr Obst und Gemüse, desto besser: Es ist mittlerweile überzeugend nachgewiesen, dass gemäßigte Vegetarier – also solche, die auch Milchprodukte, Eier und ab und zu einmal Fisch und Fleisch essen – deutlich seltener an bösartigen Geschwulsten erkranken (vgl. Kapitel 10).

Fleisch: Steaks und Braten erhöhen die Gefährdung für Brustkrebs nicht direkt, sagen die meisten Ernährungswissenschaftler. Indirekt könnten sich zumindest große Portionen negativ auswirken, weil wenig Hunger für Gemüse und Obst übrig bleibt. Zudem ist Fleisch häufig recht fett. Schweinefleisch wird nachgesagt, dass es Brustkrebs hervorrufen könne. Und das nicht etwa aufgrund seines Fettgehalts, sondern aufgrund seiner speziellen Zusammensetzung. Diese Behauptung konnte allerdings bis jetzt nicht bewiesen werden.

Alkohol: Mittlerweile zweifelt eigentlich niemand mehr daran, dass regelmäßiger Alkoholkonsum das Brustkrebsrisiko steigert. Wenn eine Frau jeden Tag 26 Gramm reinen Alkohol zu sich nimmt – diese Menge ist zum Beispiel in 0,4 Liter Wein, 1 Liter Bier oder in 0,1 Liter Whisky enthalten –, dann setzt sie sich damit einer beträchtlich erhöhten Brustkrebsgefahr aus. Dies ergab eine zusammenfassende Auswertung von 38 wissenschaftlichen Studien. Seine unheilvolle Wirkung entfaltet der Alkohol, indem er den Östrogenspiegel im Körper erhöht, erläutern Gynäkologen um Professor Ingrid Gerhard von der Heidelberger Universitäts-Frauenklinik in ihrer »Stellungnahme zu Umwelt, Ernährung und Brustkrebs« (erschienen in der Zeitschrift »Frauenarzt«, 10/99). Die Autoren weisen auch darauf hin, dass Alkohol das Brustkrebsrisiko besonders dann steigert, wenn eine Frau zusätzlich eine Östrogentherapie macht. Andererseits haben Studien in den letzten Jahren gezeigt, dass Menschen, die regelmäßig kleine Mengen Alkohol trinken – weniger als 20 Gramm pro Tag – etwas seltener am Herz-Kreislauf-System erkranken. Diese Erkenntnis »rechtfertigt keinesfalls die vorbehaltlose Empfehlung eines gemäßigten Alkoholkonsums«, heißt es in der Broschüre »Schutz vor Krebs« des Deutschen Krebsforschungszentrums. Die Deutsche Gesellschaft für Ernährung schreibt in ihren »Referenzwerten für die Nährstoffzufuhr«, die im März 2000 herauskamen: »Für die gesunde Frau sind nur zehn Gramm Alkohol pro Tag gesundheitlich verträglich, da in mehreren epidemiologischen Studien das Risiko für Organschäden und Brustkrebs im Vergleich zum Mann bereits bei der halben Dosis Alkohol ansteigt.« Zehn Gramm Alkohol sind etwa in 0,25 Liter Bier oder 0,12 Liter Wein enthalten. Wissenschaftler sehen sich derzeit außerstande, einen Grenzwert für den täglichen Alkoholkonsum anzugeben, der mit Sicherheit keine gesundheitlichen Schäden verursacht. Bisher ist lediglich klar: Die Menge ist der entscheidende Risikofaktor; die Art des alkoholischen Getränks spielt eine geringe Rolle. Und: Ganz allgemein scheint Alkohol Frauen mehr zu schaden als Männern, vor allem, wenn die Frau zusätzlich raucht.

Ernährung in der Kindheit: Ein weiterer Einflussfaktor scheint die Ernährungsweise in Kindheit und Jugend zu sein. Nicht nur, dass gestillte Babys als erwachsene Frauen seltener Brustkrebs bekommen, auch das Gewicht als Teenager scheint einiges auszumachen. Dicke Mädchen kommen im Allgemeinen früher in die Pubertät. Und eine frühe erste Regel gilt als gesicherter Risikofaktor. Dadurch vergrößert sich der zeitliche Abstand zwischen der ersten Periode und den Wechseljahren, und die Gesamtzahl der Monatszyklen erhöht sich. Der Organismus produziert deshalb über einen längeren Zeitraum Östrogene, Sexualhormone, die das Tumorwachstum stimulieren können.

Allgemein Krebs fördernde Substanzen in der Nahrung: Bestimmte Stoffe erhöhen das Risiko, einen Tumor zu entwickeln. Das gilt nicht nur für Brustkrebs, sondern für alle Krebsarten. Die Gefährlichkeit dieser Substanzen wird meist unterschätzt. So können sich auf Fleisch, das über offenem Feuer gegrillt wurde, so genannte Benzpyrene bilden, die eindeutig Krebs erregend sind. Hochgefährlich sind auch Aflatoxine, die sich in angeschimmelten Lebensmitteln bilden und mit denen nicht selten auch Erdnüsse, Pistazien und Lebensmittel tropischen Ursprungs belastet sind. Essen, auf dem sich Schimmel entwickelt hat, sollte weggeworfen werden. Auch Geräuchertes und Gepökeltes kann gefährlich werden: Oft ist Nitrat enthalten, das im Magen zu Nitrit umgewandelt werden kann, welches wiederum zusammen mit bestimmten Eiweißstoffen zu potenziell Krebs erregenden Nitrosaminen reagieren kann. Diese Substanzen begünstigen, ebenso wie ein hoher Kochsalzverzehr, vor allem die Entstehung von Magenkrebs. Hohe Nitratgehalte sind häufig auch in bestimmten Blatt- und Wurzelgemüsen zu finden. Als Krebs fördernde Substanzen, vor allem hinsichtlich Brust- und Darmkrebs, gelten auch die »heterozyklischen aromatischen Amine«. Das sind Stoffe, die beim Braten, Grillen und Kochen von proteinhaltigen Nahrungsmitteln entstehen können. Die Substanzen bilden sich bei bei starkem Erhitzen, vor allem bei Temperaturen über 180 Grad Celsius.

Detaillierte Erkenntnisse über die Zusammenhänge zwischen Krebs und Ernährung erwartet man sich in den kommenden Jahren von der groß angelegten GEK-Studie (GEK steht für »Gesundheit, Ernährung und Krebs«), die Anfang der neunziger Jahre begonnen hat. Die Leitung des ehrgeizigen Projekts liegt beim Internationalen Krebsforschungszentrum der Weltgesundheitsorganisation in Lyon. Bei der Untersuchung wird das Ernährungsverhalten von 400 000 Männern und Frauen in sieben Ländern – Deutschland, Frankreich, Italien, Spanien, Großbritannien, Griechenland und den Niederlanden – unter die Lupe genommen. Dabei soll erstmals umfassend geklärt werden, welche Ernährungsfaktoren schädlich sind und welche vor Krebs schützen. Auch Detailfragen soll diese Untersuchung beantworten helfen: Ist es beispielsweise das Körpergewicht an sich, was das Krebsrisiko beeinflusst? Oder ist es nicht doch eher der Fettanteil in der Nahrung? Oder kommt es nur auf die Art der verzehrten Fette an?

In Deutschland hat das Krebsforschungszentrum in Heidelberg den Auftrag, in Zusammenarbeit mit dem Deutschen Institut für Ernährungsforschung in Potsdam-Rehbrücke mindestens zehn Jahre lang die Lebens- und Ernährungsgewohnheiten von über 50 000 Frauen und

Männern zu dokumentieren und Zusammenhänge mit eventuell auftretenden Tumorerkrankungen zu untersuchen. Erste Ergebnisse der Studie namens »Epic«, an der in neun europäischen Ländern 475000 Menschen mit ganz unterschiedlichen Ernährungsgewohnheiten teilnehmen, werden Ende 2002 erwartet.

Bewegung

Für Dr. Leslie Bernstein von der Universität von Südkalifornien in Los Angeles ist Sport eine der besten Methoden zur Vorbeugung von Brustkrebs. Die Wissenschaftlerin hat nämlich in einer groß angelegten Studie festgestellt, dass sich das Risiko einer Erkrankung vor den Wechseljahren dadurch um 60 Prozent verringern lässt. Allerdings muss sich eine Frau dafür drei bis vier Stunden pro Woche trimmen. Wer wöchentlich ein bis drei Stunden Sport treibt, reduziert das Brustkrebsrisiko – rein statistisch gesehen natürlich – um immerhin 30 Prozent. Am stärksten ausgeprägt scheint der Schutzeffekt zu sein, wenn eine Frau ihren Körper von der ersten Regelblutung bis zum Klimakterium durchgehend regelmäßig trainiert. Zumindest sollte sie dies in den ersten zehn Jahren nach Einsetzen der Menstruation tun, so Leslie Bernstein. Auch eine norwegische Studie, die 1997 im renommierten »New England Journal oft Medicine« veröffentlicht wurde, ergab, dass Frauen, die regelmäßig trainieren oder körperlich anstrengende Arbeiten verrichten, deutlich seltener an Brustkrebs erkranken.

Es gibt etliche Erklärungsmöglichkeiten: Sport könnte zum Beispiel durch seine Östrogen senkende Wirkung vor Brustkrebs schützen. Wer regelmäßig trainiert oder körperlich hart arbeitet, vermeidet Übergewicht. Weniger Fettgewebe bedeutet niedrigere Östrogenspiegel. »Zum anderen wirkt Sport aber auch auf eine bisher noch nicht genau geklärte Weise direkt auf die Östrogenproduktion der Eierstöcke«, schreibt der Fürther Arzt Dr. Bernd Kleine-Gunk in seinem Buch »Brustkrebs vorbeugen«. Anhand von Blutuntersuchungen lasse sich eindeutig nachweisen, dass sportlich aktive Frauen auch deutlich niedrigere Östrogenspiegel haben (vgl. Anhang und Kapitel 10, Bewegung, Atem, Berührung).

Der Einfluss der Psyche

Das Fühlen und Denken eines Menschen kann zur Entstehung einer Krebserkrankung beitragen und ihren Verlauf entscheidend beeinflussen. In dieser allgemeinen Form besteht an einem Einfluss der Psyche auf Tumorerkrankungen kein Zweifel. Sehr fraglich ist jedoch, ob es die oft zitierte »Krebspersönlichkeit« gibt. Dieser Charaktertypus soll für die Entwicklung eines bösartigen Tumors geradezu prädestinieren. Menschen, die dem Stereotyp entsprechen, wird nachgesagt, dass sie beziehungsgestört seien, ihre Probleme eher verdrängten als anpackten und ihre Gefühle nicht ausdrücken könnten.

Für Brustkrebs soll es ganz bestimmte Risikofaktoren geben. Dazu zählen neben einer gehemmten Sexualität auch Schwierigkeiten mit der Rolle als Frau, masochistische Tendenzen, ein schwaches Selbstbewusstsein, Wertlosigkeitsgefühle und die übermäßige Anpassung an andere.

Das Problem mit solchen Charakterbildern ist im Prinzip dasselbe wie mit Horoskopen: Irgendetwas trifft immer zu. Und je verunsicherter man ist, desto größer ist die Sehnsucht nach Erklärungen, nach Bedeutungen. Das gilt besonders für Krebspatienten, denen die Medizin meist keine schlüssige Erklärung für ihr Leiden anbieten kann. Die auf den ersten Blick so schlüssig wirkenden psychologischen Erklärungen sind jedoch problematisch. Denn zum einen zeigen auch gesunde Menschen die beschriebenen Verhaltensweisen, ohne jemals an Krebs zu erkranken. Zum anderen sind viele Tumorpatienten keineswegs so verdruckst und verklemmt, wie es das Charakterbild zeichnet, sondern fröhliche Menschen mit einer positiven Lebenseinstellung.

Die Suche nach Krebsursachen im Seelischen hat eine jahrhundertealte Tradition. Schon Galen, der Leibarzt des römischen Kaisers Marc Aurel, wies im 2. Jahrhundert nach Christus darauf hin, dass Krebs häufiger bei melancholischen als bei ausgeglichenen Frauen auftrete. 1870 berichtete der Arzt James Paget von Frauen, deren Brustkrebs und Gebärmutterkrebs sich nach traurigen Erlebnissen entwickelte. Paget glaubte, dass Depressionen die Krankheit mit verursachen. Der schmerzliche Verlust einer wichtigen Bezugsperson wurde auch später immer wieder als

Auslöser einer Tumorerkrankung angesehen, vor allem, wenn dieser Verlust in der frühen Kindheit eintrat oder wenn es sich um den Tod der geliebten Mutter handelte.

Aus dieser kurzen Psychogeschichte des Mammakarzinoms wird deutlich, dass es neben dem Typus der Krebspersönlichkeit schon lange ein weiteres Erklärungsmuster gibt. Demnach können auch belastende Lebensereignisse eine Erkrankung herbeiführen. Beide Theorien wurden durch eine Vielzahl von Studien bestätigt – und durch andere widerlegt. Viele dieser Untersuchungen basieren auf nachträglichen Befragungen von Krebspatienten. Deshalb ist nicht sicher, ob die psychischen Störungen, die man festgestellt hat, tatsächlich die Ursache der Krankheit waren oder vielmehr deren Folge. Der britische Psychiater David Protheroe setzte bei seiner Ende 1999 im »British Medical Journal« veröffentlichten Studie früher an. Er befragte 332 Frauen, die zur Abklärung eines verdächtigen Brustbefunds in die Klinik gekommen waren, über besonders belastende Ereignisse in den zurückliegenden fünf Jahren. Ergebnis: Die Frauen, bei denen sich später Brustkrebs herausstellte, hatten nicht mehr und nicht weniger solche Stresssituationen durchlebt wie diejenigen, bei denen gutartige Geschwulste gefunden wurden. »Wir glauben«, schreiben Protheroe und seine Kollegen, »man kann Frauen mit Brustkrebs sagen: Es ist unwahrscheinlich, dass Ihre Krankheit durch Stress erzeugende Lebensereignisse verursacht wurde.« Über den Zusammenhang zwischen Stress und einem Brustkrebsrückfall sage diese Studie jedoch nichts aus, betonen die Autoren.

Ebenfalls bei Frauen, die mit dem Verdacht auf Brustkrebs zu einer Gewebsentnahme in die Klinik gekommen waren, machte der Leipziger Psychoonkologe Reinhold Schwarz folgende Beobachtungen zum Thema »Krebspersönlichkeit«: Tatsächlich entsprachen einige unter den 230 Frauen, die zum Untersuchungszeitpunkt noch nicht wussten, ob sie einen bösartigen Tumor in ihrer Brust haben oder nicht, dem Stereotyp. Am stärksten ausgeprägt war diese Ähnlichkeit aber bei denjenigen Frauen, deren Geschwulst sich später als gutartig herausstellte! Im Interview vor der Biopsie waren diese Studienteilnehmerinnen fest davon überzeugt gewesen, dass ihr Knoten sich als Krebs erweisen würde.

Vage psychologische Konzepte wie das der »Krebspersönlichkeit«

sind wissenschaftlich praktisch gar nicht überprüfbar, stellen jedoch für manche Krebskranke eine enorme Belastung dar.

Obwohl man also weit davon entfernt ist, die Merkmale eines Krebstypus zu kennen, tauchen in manchen Illustrierten immer wieder mal Psychotests zur Früherkennung des Krebsrisikos auf. Da wird zum Beispiel gefragt: »Haben Sie häufig das Gefühl einer tiefen Hoffnungslosigkeit?«, »Hatten Sie gefühlskalte, abweisende und lieblose Eltern?« und »Haben Sie große Angst vor Lieblosigkeit und Isolation?« Wer sechsmal mit Ja antwortet, so wird in einem Begleittext zum Test empfohlen, der sollte einen Psychotherapeuten aufsuchen, weil eine »Krebspersönlichkeit« erkennbar sei.

Der ganze Test suggeriert, dass man irgendwie selbst verantwortlich ist für seinen Krebs. In gewisser Weise ist diese Vorstellung mit einer gewaltigen Selbstüberschätzung verbunden, die zu der Illusion führt, dass man den Tumor kraft eigener Gedanken und Gefühle herbeigeführt habe und ihn deshalb auf ebendiesem Weg wieder rückgängig machen könne. Im schlimmsten Fall löst der Glaube an die »Krebspersönlichkeit« enorme Schuldgefühle und Bestrafungsphantasien aus.

Die neue Forschungsrichtung der Psychoneuroimmunologie könnte vielleicht Wege aus dem Dilemma weisen. Forscher aus dieser Disziplin untersuchen mit naturwissenschaftlichen Methoden, wie Immun-, Nerven- und Hormonsystem des menschlichen Körpers miteinander kommunizieren. Dabei geht es unter anderem um die Wirkung von Gefühlen wie Angst, Trauer und Freude auf die Leistungsfähigkeit des Immunsystems. Wie beeinflusst lang anhaltender Stress die Funktionstüchtigkeit der körperlichen Abwehrkräfte? – das wäre eine Frage, die im Zusammenhang mit der Krebsentstehung interessant ist. Denn von der Leistungsfähigkeit des Immunsystems hängt es unter anderem ab, wie gut der Körper mit Krebszellen fertig wird. Umgekehrt stellt sich die Frage, ob – und wenn ja, wie – Übungen zum Stressabbau die Abwehr stärken können. Schnelle Antworten sind nicht zu erwarten, handelt es sich doch um ein hoch kompliziertes Geflecht von Einflussfaktoren, das die Wissenschaftler gerade erst zu erkunden beginnen (vgl. Kapitel 10, Psychologische Methoden).

Weitere mögliche Risikofaktoren

Die Liste der potenziellen Risikofaktoren für Brustkrebs ist lang. Laufend werden neue Faktoren genannt oder bekannte werden neu bewertet. Außer den bereits genannten sind folgende Einflüsse als eventuelle Ursachen im Gespräch:

Silikonimplantate: Sie standen eine Zeit lang im Verdacht, Brustkrebs auszulösen. Diese Befürchtung hat sich jedoch nicht bestätigt. Im Gegenteil: Wissenschaftler fanden in groß angelegten Nachuntersuchungen von Frauen in Kanada und den USA, die bereits viele Jahre nach einer so genannten Schönheitsoperation mit einem Brust vergrößernden Implantat leben, weniger Tumoren in der Brust, als im Durchschnitt zu erwarten gewesen wäre (vgl. Kapitel 8).

Rauchen: Schlüssige Beweise dafür, dass Raucherinnen häufiger an Brustkrebs erkranken als Nichtraucherinnen, liegen nicht vor. Aber ganz ausräumen ließ sich der Verdacht auf einen ursächlichen Zusammenhang bisher auch nicht. Genährt wird der Verdacht zum Beispiel durch folgenden Befund: In der Milch von stillenden Raucherinnen hat man zwei Bestandteile des Tabakrauchs gefunden: Nikotin und Kotinin. Diese Substanzen fanden sich auch in der Brustflüssigkeit. Es gibt auch Belege dafür, dass Mädchen, die in der Pubertät rauchen, später vermehrt an Brustkrebs leiden.

Wenn eine Frau bereits erkrankt ist und trotzdem weiterraucht, gefährdet sie sich damit wahrscheinlich zusätzlich. Wie eine von der amerikanischen Krebsgesellschaft initiierte Studie an Raucherinnen und Nichtraucherinnen ergab, gehen rauchende Frauen mit Brustkrebs im Vergleich zu Frauen, die auf Nikotin verzichten, ein höheres Risiko ein, an der Krankheit zu sterben. Das Ausmaß der Gefährdung hängt von der Zahl der Zigaretten ab und auch davon, wie lange eine Frau in ihrem Leben schon geraucht hat. Der Zigarettenrauch könnte, so spekulieren die Forscher, die Überlebenschancen indirekt mindern, und zwar durch Schädigungen der Atemwege, des Herz-Kreislauf-Systems und des Immunsystems.

Körpergröße: Dass die Körpergröße etwas mit dem Brustkrebsrisiko zu tun haben soll, mag zunächst befremdlich erscheinen. Dennoch: Etliche wissenschaftliche Untersuchungen in verschiedenen Ländern haben gezeigt, dass größere Frauen mit einem etwas höheren Risiko leben. Als Erklärung für diese Beobachtung wurde auf die möglicherweise sehr reichhaltige Ernährung großer Frauen in der Kindheit hingewiesen. Eine Überversorgung mit Nährstoffen könnte zu Störungen bei der Brustentwicklung führen. Es handelt sich bei dieser Erklärung allerdings noch um eine Hypothese, die nicht bewiesen ist. Was aber gilt als »groß«? Dieses Maß ist nicht absolut, sondern je nach Land verschieden. Im Allgemeinen vergleichen die Forscher die Gruppe der größten Frauen mit der Gruppe der kleinsten. Als »groß« werden somit alle diejenigen bezeichnet, die erheblich über dem Durchschnitt ihres Landes liegen. Es gibt also keine fixe Größe, von der an das Brustkrebsrisiko steigt. Was sich jedoch gezeigt hat, ist, dass die längsten Frauen eines bestimmten Landes ein um den Faktor 1,3 erhöhtes Risiko für Brustkrebs haben.

Sonnenbestrahlung: Auffällig ist, dass Frauen in Breitengraden mit wenig Sonnenschein viel häufiger an Brustkrebs erkranken als Frauen, die nahe dem Äquator leben. Möglicherweise spielt das durch die Sonnenbestrahlung gebildete Vitamin D dabei eine entscheidende Rolle. Es ist nachgewiesen, dass dieses Vitamin das Wachstum von Brustdrüsenzellen hemmen kann. Andererseits erhöht ein Zuviel an Sonne wiederum die Gefährdung, an Hautkrebs zu erkranken. Gesucht wird der richtige Mittelweg.

Familienstand: Verheiratete Frauen erkranken seltener als Ledige – was immer das bedeuten mag!

Exkurs:
Berichte in den Medien bewerten

Es gibt viele mögliche Ursachen für Krebs. Und ständig kommen weitere Erklärungen hinzu, die Wissenschaftler aus aller Welt in der Fachpresse und auf Kongressen präsentieren. Über Nachrichtenagenturen, eigene Korrespondenten oder über das Internet gelangen die Neuigkeiten dann in die Zeitungen, Zeitschriften, in Radio- und Fernsehsendungen. Fast täglich wird eine neue interessante Entdeckung publik, die oft genug der von gestern widerspricht. Da heißt es einmal, die Antibabypille sei ein Risikofaktor für Brustkrebs, ein andermal wird dies wieder verneint. Wie soll eine Frau, die die Pille nimmt, sich nun verhalten? Wie kann sie die Berichte über Forschungsergebnisse einordnen?

Wenn die Besorgnis groß ist, sollten Sie selbstverständlich mit Ihrem Arzt darüber sprechen. Manches jedoch können Sie für sich selbst klären. Zum Beispiel die grundsätzliche Einstellung zu Forschungsergebnissen. Wissenschaft lebt vom Widerspruch, davon, dass auf offene Fragen neue Antworten gesucht werden, die womöglich unterschiedlich ausfallen, wenn verschiedene Expertenteams daran arbeiten. Wenn wir am Prozess der Ergebnisfindung teilhaben wollen, müssen wir wohl oder übel mit den Widersprüchen auf diesem Weg leben. Die Alternative wäre eine Informationsblockade: Forschungsergebnisse würden erst dann mitgeteilt, wenn sich die Wissenschaftler weitgehend einig sind – und das kann Jahrzehnte dauern.

Neue Daten über Krebsrisikofaktoren kommen zunehmend von Genetikern und Molekularbiologen. Auch die Epidemiologen – das sind Wissenschaftler, welche die Häufigkeit, die Verteilung und die möglichen Ursachen von Krankheiten in einer Bevölkerung mit statistischen Methoden untersuchen – erarbeiten viele der Ergebnisse. Auf der Suche nach Faktoren, die Krebs erzeugen können, müssen diese Forscher sich mit ähnlichen Problemen herumschlagen. Die Schwierigkeit besteht darin, Faktoren, die Tumore verursachen, von solchen zu trennen, die in Wirklichkeit Auswirkungen der Krankheit sind, und wiederum von anderen, die zunächst wie Ursachen aussahen, aber eigentlich gar nichts mit der Krebsentstehung zu tun haben.

Medizinische Studien sind so konzipiert, dass die Forscher im Voraus ein mögliches Ergebnis formulieren und dann durch Experimente oder Beobachtungen herauszufinden suchen, ob diese vorgefassten Hypothesen stimmen. Allerdings gibt es zum Teil erhebliche Qualitätsunterschiede bei solchen Untersuchungen. An folgenden Kriterien können Sie sich orientieren:

◆ Basieren die Ergebnisse auf Tierversuchen oder auf Untersuchungen an Menschen? (Menschen reagieren oft anders als Tiere, weshalb die Resultate nicht eins zu eins übertragbar sind)
◆ An wie vielen Personen wurde die Untersuchung vorgenommen? (Je mehr

Versuchspersonen beteiligt sind, desto geringer ist die Gefahr, dass Zufälle die Ergebnisse verzerren)
- Wie groß oder wie signifikant ist die Wirkung des gefundenen Risikofaktors? (Haben die Frauen, die diesem einen Faktor ausgesetzt waren, nur wenig häufiger Krebs entwickelt oder zum Beispiel fünfmal häufiger als Frauen, die ohne diesen Faktor leben?)
- Wie verbreitet ist der als schädlich bezeichnete Einfluss oder die Krebsart, um die es in der Studie geht? (Es bringt nicht viel, sich über ein Risiko aufzuregen, das selten vorkommt und das eventuell für einen Tumortyp gilt, der kaum jemanden betrifft)
- Haben die für die Studie verantwortlichen Wissenschaftler auch wirklich einen sinnvollen Weg eingeschlagen, um dem Problem näher zu kommen? (Wurden zum Beispiel die passenden Teilnehmer ausgewählt?)
- Gibt es andere mögliche Erklärungen für die Resultate als die präsentierten?
- Wurde die Studie wiederholt, um die Ergebnisse zu bekräftigen? (Eine einzelne Studie reicht nicht aus, um einen Wirkungszusammenhang zu beweisen, denn es können sich Zufälle und Fehler eingeschlichen haben. Erst wenn mehrere Untersuchungen zum selben Ergebnis kommen, gilt das Resultat als gesichert)

Nicht immer werden all diese Informationen in einem Zeitungs- oder Zeitschriftenbericht genannt. Wenn der Artikel eine Quellenangabe enthält – seriöse Blätter geben bei wichtigen Neuigkeiten eine Quelle an –, können Sie selbst nachforschen (vgl. Kapitel 7, Informationen sammeln).
Bei der Interpretation von Studien kann schnell einmal ein Fehler passieren. Es gibt einige typische Missdeutungen, die auch Journalisten ab und zu unterlaufen. Sie können sich in gewisser Weise gegen voreilige Befürchtungen »immunisieren«, wenn Sie immer mit folgenden Fehlern und Verzerrungen rechnen:

- Verwechslung von Ursache und Wirkung (Kausalität) mit einer Korrelation (zwei Ereignisse treten lediglich zusammen auf)
- Wahrscheinlichkeiten werden als Gewissheiten aufgefasst. Beispiel: Eine Studie hat ermittelt, dass Alkohol das Brustkrebsrisiko um 40 Prozent erhöht. Daraus folgt nicht, dass Frauen, die Alkohol verschmähen, nicht an Brustkrebs erkranken. Das Ergebnis bedeutet auch nicht, dass Frauen, die sich dennoch

immer wieder mal ein Gläschen genehmigen, auf jeden Fall ein Mammakarzinom entwickeln
- ◆ Zahlenspielereien können das Ergebnis einer Untersuchung großartiger erscheinen lassen, als es ist. Beispiel: Wenn es heißt, ein Medikament sei um 14 Prozent wirkungsvoller als ein anderes, klingt dies viel besser als die Aussage: Die Heilungschancen steigen von 92,7 Prozent auf 93,7 Prozent. Beide Aussagen sind korrekt, aber der Hersteller des leicht wirkungsvolleren Präparats würde vermutlich die erste Version wählen. Die beste Information sind in diesem Fall die absoluten Zahlen: Wie vielen Patienten hat das Medikament geholfen, und bei wie vielen hat es keine oder eine schädliche Wirkung gezeigt?

All diese Hinweise und Kriterien beschränken sich nicht nur auf Berichte über Krebsrisiken. Sie lassen sich ebenso gut auf Artikel über Diagnosemethoden und Therapieformen übertragen – nicht nur im Zusammenhang mit Brustkrebs, sondern bei allen medizinischen Themen.

4. Früherkennung

Das beste Mittel gegen Brustkrebs wäre natürlich eine effektive Vorbeugung. Aber so lange es diese nicht gibt, sollten Frauen auf die zweitbeste Methode setzen, auf die Früherkennung. Die Chancen für eine Heilung steigen, wenn der Tumor zum Zeitpunkt seiner Entdeckung noch klein ist. Dann ist es auch einfacher, die Brust bei der Operation zu erhalten.

Ist von Früherkennung die Rede, sind im Wesentlichen drei Verfahren gemeint: die Selbstuntersuchung der Brust, die Untersuchung durch den Arzt und die Mammographie, also eine Röntgenaufnahme der Brust. In Deutschland gehört die Erhebung eines Befunds durch den Arzt zum Krebsfrüherkennungsprogramm, das jede Krankenversicherte vom 30. Lebensjahr an einmal jährlich kostenlos in Anspruch nehmen kann. Dieses Angebot der Krankenkassen wird häufig auch als Vorsorgeprogramm bezeichnet – ein unzutreffender Begriff, weil man Krebs mit dieser Methode ja nicht verhindern kann. Die Mammographie ist noch nicht Teil des Programms. Allerdings wird derzeit über eine Einführung diskutiert.

Die ärztlichen Untersuchungen werden in mehr oder weniger langen Intervallen vorgenommen. Was aber ist, wenn sich ausgerechnet in den Wochen nach dem Termin beim Arzt eine fühlbare Geschwulst entwickelt? Bis zur nächsten Untersuchung oder Mammographie vergehen möglicherweise Monate oder Jahre – sehr viel Zeit also, in der ein Tumor weiterwachsen kann. Mit regelmäßigen Selbstkontrollen der Brust kann jede Frau dazu beitragen, dieses Risiko klein zu halten.

Alle drei Verfahren haben spezifische Vor- und Nachteile. Die Kombination von zwei oder – in bestimmten Fällen – von allen drei Methoden ist derzeit das Beste, was die Früherkennung leisten kann.

Selbstuntersuchung: Übung macht die Meisterin

Eine Szene, wie sie sich Tausende von Malen ereignet hat: Eine Frau steht unter der Dusche, seift ihre Brüste ein, stutzt, tastet genauer, tastet noch einmal: Plötzlich ist da ein Knoten, den sie bisher nicht bemerkt hat. In den meisten Fällen sind solche Entdeckungen harmloser Natur, manchmal jedoch ist es tatsächlich Krebs. Einen sehr hohen Prozentsatz aller bösartigen Tumoren entdecken die Frauen selbst. Leider vergehen, wie die Deutsche Krebshilfe beklagt, durchschnittlich neun Monate zwischen der Entdeckung eines Knotens und der darauf folgenden ärztlichen Untersuchung. Dadurch wird einer der Vorteile der Selbstkontrolle – die frühe Entdeckung von Auffälligkeiten – verspielt. Je früher die Besonderheit diagnostisch weiter abgeklärt wird, desto effektiver ist die Selbstuntersuchung. Das ist gerade dann sehr wichtig, wenn eine Frau bereits an Brustkrebs operiert worden ist. Sie lebt mit einem höheren Risiko für einen erneuten Tumor in der operierten wie auch – wenn es sich um einen einseitigen Eingriff handelte – in der anderen, gesunden Brust.

Manchmal ist es schwer zu bestimmen, was eine Besonderheit ist – vor allem dann, wenn eine Frau ihre Brüste erst seit kurzem selbst untersucht und deren Struktur noch nicht genau kennt. Dann kann es passieren, dass ihr alle möglichen Verdickungen und kleinen Knubbel, die für ihre Brust eigentlich ganz normal sind, irgendwie auffällig erscheinen. Am besten ist es in einer solchen Situation, bis zur nächsten Regelblutung zu warten: Ist der Knoten dann immer noch zu tasten, ist es Zeit, zum Arzt zu gehen.

Für Frauen, die die Wechseljahre bereits hinter sich haben, ist es ratsam, jede Veränderung umgehend von einem Experten begutachten zu lassen. Älteren Frauen fällt es oft leichter, Auffälligkeiten in ihrer Brust zu ertasten, weil das Gewebe nicht mehr so dicht ist wie vor der Menopause und weil sich manche gutartigen Knoten von allein aufgelöst haben (vgl. Kapitel 2). Andererseits kann sich das Fettgewebe, das ja mit den Jahren immer mehr Raum in der Brust einnimmt, verhärten und Verdickungen bilden, die jedoch harmloser Natur sind.

Gewöhnlich fühlen sich Krebsgeschwulste hart an, sie können aber auch relativ weich sein. Auf keinen Fall jedoch sind Karzinome nur durch Tasten eindeutig zu bestimmen.

Knoten sind die am häufigsten gefundenen Krebssignale. Es gibt aber noch andere Hinweise auf eine bösartige Wucherung in der Brust: Dazu gehören Veränderungen der Größe und Silhouette der Brust, Schwellungen der Haut mit Sichtbarwerden der Poren (»Orangenhaut«), Rötungen und vor allem Dellen in der Haut, eine größere Anzahl von sichtbaren Blutgefäßen sowie Rötungen oder Einziehungen an der Brustwarze. Auch bei blutigen Absonderungen aus der Mamille sollten Sie sofort einen Arzt aufsuchen.

Zwar gehören Schmerzen nicht zu den klassischen Frühsymptomen von Brustkrebs, dennoch: Sollten Sie über längere Zeit ein Ziehen oder Stechen in der Brust spüren, ist das ein Grund, sich beim Arzt anzumelden.

Damit sie wirklich etwas bringt, muss die Selbstkontrolle regelmäßig ausgeführt werden. Frauen mit Periodenblutung sollten sie acht bis zehn Tage nach Einsetzen der Regel einplanen. Dann ist die Brust am weichsten, und es haben sich noch keine durch die monatlichen Schwankungen der Hormone bedingten Verhärtungen gebildet. Die Brust ist in dieser Zeit auch nicht so schmerzempfindlich wie kurz vor der Periode. Nach den Wechseljahren ist es am besten, einen bestimmten Tag im Monat für die Kontrolle festzulegen, zum Beispiel jeden Monatsersten. Ärzte empfehlen die regelmäßige Selbstuntersuchung vom 20. Lebensjahr an, insbesondere dann, wenn bestimmte Risiken vorliegen, etwa eine Häufung von Brustkrebs in der Familie.

Frauen, die den »Tasttest« schon lange machen, berichten, dass die Empfindsamkeit für die eigene Brust von Monat zu Monat besser wird. Am Anfang fällt es oft schwer, sich an die Beschaffenheit der Brust bei der letzten Untersuchung zu erinnern und zu beurteilen, ob seither etwas Neues entstanden ist. Mit etwas Geduld entwickelt sich jedoch ein Gedächtnis für den eigenen Körper.

Schwierigkeiten kann die Tastuntersuchung in einer bereits operierten Brust bei Organ erhaltender Behandlung mit Nachbestrahlung bereiten. Nach dem chirurgischen Eingriff kann die operierte Stelle noch einige Zeit schmerzen; zusätzlich ist sie meist noch längere Zeit verhärtet. Das

Gewebe kann sich an dieser Stelle langfristig verändern. Es hat sich als nützlich erwiesen, diese Veränderungen möglichst bald nach der Operation zu erkunden und eine Skizze der inneren Struktur der Brust, so wie sie sich anfühlt, anzufertigen.

Wenn die Selbstkontrolle regelmäßig und sorgfältig praktiziert wird, lassen sich auch kleinere Tumoren aufspüren. Und es ist gar nicht so selten, dass Frauen Tumoren finden, die vorher sogar der Röntgenkontrolle entgangen waren. Bei kleinen und mittelgroßen Brüsten ist es oft leichter, Veränderungen im Drüsengewebe zu erkennen. Aber auch Frauen mit großen Brüsten profitieren von der Selbstuntersuchung – vor allem dann, wenn das Karzinom dicht unter der Haut liegt.

Für die Selbstuntersuchung als Früherkennungsmethode gibt es viele gute Argumente: Sie ist im Grunde einfach zu erlernen und auszuführen; sie hat keinerlei unerwünschte Nebenwirkungen und tut nicht weh; sie weckt und verstärkt das Bewusstsein für den eigenen Körper; sie lässt sich bequem zu Hause ausführen, und sie kostet nichts. Die Frau, die ihre Brust abtastet, ist nicht allein auf das Feingefühl ihrer Finger angewiesen, sie kann auch von innen – von der Brustwand her – spüren, ob alles in Ordnung ist: ein entscheidender Vorteil gegenüber dem Arzt, der bei der Palpation nur von außen her untersuchen kann.

Dennoch: Nur sehr wenige Frauen kontrollieren ihre Brüste mit System. Nicht etwa, weil ihnen die Methode unbekannt wäre, sondern weil sie Angst davor haben. Eigentlich handelt es sich um ein ganzes Bündel von Ängsten, wie Wissenschaftler im Auftrag des Bundesgesundheitsministeriums herausfanden. Bei einer Befragung unter Frauen aller Altersstufen ergab sich, dass die meisten befürchten, tatsächlich einmal Krebs zu finden und anschließend in die Mühlen der Medizin zu geraten, eventuell mit der Folge einer verstümmelnden Operation. Ausgeprägt war auch die Angst, den eigenen Körper anzufassen und zu untersuchen. Viele hatten auch das Gefühl, nicht beurteilen zu können, was normal ist und was nicht, und ließen dann lieber gleich die Finger davon.

Es ist nicht einfach, diese Ängste zu empfinden und trotzdem mit Selbstuntersuchungen zu beginnen. Mit der Zeit jedoch, wenn die Struktur der eigenen Brust immer vertrauter wird, schwindet meist auch die

Angst. Dann können viele Frauen die Untersuchung gelassen und liebevoll machen.

Zu einer entspannteren Haltung kann überdies das Wissen um die Anatomie der weiblichen Brust beitragen. Die Zeit und Mühe, die es kostet, das Innere der Brust theoretisch zu erkunden, lohnt sich (vgl. Kapitel 2). Nicht nur, weil das Organ dadurch vertrauter und weniger angstbesetzt wird, sondern auch, weil man sich viel kompetenter mit dem Arzt über etwaige Veränderungen und Beschwerden unterhalten kann.

Um eine Vergleichsbasis für spätere Kontrollen zu haben, ist es ratsam, die Selbstuntersuchung das erste Mal zusammen mit einem Arzt oder einer Ärztin zu machen. Bei dieser Gelegenheit kann man sich die Struktur der eigenen Brust genau erklären lassen und lernt, Normales von Auffälligem zu unterscheiden. Sehr nützlich ist es, sich das »Innenleben« der eigenen Brust – versehen mit Erläuterungen – aufzuzeichnen. Kurse zur Selbstuntersuchung der Brust bieten unter anderem die Frauengesundheitszentren an (Adressen vgl. Anhang).

Auf die Erläuterungen des Arztes haben Frauen im Rahmen der Krebsfrüherkennung sogar einen Anspruch: In den Richtlinien zu diesen Untersuchungen, die der Bundesausschuss der Ärzte und Krankenkassen formuliert hat, steht ausdrücklich: »Die Maßnahmen zur Früherkennung von Krebserkrankungen der Brust (...) umfassen vom Beginn des 30. Lebensjahrs an: Abtasten der Brustdrüsen und der regionären Lymphknoten, einschließlich der Anleitung zur regelmäßigen Selbstuntersuchung.« Leider bieten bisher nur wenige Ärzte diese Anleitung von sich aus an. Scheuen Sie sich nicht – etwa aus Angst, zu viel Zeit zu beanspruchen –, Ihren Gynäkologen oder Hausarzt um detaillierte Ratschläge zu bitten. Es ist Ihr gutes Recht.

Manche Ärzte sehen die Anleitung zur Selbstuntersuchung als wichtigste Komponente der Brustkrebsfrüherkennung an. Der Münchner Gynäkologe Professor Wolfgang Eiermann beispielsweise ist der Ansicht, dass die Aufklärung und Anleitung zur Selbstuntersuchung wichtiger sei als der Tastbefund durch den Arzt selbst.

Viele Ärzte halten kostenlose, bebilderte Anleitungen zur Selbstuntersuchung bereit. Fragen Sie danach. Eine ausführliche Anleitung gibt es auch im Internet: http://www.brustkrebs-berlin.de

Die Techniken der Selbstuntersuchung

Zunächst ist es wichtig, sich Zeit und Muße für die Untersuchung zu nehmen: Fünf bis zehn ungestörte Minuten pro Monat sollten es schon sein. Sie sollten dabei möglichst wach und entspannt sein, um alle körperlichen Besonderheiten und Signale aufmerksam registrieren zu können. Es sind nur wenige Hilfsmittel erforderlich. Dazu gehören ein großer Spiegel und helles Licht und, abhängig davon, welche Technik man wählt, eine Dusche oder ein Bad, Seife, Körperöl oder Creme und ein Handtuch.

Zwei Methoden haben sich als wirksam erwiesen. Am besten ist es, beide Wege miteinander zu kombinieren.

I. Die schnelle Methode:
Selbstkontrolle unter der Dusche oder im Bad

Heben Sie den linken Arm hoch. Waschen Sie zunächst ihre linke Brust und Achselhöhle langsam mit kreisförmigen Bewegungen, wie wenn Sie eine Creme einreiben würden. Wiederholen Sie dasselbe bei der rechten Brust. Achten Sie dabei auf:

- Veränderungen der äußeren Beschaffenheit:
  Haut, Brustwarze, Größe, Lage und Form der Brust
- Veränderungen der inneren Struktur:
  Dazu zählen Knoten und Verhärtungen
- Veränderungen der Empfindlichkeit:
  Spannungs-, Schmerz- und Wärmegefühl

Nehmen Sie zusätzlich den Bereich um die Brustwarze herum zwischen Daumen und die übrigen Finger einer Hand und drücken Sie: Sondert die Brustwarze ein Sekret ab? Welche Farbe hat es?

Die schnelle Methode ist bei weitem nicht so genau wie die klassische Methode (s. dort). Ein großer Nachteil ist unter anderem, dass der untere Brustbereich nicht gut untersucht werden kann, weil die Brust »hängt«

und den tastenden Fingern zu viel zu tun gibt. Deshalb eignet sich das »Eilverfahren« eigentlich nur für Ausnahmesituationen, in denen Sie für die längere Untersuchung kaum Zeit erübrigen können.

II. Die »klassische« Methode: Selbstkontrolle vor dem Spiegel und im Liegen

Kontrolle der äußeren Beschaffenheit
Stellen Sie sich mit entblößtem Oberkörper vor einen großen, gut ausgeleuchteten Spiegel, die Hände auf die Hüften gestützt, und beantworten Sie sich folgende Fragen:

- Haben sich Größe und Lage der Brust verändert?
- Hat sich die Form verändert? Zeigen sich Dellen oder kleine Buckel auf der Haut?
- Sehen Haut und Warzenvorhof anders aus?
- Haben sich die Brustwarzen eingezogen oder andersartig verändert?

Suchen Sie nach Antworten auf diese Fragen, während Sie drei weitere Körperhaltungen einnehmen:

- mit erhobenen, hinter dem Kopf verschränkten Armen
- mit erhobenen Armen und nach links gedrehtem Oberkörper
- mit erhobenen Armen und nach rechts gedrehtem Oberkörper

Einige Frauen beugen sich zusätzlich nach vorn, sodass die Brust frei nach unten hängt. Sind in dieser Haltung ungewöhnliche Verwölbungen oder Vertiefungen erkennbar?

Kontrolle der Brustwarze
Prüfen Sie mit den geschlossenen, gestreckten Fingern (Zeigefinger, Mittelfinger, Ringfinger) der linken oder rechten Hand – je nachdem, in welcher Sie mehr Gefühl haben – in kleinen Kreisbewegungen mit gemäßigt starkem Druck den ganzen Bereich rund um die Brustwarze.

Stellen Sie sich dabei vor, dass Sie das Gewebe hinter der Brustwarze erreichen wollen. Drücken Sie anschließend auf die Brustwarze, indem Sie sie zwischen Daumen und die übrigen Finger nehmen. Kommt Flüssigkeit aus der Brust? Wie ist das Sekret: milchig, blutig oder dunkel gefärbt?

Kontrolle der Struktur und Empfindlichkeit
Legen Sie sich auf den Rücken, und schieben Sie sich ein gefaltetes Handtuch unter die linke Schulter. Manche Frauen ölen oder cremen ihre Brusthaut vor dieser Untersuchung gern ein wenig ein, weil die Finger dann leichter über die Brust gleiten. Andere Frauen verzichten auf Gleitmittel, weil ihre trockenen Finger mehr spüren.

Winkeln Sie zunächst den linken Arm ab und legen Sie ihn unter den Kopf. Tasten Sie mit Ihrer rechten Hand die linke Brust ab. Wichtig ist dabei: Nicht mit den Fingerkuppen in das Gewebe »bohren«, sondern mit den gestreckten, zusammengehaltenen Fingern der ganzen Hand über die Brust streichen. Konzentrieren Sie sich dabei auf das Gefühl in Ihren Fingerbeeren – dort haben Sie besonders viele empfindsame Nerven. Es ist wichtig, dass Sie ständig mit Ihren Fingern Hautkontakt halten und nicht auf der Brust »herumhüpfen«.

Das Untersuchungsareal bildet in etwa ein Viereck: senkrecht vom Schlüsselbein bis zur Brustfalte und waagerecht vom Brustbein bis zur Achselhöhle. Es ist wichtig, dieses Gebiet systematisch Segment für Segment abzutasten, zum Beispiel in Form einer Spirale, die links oben an der Verbindung von Schlüsselbein und Schultergelenk ansetzt und im Gegenuhrzeigersinn in immer enger werdenden Kreisen bis zum Warzenvorhof führt. Auf jedem Hautsegment rotieren die gestreckten Finger in kleinen Kreisen und mit leichtem Druck. Manche Frauen prüfen jedes Segment dreimal in drei unterschiedlichen Druckstufen: leicht an der Oberfläche, etwa fester und sehr fest, bis es fast wehtut, um auch Veränderungen in der Tiefe des Drüsenkörpers zu erspüren.

Anschließend winkeln Sie den linken Arm im Ellenbogen an und legen ihn neben sich, sodass Ihre linke Hand Ihre Taille berührt. Tasten Sie dann mit den Fingern der rechten Hand in die linke Achselhöhle und auf dem Bereich zwischen Achselhöhle und Brust. Finden Sie

Verdickungen, Hinweise also auf vergrößerte Lymphknoten? Gehen Sie auch dabei systematisch vor, zum Beispiel »streifenweise« immer von unten nach oben.

Legen Sie dann das Handtuch unter die rechte Schulter und wiederholen Sie die gesamte Untersuchung mit der linken Hand an der rechten Brust und der rechten Achselhöhle.

Krebsfrüherkennung beim Arzt

Vom 30. Lebensjahr an steht jeder krankenversicherten Frau in Deutschland einmal jährlich eine kostenlose Untersuchung ihrer Brust beim Arzt ihrer Wahl zu. Allerdings nimmt lediglich ein Drittel der Frauen das Kassenangebot wahr. Daran hat sich trotz etlicher Informations- und Werbekampagnen in den vergangenen Jahren kaum etwas verändert. Die Gründe für diese »Enthaltsamkeit« sind nicht genau bekannt. Vermutlich spielt jedoch die Angst vor einer Krebsdiagnose eine große Rolle.

Viele Frauen zweifeln auch an der Effektivität der ärztlichen Früherkennungsuntersuchung. Tatsächlich wird bei den Brustkontrollen in der Arztpraxis nur ein geringer Anteil aller Karzinome gefunden, die meisten Krebse finden die Frauen selbst. Deshalb jedoch auf die medizinische Untersuchung zu verzichten, wäre töricht, denn sie bietet – in Kombination mit einer sorgfältigen und regelmäßigen Selbstuntersuchung – eine größere Sicherheit.

Die Teilnahme an dem Früherkennungsprogramm ist einfach. Für Frauen, die bei einer Ortskrankenkasse, Betriebskrankenkasse, Innungskrankenkasse, Ersatzkrankenkasse oder bei der Knappschaft versichert sind, genügt die Krankenversichertenkarte. Dabei spielt es keine Rolle, ob Sie selbst oder ob Sie als Familienangehörige oder als Rentnerin versichert sind. Frauen, die nicht versichert sind und von der Sozialhilfe leben, erhalten vom zuständigen Sozialamt einen »Vorsorgeschein«. Er berechtigt noch zu weiteren ärztlichen Kontrollen, etwa zu einer Unterleibsuntersuchung, die gleichzeitig mit der Brustuntersuchung vorgenommen werden kann.

Die Früherkennung bringt einer Frau umso mehr, je gewissenhafter und kenntnisreicher der Arzt vorgeht. Am meisten Erfahrung mit solchen Untersuchungen haben in der Regel die Gynäkologen. Eine sorgfältige Untersuchung muss nicht lange dauern, aber sie muss bestimmte Komponenten enthalten.

So gehört es zu den Aufgaben des Mediziners bei dieser Untersuchung, die Brüste einschließlich der Brustwarzen sowie die Achselhöhlen sorgfältig abzutasten (»Palpation« ist der entsprechende medizinische Fachausdruck) und genau in Augenschein zu nehmen (»Inspektion«), also mit Blick auf verdächtige Besonderheiten anzuschauen. Beim ersten Besuch sollte der Arzt oder die Ärztin sich nach früheren oder nach bestehenden Brustbeschwerden und früheren Operationen der Brust erkundigen. Es sollte auch nach bekannten Risikofaktoren gefragt werden, zum Beispiel nach der Häufigkeit von Brust- und Eierstockkrebs in der Familie. Zu einer Früherkennungsuntersuchung »nach dem Buchstaben des Gesetzes« gehört auch eine Anleitung zur Selbstuntersuchung (vgl. Abschnitt »Selbstuntersuchung der Brust«). Für eine Frau, die ihre Brust bereits ab und zu kontrolliert, ist der Früherkennungstermin beim Arzt eine gute Gelegenheit, dem Mediziner die eigene Technik zu demonstrieren und dabei professionelles Feedback einzuholen.

Dass manche Ärzte bei dieser Untersuchung nicht sorgfältig genug vorgehen, zeigte unter anderem eine Studie über die Wirksamkeit von Tastuntersuchungen, die Marburger Gynäkologen vornahmen. Sie fanden heraus, dass fast 30 Prozent der bösartigen Geschwulste den prüfenden Fingern der Profis entgangen waren. In den meisten Fällen begründeten die Studienleiter dieses Manko damit, dass die Geschwulste zu klein waren. Bei etlichen Frauen stellte sich jedoch im Nachhinein heraus – nachdem eine Mammographie oder eine andere Nachweismethode Verdachtsmomente für Krebs ergeben hatte –, dass der Knoten bei der ersten Untersuchung durchaus bereits tastbar gewesen wäre.

Sollten Sie also den Eindruck gewinnen, dass ihr Arzt bei der Krebsfrüherkennung unachtsam und oberflächlich ist, sagen Sie ihm das. Machen Sie ihm klar, wie Sie sich die Untersuchung vorstellen. Eine deutliche Kritik veranlasst viele Ärzte, sorgfältiger vorzugehen. Wenn sich aber nichts ändert, sollten Sie sich einen anderen Arzt suchen.

Mammographie

Zwischen Euphorie und Skepsis

Mit einer Röntgenuntersuchung der Brust, einer Mammographie, lassen sich sehr kleine Tumoren nachweisen, so winzig, dass sie noch gar nicht ertastet werden können. In der Fachliteratur finden sich Berichte über Tumorfunde von nur einem Millimeter Durchmesser. Das gelingt mit keinem anderen der bisher bekannten Untersuchungsverfahren. Und durch Neuentwicklungen wie die digitale Mammographie soll die Methode noch feiner, noch genauer und die Strahlenbelastung für die Patientin noch geringer werden. In Schweden, Holland, Großbritannien und in den USA, wo viele Frauen regelmäßig das kostenlose Mammographie-Früherkennungsprogramm nutzen, konnte ein Rückgang der Brustkrebssterblichkeit um 20 bis 30 Prozent bei 50- bis 70-jährigen Frauen nachgewiesen werden. Auf diese Erfolge weisen diejenigen immer wieder hin, die auch für Deutschland ein bundesweites »Screeningprogramm« fordern, also eine regelmäßige Reihenuntersuchung von gesunden Frauen.

Noch sei die Zeit dafür hier zu Lande nicht reif, argumentieren dagegen manche Skeptiker. Die beeindruckenden Ergebnisse in anderen Ländern haben ihrer Ansicht nach vor allem damit zu tun, dass es dort Mammographiezentren gibt, mit Ärzten unterschiedlicher Fachrichtung, die sich ganz und gar auf das Brustkrebsscreening spezialisiert haben, die miteinander über ihre Fälle diskutieren und sich einer Qualitätskontrolle unterziehen. Mammographieren darf dort nur, wer mehrere tausend Röntgenaufnahmen jährlich begutachtet. Die Röntgengeräte müssen strengen Qualitätsstandards genügen, und alle Röntgenbilder werden in diesen Zentren von zwei erfahrenen Ärzten ausgewertet. Das alles aber sei im föderal organisierten deutschen Medizinsystem mit seinen vielen niedergelassenen Fachärzten kaum durchzusetzen, sagen die Skeptiker. Es mangele nicht nur an der Ärztekompetenz, sondern vor allem auch an der Qualitätskontrolle.

Ungeachtet dieser Grundsatzdiskussionen wird die Mammographie

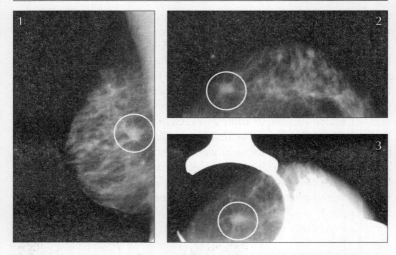

Eine Mammographie der rechten Brust in zwei Ebenen mit einer zusätzlichen Kompressionsaufnahme. Die Bilder zeigen eine etwa ein Zentimeter große Krebsgeschwulst in der Brust einer Frau, die ihre Wechseljahre hinter sich hat und deren Brust relativ strahlendurchlässig ist. Die Geschwulst ist unscharf begrenzt und weist die typischen hellen sternförmigen Strahlen eines Mammakarzinoms auf. Die »Strahlen« sind mikroskopisch kleine Tumorausläufer in das umliegende Gewebe. Bei den kleinen hellen Arealen handelt es sich um gutartige mastopathische Verdichtungen, wie sie häufig vorkommen. Bild 1 wurde im Winkel von 45 Grad von schräg oben nach unten aufgenommen. Dabei erscheint die Achselfalte und ein Teil des großen Brustmuskels als gleichförmiger heller Schatten. Der Tumor stellt sich etwa in Höhe der Brustwarze als unscharfe Verdichtung nahe der Brustwand dar. Bild 2 zeigt die von oben nach unten geröntgte Brust, wobei der Tumor in der zum Brustbein hin gelegenen Hälfte der Brust im inneren Quadranten (im Bild links) als große, helle Stelle erkennbar ist. Bild 3 ist eine so genannte Kompressionszielaufnahme, bei der ein kleines Areal unter gezieltem Druck besonders exakt herausgearbeitet wird. Überlagerungen durch das übrige Brustdrüsengewebe werden dadurch vermindert. Auf dieser Aufnahme wird die Sternenform des bösartigen Tumors besonders deutlich.

in Deutschland schon seit Jahren zur Früherkennung genutzt. Es handelt sich dabei nicht um ein definiertes Programm, sondern um eine schleichende, unspektakuläre Entwicklung – manche Fachleute sprechen vom »verdeckten Screening«, andere vom »wilden Screening«. Der Hintergrund ist Folgender: Offiziell zählt die Röntgenkontrolle der Brust hier zu Lande noch zu den Diagnosemethoden. Das bedeutet, der Arzt muss sie mit einer Begründung extra verordnen, wenn eine Krankenkasse dafür zahlen soll (etwa mit der Bemerkung »Verdacht auf Brustkrebs«, auch wenn kein konkreter Verdacht besteht). Einen Rechtsanspruch auf regelmäßige Mammographien im Rahmen der Krebsfrüherkennung hat eine Frau (noch) nicht. Allerdings übernehmen die Krankenkassen seit Jahren anstandslos die Kosten für die verordneten Röntgenaufnahmen. Einem Gutachten des Sachverständigenrats für die Konzertierte Aktion im Gesundheitswesen zufolge werden heute zwei bis vier Millionen »verdeckter« Früherkennungsmammographien in Deutschland gemacht. Die Sachverständigen rechnen weiterhin mit jährlich rund 200 000 falschpositiven Befunden durch nicht ausreichend qualifizierte Ärzte. Diese Zahlen finden sich im dritten Teil des Gutachtens, der sich mit Über-, Unter- und Fehlversorgung befasst. Den Text der Expertise, die im Herbst 2001 erschien, kann man im Internet lesen (www.svr-gesundheit.de).

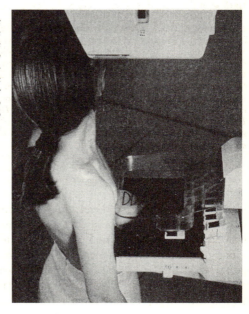

Für eine mammographische Aufnahme wird die Brust zwischen zwei strahlendurchlässigen Plexiglasscheiben möglichst flach zusammengedrückt. Das kann wehtun, aber es lohnt sich, den Schmerz in Kauf zu nehmen, denn je stärker die Brust komprimiert wird, desto besser gerät das Bild und desto weniger Strahlung ist notwendig.

Weil die Mammographie also faktisch schon Bestandteil der Früherkennung ist, behandele ich das Thema bereits in diesem Kapitel, obwohl die Mammographie natürlich auch zu den klassischen Nachweismethoden bei Brustkrebs gehört, und das Röntgenverfahren zudem eine schonende Entnahme von Brustgewebe zu Diagnosezwecken ermöglicht (vgl. Kapitel 5).

Derzeit darf im Prinzip jeder »Facharzt für Diagnostische Radiologie« oder »Facharzt für Radiologie«, der über ein zugelassenes Gerät verfügt, mammographieren. Für die meisten Frauen ist es nicht einfach, einen wirklichen Mammographiespezialisten zu finden. Man muss dazu Erkundigungen einziehen, muss Bewertungen einholen (vgl. weiter unten). Oder man vertraut einfach auf das Können des Facharztes in der Nachbarschaft und hat damit entweder Glück oder eben Pech.

Um die Mammographiequalität künftig nicht so sehr wie bisher dem Zufall zu überlassen, sind mehrere Modelle im Gespräch. Zu einem besseren Standard wollen etwa diejenigen Radiologen beitragen, die sich 1994 im »Qualitätsring Radiologie« zusammengeschlossen haben. Die teilnehmenden Radiologen verpflichten sich, die Qualität ihrer Mammographiegeräte jährlich überprüfen zu lassen, alle nicht eindeutigen Mammogramme einem Kollegen aus dem Qualitätsring zur Zweitbefundung vorzulegen und mindestens alle zwei Jahre an Fortbildungsseminaren teilzunehmen.

Manche Universitätsmediziner fordern, dass das Mammographieren künftig, ähnlich wie im europäischen Ausland, bestimmten Zentren vorbehalten sein sollte, in denen nach bundeseinheitlichen Kriterien gearbeitet wird. Andere Ärzte glauben, dass diese Maximalforderung am Widerstand der Bundesländer, die um ihre Hoheit im Gesundheitswesen fürchten, und am Widerstand der niedergelassenen Fachärzte, die um ihr Einkommen bangen, scheitern wird. »Es besteht daher die Notwendigkeit, bereits heute qualitätsgesichert arbeitende Praxen und Kliniken in ein flächendeckendes Netz einzubinden und sie als Kristallisationspunkt für weitere qualitätssichernde Maßnahmen in der Region zu nutzen«, sagt Professor Klaus-Dieter Schulz von der Deutschen Gesellschaft für Senologie. Es reiche dabei nicht aus, einfach nur gute Mammographien zu machen. Erforderlich sei vielmehr ein qualitätsgesicherter Verbund zwischen Diagnostikern, Chirurgen, Pathologen und medizinischer Dokumentation. Im Frühjahr 2000 verständigten sich 19 medizinische Fachgesellschaften auf ein entsprechendes Zehn-Punkte-Programm. Wenn dieses Programm umgesetzt werde, so die Initiatoren, sei in den nächsten Jahren eine deutliche Reduktion der Brustkrebssterblichkeit zu erwarten (das Programm ist erhältlich bei der Deutschen Gesellschaft für Senologie, vgl. Anhang). Das Konzept der Senologen hat auch die neue bundesweit gültige Leitlinie der Deutschen Krebsgesellschaft zur Früherkennung von Brustkrebs geprägt (Stand: Frühjahr 2002).

Den Graueninitiativen, die in Deutschland für die Einführung eines Screeningprogramms kämpfen, sind weder die Kriterien des Qualitätsrings Radiologie noch das Zehn-Punkte-Programm der Fachgesellschaften gut genug. Sie fordern stattdessen die Umsetzung der strengen und sehr detaillierten »Europäischen Leitlinien für die Qualitätssicherung des Mammographiescreenings«. Die Leitlinien entstanden bereits Anfang der neunziger Jahre im Rahmen des EU-Programms »Europa gegen den Krebs«, nachdem man Anfang der neunziger Jahre erkannt hatte, dass gerade Brustkrebs in den meisten europäischen Staaten stark zunimmt. In Schweden, Holland und Großbritannien wird seit Jahren nach diesen Regeln gearbeitet. Die Leitlinien schreiben regelmäßige intensive Fort- und Weiterbildungen der Radiologen und Röntgenassistentinnen und einen hohen Gerätestandard vor. Ein Radiologe, der an dem Programm teilnehmen will, muss mindestens 5000 Befundungen pro Jahr vorweisen können. Vorschrift ist auch, dass jedes Mammogramm – so heißen die Bilder, die das Verfahren liefert – von einem zweiten erfahrenen Spezialisten begutachtet wird. Es gibt feste Regeln für die interdisziplinäre Zusammenarbeit zwischen Radiologen, Pathologen, Operateuren und Strahlentherapeuten, damit nicht jeder isoliert vorgeht, wodurch fatale Fehler passieren können. Damit möglichst viele Frauen zwischen 50 und 69 Jahren an dem Programm teilnehmen, werden sie alle zwei Jahre schriftlich zur Untersuchung eingeladen. Zur Qualitätssicherung gehört auch eine Dokumentation der ganzen Screeningkette, einschließlich der Maßnahmen, die aufgrund eines verdächtigen Befunds ergriffen wurden. In Holland, das in Sachen Mammographiescreening als vorbildlich gilt, gibt es Zentren, an denen auch deutsche Ärzte nach diesen Kriterien ausgebildet werden. Die AG Mammographie-Screening Aachen vermittelt Adressen dieser Mediziner (Adressen vgl. Anhang).

Nach Ansicht von Dr. Angela Spelsberg, Ärztin für öffentliches Gesundheitswesen und ärztliche Leiterin des Tumorzentrums Aachen, kann ein derart qualitätsgesichertes Screeningprogramm in Deutschland jährlich etwa 3500 Frauen das Leben retten. Dabei sei es nicht wichtig, ob das Screening in Kliniken, speziellen Zentren oder bei niedergelassenen Ärzten geschehe – »Hauptsache, die Qualität stimmt«, sagt Spelsberg.

Seit Sommer 2001 werden die Europäischen Leitlinien hierzulande umgesetzt – allerdings bisher nur in zwei Modellprojekten: den Mammographie-Screening-Projekten in Wiesbaden und Bremen. Demnächst sollen noch zwei weitere Modellversuche hinzukommen: eines in der ländlichen Region Weser-Ems und eines, für das sich deutsche Expertenteams derzeit bewerben (Stand: Frühjahr 2002). Die Projekte sollen die Voraussetzungen für die bundesweite Einführung der Reihenuntersuchung schaffen. So soll zum Beispiel erprobt werden, wie man Frauen zur Teilnahme motiviert. Schließlich müssen mindestens 70 Prozent der Frauen im Alter zwischen 50 und 70 Jahren zum Screening kommen, damit die Reihenuntersuchung einen Sinn hat. Nur unter dieser Voraussetzung werden die Krankenkassen die Untersuchung in ihr kostenloses Krebsfrüherkennungsprogramm aufnehmen. Nach ersten Berichten wird das neue Angebot von den Frauen in Bremen und Wiesbaden gut angenommen. Mit aussagekräftigen Zwischenergebnissen rechnet man 2003.

Der Münchner Epidemiologe Dieter Hölzel hält die Modellprojekte für eine »Verschleppungstaktik«, die zum Teil durch Kostengründe motiviert sei. Frauen werde eine lebensrettende Früherkennungsmethode vorenthalten. »Sowohl in den USA wie auch in Großbritannien sinkt die Mortalität, bei uns steigt sie leicht an«, sagt Hölzel (vgl. Kapitel 1, Verbreitung und Heilungsaussichten). Das hat seiner Ansicht nach zu einem wesentlichen Teil mit der Mammographie zu tun – in Großbritannien auch mit dem Screeningprogramm, an dem bis zu 80 Prozent der Frauen aus den in Frage kommenden Altersgruppen teilnehmen. »Es ist unbedingt notwendig, sofort für die vielen heute schon gemachten Mammographien eine Qualitätssicherung zu etablieren«, fordert Hölzel. Das Zusammenwirken aller am Diagnostik- und Behandlungsprozess Beteiligten sei ein komplexer sozialer Prozess, der nicht plötzlich von Modellprojekten auf das ganze Bundesgebiet übertragbar sei.

Nicht länger warten wollen auch die SPD- und Grünen-Parlamentarier, die im Herbst 2001 einen Gesetzesantrag zur Verbesserung der Früherkennung, Versorgung und Forschung bei Brustkrebs in den Bundestag einbrachten. Die Antragsteller fordern darin unter anderem die Einführung eines flächendeckenden Mammographiescreenings nach EU-Leitlinien schon im Jahr 2003. »Wir haben keine Zeit zu verlieren«, sagt die SPD-Abgeordnete Helga Kühn-Mengel, die den Antrag maßgeblich voranbrachte. »In anderen Ländern wurde zur Genüge nachgewiesen, dass Screening Leben rettet. Die Modellprojekte werden uns zeigen, wie man das am besten in Deutschland organisiert.« (Der Gesetzestext steht als »Drucksache 14/6453« im Internet unter: http:\\dip.bundestag.de/parfors/parfors.htm)

Wie viele Frauen in Deutschland letztlich bei den Reihenuntersuchungen mitmachen werden, ist ungewiss. Zwar sind die Vorbehalte gegenüber der Mammographie nicht mehr ganz so groß wie noch vor einigen Jahren. Dennoch trauen viele Frauen dieser Untersuchungsmethode nicht so recht – und das hat keineswegs nur mit der Angst vor Röntgenstrahlen oder vor einer Krebsdiagnose zu tun.

Es hat mit Erfahrungen zu tun, mit dem, was andere Frauen erzählen, worüber sie klagen. Zu viele Frauen wurden schon durch einen »falschpositiven« Mammographiebefund bis zur Abklärung oft wochenlang in Angst und Schrecken versetzt. Andere hatten Krebs, der aber bei den regelmäßig absolvierten Mammographieterminen unentdeckt blieb. Und manche Frauen zweifeln an Berichten, in denen nur von den Vorteilen der Mammographie die Rede ist.

»Über das Fehlen eines Nutzens oder gar über Schäden wird bisher noch zu selten berichtet«, bemängeln die Hamburger Wissenschaftlerinnen Professor Ingrid Mühlhauser und Birgitt Höldke. Zum Beispiel darüber, dass der Anteil an falschpositiven Befunden bei der Mammographie relativ hoch ist oder dass durch diese Methode auch Tumoren im Anfangsstadium gefunden werden, bei denen keine Heilung möglich ist. Frühzeitiges Wissen beeinträchtigt in diesen Fällen möglicherweise nur die Lebensqualität. Hinzu kommt: Bei etwa einem Fünftel der Verdachtsbefunde deckt die Mammographie nicht eine wuchernde Geschwulst auf, sondern ein so genanntes In-situ-Karzinom, eine mögliche Krebsvorstufe. Man vermutet, dass etliche dieser Krebse »ruhig« bleiben und sich nicht zu einem aggressiven Tumor auswachsen. Allerdings weiß man nicht immer hundertprozentig, welche Geschwulste zu der friedfertigen Sorte gehören und welche nicht. Anzunehmen sei jedoch, dass manche Frauen mit entdecktem In-situ-Brustkrebs übertherapiert werden, schreiben Mühlhauser und Höldke in ihrem neuen Buch (vgl. Anhang).

Fest steht: Letztlich werden die Frauen auch in Deutschland nur dann in Scharen zur Mammographie strömen, wenn sie von ihrem Nutzen überzeugt sind – entweder durch gute Argumente und/oder durch gute Erfahrungen. Und langfristig wird ein Screeningprogramm nur durch hohe Qualität überzeugen.

Wie oft sollte eine Frau zur Mammographie gehen? Die Antworten der Experten auf diese Frage fielen in den vergangenen Jahren sehr unterschiedlich aus. Viele Studien haben gezeigt, dass Frauen zwischen 50 und 70 Jahren den größten Nutzen von einer Mammographie haben. Das liegt vor allem daran, dass Brustkrebs in diesem Alter häufiger vorkommt und dass die Brust durch Rückbildung des Drüsenkörpers »durchsichtiger« wird für Röntgenstrahlen – Tumoren sind dadurch besser erkennbar. (Allerdings wird dieser Effekt durch eine Hormoneinnahme in den Wechseljahren wieder weitgehend aufgehoben.) Hinzu kommt, dass die Brüste nach der Menopause im Unterschied zu denen von Frauen vor den Wechseljahren nicht mehr so strahlenempfindlich sind.

Kontrovers wird vor allem diskutiert, ob und wie oft Frauen zwischen 40 und 50 zu den Untersuchungen gehen sollten. Bisher konnte noch nicht zweifelsfrei nachgewiesen werden, dass Frauen in dieser Altersgruppe von der Mammographie profitieren. Der hauptsächliche Grund dafür ist, dass das Brustgewebe bei jüngeren Frauen dichter und nicht besonders durchlässig für Strahlen ist. Deshalb ist bei ihnen in der Regel eine höhere Strahlendosis vonnöten, um ein aussagekräftiges Bild zu erhalten.

Die Deutsche Gesellschaft für Senologie empfiehlt regelmäßige Mammographien vom 40. Lebensjahr an. Frauen mit besonderen Risiken wird schon früher zu einer Untersuchung pro Jahr geraten. Auch das Nationale Krebsinstitut der USA (National Cancer Institute) propagiert die regelmäßige Mammographie vom 40. Lebensjahr an, und zwar im ein- oder zweijährigen Abstand. Die Verfechter der Europäischen Leitlinien jedoch sagen: Ab 50 reicht, vorher muss eine Frau nicht zum Screening gehen. Es bedarf kaum prophetischer Fähigkeiten, um vorhersagen zu können: All diese Ratschläge werden sich noch verändern. Über den aktuellen Stand der Dinge können Sie sich zum Beispiel beim Krebsinformationsdienst (KID) erkundigen (vgl. Anhang).

Wie hoch ist das Strahlenrisiko?

Die zahlreichen Kritiker regelmäßiger mammographischer Untersuchungen vom 40. Lebensjahr an weisen unter anderem auf die Risiken durch die Strahlenbelastung bei einer Röntgenuntersuchung hin. Zumal die Brust, so der Münchner Strahlenbiologe und Arzt Professor Edmund Lengfelder, ohnehin ein besonders strahlenempfindliches Organ sei. Der Grund dafür: Drüsenzellen – auch diejenigen in der Brust – teilen sich häufiger als viele andere Zellarten. Sie reagieren empfindlich auf Störfaktoren, wie Röntgenstrahlen es nun einmal sind. Das kann zu krankhaften Veränderungen im Gewebe führen – bis hin zur Entstehung von Krebs.

Dafür ist unter Umständen keine besonders große Strahlenmenge erforderlich. Man weiß, dass theoretisch jede Bestrahlung, wie klein die Dosis auch sein mag, Störungen an der Erbsubstanz verursacht. Deshalb gibt es auch keinen Grenzwert, von dem an man sagen könnte: Ab jetzt wird es gefährlich. Hinzu kommt, dass der Körper auch kleinste Strahlenmengen nicht »vergisst« – die Belastungen summieren sich über die Jahre. Und je jünger ein Mensch ist, desto mehr Schaden können Röntgenuntersuchungen anrichten, weil die Körperzellen sich in jungen Jahren besonders oft teilen. Im Laufe des Lebens lässt die Teilungsaktivität nach, weshalb Röntgenstrahlen weniger Angriffspunkte finden. Wenn eine Frau um die 50 ist – also in einem Alter, von dem an in Deutschland Mammographien im Abstand von zwei Jahren empfohlen werden –, ist sie im Allgemeinen nicht mehr so stark wie in den Jahren davor durch die Strahlen gefährdet.

Wenn Sie sich mit diesem Thema näher beschäftigen, werden Sie immer wieder auf die Einheiten Gray und Sievert stoßen. Gray ist ein Maß für die Energiedosis und eine feste physikalische Größe. Sie besagt, wie viel Strahlungsenergie in einem von den Strahlen getroffenen Material »stecken bleibt«. In der Brustkrebsdiagnostik ist von Milligray (mGy) die Rede, also von tausendstel Gray, mit denen die Organdosis für die Brust angegeben wird. Nun gibt es etliche Strahlenarten, darunter neben der Röntgenstrahlung auch die Alpha-, Beta- und Gammastrahlung. Sie haben unterschiedliche Wirkungen auf den Körper. Um den Effekt der Energiedosis zu erfassen, wird diese mit so genannten Qualitätsfaktoren multipliziert. Das Ergebnis dieser Multiplikation wird in Sievert – einer Einheit der Äquivalentdosis – angegeben. Gamma- und Röntgenstrahlung haben derzeit den Qualitätsfaktor »eins«, das heißt auf die Mammographie bezogen: Alle Angaben in mGy lassen sich eins zu eins in Millisievert übersetzen (mSv). »Die Wertigkeit der Qualitätsfaktoren wird von Expertengremien festgesetzt, ist also von menschlichem Ermessen abhängig und daher umstritten«, sagt Thomas Dersee, Herausgeber des Berliner Informationsdienstes »Strahlentelex«. Je nach fachlicher Herkunft bevorzugen Experten unterschiedliche Begriffe: Radiologen verwenden meist die Einheit Gray, Strahlenbiologen, die sich mit der Wirkung von Strahlung auf den Organismus beschäftigen, benutzen die Einheit Sievert.

Die möglichen schädigenden Einflüsse der medizinischen Strahlendiagnostik werden von Radiologen gern heruntergespielt. An der Tagesordnung sind Sätze wie: »Im Hochgebirge kriegen Sie mehr Strahlung ab als bei einer Mammographie.« Edmund Lengfelder hat die beiden Strahlenquellen miteinander verglichen und kam zu folgendem Ergebnis: »Eine Frau müßte 22 Jahre auf der Zugspitze stehen – und zwar Tag und Nacht –, um eine vergleichbare Dosis wie bei einer Mammographie zu erzielen.«

Angaben zur Gesundheitsgefährdung durch die Mammographie

basieren auf Hochrechnungen, deren Ausgangsdaten aus Langzeitbeobachtungen von Opfern von Strahlenkatastrophen stammen oder von tuberkulosekranken Frauen, deren Lungen oft geröntgt wurden. Nach Auskunft von Ingrid Mühlhauser und Birgitt Höldke von der Universität Hamburg schätzt man, dass pro 10000 Frauen, die über einen Zeitraum von zehn Jahren jedes Jahr eine Mammographie haben, ein zusätzlicher Tod durch die Strahlenbelastung auftritt. Das Risiko für einen solchen »strahleninduzierten« Tod sei bei einer Strahlenbelastung im Alter zwischen 20 und 29 Jahren etwa zehnmal so hoch wie für Frauen nach dem 50. Lebensjahr. Man nimmt an, dass strahleninduzierter Brustkrebs erst zehn bis 20 Jahre nach der Belastungssituation auftritt.

Allerdings wurde bisher noch in keinem Fall klar nachgewiesen, dass eine Mammographie oder wiederholte Mammographien Brustkrebs verursacht oder ausgelöst hätten. Wie Professor Gerhard van Kaick vom Deutschen Krebsforschungszentrum in Heidelberg betont, gab es in den großen Screeningstudien im Ausland mit zehntausenden von Frauen niemals mehr Brustkrebstodesfälle unter den Frauen, die regelmäßig mammographiert wurden, als unter den Frauen aus den Kontrollgruppen, die nicht mammographiert wurden.

Dennoch gelte es, so Professor Lengfelder, bei jeder Röntgenaufnahme die Vorteile sorgfältig gegen die Gefahr einer Tumorbildung durch die Strahlen abzuwägen. Eine Balance zwischen beiden Polen bilde sich bei der Mammographie erst zwischen dem 45. und 50. Lebensjahr. »Vorher hat eine Frau bei der Mammographie nichts zu suchen«, sagt Lengfelder, nimmt dabei aber ausdrücklich die Aufnahmen aufgrund konkreter Verdachtsmomente aus.

Die Gerätehersteller bemühen sich, die Strahlendosis ihrer Geräte weiter zu senken. Vor 20 Jahren war diese im Schnitt noch über hundertmal höher, als das heute der Fall ist. Fortschritte wurden insbesondere durch die Rastermammographie erzielt. Die Empfindlichkeit der erforderlichen Filme und Folien für Röntgenstrahlen wird kontinuierlich gesteigert.

Nach den derzeit gültigen Richtwerten sollte die Strahlenbelastung pro Mammographie (zwei Aufnahmen pro Brust, insgesamt vier Aufnahmen) fünf Millisievert nicht überschreiten. Die Strahlenbelastung bei der Mammographie hängt von mehreren Faktoren ab, etwa vom Filmmaterial, von der technischen Anlage, von der Filmschwärzung und von der Dichte der untersuchten Brust. Häufig kann die Dosis bei korrekter Ausführung der Untersuchung bei zwei Millisievert gehalten werden.

Frauen, die zur Mammographie gehen, sollten die Untersuchung – ebenso wie alle anderen Röntgenaufnahmen auch – in einen Röntgenpass eintragen lassen. Einen entsprechenden Vordruck erhalten Sie auf Anfrage von Ihrer Krankenkasse. Leider investieren die Kassen nicht allzu viel in die Herstellung dieser wichtigen Dokumente – meist handelt es sich um nicht mehr als einen Zettel. Der Pass wurde vor einigen Jahren eingeführt, um unnötige Röntgenaufnahmen – zum Beispiel Doppelaufnahmen bei verschiedenen Ärzten – zu vermeiden und einen Überblick über die Belastung eines Menschen mit medizinischer Strahlung zu gewährleisten. Eigentlich sollte jeder röntgenologisch tätige Arzt seinen Patienten nach dem Dokument fragen, um seine Angaben darin einzutragen – so wie andere Ärzte nach dem Impfausweis fragen. Das ist aber beim Röntgen leider fast nie der Fall. Wenn der Pass korrekt geführt wird, lässt sich daraus entnehmen, wann welches Organ von welchem Mediziner geröntgt wurde. Optimal wäre es, wenn Ihr Arzt auch frühere Aufnahmen nachtragen könnte.

Was ist eine Mammographie, und was passiert dabei?

Die drei Gewebe, aus denen sich die Brust zusammensetzt, werden bei der Mammographie in Schwarzweißkontrasten abgebildet. Fett-, Binde- und Drüsengewebe, aber auch kleine Kalkablagerungen (»Mikroverkalkungen«) in der Brust lassen sich auf einem Mammogramm gut voneinander unterscheiden.

Die so genannten Mikroverkalkungen können auf ein Karzinom hinweisen. Es handelt sich dabei um Ansammlungen des im Blut zirkulierenden Mineralstoffs Kalzium, der sich häufig dort anlagert, wo »Staus« im Gefäßsystem entstanden sind – hervorgerufen etwa durch Ansammlungen von abgestorbenen Zellen. Es kann sich jedoch auch um Tumorgewebe handeln. In etwa 25 Prozent der Fälle, in denen Gruppen von kleinen Verkalkungen auftreten, ist ein Karzinom die Ursache. Umgekehrt heißt das: In drei Viertel der Fälle handelt es sich nicht um Krebs, sondern um Veränderungen der Brust, die aber nicht bösartig sind. Die Mammographie ist also kein sehr spezifisches Verfahren.

Mikroverkalkungen erscheinen auf dem Röntgenbild als weiße Flecken von intensiver Helligkeit. Allerdings machen Tumoren nicht immer durch solche Ablagerungen auf sich aufmerksam. Zehn bis 20 Prozent der bösartigen Wucherungen – die Angaben der Experten weisen in diesem Punkt erhebliche Unterschiede auf – entgehen dem »Röntgenblick« der Mammographiegeräte.

Ein Mammogramm besteht meistens aus vier Aufnahmen. Beide Brüste werden dabei aus zwei verschiedenen Perspektiven durchstrahlt: von oben nach unten (in der Medizinersprache heißt das »craniocaudal«, abgekürzt »CC«) und von der Brustinnenseite nach schräg oben zur jeweiligen Schulter hin. Bei dieser Position kann der äußere obere Quadrant, in dem sich 60 Prozent aller Brustgeschwülste entwickeln, am besten dargestellt werden. Achten Sie selbst mit darauf, dass sich möglichst viel vom äußeren oberen Quadranten Ihrer Brust zwischen den Plexiglasscheiben befindet: Häufig wird diese besonders gefährdete Region nicht gut genug abgebildet.

Jede einzelne Abbildung liefert nur ein zweidimensionales Bild der Brust. Indem er beide Aufnahmen vor seinem geistigen Auge kombiniert, versucht der Röntgenarzt sich ein dreidimensionales Bild vorzustellen – eine gar nicht so leichte Aufgabe.

In bestimmten Fällen ist es wichtig, die Brust noch aus einem weiteren Blickwinkel zu betrachten – Mediziner sprechen von einer anderen »Ebene«. Dadurch kann sich die Zahl der Aufnahmen bei einem Untersuchungstermin erhöhen.

Bei den modernen Apparaten sitzt oder steht die Frau vor einem schwenkbaren Aufnahmegerät. Manche Anlagen erfordern es, dass sie sich für das von der Seite aufgenommene Bild auf eine Liege legt. Eine Röntgenassistentin drückt die Brust zwischen zwei strahlendurchlässigen Plexiglasscheiben zusammen. Das ist oft unangenehm und kann sogar wehtun.

Es lohnt sich jedoch, ein vorübergehendes Unbehagen in Kauf zu nehmen, denn je flacher die Brust gedrückt wird, desto schärfer lässt sich ihr Inneres mit dieser Methode abbilden und desto weniger Strahlung ist notwendig, um ein brauchbares Bild zu erzielen. Gut wäre es, die Brust auf vier Zentimeter zu komprimieren. Bei älteren Frauen ist das oft kein Problem. Schwierig, wenn nicht gar unmöglich ist es, dieses Ziel bei jungen Frauen mit großen Brüsten zu erreichen. In solchen Fällen gilt: So weit wie es gerade noch geht komprimieren!

Sie können einiges dazu beitragen, damit die Aufnahmen Ihrer Brust optimal werden:

- Gehen Sie, wenn irgend möglich, nicht in der zweiten Zyklushälfte zur Mammographie. In dieser Phase lagert sich vermehrt Flüssigkeit in das Brustgewebe ein, was zu Schwellungen im Organ führt. Viele Frauen spüren eine unangenehme Spannung in der Brust und sind besonders schmerzempfindlich. Schwellungen erschweren es nicht nur, die Brust zu komprimieren – sie machen die Prozedur auch besonders schmerzhaft. Die erste Woche nach der Periode eignet sich sowohl für die Selbstuntersuchung der Brust als auch für die Anfertigung von Mammogrammen am besten.
- Wenn Sie in den Wechseljahren sind und eine Hormontherapie machen, sprechen Sie mit Ihrem Arzt, bevor Sie zur Mammographie gehen. Die Einnahme von weiblichen Hormonen lässt das Brustdrüsengewebe wieder dichter werden und reduziert dadurch die Strahlendurchlässigkeit. Ein Absetzen der Hormonpräparate zwei Wochen vor dem Mammographietermin könnte die Brust wieder »normalisieren«, schrieben Anne M. Kavanagh und ihre Kollegen im Januar 2000 in der Fachzeitschrift »Lancet«.
- Tragen Sie vor einem Mammographietermin keine Lotion und kein Deodorant oder Puder auf die Brust auf. Das kann die Bilder verfälschen oder die Aufnahme erschweren.
- Für den Fall, dass Sie oder Ihr Arzt einen Knoten in der Brust ertastet haben und Sie nicht beim selben Arzt die Röntgenuntersuchung machen lassen: Weisen Sie die Röntgenassistentin auf diesen Befund hin. Sprechen Sie die Auffälligkeit auch im Gespräch mit dem Rönt-

genarzt an und fragen Sie ihn, ob er den Knoten auf den Aufnahmen erkennen kann. Bitten Sie ihn darum, wenn er es nicht von sich aus anbietet, Ihre Brust abzutasten. Das kann zum Verständnis von Besonderheiten beitragen.

Digitale Mammographie

Zu den viel versprechendsten Neuentwicklungen in der Brustkrebsdiagnostik zählt die »Digitale Mammographie«. Einige dieser teuren Geräte werden hier zu Lande in Universitätskliniken und Praxen eingesetzt. Der erste »Senograph« Europas wurde im Mai 1999 an der Charité in Berlin installiert.

Bislang fertigen die meisten Röntgenärzte mit Hilfe von Film und Folien ein einmaliges Röntgenbild an, das am Leuchtkasten betrachtet und ausgewertet wird. Bei der digitalen Aufnahmetechnik wird die ganze Brust mit einem Bildrezeptor aus dünnschichtigem Silizium erfasst. Die Bilder, die bei dieser »Digitalen Vollfeldmammographie« entstehen, können am Bildschirm mit Hilfe eines speziellen Softwareprogramms bearbeitet werden. So ist etwa die Vergrößerung von Bildausschnitten möglich oder die Einstellung unterschiedlicher Kontraststärken. Die »Nachbearbeitung« erleichtert es dem beurteilenden Arzt, Hinweise auf Krebs zu entdecken, die seinem Auge zunächst entgangen sind.

Mit dem Gerät lassen sich auch im dichten Drüsengewebe der Brüste junger Frauen verdächtige Kalkablagerungen erkennen, denn aufgrund einer besonderen Graustufentechnik treten selbst geringe Kontrastunterschiede deutlich hervor. An der Berliner Charité beträgt die Strahlenbelastung derzeit im Durchschnitt ein bis drei Milligray pro Aufnahme – »derzeit testen wir, wie weit man mit der Dosis ohne Qualitätsverlust bei der Aufnahme weiter runtergehen kann«, berichtet der Radiologe Felix Diekmann. Die digitalen Bilder können beliebig oft und ohne Qualitätsverlust kopiert und elektronisch übermittelt werden, damit auch andere Experten sich ein Bild machen können. Die Archivierung ist einfach: Per Tastendruck wandern die Aufnahmen in die elektronische Ablage, welche im Unterschied zu herkömmlichen Röntgenarchiven so gut wie keinen Platz beansprucht. Fazit: Die digitale Mammographie ist ein Verfahren, das Frauen etliche Vorteile zu bieten scheint, darunter vor allem die gute Kontrastauflösung. Weil die Bilder ohne Qualitätsverlust und sozusagen im Handumdrehen anderen Experten zur Begutachtung zugestellt werden können, eignet sich die Technik ganz besonders für das Mammographiescreening.

»Langfristig wird die digitale Mammographie die konventionelle Mammographie ablösen«, davon ist Professor Ulrich Mödder, Präsident der Deutschen Röntgengesellschaft, überzeugt. Allerdings sei die Detailgenauigkeit bei der neuen Technik derzeit noch deutlich schlechter als die des Röntgenfilms. Nach Ansicht von Mödder liegen noch nicht genügend wissenschaftliche Beweise für die Überlegenheit des digitalen Verfahrens vor. Er warnt daher vor verfrühter Begeisterung: »Es wäre nicht das erste Mal, dass ein neues Gerät zunächst hoch gelobt wird, später aber seine Begrenzungen offenbar werden.«

Mammaszintigraphie

Ebenfalls noch im experimentellen Stadium befindet sich die so genannte Mammaszintigraphie. Dabei werden radioaktive Spurenelemente in den verdächtigen Bezirk im Brustgewebe eingespritzt. Diese lassen den Tumor aufleuchten, wenn die Brust mit einer speziellen Kamera (»Szintillationskamera«) betrachtet wird. Das Verfahren wird in einigen Kliniken in den Vereinigten Staaten, in Südamerika und Europa getestet. Eine Sonderform der Mammaszinitgraphie ist die »Spect«-Methode (Single photon emissions computer tomography).

5. Diagnose

Erstuntersuchung beim Arzt

Meistens fühlt die Frau es selbst, manchmal entdeckt es der Arzt: etwas auffälliges Neues, ein unbestimmtes Etwas in der Brust. Was könnte das sein? Um dies herauszufinden, ist eine Diagnose nötig. Eine Frau, die etwas Verdächtiges findet, sollte sich rasch – auch wenn sie sich zunächst davor fürchtet – an ihren Arzt wenden. Dabei ist es beruhigend zu wissen, dass mehr als 80 Prozent der Veränderungen gutartiger Natur sind.

Zunächst wird der Arzt Ihnen einige Fragen stellen, die für die so genannte Anamnese wichtig sind. Es geht darum, Informationen aus Ihrer Lebensgeschichte zusammenzutragen, die das weitere Vorgehen bestimmen könnten. Der Fragenkatalog könnte so aussehen:

- Ist die Mutter oder sind Schwestern an Brustkrebs erkrankt?
- Wann war die letzte Regelblutung?
- Wie alt waren Sie bei der ersten Periode?
- Fühlt sich die Brust während der Periode anders an als in der übrigen Zeit?
- Gegebenenfalls: In welchem Alter kamen Sie in die Wechseljahre?
- Wie oft waren Sie schwanger?
- Wie oft haben Sie gestillt und wie lange jeweils?
- Gab es Probleme, eventuell Infektionen in der Stillzeit?
- Wurden Sie schon einmal an der Brust operiert?
- Haben Sie Schmerzen in der Brust?
- Beobachten Sie Absonderungen aus der Brustwarze?
- Nehmen Sie die »Pille« oder andere Hormonpräparate ein?
- Wann haben Sie zum ersten Mal eine Veränderung in Ihrer Brust bemerkt?

An die Anamnese wird sich eine Tastuntersuchung anschließen.

Es folgt meist eine Mammographie, an die sich immer eine Ultraschalluntersuchung anschließen sollte. Bei Frauen, die noch keine 30 Jahre alt sind, ersetzt die Ultraschalluntersuchung oft die Mammographie und sollte deshalb zuerst vorgenommen werden. Unter Umständen wird man der Frau vielleicht zu einer Untersuchung mit dem Farbdoppler-Ultraschallgerät raten. In manchen Fällen kann eine Magnetresonanzmammographie zur weiteren Klärung beitragen. Bei auffälligen Absonderungen aus der Brustwarze raten manche Ärzte zu einer Röntgenuntersuchung mit Kontrastmittel, zur Galaktographie oder zu einer Sekretzytologie. Vielleicht kann die Frau sich auch im Rahmen einer Studie mit einem Bild gebenden Verfahren untersuchen lassen, das in der Brustdiagnostik noch in der Erprobung ist, dazu gehört etwa die Positronen-Emissions-Tomographie (PET).

Insgesamt gilt jedoch: Bild gebende Verfahren liefern viele Hinweise auf die Gut- oder Bösartigkeit einer auffälligen Stelle in der Brust. Gewissheit bringt aber nur eine Biopsie, also eine Probeentnahme von Zellen oder Gewebe. Dazu stehen mehrere Techniken zur Verfügung, bei denen unterschiedlich große Mengen Gewebe aus der Brust entnommen werden. In den letzten Jahren sind gerade auf diesem Gebiet einige schonende »minimalinvasive« Methoden hinzugekommen, die eine zuverlässige Diagnose erlauben.

Sobald bei einer Biopsie Krebszellen gefunden werden, muss nicht mehr weitergesucht werden: Dann ist die Diagnose klar. Wenn eine korrekt vorgenommene Gewebsuntersuchung ergibt, dass der Knoten gutartig ist, dann ist dieser Befund häufig ebenso zuverlässig wie der Befund nach einer Operation.

Genau das ist die wesentliche Neuerung in der Brustdiagnostik: Vor ein paar Jahren gab es die sichere Diagnose fast nur im Krankenhaus. Heute ist es nur noch in seltenen Fällen nötig, dass eine Frau sich einer Operation unterziehen muss, um einen Verdacht auf Brustkrebs abzuklären. Aber offenbar werden die Möglichkeiten, die Bild gebende Verfahren und präoperative Biopsiemethoden heute bieten, in Deutschland noch längst nicht ausgeschöpft. Schätzungen zufolge werden derzeit immer noch weit mehr als 100 000 Frauen mit der Verdachtsdiagnose

»Brustkrebs« zu einer so genannten diagnostischen Entnahme ins Krankenhaus geschickt. An Krebs erkranken nach aktuellen Berechnungen rund 46 000 Frauen im Jahr. Das heißt, zehntausende Frauen werden auf Verdacht operiert und mit der Diagnose »Sie haben keinen Krebs« entlassen. Das zu hören ist natürlich eine große Erleichterung, dennoch: Vielen dieser Frauen hätte die Belastung durch Operation, Narkose und nicht zuletzt die seelische Qual des langen Wartens auf den Befund erspart bleiben können. Sie hätten auch keine Narbe an der Brust, die künftige Untersuchungen erschweren kann.

»Auf einen Krebsbefund kommen noch viel zu viele Schnitte«, sagt der Berliner Gynäkologe Dr. Hans-Joachim Koubenec, einer der Ärzte, die die neue Form der schonenderen Diagnostik praktizieren und propagieren. Seiner Ansicht nach kann bei Frauen, die mit einem Knoten in der Brust zum Arzt kommen, in mehr als 90 Prozent der Fälle mit der so genannten Vierfachdiagnostik eine sichere Diagnose gestellt werden. Dazu zählen neben einer Tastuntersuchung auch Mammographie, Ultraschall und eine minimalinvasive Biopsie, zum Beispiel eine Feinnadelpunktion oder eine Stanzbiopsie. Die Diagnose sei ebenso sicher wie diejenige, die auf einem operativen Eingriff basiere, sagt Koubenec. Vor allem Ärzte in Kliniken oder Praxen, die auf die Brustdiagnostik spezialisiert sind, vertreten die gleiche Meinung.

In bestimmten Fällen jedoch ist eine offene Operation unumgänglich, etwa bei Veränderungen, die sich dem Zugriff aller anderen Methoden entziehen. Wenn eine Frau sich für die offene Biopsie im Krankenhaus entscheidet, kann sie vor der Operation das genaue Vorgehen bestimmen. Denn für den Fall, dass die Ärzte Krebs finden sollten, gibt es zwei Möglichkeiten: Entweder sie vollenden die Operation innerhalb derselben Narkose, was unter Umständen bedeutet, dass die Frau ohne Brust aufwacht, oder sie schließen die Wunde fürs Erste, damit die Frau sich die weiteren Schritte genau überlegen kann.

Die Zeit um die Diagnose herum ist für alle Frauen psychisch sehr belastend. Die Ungewissheit über den Ausgang der Untersuchungen kann extrem beunruhigen. Sie sollten daher darauf drängen, dass der Befund möglichst schnell erstellt wird. Bei Mammographie, Sonographie und anderen Bild gebenden Untersuchungen sollte dies in der Regel gleich im Anschluss an die Untersuchung möglich sein. Sobald Zellen oder Gewebe zu untersuchen sind, dauert die Begutachtung länger. Am Tag nach der Untersuchung sollte der Befund jedoch »stehen«.

So ernüchternd dies für Frauen auch klingen mag, die zum ersten Mal mit einem Verdacht auf Brustkrebs konfrontiert werden und die ihren Behandlern vertrauen wollen: Nicht alle Ärzte arbeiten nach dem neuesten Stand der Diagnostik und nicht alle praktizieren diese Methoden. Mancher Arzt schickt seine Patientinnen mit Verdachtsdiagnose ins Krankenhaus, weil er die Methoden der geschlossenen Biopsie nicht beherrscht. Eine optimale Betreuung erhalten Frauen vor allem in Kliniken und Praxen, die sich auf die so genannte Mammadiagnostik spezialisiert haben, und von Ärzten, die sich auf viel Erfahrung berufen können. Sie sind häufig in den so genannten Mamma- oder Brustkrebszentren oder -sprechstunden zu finden. Es ist für eine Frau wichtig, sich nach solchen Adressen zu erkundigen und sich rundum zu informieren – in dieser Phase genauso wie vor und während der Behandlung.

Sie werden bei Ihrer Beschäftigung mit der Brustdiagnostik zunächst Mühe haben, sich im Wirrwarr der Begriffe zu orientieren. Ein guter Führer durch den Begriffsdschungel ist das »Brustkrebs-Lexikon«, das Dr. Hans-Joachim Koubenec ins Internet gestellt hat (www.brustkrebs-lexikon.de).

Zunächst einmal unterscheidet man demnach in der Diagnostik »nichtinvasive« und »invasive« Verfahren, also Methoden, die nicht in den Körper eindringen, und solche, die eindringen. Zu den nichtinvasiven Verfahren zählen die Tastuntersuchung und alle Bild gebenden Verfahren, wie etwa die Mammographie und die Ultraschalluntersuchung. Die invasiven Techniken reichen von der wenig eindringenden (»minimalinvasiven«) Feinnadelpunktion bis hin zum chirurgischen Eingriff bei einer Operation unter Narkose. Der alles umfassende Oberbegriff für diese Verfahren ist »Biopsie« (von griechisch: »Betrachten von Lebendigem«). Damit ist die Entnahme einer Zell- oder Gewebeprobe aus einem lebenden Organismus mittels eines Instruments zur Untersuchung unter dem Mikroskop gemeint. Manche Ärzte sprechen auch von »Probeentnahme«.

Der Begriff Biopsie umfasst zwei Verfahren: die geschlossene Biopsie und die offene Biopsie. Zu den geschlossenen Verfahren, auch minimalinvasive Verfahren genannt, gehören die Feinnadelpunktion und die Stanzbiopsie mit ihren Variationen. Bei der Feinnadelpunktion werden nur einzelne Zellen entnommen, bei einer »Stanze« sind es kleine Gewebsteile. Um die Treffsicherheit bei der geschlossenen Biopsie zu erhöhen, wird sie häufig unter Ultraschall- oder Mammographiekontrolle ausgeführt. Die Ärzte sprechen dann von einer »Ultraschall kontrollierten/gesteuerten Probeentnahme« oder von einer »stereotaktischen Stanzbiopsie«, das heißt, einer Gewebsentnahme unter Röntgenkontrolle. Die stereotaktische Stanzbiopsie wird vor allem dann angewendet, wenn der Arzt verdächtigen Mikrokalk, der sich nur in der Mammographie darstellt, näher untersuchen will. Zu dieser Gruppe zählen auch die vergleichsweise neuen Verfahren »Mammotome« und »ABBI-System«.

Bei den offenen Biopsiemethoden wird die Brust durch einen Schnitt geöffnet. Bei dieser Form der Biopsie ist die Begriffsvielfalt am verwirrendsten: Manche Ärzte sprechen von »Probeentnahme« (PE), andere von einer »diagnostischen Entnahme« (DE), wieder andere von einer »histologischen Klärung«, einer »Exstirpation« oder einer »Exzisionsbiopsie«. Gemeint ist immer das Gleiche, nämlich die Entnahme eines verdächtigen Gewebsareals bei einer Operation zur mikroskopischen Untersuchung.

Auf den folgenden Seiten erfahren Sie das Wichtigste über die gebräuchlichen Methoden in der Brustkrebsdiagnostik und einiges darüber, was sich an neuen Entwicklungen ankündigt.

Die Bild gebenden Verfahren

Untersuchung mit Ultraschall

Egal, ob sich eine auffällige Veränderung bei der Tastuntersuchung oder im Mammogramm bemerkbar gemacht: Sie sollte auf jeden Fall per Ultraschall näher untersucht werden. Die so genannte Sonographie (etwa: Schallwellenaufzeichnung) hat sich in den letzten Jahren einen zunehmend wichtigen Platz erobert und gehört heute zum Standardrepertoire der Brustdiagnostik. Mit ihr lassen sich nicht nur flüssigkeitsgefüllte Hohlräume (Zysten) von festen Tumoren unterscheiden, per »Mammasonographie« kann man auch Form und Größe eines Tumors erkennen und manchmal sogar Tumoren finden, die bei einer Tastuntersuchung oder bei der Mammographie unerkannt blieben. In »strahlendichten« Brüsten junger Frauen sind Auffälligkeiten meist nur mit dem Ultraschall zu erkennen, die Mammographie versagt in diesen Fällen und sollte – auch wegen der größeren Strahlenempfindlichkeit junger Frauen – erst in zweiter Linie eingesetzt werden. Die Sonographie ist darüber hinaus das einzige Verfahren, das bei schwangeren Frauen oder während der Stillzeit angewandt werden kann. Eine Mammographie kommt in dieser Zeit aufgrund der Röntgenstrahlung und weil die Brust nach der Geburt mit Milch gefüllt ist, nicht in Frage. Auch bei Geschwülsten, die dicht an der hinteren Brustwand oder am Brustrand sitzen, hat die Ultraschalluntersuchung Vorteile gegenüber der Mammographie, die solche Tumoren manchmal gar nicht erfassen kann. Fachleute loben überdies die Vorteile der Sonographie bei der regelmäßigen Kontrolle von Silikonimplantaten in der Brust.

Dennoch: Ersetzen kann der Ultraschall das Röntgengerät (noch) nicht – so schön das auch wäre, denn die Sonographie gilt als unschädliche Untersuchungsmethode und verursacht keine Schmerzen. Aber sie ist nicht so gut wie die Mammographie, wenn es um das Aufspüren von Auffälligkeiten geht. Die besondere Stärke der Ultraschallmethode liegt vielmehr in der Sondierung von verdächtigen Befunden. Sie ist daher fest etabliert als Ergänzung der Röntgenuntersuchung. Manche Ärzte machen routinemäßig eine Ultraschalluntersuchung zusätzlich zur Mammographie – auch wenn es keinen besonderen Verdacht abzuklären gilt.

Die steile Karriere des Ultraschalls in der Brustdiagnostik hat vor allem mit den Fortschritten in der Gerätetechnik zu tun. Ein Ende dieser Entwicklung ist noch nicht abzusehen.

Technisch gesehen ist die Ultraschalluntersuchung mit einem Radarbild vergleichbar. Sie arbeitet mit hochfrequenten Schallwellen, die kein menschliches Ohr mehr wahrnehmen kann. Derzeit gebräuchliche Geräte senden Schallwellen aus, deren Frequenz bei 7,5 Millionen Schwingungen pro Sekunde (die Einheit dafür ist Megahertz, Mhz) liegt. Einige Ärzte verwenden bereits Geräte mit zwölf Megahertz. Je nach Struktur des untersuchten Organs werden die Wellen »verschluckt« oder – in unterschiedlicher Intensität – an den Gewebsstrukturen und Organgrenzen als Echo zurückgeworfen. Aus der Differenz zwischen gesendeten und zurückgeworfenen Schallwellen, die wieder im Schallkopf ankommen, errechnet ein Computer ein Bild mit unterschiedlichen Graustufen. Diese geben die unterschiedliche Schalldichte der unter dem Schallkopf liegenden Gewebe an. Die Qualität der Aufnahme, ihre Detailgenauigkeit, hängt davon ab, wie viele Bildpunkte das Gerät zeigen kann, wie hoch also sein räumliches Auflösungsvermögen ist. Mit steigender Frequenz der Schallwellen nimmt das Auflösungsvermögen zu.

In der Brust sind es vor allem Binde- und Drüsengewebe, die ein Echo zurückwerfen: Sie erscheinen auf der Ultraschallaufnahme, dem Sonogramm, als hellere Strukturen. Flüssigkeitsgefüllte Hohlräume, etwa Zysten, sowie Fettgewebe lassen Ultraschallwellen »ohne Widerstand« passieren; sie sind echoarm und sehen im Sonogramm dunkel oder schwarz aus. Im Laufe des Lebens ändert sich die Echostruktur der Brust, weil der Anteil von Drüsen- und Bindewebe mit den Jahren ab- und der Anteil von Fettgewebe zunimmt. Die Schallwellen werden von Krebsgeschwülsten praktisch verschluckt: Sie stellen sich als dunklere Flächen dar.

Zysten heben sich im Ultraschallbild meist durch eine glatte Kontur vom umliegenden Gewebe ab, Krebsgeschwulste hingegen fallen meist durch eine unscharfe Begrenzung auf. Als klassisches Kennzeichen eines bösartigen Tumors gilt auch der so genannte Schallschatten. Dieser wird durch den hohen Bindegewebsanteil eines Karzinoms hervorgerufen. Krebsverdächtig sind Bereiche, in denen das Gewebe weniger elastisch ist. Entsprechende Hinweise erhält der Arzt bei der so genannten Sonopalpation: Dabei tastet er die Brust mit der einen Hand ab, mit der anderen Hand führt er den Schallkopf und beobachtet, wie das Gewebe reagiert.

Weil aber nicht alle Brustkrebsarten unscharfe Konturen aufweisen und nicht jeder bösartige Tumor einen Schallschatten wirft, liefert die Sonographie Hinweise, aber keine Sicherheit – genauso wie alle anderen Bild gebenden Verfahren auch. Immerhin treffen die aufgrund von Ultraschalluntersuchungen getroffenen Verdachtsdiagnosen in 80 Prozent der Fälle zu, schreiben Gerhard van Kaick und Dietrich von Fournier in »Krebsforschung heute – Berichte aus dem Deutschen Krebsforschungszentrum« (vgl. Anhang). Geschwulste, die kleiner als fünf Millimeter im Durchmesser sind, entgehen den Untersuchern allerdings meistens. Und ein Frühwarnzeichen von Krebs, der aus der Mammographie bekannte Mikrokalk, ist im Ultraschallbild nicht zu erkennen.

Eine wesentliche Schwäche der bisherigen sonographischen Technik hat mit einer Eigenart zu tun: Bei den Bildern, die auf einem Monitor neben der Untersuchungsliege dargestellt werden, handelt es sich um Schnittbilder der Brust. Die Schallwellen bilden nur das ab, was sich direkt unterhalb des Schallkopfs befindet, jede noch so kleine Bewegung des Schallkopfs erzeugt ein neues Schnittbild. Eine Gesamtaufnahme der Brust, so wie bei der Mammographie, gibt es beim Ultraschall nicht. Um das Gewebe beider Brüste beurteilen zu können, braucht der Untersucher Zeit, bis zu einer halben Stunde, wenn er genau arbeitet. Geht er schnell vor, dann gleitet er vielleicht über ein verdächtiges Areal hinweg, er »überschallt« es, wie die Experten sagen. Die Qualität einer Sonographie hängt deshalb entscheidend von der Genauigkeit und Erfahrung des Untersuchers ab. Der Arzt kann die Aufgabe der »Bildproduktion« aus den genannten Gründen nicht an eine Assistentin delegieren – so wie das bei der Mammographie der Fall ist. Eine Sonographie kostet also wertvolle »Arztzeit«, ein Gut, das rar geworden ist.

Den Nachteil des begrenzten Blickfelds könnte eine Neuentwicklung, die so genannte CT-Ultraschalltechnik, zumindest teilweise ausgleichen. Dabei wird der Schall, sobald der Schallkopf auf den Körper aufgesetzt ist, so weit aufgefächert, dass auch die Randbereiche »hinter und vor« dem Schnittbild sichtbar werden. Das Gerät ist noch in der Testphase. Ein weiterer Versuch in diese Richtung ist der »3D-Ultraschall«, bei dem ein Computer ein räumliches Bild aus den vielen, vielen Schnittbildern errechnet, die während einer Untersuchung entstehen. Auch diese Technik ist noch nicht ausgereift und wird nur probeweise eingesetzt.

Teilweise etabliert hat sich eine Neuentwicklung der letzten Jahre, die so genannte Farbdopplersonographie. Sie zeigt im Ultraschallbild die Blutflüsse in den kleineren Gefäßen. Da man weiß, dass 80 bis 90 Prozent der bösartigen Brusttumoren stärker durchblutet sind als gutartige Veränderungen, kann eine Farbdoppleranalyse zusätzliche Hinweise bei Krebsverdacht liefern. Rund 15 Prozent der Brustkrebse sind jedoch nicht stärker durchblutet – sie würden einer Fahndung mit dieser Methode entgehen. Bedeutsam könnte die Technik für eine Frau dann werden, wenn alle anderen Untersuchungen auf Gutartigkeit hindeuten und nur das farbige Ultraschallbild auf eine bösartige Veränderung schließen lässt. In Zukunft soll die Farbdopplermethode durch Ultraschallkontrastmittel weiter verfeinert werden.

Frauenärzte, Klinikambulanzen und Röntgeninstitute bieten Ultraschalluntersuchungen an. Versuchen Sie, einen Spezialisten für diese Untersuchung zu finden (vgl. Kapitel 7). Wenn Sie eine »gute Adresse« gefunden haben, vereinbaren Sie einen Termin, der kurz nach ihrer Periode liegt, weil das Brustgewebe dann meist weniger knotig ist (gutartige Knoten lenken den Untersucher nur unnötig ab).

Bei der Untersuchung streicht der Arzt zunächst ein Kontaktgel auf die Brust der liegenden Frau. Dann führt er einen kleinen Schallkopf über die Brusthaut. Der Schallkopf – er ist zugleich Sender und Empfänger – schickt Impulse aus, die in Sekundenbruchteilen wieder als Echo zurückkehren. Ein Computer nimmt die Signale des Schallkopfs auf und setzt sie in ein bewegtes Hell-Dunkel-Bild um, das auf einem Monitor sichtbar wird. Der Blick des Arztes ist während der Untersuchung auf den Bildschirm gerichtet, auf dem er Veränderungen im Innern der Brust erkennen kann. Auch die Frau kann die bewegten Bilder betrachten. Mit Hilfe einer Spezialkamera ist es möglich, Photos als Momentaufnahmen von dem sich ständig verändernden Echobild zu schießen. Schon während der Untersuchung weisen manche Untersucher die Frau auf Auffälligkeiten hin. Bevor sie das Behandlungszimmer verlässt, sollte die Patientin wissen, ob der Arzt etwas Verdächtiges gefunden hat oder nicht und welches weitere Vorgehen er empfiehlt. Nach der Untersuchung muss der Arzt einen Befund mit einer klar definierten Diagnose anfertigen, von dem Sie auf Wunsch eine Kopie erhalten können.

Sollte bei dem Termin ein Krebsverdacht aufgekommen sein, so können einige Ärzte gleich durch eine ultraschallgeführte Feinnadelpunktion oder eine Stanzbiopsie Klarheit schaffen. Auch ein unklarer Tastbefund kann auf diese Weise abgeklärt werden (vgl. Abschnitt »Biopsien«).

Magnetresonanztomographie

Ein relativ aufwändiges Verfahren, die Magnetresonanztomographie (MRT), hat sich inzwischen einen festen Platz in der Brustdiagnostik erobert. Sie setzt den Patienten keiner Strahlenbelastung aus und gilt als die Methode, die am empfindlichsten auch kleinste Auffälligkeiten im Gewebe sichtbar macht. Dennoch: Auch diese Technik kann nicht alle Tumoren auffinden. Etwa fünf bis zehn Prozent entziehen sich dem Nachweis, darunter vor allem die so genannten In-situ-Karzinome (vgl. Kapitel 6). Diese werden besser von der Mammographie aufgespürt. Aber nur bei etwa drei Viertel der Auffälligkeiten, die im Magnetresonanztomogramm zu sehen sind, handelt es sich tatsächlich um Krebs. Die Methode ist also recht unspezifisch und würde sich auch deshalb kaum für die Reihenuntersuchung zur Früherkennung von Brustkrebs eignen. Hinzu kommt, dass die Krankenkassen dabei nicht mitspielen würden, denn eine MRT ist richtig teuer. Die Kosten werden von den Kassen nur in begründeten Einzelfällen und auf Antrag übernommen. In den von vielen Ärzten als vorbildlich angesehenen »Empfehlungen zur Diagnostik, Therapie und Nachsorge« des Tumorzentrums München wird die Technik als »wertvolle Zusatzmethode in der Mammadiagnostik« bezeichnet, die aber erst »nach Ausschöpfung aller anderen diagnostischen Möglichkeiten« eingesetzt werden soll.

Allgemein anerkannt sind ihre guten Ergebnisse, wenn es darum geht, nach einer Brust erhaltenden Operation zwischen Narbengewebe und neuen Krebswucherungen zu unterscheiden. Gute Ergebnisse liefert die Technik allerdings frühestens sechs Monate nach der Operation und 15 bis 18 Monate nach einer Operation mit anschließender Strahlentherapie. (Zum Vergleich: Die Mammographie ergibt erst zwei Jahre nach

Abschluss der Strahlentherapie ausreichend sichere Bilder.) Auch bei Kontrolluntersuchungen nach der Implantation von Silikonprothesen setzen Radiologen die MRT ein, denn damit lassen sich sowohl Risse im Implantat als auch Tumorneubildungen hinter dem Silikonkissen erkennen. Die MRT ermöglicht es zudem – im Unterschied zur Mammographie –, Auffälligkeiten in den Brüsten junger Frauen mit dichtem Drüsengewebe zu entdecken. Darüber hinaus gilt, was für alle Bild gebenden Verfahren zutrifft: Die Technik wird ständig weiterentwickelt, von daher sind auch immer wieder neue Einsatzgebiete in der Diskussion.

Für das Verfahren gibt es übrigens eine ganze Reihe von Namen und Abkürzungen: Kernspintomographie (KST) zum Beispiel und Magnetresonanz-Mammographie (MRM). MRI ist eine Abkürzung für den englischen Begriff »Magnetic Resonance Imaging«, der dasselbe Verfahren meint. Auch NMR ist ein Kürzel aus dem Englischen und bedeutet »Nuclear Magnetic Resonance«, hat also dieselbe Bedeutung. Meist ist jedoch von MRT die Rede, ein Kürzel, das manchmal auch für »Mamma-Magnetresonanztomographie« steht.

Diese Untersuchungsmethode unterscheidet sich technisch grundlegend vom Röntgen und von Ultraschall und eignet sich vor allem für den »Tiefenblick« in Weichteile des Körpers – unter anderem auch für die Brust. Das Verfahren basiert auf folgendem Prinzip: Ein von außen angelegtes starkes Magnetfeld richtet die positiv geladenen Kerne der Wasserstoffatome im Organismus, die Protonen, in eine bestimmte Richtung aus – das ist die »Magnetresonanz«. Durch einen kurzen Hochfrequenzimpuls, den der Tomograph aussendet, werden die Kerne der Atome dazu angeregt, extrem schnell um ihre eigene Achse zu rotieren. Dieses Kreiseln, Physiker sprechen vom »Kernspin«, gibt dem Verfahren einen seiner vielen Namen. Wenn der Energiestoß vorbei ist, trudeln die Atomkerne wieder in ihre Ausgangslage zurück und geben dabei die empfangene Energie in Form von elektromagnetischen Wellen wieder ab.

Diese Signale sind extrem schwach. Ein Kontrastmittel, das der Patientin vor der Untersuchung in eine Vene injiziert wurde und das sich gezielt im Krebsgewebe anreichert, verstärkt die Signale speziell aus diesem Gewebe. Dadurch wird der Tumor in der Aufnahme kenntlich. Ultraempfindliche Empfangsgeräte registrieren die Botschaften der

Atomkerne, und ein Computer setzt sie zu dreidimensionalen Bildern zusammen, die viele verschiedene Schichten des Körpers darstellen (Tomographie heißt Schichtuntersuchung). Die Bilder werden auf einem Bildschirm dargestellt. Ein Magnetresonanztomogramm besteht also immer aus zahlreichen Aufnahmen, die der Facharzt – meist handelt es sich um einen Radiologen – miteinander vergleichen und zu einem Gesamteindruck verarbeiten muss.

Damit die Aufnahmen gelingen, ist es wichtig, dass die MRT in der ersten Zyklushälfte, also nach Abklingen der Periode, gemacht wird. In der zweiten Zyklushälfte reichert sich das Kontrastmittel vermehrt an Stellen an, die harmlos sind. Eine Untersuchung geht folgendermaßen vonstatten: Die Frau legt sich bäuchlings auf eine Liege mit einer schüsselförmigen Magnetspule in Brusthöhe, in die hinein die Brüste hängen. Da die Untersuchung ziemlich lange dauern kann, wird die Position leicht unbequem. Das Verfahren selbst verursacht keinerlei Schmerzen. Im Unterschied zum Vorgehen bei der Mammographie muss die Brust nicht komprimiert werden. Etwas Unbehagen kann die Injektion des Kontrastmittels bereiten. Im Unterschied zu Röntgenkontrastmitteln, die Allergien hervorrufen können, ist diese Substanz harmloser. Eine Untersuchung dauert etwa eine halbe Stunde.

Seit kurzer Zeit kann auch Gewebe, das ausschließlich bei der Magnetresonanztomographie verdächtig aufgefallen ist, unter MRT-Kontrolle punktiert und damit feingeweblich untersucht werden.

Galaktographie

Der Fleck im BH kann darauf hindeuten, und ein fester Druck auf die Brustwarze mag es bestätigen: Aus einer Brust tritt Sekret aus. Nach einer solchen Entdeckung – einer einseitigen Absonderung ohne erkennbare Ursache und egal ob klar, gelblich oder blutig – sollte man schleunigst den Arzt aufsuchen, denn auch auf diese Weise kann sich ein so genanntes Papillom, ein Tumor im Milchgang, bemerkbar machen. Etwa jedes zehnte Papillom ist bösartig.

In vielen Fällen wird der Mediziner bei diesem Symptom eine

Galaktographie empfehlen. Das ist eine Röntgenuntersuchung eines Milchgangs mit Hilfe eines Kontrastmittels – eine Sonderform der Mammographie, die meist von Radiologen vorgenommen wird. Das Kontrastmittel ist erforderlich, weil die Milchgänge bei einer normalen Röntgenaufnahme nicht zu erkennen sind.

Vor der Galaktographie wird häufig eine normale Mammographie gemacht, weil kleine Kalkablagerungen in den Milchgängen, die auf Krebs hindeuten können, nach Injektion des Kontrastmittels nicht mehr sichtbar sind. Anschließend nimmt der Arzt einen Zellabstrich von der Brustwarze, um diesen unter dem Mikroskop auf Krankheitszeichen zu untersuchen. Dann geht es darum, den Milchgang zu finden, aus dem die Flüssigkeit austritt, und ihn mit Kontrastmittel zu füllen. Die Frau legt sich dafür hin und erhält, falls gewünscht, eine örtliche Betäubung. Durch leichten Druck auf die Brustwarze »offenbart« sich meist recht schnell der verdächtige Milchkanal. Er wird zuerst etwas geweitet, dann mittels einer stumpfen Kanüle mit dem wasserlöslichen Kontrastmittel gefüllt. Das sollte so langsam geschehen, dass dabei keine Luftblasen in den Gang geraten. Anschließend wird geröntgt. Dabei darf fast kein Druck auf die Brust ausgeübt werden. Es empfiehlt sich, die wässerige Lösung unmittelbar nach der Röntgenuntersuchung aus der Brust herauszudrücken, weil sie allergische Reaktionen hervorrufen kann.

Es kann vorkommen, dass der Arzt beim Einspritzen des Kontrastmittels nicht den richtigen Milchgang trifft. Dann ist die Aufnahme natürlich wertlos. Manchmal zerreißt das zarte Gewebe des Milchgangs beim Einspritzen der Flüssigkeit. Aufgrund solcher Probleme oder weil die Röntgenaufnahme nur schwer zu beurteilen ist, liefert die Galaktographie in 20 Prozent der Fälle keine verlässlichen Ergebnisse, Kritiker vermuten sogar mehr als 50 Prozent Fehlschläge.

Sofern die Aufnahme gelingt, macht sie Veränderungen an der Innenwand eines Milchgangs deutlich – an den entsprechenden Stellen ist eine Art »Einbuchtung« zu erkennen. Der Arzt weiß dann, dass dort Zellen wuchern, aber er kann nicht feststellen, ob es sich um gutartiges oder bösartiges Wachstum handelt. Das lässt sich erst durch eine Probeentnahme von Zellen oder Gewebe klären. In neun von zehn Fällen ist die Wucherung gutartiger Natur.

Die Untersuchung kann sehr unangenehm sein. Danach macht sich häufig ein Ziehen in der Brust bemerkbar, das jedoch als harmlos gilt. In seltenen Fällen kommt es zu einer schmerzhaften Entzündung. Heftige Schmerzen sind ein Grund, sofort einen Arzt zu verständigen.

Eine Alternative zur Galaktographie ist eine engmaschige Kontrolle mit regelmäßigen Zelluntersuchungen unter dem Mikroskop (fachsprachlich: Sekretzytologie). Man nimmt an, dass ein bösartiges Papillom Tumorzellen mit dem Sekret nach außen schwemmt und dass diese wahrscheinlich bei den Kontrollen aufgespürt werden. In den allermeisten Fällen finden die Ärzte aber keine Tumorzellen im Sekret der Brustwarze. Verdächtig ist vor allem eine Sekretion, die durch Blutbestandteile schwarz, rot, grün oder braun gefärbt ist. Wenn darin Tumorzellen gefunden werden, ist der Befund eindeutig, und es müssen keine weiteren Abklärungsuntersuchungen mehr gemacht werden.

Konkurrenz könnte der Galaktographie künftig verstärkt in der so genannten Duktosonographie erwachsen: Mit Hilfe von hochauflösenden Ultraschallgeräten sind Darstellungen der größeren Milchgänge (Galaktosonogramme) möglich. Die Duktosonographie wird auch als Hilfstechnik für die Galaktographie genutzt: Dabei bringt der Arzt unter Ultraschallkontrolle einen Markierungsdraht in den auffälligen Bezirk. Dadurch ist der betreffende Milchgang bei einer nachfolgenden Galaktographie kaum noch zu verfehlen. Viele Mediziner sehen die Duktosonographie heute als ergänzende Methode zur Galaktographie.

Positronen-Emissions-Tomographie

Die Bedeutung der Positronen-Emissions-Tomographie (PET) für die Krebsdiagnostik dürfte in den nächsten Jahren weiter zunehmen. Zwar ist die nuklearmedizinische Technik in etlichen Gebieten der Medizin fest etabliert, bei Brustkrebs zählt sie aber noch nicht zu den Routineverfahren. Die Methode wird derzeit innerhalb von Studien in einigen deutschen Kliniken getestet, zum Beispiel in der Zentralklinik Bad Berk und am Klinikum rechts der Isar in München.

Die Vorzüge der PET liegen nicht so sehr im ersten Auffinden von

Brusttumoren – da sind andere Bild gebende Verfahren ähnlich genau und weniger aufwändig –, sondern in der »Charakterisierung« eines bereits gefundenen Krebsherds. Das Verfahren bietet auch Vorteile für die Nachsorge. Aus PET-Bildern, die immer Ganzkörperaufnahmen sind, lässt sich oft nicht nur die genaue Lage und Ausdehnung des Tumors ablesen, sie können auch eventuelle winzige Metastasen in anderen Körperregionen sichtbar machen. Die Technik kann dem Arzt also Hinweise zur Einschätzung des Krankheitsstadiums liefern und ihm so bei der Therapieplanung helfen. Bei einer Strahlen- oder Chemotherapie kann sie zur Erfolgskontrolle eingesetzt werden. In der Nachsorge ermöglicht die Technik ein frühzeitiges Erkennen mancher Tumorneubildungen. Die PET ist für die Primärdiagnostik, also wenn es um den ersten Nachweis eines Brusttumors geht, nicht das optimale Verfahren, weil sie Krebs nicht zuverlässig genug anzeigt. Andererseits zeigen sich bei der Ganzkörperuntersuchung häufig Metastasen, die mit anderen Bild gebenden Verfahren verborgen geblieben wären. Allerdings ergibt sich aus PET-Bildern öfter ein Krebsverdacht aufgrund eines punktuell erhöhten Stoffwechsels, der einer Überprüfung durch eine Probeentnahme nicht standhält.

Vor der ambulanten Untersuchung erhält die Patientin eine Spritze mit einer kleinen Menge radioaktiv markierter Substanzen (Tracer). Nach einer kurzen Wartezeit legt sie sich auf eine »Kameraliege« und muss für eine Weile möglichst ruhig verharren. Der Zerfall der radioaktiven Tracer wird von einem Scannerring, in dem die Frau liegt, registriert. Eine PET-Kamera nimmt die eingescannten Signale auf, und ein an die Kamera angeschlossener Computer errechnet ein Bild von der Tracerverteilung im Körper. Bei den injizierten Substanzen handelt es sich um so genannte Positronenstrahler. Das sind Traubenzuckermoleküle, die mit radioaktivem Fluor (Fluor 18) angereichert wurden. Anschließend wird der Zuckerumsatz im Körpergewebe aufgezeichnet: Im gesunden Gewebe reichert sich der Traubenzucker meist »normal stark« an, in Krebszellen, die übermäßig schnell wachsen, kommt es zu einem deutlich erhöhten Zuckerverbrauch. Im PET-Bild hebt sich der Tumor dadurch deutlich vom umliegenden gesunden Gewebe ab. Die Technik kann Krebsherde von zwei Millimetern aufspüren. Aber, wie gesagt, nicht alle Auffälligkeiten sind Krebs. Der Arzt kann noch beim gleichen Termin die Diagnose stellen. Die radioaktiv markierten Substanzen werden im Körper rasch abgebaut. Schon binnen kurzer Zeit sei keine Radioaktivität mehr nachzuweisen, heißt es bei der Deutschen Gesellschaft für Nuklearmedizin (vgl. Anhang).

Neue Impulse für den Einsatz von PET in der Krebsmedizin erwartet die Gesellschaft von der Entwicklung spezieller Tracer, die sich zielgenau in bestimmten Organen im Körper anreichern.

Computertomographie

Bei diesem Verfahren handelt es sich um eine Röntgenmethode. Sie eignet sich ganz selten zur Abklärung von verdächtigen Befunden in der Brust. Manchmal kann die CT – unter dieser Kurzformel ist diese Technik weithin bekannt – nützlich sein, wenn ein Tumor nahe an der Brustwand sitzt und seine Position mit Hilfe anderer Methoden nicht bestimmt werden kann. Zudem lassen sich mit einer CT Krebsabsiedlungen in Lymphknoten erkennen. Die Computertomographie liefert aus verschiedenen Perspektiven zweidimensionale Schichtbilder der Brust, die zusammen gesehen einen räumlichen Eindruck vom Inneren des Organs ermöglichen. Lage und Ausdehnung eines Tumors können durch eine CT sehr gut bestimmt werden. Allerdings um den Preis einer Belastung durch Röntgenstrahlung.

Die Methoden der geschlossenen Biopsie

Um einen verdächtigen Befund, insbesondere einen tastbaren Knoten, weiter abzuklären, muss auf die Untersuchungen mit Bild gebenden Verfahren eine Biopsie folgen. Dafür stehen heute viele Verfahren zur Verfügung, die, in der Hand kundiger Ärzte, eine fast hundertprozentig zutreffende Diagnose vor der Operation erlauben. Was nicht allgemein bekannt ist: Absolute Befundsicherheit bietet selbst die offene Biopsie, also die Entnahme bei einer Operation, nicht. Auch dabei verfehlen die

Operateure hin und wieder den Tumor. Die minimalinvasiven Eingriffe haben viele Vorteile. Zum einen bleibt vielen Frauen dadurch ein unnötiger chirurgischer Eingriff erspart. Und die Frauen, bei denen tatsächlich Krebs gefunden wird, können sich auf die Operation und die nachfolgende Therapie vorbereiten. Für manche Patientinnen sind die minimalinvasiven Methoden nicht nur schonender, sondern sogar unverzichtbar. Ältere, gebrechliche Frauen zum Beispiel stehen die eigentliche Krebsoperation leichter durch, wenn der Befund schon vorher klar ist. Der Eingriff ist nämlich viel kürzer, wenn währenddessen nicht erst geklärt werden muss, ob überhaupt Krebs vorliegt. Für schwangere Frauen, bei denen eine verdächtige Verdickung in der Brust gefunden wurde, kommt eigentlich nur eine minimalinvasive Biopsie in Frage: Sie ist für den Organismus weitaus weniger belastend als eine offene Biopsie unter Narkose. Und ein Therapieverfahren geht fast nur mit minimalinvasiver Diagnostik: die präoperative Chemotherapie. Mit diesem Verfahren lassen sich große Tumoren vor der Operation oft so weit verkleinern, dass die Brust beim Eingriff erhalten werden kann (vgl. Kapitel 8, Chemotherapie).

Die Feinnadelpunktion
Bei der Feinnadelpunktion (FNP) werden Zellen mit einer dünnen Nadel von etwa 0,5 Millimetern Durchmesser aus einem tastbaren Knoten entnommen. Dabei kann der Untersucher sich durch unterschiedliche Sinne leiten lassen: Er kann sich auf seinen Tastsinn verlassen und die Untersuchung nur per Hand vornehmen; er kann aber auch zusätzlich mit dem Ultraschall in die Brust »hineinschauen« und damit die Punktion kontrollieren, oder er verwendet für diesen Zweck ein Mammographiegerät mit integrierter Punktionsvorrichtung.

In den meisten Fällen wird der Mediziner sich auf seinen Tastsinn verlassen. Er stabilisiert zunächst den Knoten mit einer Hand und führt mit der anderen Hand die feine Nadel einer Spezialspritze in die Verdickung ein. Handelt es sich um eine Zyste, so wird der Inhalt in die Spritze gezogen. Die Zystenflüssigkeit sollte anschließend untersucht werden. Es kommt zwar ganz selten vor, aber es können sich bösartige Wucherungen an der Zysteninnenwand bilden. Handelt es sich bei dem getasteten Knoten jedoch um eine feste Geschwulst, dann versucht der Arzt, Zellen daraus abzusaugen. Diese Untersuchung geht schnell vonstatten. Sie kann ein wenig schmerzen – so wie die Blutabnahme aus einer Vene – und einen kleinen blauen Fleck hinterlassen. Die entnommenen Zellen werden anschließend von einem Pathologen untersucht, am besten von einem Experten mit Erfahrung in Punktionszytologie. Es ist technisch möglich, dass das Ergebnis einige Stunden nach der Untersuchung vorliegt.

Wenn der Pathologe Krebszellen gefunden hat, dann ist der Befund sicher. Wenn er keine findet, heißt das nicht mit absoluter Sicherheit, dass der Knoten gutartig ist. Denn jedes Karzinom enthält auch gesunde Bereiche, und möglicherweise hat der Arzt ja genau dort Zellen entnommen. Bei einem unauffälligen Punktionsergebnis sollte zur Absicherung auf jeden Fall noch eine Stanzbiopsie gemacht werden. »Die Wahrscheinlichkeit, dass erfahrene Untersucher mit der Feinnadelpunktion einen Krebsknoten entdecken, liegt deutlich über 90 Prozent«, sagt der Berliner Gynäkologe Hans-Joachim Koubenec. Allerdings scheint es immer weniger Meister auf diesem Gebiet zu geben. Viele Ärzte bevorzugen stattdessen die Stanzbiopsie.

Die Stanzbiopsie
Bei der Stanzbiopsie (SB) verwendet der Arzt eine etwas dickere Hohlnadel von etwa 1,6 Millimetern Durchmesser, um damit größere Zellverbände, also kleine Gewebeteile, aus dem Tumor zu entnehmen. Diese Methode eignet sich zur Untersuchung von tastbaren Knoten und solchen, die im Ultraschall deutlich sichtbar sind. Damit lassen sich aber auch nicht tastbare Mikrokalkareale, wie sie auf manchen Mammogrammen sichtbar werden, näher inspizieren. Die Stanzbiopsie ist heute eigentlich immer eine »Hochgeschwindigkeitsstanze«, die mit Hilfe eines speziellen Geräts ausgeführt wird. Der Arzt nimmt sie entweder unter Ultraschall- oder unter mammographischer Kontrolle vor – im letzteren Fall heißt sie dann »stereotaktische Stanzbiopsie«. Unter örtlicher Betäubung ist die Untersuchung praktisch schmerzfrei. Eine ausschließlich tastsinngeleitete Stanzbiopsie sollte heute nur noch bei sehr großen Tumoren vorgenommen werden.

Bei der ultraschallgeführten Stanze macht der Arzt zunächst einen kleinen Hautschnitt über dem verdächtigen Bereich. Für die Probeentnahme führt er mit der einen Hand den Schallkopf und mit der anderen Hand die Nadel eines kleinen Apparats über die Brust. Der Schallkopf erlaubt es dem Arzt, den Tumor und die nun folgende Gewebsentnahme genau zu beobachten und seine Handbewegungen gezielt zu steuern. Aus dem kleinen Apparat wird dann mit hoher Geschwindigkeit eine Nadel in den Tumor geschossen, die seitlich eine schmale Aussparung hat. In diese Aussparung legt sich etwas Gewebe, das von einer weiteren Hohlnadel, die sich über die Nadel schiebt, abgetrennt wird. Der Vorgang wird mindestens dreimal wiederholt, dabei sollte jeweils ein Bild gemacht werden, das die Nadel im Knoten zeigt. Die Probeentnahme geht so schnell vonstatten, dass der Körper gar keine Zeit hat, sie als schmerzhaft wahrzunehmen. Die Proben werden anschließend vom Pathologen histologisch untersucht. Rein technisch ist es möglich, die Diagnose am Tag nach der Untersuchung zu erfahren.

Wenn bei einer Hochgeschwindigkeits-Stanzbiopsie Krebs gefunden wird, kann man dem Befund trauen und sich auf eine Operation vorbereiten. Das Ergebnis ist auch zuverlässig, wenn der Befund auf Gutartigkeit lautet – sofern der Arzt nach den Regeln der Kunst gearbeitet hat. Davon kann man eher ausgehen, wenn ein Spezialist die Untersuchung vornimmt. Hier gilt ebenso wie bei der Punktion: nicht einfach zum nächsten Frauenarzt oder Radiologen gehen, sondern sich vorher genau informieren (vgl. Kapitel 7).

Manche Auffälligkeiten, die sich auf einem Mammogramm zeigen, sind nicht zu tasten. Die im Röntgenbild sichtbaren Mikroverkalkungen gehören dazu und werden daher mit Hilfe einer »stereotaktischen Stanzbiopsie«, auch »Vakuumstanzbiopsie« genannt, unter die Lupe genommen. Dazu ist eine spezielle Mammographieeinrichtung notwendig. Die Brust wird dabei zwischen zwei Plexiglasscheiben zusammengedrückt, fixiert und schräg von oben und von beiden Seiten geröntgt. Ein Computer berechnet aus den dabei entstehenden Bildern die exakte Position des auffälligen Befunds. Das Gerät führt dann elektronisch gesteuert die Nadel in die verdächtige Region, um Gewebe für die nachfolgende Analyse zu entnehmen. Im Moment der Gewebsentnahme wird zur Erfolgskontrolle eine weitere Röntgenaufnahme ausgelöst. Die Untersuchung verursacht nur geringe Schmerzen, ist aber etwas unangenehm, weil man circa 15 bis 30 Minuten in gleich bleibender Haltung vor dem Gerät sitzen oder liegen muss. Die entnommenen Gewebsproben werden dann vom Pathologen unter dem Mikroskop untersucht. Auch hier ist es technisch möglich, dass Sie das Ergebnis am folgenden Tag erfahren. Sofern die Stanzbiopsie oder die stereotaktische Stanzbiopsie professionell ausgeführt wird, ist die Sicherheit der Diagnose ebenso hoch wie bei einer offenen Operation.

Das Mammotome-Verfahren
Wenn sich im Mammogramm suspekter Mikrokalk zeigt, lässt sich der Verdacht auch ambulant per Mammotome-Technik klären. Es handelt sich dabei um eine neue, vergleichsweise invasive Form der Biopsie unter Röntgen- oder Ultraschallkontrolle. Dabei werden mehrere zusammenhängende Gewebszylinder bei einem Einstich aus der Brust entnommen. Die Mikrokalkareale lassen sich mit dem Mammotome-System auch komplett entfernen.

Die Frau erhält eine örtliche Betäubung, dann macht der Arzt einen kleinen Schnitt von etwa zwei Millimetern Länge in die Brust. Wenn die Untersuchung unter stereotaktischer Kontrolle ausgeführt wird, legt sich die Frau anschließend bäuchlings auf einen speziellen Untersuchungstisch. Die Brust hängt durch eine Öffnung nach unten. Dort wird sie in einem Mammographiegerät komprimiert und geröntgt. Sobald das verdächtige Areal geortet ist, wird die Biopsienadel computergesteuert darauf gerichtet und im Zentrum des abzuklärenden Bezirks platziert. Die Gewebszylinder werden durch ein winziges Hochgeschwindigkeits-Rotationsmesser unter Vakuum herausgelöst. Häufig entnehmen die Ärzte zwölf bis 16 Proben aus dem auffälligen Bereich. Die Mammotome-Technik ermöglicht es, einen röntgendichten Markierungsclip einzubringen, um die Stelle zu markieren, an der das Gewebe entnommen wurde. Dadurch lässt sich die Stelle bei späteren Kontrolluntersuchungen oder bei einer anschließenden Behandlung leichter wieder auffinden.

Bei der Ultraschall geführten Biopsie legt sich die Frau auf eine Liege, an der seitlich ein Schwenkarm mit dem kleinen, kompakten Mammotome-Vakuumbiopsiesystem angebracht ist. Mittlerweile gibt es aber auch ein Freihandsystem, das der Arzt mit einer Hand über die Brust führen kann, während er mit der anderen Hand den Ultraschallkopf hält.

Die Entnahme der Gewebszylinder dauert 20 Minuten. Danach wird die Frau gebeten, die behandelte Brust weitere 20 Minuten lang zwischen die Hände zu nehmen und fest zu pressen, damit es nicht zu einer Nachblutung kommt. Manche Ärzte legen der Frau stattdessen einen Druckverband an. Der Einstich muss, ebenso wie die Einstiche bei den übrigen minimalinvasiven Techniken, nicht genäht werden; auf die Einstichstelle wird lediglich ein Pflaster geklebt.

Wenn die Biopsie aufgrund eines verdächtigen Mikrokalkareals gemacht wurde, fertigen die Ärzte anschließend eine so genannte Präparatradiographie an, um sicherzustellen, dass auch wirklich der suspekte Gewebsbezirk entnommen wurde. Der Pathologe untersucht anschließend die kleinen Gewebszylinder unter dem Mikroskop. Die Diagnose sollte am Tag nach der Untersuchung vorliegen.

In Deutschland bieten bisher nur wenige Spezialisten diese Untersuchung an. Die Befunde gelten als nahezu genauso sicher wie die Resultate bei einer offenen Operation. Noch zählt die Mammotome-Vakuumbiopsie nicht zu den Regelleistungen der Krankenkassen. Der Arzt muss einen Antrag auf Kostenübernahme bei den Kassen stellen. Kritiker sehen in der Mammotome-Technik keinen Vorteil im Vergleich zur schonenderen stereotaktischen Stanzbiopsie. Wenn bei einer Mammotome-Biopsie sehr viel Gewebe entnommen wird, kann es zu Nachblutungen kommen. Das könnte die Beurteilbarkeit des Tumors bei einer späteren Operation erschweren.

Das ABBI-System
Auch mit dieser stereotaktischen Methode können verdächtige Mikrokalkablagerungen diagnostiziert werden. Die Untersuchung geht wie beim Mammotome-Verfahren vonstatten, nur dass bei dieser Methode noch dickere Nadeln verwendet werden (sechs bis 20 Millimeter im Durchmesser). Wenn der suspekte Bereich getroffen wird, sind die Ergebnisse der Untersuchung als sehr sicher anzusehen. Die Kritik am

ABBI-System lautet ähnlich wie beim Mammotome-Verfahren. Zusätzlich wird bemängelt, dass es sich bei ABBI eigentlich um ein semioperatives Verfahren handelt, das der veralteten Forderung nach Entnahme einer größeren Probe aus der Brust Rechnung trägt.

Tumormarker
Können die so genannten Tumormarker einen Verdacht auf Brustkrebs erhärten oder entkräften? Manche Frauen versprechen sich, sobald sie einen Knoten tasten oder das Mammogramm etwas Beunruhigendes enthält, Wunderdinge von den »Brustkrebsmarkern«. Dabei handelt es sich um spezielle Moleküle, die von Tumorzellen abgesondert werden. Allerdings eignen sich diese Substanzen nicht zur Früherkennung von Brustkrebs. Der Grund: Sie sind auch bei anderen Erkrankungen vermehrt im Blut zu finden und erlauben deshalb keinen eindeutigen Befund (vgl. Kapitel 6).

Operative Biopsie

Sollte sich aus den minimalinvasiven Biopsien kein klarer Befund ergeben – das ist heute nur noch bei etwa fünf Prozent der Untersuchungen der Fall –, wird Ihr Arzt eine operative Biopsie empfehlen. Meistens werden operative Biopsien unter Vollnarkose im Krankenhaus durchgeführt. In Ausnahmefällen werden sie auch ambulant vorgenommen. Wenn Ihr Arzt Belegbetten in einer Klinik hat, wird er den Eingriff möglicherweise selbst machen. Ansonsten überweist er Sie in ein Krankenhaus.

Bei der operativen Biopsie können sich die Grenzen zwischen Diagnose und Eingriff verwischen. Wenn sich nämlich bei dem ursprünglich diagnostischen Eingriff herausstellt, dass die Brust tatsächlich von Krebs befallen ist, ergibt sich die Möglichkeit, gleich zu operieren. Hat eine Frau sich vorher schriftlich mit einer gleichzeitigen Operation einverstanden erklärt, kann das bedeuten, dass sie ein paar Stunden später ohne Brust aufwacht, falls die Brust nicht erhalten werden konnte. Darüber sollte sie sich im Klaren sein und das Pro und Kontra eines solchen Vorgehens bewusst abwägen. Diese Entscheidung wird am Ende dieses Abschnitts genauer besprochen.

Zunächst zu der Methode selbst: Ist die verdächtige Veränderung in der Brust nicht als Knoten tastbar, so muss der Bereich vor der Operation markiert werden, damit der Arzt den Tumor in der Brust findet und vollständig entfernen kann. Die Markierungsmittel werden mit unterschiedlichen Techniken in die Brust gebracht, je nachdem, mit welchem Bild gebenden Verfahren sie erkennbar sind. Wenn der verdächtige Bezirk nur im Mammogramm sichtbar ist, dann wird entweder eine sterile Nadel oder Kohlestaub unter Röntgenkontrolle an Ort und Stelle platziert. Das Gleiche gilt, wenn der verdächtige Bereich nur im Ultraschallbild oder im Magnetresonanz-Tomogramm erkennbar ist. Die Nadelmarkierung und die Kohlestaubmarkierung erlauben es, bereits am Tag vor dem Eingriff eine Kennzeichnung anzubringen. Diese Prozeduren können wehtun; fragen Sie deshalb nach einer Betäubung.

Sobald der verdächtige Herd bei der Operation entnommen wurde, sollte eine Präparatmammographie oder -sonographie gemacht werden, um die Entfernung des Verdachtsareals sicher nachweisen zu können.

Für den Eingriff erhält die Frau eine Vollnarkose. Mit einem Skalpell schneidet der Arzt den verdächtigen Knoten zusammen mit einem gesunden Gewebesaum aus der Brust. Das Gewebe wird sofort zum Pathologen gebracht, der in großen Kliniken im selben Haus arbeitet. Kleine Krankenhäuser haben meist keinen eigenen Pathologen; sie kooperieren dann mit einem entsprechenden Facharzt, der ein Labor in der Nähe der Klinik betreibt. Der Pathologe schockgefriert die Gewebsprobe, zerteilt sie dann in sehr dünne Scheibchen und untersucht diese unter dem Mikroskop nach Krebszellen. Diese Methode heißt »Schnellschnittuntersuchung«.

Nach etwa 20 Minuten ruft der Pathologe im Operationssaal an und teilt sein Ergebnis dem wartenden Team mit. Dieses Resultat trifft in 98 Prozent der Fälle zu – wenn es einmal nicht stimmen sollte, dann handelt es sich meist um falschnegative Befunde, bei denen also ein Tumor als gutartig beurteilt wurde, der in Wirklichkeit aber bösartig war. Der umgekehrte Fall kommt, so sagen Ärzte, höchst selten vor.

Hundertprozentig sicher ist die Diagnose erst drei, vier Tage später. Dann nämlich liegt das Ergebnis der endgültigen feingeweblichen (»histologischen«) Untersuchung vor. Der Pathologe hat gleich, als das verdächtige Gewebe eintraf, einen kleinen Teil davon in Formalin getaucht, um es zu konservieren und danach in Paraffin eingebettet. An dieser Probe kann er genauere, allerdings auch zeitaufwändigere Untersuchungen vornehmen und eventuell vorhandene Unklarheiten mit Kollegen besprechen.

Stellt sich heraus, dass die Veränderung in der Brust gutartiger Natur ist, wird die Öffnung in der Haut wieder zugenäht. Die Fäden aus der obersten Hautschicht werden meist innerhalb der folgenden Woche gezogen. Damit sich keine Gewebsflüssigkeit in der Wunde sammelt, legen die Ärzte eine Drainage in das Operationsgebiet, einen kleinen Schlauch also, der Wundflüssigkeit und Blut nach außen ableitet. Die Drainage kann nach ein, zwei Tagen wieder entfernt werden.

Im Allgemeinen achten die Ärzte darauf, dass sie den Schnitt kosmetisch günstig führen. Um den Tumor optimal entfernen zu können, ist es wichtig, dass der Chirurg das Skalpell direkt über der kranken Gewebsstelle ansetzt. Standard ist heute der »bogenförmige Radiärschnitt«, der den feinen Linien der Brusthaut folgt. Das durchtrennte Gewebe kann dadurch »glatter« zusammenwachsen – ohne die Verziehungen und Wülste, wie sie durch die lineare Schnittführung früher oft entstanden sind.

Das Ausmaß der Beschwerden nach dem Eingriff – Schmerzen, »blaue Flecken« – hängt sowohl vom Gewebstyp der Frau als auch vom Geschick des Operateurs ab. Je nachdem, wie viel Gewebe aus der Brust entnommen wurde, können kleine Dellen in der Haut zurückbleiben. Diese gleichen sich mit der Zeit meist aus. Vermeiden lassen sich solche Dellen häufig mit einer neuen Methode, der so genannten intramammären Verschiebeplastik. Dabei verschiebt der Chirurg nach Entfernung des Knotens das Fett- und Drüsengewebe in der Brust so gegeneinander, dass die entstandene Lücke ausgeglichen wird. Manche Frauen haben am Tag nach einer operativen Biopsie Schmerzen in der Brust, gegen die, wenn nötig, eine einfache Schmerztablette hilft. Am nächsten Tag tut die Brust meist nicht mehr weh. Komplikationen nach einer operativen

Biopsie kommen selten vor, und wenn, dann handelt es sich meistens um einen Bluterguss oder um eine Infektion des Wundgebiets.

Sollte der Befund des Pathologen auf Krebs lauten, kann der Arzt fürs Erste die Wunde schließen und das weitere Vorgehen mit der Frau besprechen, sobald sie aufgewacht ist. Das muss aber vor der Operation ausdrücklich so vereinbart worden sein. Wichtig ist, dass diese Entscheidung schriftlich festgehalten wird: Sie geben Ihr Einverständnis in diesem Fall also nur für die »operative Gewebsentnahme zu diagnostischen Zwecken«. In Deutschland ist es jedoch eher üblich, dass der Chirurg gleich weiteroperiert, wenn der Pathologe einen bösartigen Tumor gemeldet hat. Bei einer Brust erhaltenden Operation werden heute in der Regel noch zusätzlich Achsellymphknoten entnommen, bei der Mastektomie werden Brust und Lymphknoten entfernt. Rein medizinisch gesehen, ist das Weiteroperieren bei bösartigem Befund der bessere Weg, weil die Gefahr einer Verschleppung von Tumorzellen wahrscheinlich geringer ist. Aber die Entscheidung, welchen Weg Sie gehen wollen, ist Ihre Sache – sich das bewusst zu machen, kann das Selbstbewusstsein stärken. Wägen Sie Pro und Kontra sorgfältig gegeneinander ab. Lassen Sie sich dabei von Ihrem Arzt beraten, aber nicht in die eine oder andere Richtung drängen.

6. Wenn es Krebs ist: Weitere Untersuchungen

Der Pathologe ist derjenige, der bei einem Tumorverdacht zwischen Gut und Böse entscheidet. Das ist nicht immer einfach – vor allem bei Veränderungen in der Brust, die nicht tastbar sind, sondern sich nur per Mammographie nachweisen lassen. Der Pathologe untersucht dazu hauchfeine Schnitte des Tumors unter dem Lichtmikroskop auf Stellen, an denen die normalen Gewebsstrukturen gestört sind. Dazu sind ständiges Training und höchste Konzentration nötig, weil ganz kleine Abnormitäten leicht übersehen werden können. Wichtig ist die enge Zusammenarbeit zwischen diagnostischen Radiologen, Operateuren und Pathologen, um den Krebs möglichst exakt zu entfernen. Im Laufe der Jahre hat sich die »Mammapathologie« zu einem medizinischen Teilgebiet entwickelt. Spezialisten auf diesem Gebiet finden sich häufig in Brustkrebs- und Mammazentren oder Kliniken mit einer speziellen »Brustsprechstunde« (vgl. Kapitel 7).

Tumorklassifikationen

Sobald die Ergebnisse aller Untersuchungen vorliegen und klar ist, dass es sich um Krebs handelt, stellen Pathologen einen »Steckbrief« des Tumors zusammen. Dazu sind folgende Vorarbeiten erforderlich: das »Typing« (Bestimmung des feingeweblichen, histologischen Tumortyps), das »Staging« (Bestimmung des Krankheitsstadiums) und das »Grading« (Analyse des Differenzierungsgrades). Der fertige Steckbrief setzt sich aus lauter Abkürzungen zusammen. Sie werden diese Kombinationen von Zahlen und Buchstaben im Laufe Ihrer Behandlung öfter hören oder lesen, sei es im Gespräch mit Ihrem Arzt oder bei der Visite, wenn die Mediziner sich miteinander über Ihre Erkrankung unterhalten. Sie werden auch in den Behandlungsberichten – wenn Sie diese einsehen wollen (vgl. Kapitel 7) – die zunächst völlig unverständlichen Kürzel finden. Die »Geheimschrift« ist jedoch gar nicht so schwer zu verstehen.

Die Bestimmung des histologischen Typs (»Typing«)

In einer groben Gliederung lassen sich zunächst einmal so genannte In-situ-Karzinome (Krebs am Ort) von den invasiven Geschwülsten trennen. Beide Formen haben ihren Ursprung im normalen Drüsengewebe der Brust. Während ein In-situ-Krebs sich jedoch auf ein Wachstum innerhalb der Milchgänge oder der Drüsen beschränkt, durchbricht ein invasiver Krebs die Grenze zur Nachbarschaft und wuchert in umliegendes Gewebe hinein. Eine invasive Geschwulst ist wesentlich gefährlicher als In-situ-Krebs, weil nach einer »Invasion« die Gefahr besteht, dass die Krankheit in andere Organe streut. Durch den breiteren Einsatz der Mammographie zur Früherkennung werden seit einigen Jahren zunehmend mehr In-situ-Brusttumoren gefunden. Zu dieser Kategorie zählen etwa 15 Prozent aller neu diagnostizierten Karzinome der Brust.

In-situ-Brustkrebs
Obwohl der In-situ-Brustkrebs keine unmittelbare Lebensgefahr darstellt, ist das Risiko erhöht, dass sich daraus ein invasives Karzinom entwickelt. Im Grunde weist dieser Krebstyp, dessen Wachstum sich auf das Innere der Milchgänge beschränkt und noch nicht darüber hinaus wuchert, bereits auf ein massives »Qualitätssicherungsproblem« im Zellverband hin. In manchen Fällen wird dieser so genannte intraduktale Krebs zum invasiven Krebs, in anderen Fällen behält er über Jahrzehnte hinweg seine eher harmlose Gestalt. Die Entwicklung exakt vorauszusagen, ist bisher noch nicht möglich. Der bisherige Erkenntnisstand lässt sich so zusammenfassen: Sämtliche invasiven Krebse entwickeln sich aus In-situ-Karzinomen, aber nicht aus allen In-situ-Karzinomen muss ein invasiver Krebs entstehen.

Erst wenn ein intraduktaler Krebs die Gangwand durchdringt und in das angrenzende Gewebe hineinwächst, wird er bedrohlich für die Frau. Denn nun kann er in die feinen Gewebsspalten und Blutgefäße hineinwachsen, sich im Körper ausbreiten und in fernen Organen Absiedlungen entwickeln. Weil alle Tumortypen aus einem In-situ-Karzinom entstehen, findet der Pathologe neben dem invasiven Krebs immer auch eine mehr oder weniger große In-situ-Komponente.

In den abnormalen Gewebsstrukturen lagert sich häufig Kalzium ein. Die dabei entstehenden Mikroverkalkungen sind verräterische Spuren, die ein Mammogramm nachzeichnen kann. Andere Formen von Kalkablagerungen entstehen, wenn die Karzinomzellen besser differenziert sind und Schleim produzieren. Dabei entstehen rundliche Verkalkungen. Sie sind nur schwer als bösartig zu erkennen; sehr ähnlich aussehende Verkalkungen findet man auch bei gutartigen Brustveränderungen. Spezialisten können manchmal aus der Anordnung der Kalkspuren Hinweise auf eine eventuelle Bösartigkeit gewinnen.

Durch den zunehmenden Einsatz der Mammographie werden heute mehr In-situ-Karzinome als früher aufgedeckt. Derzeit machen die intraduktalen Karzinome bereits zehn bis 20 Prozent aller Brusttumore aus.

Mediziner unterscheiden zwei Arten: das **duktale Karzinom in situ** (abgekürzt: **DCIS**) und das **lobuläre Karzinom in situ (LCIS)**. Zusätzlich zu dieser Klassifikation muss der Pathologe die Größe des befallenen Areals in seinem Befund angeben.

Das DCIS kommt mit etwa 90 bis 95 Prozent am häufigsten vor. Es wächst in den Milchgängen – häufig an mehreren Stellen im Gangsystem gleichzeitig. Oft tritt es nur in einer Brust auf. Die Mammographie liefert besonders häufig Hinweise auf diese Form der Zellentartung. Intraduktale Karzinome sind sehr verschiedenartig. Zur näheren Charakterisierung nutzen Pathologen ein Klassifikationsschema, das etwa Auskunft darüber gibt, welche Form die Zellen aufweisen und wie differenziert sie sind. Daraus lassen sich Prognosen über die Gefährlichkeit des DCIS ableiten. So kommt es bei hoch differenzierten intraduktalen Karzinomen nachweislich seltener zu Rückfällen als bei niedrig differenzierten. Die DCIS-Klassifikation verändert sich derzeit sehr rasch – in dem Maße, wie die Bedeutung der intraduktalen Karzinome wächst.

Die Ansichten darüber, wie DCIS am besten zu behandeln sei, gehen unter Ärzten auseinander. Manche empfehlen aus Vorsichtsgründen eine Entfernung der Brust. Andere Mediziner sind hingegen der Ansicht, dass es genügt, dieses In-situ-Karzinom Brust erhaltend zu operieren, sofern die komplette Entfernung mit einem tumorfreien Saum von mindestens einem Zentimeter gewährleistet ist. Dieses Vorgehen wird zum Beispiel vom Tumorzentrum München empfohlen. Bei besonders großem DCIS ist es oft nicht möglich, die Brust zu erhalten. Dann empfehlen manche Ärzte zusätzlich eine Entfernung von Lymphknoten aus der Achselhöhle. Ob eine Nachbestrahlung das Risiko eines Krankheitsrückfalls mindert, ist noch umstritten. Eine Chemo- oder Hormontherapie im Anschluss an Operation und eventuelle Bestrahlung »ist nach heutigem Wissensstand nicht notwendig«, schreiben die Münchner Mediziner.

Nach einer Therapie wegen DCIS sollte die Frau peinlichst genau auf Veränderungen in ihrer Brust achten. Ärzte empfehlen regelmäßige Selbstuntersuchungen sowie Mammographien im Abstand von einem Jahr.

Eine Sonderform des In-situ-Karzinoms heißt »Morbus Paget«. Es handelt sich dabei um ein seltenes Milchgangkarzinom, das in der oberflächlichen Schicht der Brustwarze wächst. Es macht sich häufig durch Hautjucken und Rötung des Areals um die Brustwarze herum bemerkbar, lange bevor es als Knoten tastbar ist. Weil es einer Entzündung so ähnlich sehen kann, wird es in vielen Fällen zunächst falsch behandelt. Die Prognose ist je nach Art individuell unterschiedlich.

Ein lobuläres Karzinom in situ (LCIS) bildet sich häufig dort, wo die Milchgänge in die Drüsenläppchen einmünden. Es sind oft jüngere Frauen vor den Wechseljahren, bei denen dieser Krebs entsteht und häufig sind beide Brüste betroffen. Ein LCIS wird nicht als direkter Vorläufer einer invasiven Geschwulst eingestuft, sondern als ein »Marker«, als eine Art Warnsignal für die Entwicklung eines invasiven Krebses. Noch vor einigen Jahrzehnten wurde vielen Frauen mit LCIS die Brust abgenommen. Das gilt heute als anachronistisch. Heute wird dieses Karzinom nicht mehr operiert, und die Lymphknoten der gleichseitigen Achselhöhle bleiben unangetastet. Eine Bestrahlung wird nicht empfohlen, da das LCIS als wenig strahlenempfindlich gilt. Zur Vorsicht sollte Frau mit LCIS einmal jährlich zur Mammographie gehen.

Invasiver Brustkrebs

Die invasiven Brustkrebsarten zeichnen sich dadurch aus, dass Zellen des Drüsengewebes die Basalmembran durchstoßen haben. Sie werden auch als infiltrierende Tumoren bezeichnet. Die Basalmembran ist ein dünnes Häutchen und trennt das Drüsengewebe von seiner Umgebung, zum Beispiel vom Fettgewebe und von den Blut- und Lymphgefäßen in der Nachbarschaft. Häufig findet der Pathologe nicht nur einen Typus, sondern Mischformen aus verschiedenen Krebsarten, zum Teil auch durchsetzt von In-situ-Anteilen. In solchen Fällen bestimmt das quantitative Verhältnis der Anteile die endgültige Typisierung. Manchmal ist die Entscheidung, zu welchem Typ ein Krebs nun gehört, schwierig. Dann holt der Pathologe in der Regel den Rat von Kollegen ein. Ich stelle hier die häufigsten Formen des infiltrierenden Brusttumors vor.

- **Invasives duktales Karzinom:** Ebenso wie beim In-situ-Karzinom bilden sich auch die invasiven Brustkrebse am häufigsten in den Milchgängen – und zwar in schätzungsweise 75 Prozent der Fälle. Als invasive duktale Karzinome werden all diejenigen Brustkrebse bezeichnet, die keine besonderen Eigenschaften aufweisen. Charakteristisch für diese Krebsart ist, dass harte, manchmal höckrige Knoten in einer Brust fühlbar sind.
- **Invasives lobuläres Karzinom:** Ein mit bis zu einem Anteil von 15 Prozent wesentlich seltener vorkommender Brustkrebstypus ist das lobuläre Karzinom, das am Ende eines Milchgangs oder in einem der Drüsenläppchen entsteht. Es macht sich häufig als Verdichtung bemerkbar, die nicht deutlich zum umliegenden Gewebe hin abgegrenzt ist. Bezogen auf die Überlebenszeit bietet dieser Typus eine leicht überdurchschnittliche Prognose.

Neben diesen beiden Hauptformen gibt es noch weitere Typen von Brustkrebs, die seltener auftreten. Für alle diese Sondertypen sollte der Pathologe ein Grading erarbeiten.

- **Medulläres Karzinom:** Diese Tumoren sind meist rundlich, scharf begrenzt, relativ weich und enthalten zwischen den Krebszellen häufig viele weiße Blutzellen. Sie machen fünf bis sieben Prozent der Brustkarzinome aus. Trotz des hohen Gradings (G3) haben sie eine überdurchschnittlich gute Prognose.
- **Muzinöses Karzinom:** Es handelt sich ebenfalls um eine Sonderform des duktalen Karzinoms. Dieser Typus hat einen Anteil von drei

Prozent unter allen Brustkrebsarten. Er enthält Schleim bildende Zellen, weshalb das Tumorgewebe oft glänzend aussieht. Im Allgemeinen sehr gute Prognose.
- **Tubuläres Karzinom:** Auch dies ist eine Sonderform des duktalen Karzinoms und wird bei zwei Prozent der Frauen mit Brustkrebs gefunden. Charakteristisch sind die röhrenförmigen Strukturen im Gewebe. Überdurchschnittlich gute Prognose.

Die Bestimmung des Krankheitsstadiums (»Staging«)

Um das Krankheitsstadium zu bestimmen, bedienen die Pathologen sich der so genannten TNM-Klassifikation. T steht dabei für den Tumor und seine Ausdehnung, N für Lymphknoten, bei denen beurteilt wird, ob sie noch krebsfrei sind oder schon Metastasen enthalten, und M für Metastasen, also Fernabsiedelungen des Karzinoms. Das TNM-Schema ist eine Art Kurzschrift für Ärzte zur Beschreibung der Ausbreitung eines Tumors im Körper. Der Fachbegriff dafür kommt aus dem Englischen und heißt »Staging«. Die Einteilung wird nicht nur für Brustkrebs, sondern auch für viele andere Krebsarten verwendet. Entwickelt wurde sie von der Internationalen Gesellschaft gegen den Krebs, einer Organisation, die auch immer wieder dafür sorgt, dass das Schema dem wissenschaftlichen Kenntnisstand angepasst wird. Überall auf der Welt wenden Ärzte diese Klassifikation an.

Seit einigen Jahren wird immer häufiger die Diagnose »DCIS« gestellt. Dabei handelt es sich um eine mögliche Krebsvorstufe, die noch nicht durch die Wand eines Milchgangs gebrochen, also noch im Gang – »intraduktal« – ist. DCIS wird vor allem bei der Mammographie aufgespürt. Auch die intraduktalen Karzinome lassen sich mit der TNM-Klassifikation näher charakterisieren.

Die Abkürzungen bedeuten im Einzelnen:

T   Der Primärtumor, also der Ursprungsort der Krebserkrankung und seine Ausdehnung

Tis	Tumor in situ (= am natürlichen Ort), das heißt, es handelt sich um eine Geschwulst, die sich lediglich innerhalb der Brustdrüsengänge und -läppchen ausbreitet und nicht in das umliegende Gewebe eingewachsen ist. Als ein Tumor in situ wird auch der auf die Brustwarze beschränkte Morbus Paget bezeichnet
T0	Kein Tumor nachweisbar
T1	Tumor mit einem Durchmesser von höchstens zwei Zentimetern an der Stelle seiner größten Ausdehnung
T1mic:	Tumor mit einem Durchmesser von maximal 0,1 Zentimeter
T1a:	Tumor mit mehr als 0,1 Zentimeter, aber nicht mehr als 0,5 Zentimeter Durchmesser
T1b:	Tumor mit mehr als 0,5 Zentimeter, aber nicht mehr als einem Zentimeter Durchmesser
T1c:	Tumor mit mehr als einem Zentimeter, aber nicht mehr als zwei Zentimetern Durchmesser
T2	Tumor mit einer Größe von mehr als zwei Zentimeter, aber nicht mehr als fünf Zentimetern Durchmesser an der Stelle seiner größten Ausdehnung (gilt als mittelgroßer Tumor)
T3	Tumor mit einer Größe von mehr als fünf Zentimetern Durchmesser an der Stelle seiner größten Ausdehnung (gilt als großer Tumor)
T4	Tumor jeder Größe, der mit der Brustwand oder mit der Haut verwachsen ist
T4a:	Tumor mit Ausdehnung auf die Brustwand
T4b:	Tumor, der mit einem Ödem und Apfelsinenhaut, einem Geschwür an der Brustwand oder mit so genannten Satellitenknötchen der Haut einhergeht
T4c:	Wenn T4a und T4b zusammen auftreten
T4d:	Inflammatorisches Karzinom: Die Symptome sind die einer Entzündung (»inflammatorisch« kommt aus dem Lateinischen und bedeutet entzündlich): Die Haut über der Brust ist gerötet, das ganze Organ ist geschwollen, weil Krebszellen sich in den Lymph-

	bahnen im Innern der Brust ausgebreitet haben und den Lymphfluss blockieren. Das inflammatorische Mammakarzinom hat eine schlechte Prognose
Tx	Es lässt sich nicht beurteilen, wo der Tumor genau sitzt und wie weit er sich ausgebreitet hat

Neu aufgenommen in die T-Klassifikation wurde 1997 die so genannte Mikroinvasion. Das Kürzel »T1mic« bedeutet, dass die Tumorzellen an keiner Stelle mehr als einen Millimeter in die Umgebung des Milchganges hineinwuchern. Solche winzigen Karzinome werden durch feinere Nachweismethoden immer häufiger aufgespürt. Die Heilungsaussichten nach der Operation sind mit 97 Prozent Überlebenswahrscheinlichkeit nach fünf Jahren hervorragend. Die frühinvasiven Tumoren werden häufig auf dem Boden sehr ausgedehnter intraduktaler Karzinome gefunden und dann oft mit mehreren Herden. Es ist daher nicht einfach, ein DCIS von einem T1mic auseinander zu halten. Der Pathologe braucht dazu sehr viel Erfahrung in der Untersuchung von Brustkrebs und ein sehr gut ausgerüstetes Labor. Kritiker bemängeln, die Diagnose »Mikroinvasion« werde mittlerweile viel zu oft gestellt. In vielen Fällen handele es sich aber nicht um ein invasives Karzinom, sondern vielmehr um ein »duktales Karzinom in situ« (siehe weiter oben).

Der Zustand der Lymphknoten wird mit dem Buchstaben N beschrieben.

N	Node (engl. »node« bedeutet Lymphknoten). N beschreibt den Zustand der Lymphknoten, die dem Tumor am nächsten liegen – die so genannten regionären Lymphknoten. Bei der Brust sind das vor allem diejenigen in der Achselhöhle nahe der erkrankten Brust. Krebszellen in der Achselhöhle oder am Brustbeinrand beziehungsweise unter dem Schlüsselbein der anderen Körperseite werden als Metastasen eingestuft
Nx	Es lässt sich nicht beurteilen, ob die Lymphknoten Krebszellen enthalten oder nicht

N0	Keine tastbaren Lymphknoten in der Region
N1	Lymphknoten in der gleichseitigen Achselhöhle enthalten Krebszellen. Sie sind tastbar und nicht miteinander verwachsen
N2	Lymphknoten in der gleichseitigen Achselhöhle enthalten Krebszellen und sind miteinander oder mit dem umliegenden Gewebe verwachsen
N3	Lymphknoten entlang der gleichseitigen Innenseite des Brustbeins enthalten Krebszellen

Der Buchstabe M gibt Auskunft über das Vorhandensein von Metastasen.

M	Metastasen, also Fernabsiedelungen des Primärtumors
Mx	Es lässt sich nicht beurteilen, ob Metastasen vorhanden sind
M0	Keine Fernmetastasen vorhanden
M1	Fernmetastasen vorhanden

Ein Krebs im Frühstadium würde nach diesem Schema als T1 N0 M0 bezeichnet. Ist der Tumor größer (über zwei Zentimeter Durchmesser), sind aber noch keine Lymphknoten befallen, sieht sein TNM-Profil so aus: T2 N0 M0.

Die Ärzte unterscheiden bei der TNM-Einordnung in eine Einordnung vor der Operation – sie heißt klinische Klassifikation – und eine nach dem chirurgischen Eingriff – die so genannte histologische oder feingewebliche Charakterisierung. Die histologische Bestimmung ist natürlich immer genauer als die klinische. Das gilt vor allem für die Angaben über den Zustand der Lymphknoten in der Achselhöhle oder am Brustbein. Ob sich dort Krebszellen angesiedelt haben, kann man erst nach der Operation mit Sicherheit sagen. Vor dem Eingriff können die Ärzte nur Hinweise sammeln – eine Tastuntersuchung etwa mag ergeben, dass die Lymphknoten geschwollen sind. Wenn vor dem T, dem N oder dem M ein kleines »c« steht, dann heißt das: Die Einordnung basiert ausschließlich auf einer klinischen Untersuchung, eine pathologische Beurteilung liegt noch nicht vor. Wenn kein Buchstabe davor steht, heißt das immer, dass die Einordnung von einem Kliniker stammt. Die klinische Einschätzung ist wichtig für die Grobplanung der Operation.

Wenn Sie ein kleines »p« vor einem der Buchstaben aus der TNM-Liste finden, heißt das, der Pathologe hat den Tumor bereits untersucht und klassifiziert Das »p« steht für pathologische Untersuchung. Erst wenn der komplette pathologische Befund entsprechend der pTNM-Klassifikation nach der Operation vorliegt, kann die weitere Behandlung geplant werden. Hat der Pathologe zum Beispiel herausgefunden, dass die Lymphknoten Krebs enthalten, dann wird die Chemotherapie anders ausfallen, als wenn die Achsellymphknoten tumorfrei wären.

Bei einer Brustkrebsdiagnose entsprechen die pT-Kategorien den T-Kategorien. Die pN-Definitionen sind detaillierter als die N-Definitionen. Und M- und pM-Kategorien stimmen im Wesentlichen überein. Bezogen auf den Lymphknotenstatus ergibt sich folgende Feingliederung nach der pathologischen Untersuchung:

pN1A: Nur Mikrometastasen, von denen keine größer als 0,2 Zentimeter ist

pN1B: Die Lymphknoten enthalten Metastasen; zumindest eine ist größer als 0,2 Zentimeter

pN1BI: Metastasen in ein bis drei Lymphknoten. Eine davon ist größer als 0,2 Zentimeter, aber alle sind kleiner als zwei Zentimeter

pN1BII: Metastasen in vier oder mehr Lymphknoten. Eine davon ist größer als 0,2 Zentimeter, aber alle sind kleiner als zwei Zentimeter

pN1BIII: Metastasen sind über die Lymphknotenkapsel hinweggewuchert; alle Metastasen sind jedoch kleiner als zwei Zentimeter in größter Ausdehnung

pN1BIV: Die Metastasen weisen einen Durchmesser von zwei Zentimetern oder mehr an der Stelle ihrer größten Ausdehnung auf

pN2: Metastasen in den Lymphknoten der gleichseitigen Achselhöhle sind miteinander oder mit dem umliegenden Gewebe verwachsen pN3: Metastasen in den Lymphknoten entlang der gleichseitigen Innenseite des Brustbeins

Weit verbreitet ist folgende Stadieneinteilung von Brustkrebs. Die einzelnen Stadien bedeuten – in der präziseren »TNM-Sprache« ausgedrückt:

Stadium	TNM-Klassifikation
Stadium 0:	Tis N0 M0
Stadium I:	T1 N0 M0
Stadium IIA:	T0 N1 M0, aber auch T1 N1 M0 und T2 N0 M0
Stadium IIB:	T2 N1 M0, aber auch T3 N0 M0
Stadium IIIA:	T0 N2 M0, aber auch T1 N2 M0 und T2 N2 M0 und T3 N1 N2 M0
Stadium IIIB:	T4 alle N M0, aber auch alle T N3 M0
Stadium IV:	alle T alle N M1

Die Bestimmung des Differenzierungsgrads (»Grading«)

Die Pathologen fügen dem »Charakterbild« des Tumors noch einen weiteren Aspekt hinzu. Sie bestimmen nämlich das so genannte Grading, machen also Angaben darüber, wie differenziert die Zellen des kranken Gewebes sind. Im Einzelnen beurteilen sie das Aussehen der Zellkerne, die Zellteilungsgeschwindigkeit und das Feinbild der Drüsen. Generell gilt: Je differenzierter eine Krebszelle ist, desto gutartiger ist sie, weil sie dann noch am ehesten der normalen Zelle gleicht. Die Grading-Skala ist also eine Ergänzung zur TNM-Klassifikation. Derzeit sind noch unterschiedliche Gradingsysteme in Gebrauch. Der Pathologe sollte daher in seinem Bericht angeben, welches System er verwendet hat. So weiß der Arzt, den Sie später vielleicht um eine zweite Meinung bitten, gleich genau Bescheid. Bei den Grading-Skalen handelt es sich um Variationen des folgenden Schemas:

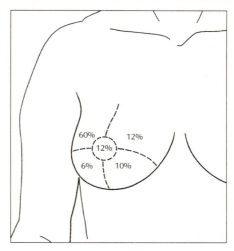

Quadranteneinteilung der Brust: Über die Hälfte aller Karzinome entstehen im oberen äußeren Quadranten.

Gx: der Differenzierungsgrad kann nicht bestimmt werden
G1: gut differenziert
G2: mäßig differenziert
G3: schlecht differenziert
G4: undifferenziert

Weitere Charakterisierungen des Tumors
Die Heilungschancen einer Frau hängen in hohem Maße von der Qualität der Operation ab. Gut war der Eingriff dann, wenn der Operateur den Tumor mit einem Rand gesunden Gewebes entnommen hat. In diesem Saum dürfen auch unter dem Mikroskop keine Krebszellen mehr erkennbar sein. Der Pathologe notiert seine Befunde mit Hilfe folgender Abkürzungen:

R0   kein Residualtumor; unter dem Mikroskop sind an den Rändern des Operationspräparates keine Krebszellen zu erkennen
R1   mikroskopisch erkennbarer Residualtumor

R2 makroskopisch, mit bloßem Auge erkennbarer Tumor in der Brust oder an einer anderen Stelle im Körper als Metastase

Um genauer zu bestimmen, wo die Geschwulst in der Brust angesiedelt ist, verwenden Mediziner die so genannte Quadranteneinteilung. Es gibt vier Quadranten, deren (gedachter) Mittelpunkt in der Mitte der Brustwarze liegt. Der Bereich um die Mamille fällt nicht unter diese Einteilung. Er gehört zum so genannten zentralen Drüsenkörper in der Mitte der Brust. Bezeichnet werden die Quadranten folgendermaßen: oben außen, oben innen, unten außen und unten innen. Krebsknoten bilden sich bevorzugt in bestimmten Quadranten, wie die Abbildung auf Seite 137 zeigt.

Wenn Sie die Brustkrebsklassifikationen zum ersten Mal lesen, wird Ihnen der Kopf vor all den neuen Begriffen schwirren. Selbstverständlich werden Sie nicht gleich alle Bezeichnungen auswendig wissen. Fragen Sie deshalb Ihren Arzt, wenn er Begriffe benutzt, die Sie nicht gleich verstehen, immer wieder nach der Bedeutung seiner Worte. Scheuen Sie sich nicht, ein drittes und viertes Mal nachzufragen. Mit der Zeit werden Ihnen die für Sie wichtigen Fachausdrücke geläufig sein.

Bestimmung der Hormonrezeptoren

Pathologen untersuchen das Gewebe nicht nur darauf, ob es gutartig oder bösartig ist. Falls sich herausstellt, dass es sich um Krebs handelt, fahnden sie in der Gewebsprobe nach Hormonrezeptoren. Je nachdem, wie hoch der Gehalt an diesen Rezeptoren ist, ist nach der Operation eine Therapie mit so genannten Antihormonen sinnvoll oder nicht.

Dahinter steht folgender Zusammenhang: Bestimmte Hormone regen die Zellen einiger Organe zum Wachstum an. In der Brust geht dieser Effekt von den Hormonen Östrogen und Progesteron aus. Die beiden Botenstoffe werden vor allem in den Eierstöcken produziert und über den Blutkreislauf in die Brust transportiert. Insbesondere das Östrogen kann wie »Dünger« auf Brustzellen wirken. Das gilt auch für Tumorzellen, die ja aus gesunden Zellen hervorgegangen sind: Auch sie können sich besonders rasch unter dem Einfluss der Botenstoffe vermehren. Genau dies verhindert man bei der Hormontherapie mit bestimmten Medikamenten.

Zunächst aber gilt es herauszufinden, wie viele Rezeptoren für die Eierstockhormone ein Tumor enthält. Rezeptoren sind Empfangseinrichtungen in der Zelle, auf denen sich Substanzen festsetzen, die vorher in der Zwischenzellflüssigkeit kursierten. Jeder Rezeptor ist für einen dieser Stoffe »zuständig«; er ist gewissermaßen das Schloss, in das nur ein ganz bestimmter Schlüssel passt. Wenn Schloss und Schlüssel übereinstimmen, kann die Botschaft, wie sie zum Beispiel ein Hormon überbringt, in die Zelle gelangen und diese anregen, sich zu teilen und zu vermehren.

Antihormone – etwa der Wirkstoff Tamoxifen – können den schädlichen Mechanismus blockieren (vgl. Kapitel 8, Hormontherapie). Das gelingt ihnen mit einem Täuschungsmanöver: Sie haben so viel Ähnlichkeit mit den weiblichen Hormonen, dass der Rezeptor sie als Schlüssel identifiziert und sie in sein Schloss lässt. An diesem Punkt hört die Verwandtschaft mit den echten Hormonen jedoch auf. Das Antihormon ist nämlich nicht in der Lage, die Tür zum Zellinneren aufzustoßen. Das Gute an dem Maskenspiel: Das Östrogen findet keinen Anschluss mehr an die Zellen, weil die Rezeptoren eben alle schon besetzt sind.

Im Prinzip hat jede Brustzelle Rezeptoren für Östrogen und Progesteron – manche mehr, manche weniger. Damit eine Tamoxifen-Therapie jedoch wirken kann, ist eine bestimmte Anzahl von Empfangsstellen nötig. Sobald diese Zahl über einem bestimmten Schwellenwert liegt, spricht man von einem »positiven Hormonrezeptorstatus«, liegt sie unter der Schwelle, handelt es sich um einen »negativen Rezeptorstatus«. Und je mehr Rezeptoren auf der Zelloberfläche vorhanden sind, desto besser schlägt die medikamentöse Behandlung an. Ein Tumor gilt als »hormonrezeptorpositiv«, wenn er entweder Östrogen- oder Progesteronrezeptoren aufweist.

Ärzte verwenden folgende Abkürzungen, um den Hormonrezeptorstatus zu kennzeichnen:

ER+   heißt Östrogenrezeptorpositiv
ER-   heißt Östrogenrezeptornegativ
PR+   heißt Progesteronrezeptorpositiv
PR-   heißt Progesteronrezeptornegativ

Mit dem Alter steigt die Empfänglichkeit für eine Hormontherapie. So verfügen etwa 70 Prozent der Tumoren bei Frauen nach den Wechseljahren über genügend Rezeptoren, demgegenüber jedoch nur etwa 30 Prozent der jüngeren Frauen. Sind entweder Östrogen- oder Progesteron-Empfangsstellen oder beide zusammen in genügender Anzahl vorhanden, vermag die Therapie mit Antihormonen umso besser zu wirken.

In der Medizinerzeitschrift »British Medical Journal« wiesen Wissenschaftler schon vor einigen Jahren darauf hin, dass im Durchschnitt zunehmend mehr Östrogenrezeptoren auf Krebszellen gefunden werden. In dem Artikel hieß es, dieser Trend gelte für die Vereinigten Staaten und Europa. Als mögliche Gründe für die schleichende Veränderung in der Biologie des Mammakarzinoms vermuten die Forscher hormonelle Faktoren, zum Beispiel das im Durchschnitt immer frühere Einsetzen der ersten Regelblutung und die weitverbreitete Einnahme der »Pille«.

Aus dem Ergebnis der Hormonrezeptoranalyse lassen sich übrigens auch Rückschlüsse auf den weiteren Verlauf der Krankheit ziehen. Ein positiver Rezeptorstatus für Östrogen und/oder Progesteron geht in vielen Fällen mit einer besseren Prognose einher, also mit der Chance, länger zu leben.

Es ist seit fast zwanzig Jahren üblich, nach »Hormon-Antennen« im Gewebe zu suchen. Als Technik haben sich immunhistochemische Untersuchungen mit so genannten monoklonalen Antikörpern durchgesetzt. Das sind im Labor hergestellte Nachbildungen von körpereigenen Stoffen, die sich gezielt an bestimmte Rezeptoren anheften und diese Stelle für den Pathologen markieren. Das Verfahren ermöglicht es, die Hormonrezeptoren am gleichen Gewebsstück zu bestimmen, an dem auch die Krebsdiagnose gemacht wurde.

Blutuntersuchungen

Sobald feststeht, dass Sie Brustkrebs haben, werden die Ärzte auch verschiedene Blutuntersuchungen vornehmen. Deren Ergebnisse vermitteln den Medizinern einen Eindruck von Ihrer körperlichen Verfassung. Folgende Untersuchungen sind üblich:

- Die so genannte Blutsenkung, häufig mit den Kürzeln BSG oder BKS (»Blutsenkungsgeschwindigkeit« oder »Blutkörperchen-Senkung«) bezeichnet. Sie wird immer mit zwei Zahlen angegeben (etwa »sechs zu zehn«, was kein schlechter Wert wäre), die das Absenkungstempo fester Bestandteile des Blutes in einem Röhrchen nach ein und nach zwei Stunden beziffern. Je niedriger diese Ziffern, desto besser. Der Normwert für beide Zahlen liegt unter zehn. Die »Senkung«, wie Profis häufig sagen, erhöht sich meist bei einer Infektion. Der Wert lässt Rückschlüsse auf die Abwehrlage des Körpers zu.
- Ermittlung der Leberwerte: Gemessen werden die Konzentrationen bestimmter Enzyme der Leberzellen, die so genannten Transaminasen GOT und GPT. Liegen die Messergebnisse deutlich über dem Normalwert, kann dies ein Hinweis auf einen Leberzellschaden durch Metastasen sein. Krebsabsiedelungen können aber auch die Gallengänge der Leber schädigen. Darauf deutet eine Erhöhung der Leberwerte »alkalische Phosphatase« und »Gamma-GT« hin. Ein Anstieg der alkalischen Phosphatase kann auch ein Indiz für Tumorabsiedelungen in den Knochen sein.
- Kalziumspiegel: Je höher der Gehalt des Blutes an Kalziumsalz ist, desto näher liegt der Verdacht auf eine Knochenmetastase bei einer Frau mit Brustkrebs. Kalzium ist normalerweise im Körper hauptsächlich im Skelett eingelagert. Wenn es dort zu Umbauprozessen kommt – Metastasen verursachen erhebliche Umbauvorgänge –, wird der Mineralstoff vermehrt ins Blut abgegeben. Üblicherweise enthält das Blut zwischen 4 und 5,2 Millival Kalzium pro Liter (abgekürzt: mval/l). Ein sehr hoher Gehalt im Blut kann zu Herzversagen führen.
- Im Rahmen der Erstbehandlung ist die Messung der Tumormarker, also von Molekülen, die von Tumorzellen abgesondert werden, heute

nicht mehr generell üblich. Die für Brustkrebs bedeutsamen Marker CEA (carcinoembryonales Antigen) und CA 15-3 (von englisch: cancer antigen) können Indikatoren für den Verlauf einer Tumorerkrankung sein. Die Markerkonzentrationen im Blut steigen aber manchmal auch durch andere Erkrankungen an. Deshalb sind sie keine eindeutigen Krebsindikatoren und eignen sich nicht zur Früherkennung einer Tumorkrankheit. Nach der Erstbehandlung können sie jedoch Hinweise darauf liefern, ob die Therapie gewirkt hat. In der Nachsorge kann ein kontinuierliches Ansteigen der Markerwerte auf ein Rezidiv hindeuten. Dafür ist es wichtig, vor der Primärtherapie einen »Referenzwert« zu ermitteln, mit dem alle nachfolgenden Messergebnisse verglichen werden können. Gehen zum Beispiel vor der Operation erhöhte Markerwerte innerhalb von vier bis acht Wochen nach dem Eingriff in den Normbereich zurück, weist dies auf eine vollständige Entfernung des Tumors hin. Die Normwerte der »Brustkrebsmarker«: Bei CEA gelten bis zu 3 Nanogramm Markersubstanz (milliardstel Gramm) pro Milliliter Blut als normal; bei CA 15-3 liegt der Normbereich zwischen 20 und 30 U/l, das sind Einheiten (units) pro Liter. Da die Testprodukte je nach Hersteller manchmal zu unterschiedlichen Messergebnissen führen, sollten Sie darauf achten, dass immer dasselbe Fabrikat verwendet wird. Am besten lassen Sie sich die genaue Bezeichnung »Ihres« Tests in den Nachsorgepass eintragen.

Prognosefaktoren

Wie sind meine Chancen, geheilt zu werden? Wie lange habe ich noch zu leben? Das sind Fragen, die jede Frau sich mehr oder weniger bewusst stellt, wenn ihr die Diagnose Brustkrebs eröffnet wird.

Die Antwort auf diese Fragen fällt Ärzten schwer. Sie haben zwar einige Anhaltspunkte an der Hand, um eine medizinische Prognose zu erstellen. Es handelt sich dabei jedoch immer um statistische Wahrscheinlichkeiten, Durchschnittswerte, die aus einer Vielzahl von Patientinnen-Biographien ermittelt wurden. Im Einzelfall kann die Entwicklung ganz anders verlaufen, als die Statistiker es errechnet haben.

Die medizinischen Kriterien, die eine Vorhersage über die wahrscheinliche Entwicklung einer Krebserkrankung der Brust erlauben, heißen Prognosefaktoren. Sie dienen dazu, das Risiko einer Frau abzuschätzen, einen Krebsrückfall zu erleiden – sei es in der kranken Brust, in der anderen Brust oder in einem anderen Organ. Daraus ergeben sich Hinweise auf die so genannte Überlebenswahrscheinlichkeit, also auf die Heilungschancen.

Prognosefaktoren sind mehr als ein »Orakel«, bei dem es lediglich um einen Blick in die Zukunft geht. Sie sind vielmehr die Grundlage für die Planung des therapeutischen Vorgehens. Wenn es zum Beispiel Anzeichen für ein erhöhtes Rückfallrisiko gibt, empfehlen die Ärzte im Anschluss an die Operation eine andere vorbeugende Behandlung, also eine andere Chemo- oder/und Hormontherapie, als wenn die Rückfallgefahr gering ist. Je exakter die Prognosefaktoren das individuelle Risiko einer Frau widerspiegeln, desto präziser kann die Therapie auf ihre Bedürfnisse zugeschnitten werden. Noch hapert es an der Vorhersagegenauigkeit. Deshalb gehört es zu den vordringlichen Zielen der modernen Krebsforschung, aussagekräftige und zuverlässige Parameter für die Risikoabschätzung zu finden.

Die Mediziner unterscheiden die klassischen und die neuen potenziellen Prognosefaktoren. Nur für die klassischen Faktoren ist belegt, dass sie unabhängig voneinander eine Bedeutung für die Heilungsaussichten von Frauen haben. Die Messlatte für einen potenziellen neuen Prognosefaktor liegt hoch: Erst wenn jemand sicher nachweisen könnte, dass die Therapieplanung durch den neuen Faktor treffsicherer wird, würde dieser in den erlauchten Kreis der klassischen Prognosefaktoren aufgenommen werden.

Klassische Prognosefaktoren
Als wichtigster Prognosefaktor gilt nach wie vor der Zustand der **Lymphknoten**: Sind sie frei von Tumorzellen, stehen die Chancen günstig, haben sich Krebszellen angesiedelt, verschlechtern sich die Aussichten. Sind nur ein bis drei Lymphknoten befallen, sinken die Chancen nicht wesentlich. Jeder krebshaltige Lymphknoten mehr verringert die langfristigen Heilungsaussichten. Die Statistik besagt, dass 70 bis 80 Prozent

der Frauen ohne Lymphknotenbefall auch zehn Jahre nach der Erstbehandlung noch gesund sind.

Ein wichtiges Kriterium für die Vorhersage ist die **Größe des Tumors**, vor allem dann, wenn die Lymphknoten »negativ« sind, also noch keine nachweisbaren Krebszellen enthalten. Je kleiner die Geschwulst, desto besser sind in der Regel die Heilungschancen. Frauen, deren Tumor bei Entdeckung kleiner als ein Zentimeter ist und deren Lymphknoten krebsfrei sind, haben eine exzellente Prognose: Die Wahrscheinlichkeit, dass sie innerhalb von fünf Jahren erneut einen Tumor entwickeln, liegt unter fünf Prozent.

Wichtig für eine Beurteilung der gesundheitlichen Entwicklung sind die Erkenntnisse des Pathologen über den **Differenzierungsgrad der Tumorzellen**. Diese Charakterisierung wird als »Grading« bezeichnet. Je undifferenzierter die bösartigen Zellen sind – je höher also die Zahl hinter dem »G« ist –, desto ungünstiger sind die Aussichten auf ein langes tumorfreies Leben (vgl. Abschnitt »Tumorklassifikationen«).

Zusätzlich zu diesen klassischen Prognosefaktoren sind in den letzten Jahren weitere unabhängige Faktoren hinzugekommen:

Dazu zählt die **Dichte der Hormonrezeptoren im Tumorgewebe**. Je mehr Rezeptoren, desto besser die Überlebenschancen. Wenn ein solcher Tumor erneut auftreten sollte, dann ist er meist nicht so aggressiv wie andere, die rezeptornegativ sind. Denn Krebszellen mit Hormon-Empfangsstellen auf ihrer Oberfläche wachsen vergleichsweise langsam (vgl. Abschnitt »Bestimmung der Hormonrezeptoren«).

Auch das **Alter** einer Frau, wenn sie die Diagnose Brustkrebs erfährt, beeinflusst die Heilungsaussichten. Ist sie zum Zeitpunkt der Diagnose jünger als 35 Jahre, so scheint die Biologie des Tumors aggressiver zu sein, als wenn sie den Befund später im Leben erfährt. Junge Frauen sind also stärker durch Brustkrebs bedroht als ältere Frauen.

Der Pathologe kann noch mit einer weiteren Beobachtung zu einer Prognose beitragen: Indem er nämlich darauf achtet, ob der Tumor in kleine Blut- oder Lymphgefäße eingewachsen ist. Ist dieses in auffälligem Maße der Fall, dann verschlechtern sich die Aussichten auf eine Heilung.

Neue potenzielle Prognosefaktoren
Neben die »klassischen« Prognosefaktoren ist in den letzten Jahren eine Reihe weiterer Methoden getreten. Sie stammen aus den Labors der Molekularbiologen, Genetiker und Immunologen und basieren auf neuen Erkenntnissen über die komplexen Eigenschaften und Verhaltensweisen bösartiger Zellen. So wurden beispielsweise Moleküle entdeckt, die Krebszellen helfen, in gesundes Gewebe einzudringen und sich dort einzunisten. Dazu gehören auch verschiedene Enzyme, die Tumorzellen produzieren, um sich den Weg durch intaktes Gewebe zu bahnen. Andere Krebszellen wiederum tragen bestimmte Strukturen auf ihrer Oberfläche, die sie weniger gefährlich machen. Auch Veränderungen der Chromosomenzahl und der Nachweis, dass Krebszellen gerade dabei sind, ihre Erbsubstanz zu vermehren, und sich somit auf ihre nächste Teilung vorbereiten, liefern Hinweise auf die Gefährlichkeit der Geschwulst. Von prognostischer Bedeutung ist überdies die Beobachtung, ob Tumorzellen im Knochenmark vorhanden sind oder nicht. Die neueren Prognosefaktoren sind zum Teil noch in der Erprobung und gehören nicht zum Routineprogramm in den Krankenhäusern.

Am meisten verspricht man sich von der kombinierten Auswertung verschiedener Indikatoren.

Hier einige der verheißungsvollsten unter den neuen Methoden:

- **S-Phase**: Bei dieser – per Durchflusszytometrie vorgenommenen – Analyse ermittelt ein Spezialist, wie viele Krebszellen sich gerade in einer bestimmten Zyklusphase – der S-Phase nämlich – befinden. In diesem Stadium bereitet die Zelle sich auf eine neue Teilung vor. Je höher der Anteil von Tumorzellen in der S-Phase, desto ungünstiger die Prognose.
- **EGF-Rezeptor**: Der epidermale Wachstumsfaktor ist ein Eiweiß, das unter anderem Brustkrebszellen dazu anstachelt, sich zu vermehren und auszubreiten. EGF wirkt wie Dünger auf Karzinome. Wenn im Labor nachgewiesen wird, dass das Tumorgewebe einer Frau viele Empfangsstellen für EGF enthält, verdüstert das die Prognose.
- **HER-2/neu**: Das HER-2/neu-Gen bestimmt die Zahl der HER-2/neu-Rezeptoren an der Zelloberfläche. Diese Rezeptoren spielen eine

Rolle bei der gesunden Brustentwicklung: Sie haben eine wachstumsfördernde Wirkung und regulieren das Überleben und die Differenzierung von Zellen. Wenn sich übermäßig viele HER-2/neu-Rezeptoren auf den Tumorzellen nachweisen lassen, dann kann dies eine schlechte Prognose bedeuten. Unter bestimmten Voraussetzungen ergeben sich aber Ansatzpunkte für eine Therapie (vgl. Kapitel 8, Immuntherapie).

- **p53-Gen**: Dieses Gen zählt zu den so genannten Tumorsuppressorgenen (vgl. Kapitel 3), die normalerweise das Zellwachstum bremsen. Bei mehr als einem Drittel aller Mammakarzinome lässt sich ein Defekt in dieser Erbanlage nachweisen. Er ermöglicht es Zellen, ungehemmt zu wuchern. Bei diesem Faktor steht die Forschung noch ganz am Anfang.
- **Proteasen und deren Inhibitoren**: Alle vorgenannten neueren Prognosefaktoren sagen etwas über die Fähigkeit des Tumors aus, sich zu vermehren, zu wachsen. Enzyme wie uPA (Urokinase-Plasminogenaktivator) und PAI-1 (Plasminogenaktivator-Inhibitor) sowie Kathepsin-D kennzeichnen die Potenz der Krebszellen, sich in andere Gewebe »hineinzufressen« und sich dort festzusetzen, also Metastasen zu bilden. Hohe Messwerte im Tumorgewebe sind ein Indiz dafür, dass der Tumor rasch metastasieren kann.
- **Tumorzellen im Knochenmark**: Bei dieser Methode wird der Patientin direkt bei der operativen Entfernung des Tumors Knochenmark aus dem Beckenkamm oder dem Brustbein entnommen. Mit Hilfe biochemischer Verfahren lassen sich im Labor einzelne Tumorzellen darin aufspüren. Wie Untersuchungen ergeben haben, sind bei etwa 30 Prozent der Frauen, deren Lymphknoten tumorfrei waren, Krebszellen im Knochenmark enthalten. Dadurch steigt das Risiko für ein Wiederauftreten der Krankheit.

Von den neuen Prognosefaktoren versprechen sich Mediziner vor allem auch Hilfe bei der Behandlung von Patientinnen, deren Lymphknoten noch keine Krebszellen enthalten, die also, wie es in der Medizinersprache heißt, »nodalnegativ« sind. Das ist zwar in den meisten Fällen ein Zeichen dafür, dass der Tumor noch nicht in den Körper gestreut hat, dass die Heilungschancen mithin gut sind. Dennoch flackert die Krankheit bei etwa einem Drittel dieser Frauen in den Jahren nach der Operation erneut auf. Ihnen könnte vermutlich mit einer vorbeugenden Chemo- oder Hormontherapie geholfen werden. Wenn jedoch alle Frauen mit einem nodalnegativen Tumor nach der Operation eine solche medikamentöse Behandlung erhalten, dann werden zwei Drittel von ihnen überflüssigerweise behandelt (vgl. Kapitel 8, Systemische Behandlung).

Auf der Suche nach Metastasen: Weitere Bild gebende Verfahren

Die folgenden Diagnosemethoden werden häufig nach der Operation eingesetzt. Sie sollen Aufschlüsse darüber liefern, ob der Krebs sich bereits an anderen Stellen im Körper angesiedelt hat.

- Ein **Knochenszintigramm** dient zum Nachweis von Metastasen, die sich möglicherweise im Skelett gebildet haben. Wenn Brustkrebszellen sich in anderen Körperteilen festsetzen, dann sind die Knochen am häufigsten betroffen. Für ein Szintigramm wird der Frau eine schwach strahlende radioaktive Flüssigkeit in eine Vene gespritzt. Nach einer gewissen Wartezeit hat sich das Mittel im ganzen Knochengerüst verteilt, insbesondere da, wo sich Zellen besonders häufig teilen – was ja bei Metastasen der Fall ist. Mit einer Art Geigerzähler misst der Arzt dann, welche Stellen viel Strahlung abgeben, also eine Krebsstreuung vermuten lassen. Mit dieser Methode sind Metastasen bereits mit einem Durchmesser von 0,5 Millimetern erkennbar. Wenn die Untersuchung keinen Hinweis auf Fernmetastasen liefert, dient sie Ärzten als Basisaufnahme, mit der Bilder, die später vielleicht aufgrund von Beschwerden angefertigt werden, verglichen werden können. Die radioaktiven Teilchen zerfallen übrigens schnell nach der Untersuchung und werden ausgeschieden – Sie müssen also keine Angst haben, dass sie schädliche Strahlung abgeben.
- Mit einer **Lebersonographie** lassen sich Krebsansiedlungen in diesem Organ aufspüren.

- Eine **Röntgenaufnahme der Lunge** – Mediziner sprechen von einem Röntgenthorax – soll zeigen, ob es dort verdächtige Veränderungen gibt. Unter Umständen werden die Ärzte zu weiteren Röntgenaufnahmen des Skeletts raten.

Beurteilung des Tumors

Die Ergebnisse all dieser Untersuchungen liefern den behandelnden Ärzten eine Grundlage, um die Gefährlichkeit des Tumors einzuschätzen und um die Behandlung individuell zu planen. In der Regel gilt: Je günstiger die Merkmalskombination, desto weniger aggressiv ist die Therapie – und umgekehrt. Bei einer internationalen Tagung von Brustkrebsexperten in St. Gallen hat man sich 1998 auf folgende Einschätzungen geeinigt:

Ein niedriges Risiko nehmen Mediziner an, wenn folgende Merkmale zutreffen:

- Es wurden keine Lymphknoten- oder Fernmetastasen nachgewiesen
- Der Tumor hat einen Durchmesser von höchstens einem Zentimeter
- Beim Grading wurde G1 festgestellt
- Der Tumor ist östrogen- und/oder progesteronrezeptorpositiv
- Die Patientin ist mindestens 35 Jahre alt

Von einem mittleren Risiko sprechen sie bei folgenden Eigenschaften:

- Die Lymphknoten sind tumorfrei
- Der Tumor hat einen Durchmesser von 1,1 bis zwei Zentimetern
- Beim Grading wurd G1 bis G2 festgestellt
- Der Tumor ist östrogen- und/oder progesteronrezeptorpositiv

Ein höheres Risiko sehen Mediziner bei folgenden Merkmalen:

Beurteilung des Tumors

- Es sind Lymphknoten in der Achsel befallen
- Der Tumor hat einen Durchmesser von 2,1 Zentimetern und darüber oder
- Beim Grading wurde G2 oder G3 festgestellt oder
- Die Patientin ist jünger als 35 Jahre

Wichtig ist: Aus keinem dieser Merkmale lässt sich eine genaue Prognose ableiten, wie lange eine Frau noch zu leben hat. Jede Krebserkrankung verläuft individuell unterschiedlich, und Vorhersagen à la »Sie haben noch eine Lebenserwartung von ... Monaten/Jahren« sind purer Unsinn. Auf der anderen Seite gibt es natürlich Statistiken über die durchschnittlichen Heilungsaussichten bei bestimmten Tumoreigenschaften. Es ist nicht leicht, die Balance zwischen den beiden Polen, zwischen dem statistischen Mittelwert und dem eigenen Leben, zwischen Zweifel und Hoffnung, zu finden. Diese Aufgabe bleibt keiner Frau mit Brustkrebs erspart. Aber sie ist dabei nicht auf sich allein gestellt, sie kann sich helfen lassen.

7. Weichen stellen

Die Diagnose und danach

Auch wenn man sich die Situation schon viele Male vorgestellt hat: Der Satz »Sie haben Brustkrebs« trifft jede Frau ins Mark.

Manche Frauen empfinden zunächst einmal gar nichts. Sie fühlen sich starr und wie gelähmt. Andere verfallen in Trauer und Verzweiflung; Todesangst erfasst sie. Im nächsten Moment – ohne jeden nachvollziehbaren Grund – kann Euphorie aufsteigen, Hoffnung, vielleicht sogar Trotz: Dem Schicksal werde ich es schon zeigen.

Es gibt keine »richtige« Reaktion auf die Diagnose Brustkrebs – und kein Rezept dafür, wie sich die Nachricht am besten verarbeiten lässt. Den meisten Frauen tut es gut, den eigenen Gefühlen, so wirr und widersprüchlich sie auch sein mögen, zunächst einmal freien Lauf zu lassen.

In den ersten Tagen nach der Mitteilung des Befunds ist meist überhaupt nicht daran zu denken, das weitere Vorgehen im Detail zu besprechen. Auch wenn eine Frau nach außen ruhig und gefasst wirkt, lassen Angst, Wut und Verunsicherung in ihr oft keinen klaren Gedanken aufkommen.

Lassen Sie sich Zeit für Ihre Reaktion. Eine Phase der Trauer und Verzweiflung ist nach der Diagnose Brustkrebs völlig normal. Die meisten Frauen bezeichnen rückblickend die Wochen nach der Mitteilung des Befunds als die schlimmste Zeit ihrer Krebserkrankung.

Es ist ja nicht nur die plötzliche Konfrontation mit einer lebensbedrohlichen Krankheit, die das Leben in dieser Zeit so schwer macht, belastend sind auch die vielen wichtigen, weil oft weit reichenden Entscheidungen, die getroffen werden müssen. Sie sind vielleicht zutiefst verängstigt, aber gleichzeitig sollen Sie rasch und wohl überlegt planen und entscheiden über die Behandlung, die Familie, den Beruf.

In den allermeisten Fällen ist es heute durch minimalinvasive Feinnadel- oder Stanzbiopsien (vgl. Kapitel 5) möglich, eine sichere Diagnose vor der Operation zu stellen. Dennoch werden immer noch sehr viele

Frauen mit »dringendem Verdacht« auf Brustkrebs ins Krankenhaus geschickt. Bei einer so genannten diagnostischen Entnahme wird ihnen dort bei einer Operation Gewebe aus der Brust entnommen. Stellt sich bei diesem Eingriff heraus, dass es sich tatsächlich um Krebs handelt, wird meistens gleich weiteroperiert. Als Patientin werden Sie vor dem Eingriff um Ihre schriftliche Einwilligung zu diesem Vorgehen gebeten. Es ist aber auch ein zweistufiges Verfahren möglich: Während der ersten Operation wird lediglich kontrolliert, ob es wirklich Krebs ist, woraufhin zu einem späteren Termin der eigentliche Eingriff folgt (vgl. Kapitel 5).

Bevor Sie in eine Operation einwilligen, sollten Sie sich versichern, ob die Abklärung eines Verdachts nicht auch ambulant durch eine schonendere Biopsie erfolgen kann. Holen Sie dazu im Zweifelsfall eine zweite Meinung bei einem ausgewiesenen Experten ein.

Sobald der Befund »Brustkrebs« da ist oder sich ein dringender Verdacht ergibt, raten viele Ärzte zur sofortigen Operation. Das gilt für niedergelassene Allgemeinärzte oder Gynäkologen und auch für Spezialisten im Krankenhaus. Versuchen Sie, sich nicht hetzen zu lassen. Wenn Ihnen die Eile nicht plausibel erscheint, wenn Sie sich überfallen fühlen, lassen Sie sich erst einmal Zeit zum Nachdenken und Nachfühlen. Sie müssen nicht sofort Ihren Koffer packen und ins nächste Krankenhaus marschieren. Es ist zwar in den meisten Fällen äußerst sinnvoll, sich operieren zu lassen, aber die Entscheidung für oder gegen einen solchen Eingriff liegt bei Ihnen. Das gilt auch für den Zeitpunkt. Extreme Eile ist in den meisten Fällen nicht erforderlich. Schließlich wächst eine Krebsgeschwulst über Jahre, manchmal über Jahrzehnte heran – was sollten also ein paar Tage mehr oder weniger ausmachen?

Dieser Meinung sind im Übrigen auch immer mehr Ärzte. Dennoch sollten Sie sich auf Widerstand gegen Ihren Wunsch nach einer Denkpause gefasst machen. Manchmal ist es nämlich nicht der Arzt, der drängt, sondern es sind die Familie und Freunde, die in ihrer Angst und Sorge um Sie dafür plädieren, rasch zu handeln. Möglicherweise brauchen Sie viel Kraft, um sich den erwünschten Freiraum zu verschaffen.

Andererseits gibt es auch immer wieder Berichte von Frauen, die etwas Verdächtiges in ihrer Brust fanden, sich daraufhin besorgt an ihren Arzt wandten und von diesem Monate lang beschwichtigt wurden. Dass eine Frau dann, wenn ihr Verdacht irgendwann bestätigt wird, sofort operiert werden will, ist nur allzu verständlich.

Vom rein medizinischen Standpunkt aus gibt es in der Regel keine Einwände gegen eine Pause von ein oder zwei Wochen zwischen Krebsbefund und Operation. Eine längere Bedenkzeit könnte für Sie jedoch belastend sein und Sie vielleicht dazu verleiten, das Problem vor sich herzuschieben und in destruktives Grübeln zu verfallen.

Die Bedenkzeit könnten Sie nutzen, um Vorbereitungen zu treffen: Informationen sammeln, sich mit Ihrem Arzt beraten, eine zweite Meinung einholen oder nach weiteren Medizinern Ausschau halten, Kontakt zu Selbsthilfegruppen knüpfen, mit Angehörigen und Freunden reden und über das Leben nach dem Eingriff nachdenken.

Das Behandlungsteam

Gerade in der Anfangsphase, wenn erstmals die Diagnose Krebs feststeht, fühlen sich viele Frauen oft extrem verletzlich, hilflos und allein gelassen. Das Wandern von einem Spezialisten zum anderen, die Verwirrung angesichts der Vielzahl unterschiedlicher Meinungen und guter Ratschläge, die Unsicherheit, wie Familie, Freunde, Bekannte und Kollegen auf die Krankheit reagieren, die Angst, abgelehnt zu werden, können ganz unterschiedliche Reaktionen hervorrufen: Rückzug und Isolation, Wut und Verzweiflung oder auch das heftige Verlangen, einen vertrauten Menschen zu finden, der einem die Entscheidungen abnimmt und alle Probleme lösen hilft.

»Sie weiß, dass sie sich gewünscht hatte, einer käme, fasste sie bei der Hand wie ein Kind und führte sie über die gefährliche Wegstrecke hinweg«, beschreibt die Schriftstellerin Angelika Mechtel in ihrem Buch »Jeden Tag will ich leben« dieses Gefühl, das schon im nächsten Moment umschlagen kann in Enttäuschung: »Sie kommt sich betrogen vor. Auch lächerlich. Da kann keiner sein, der sie aufweckt und ihr sagt, alles sei nur ein Alptraum gewesen.«

Krebs ist keine Krankheit, die man allein bewältigen kann. Und so schön es ist, wenn Sie eine Vertrauensperson haben: Letztlich wird

Das Behandlungsteam

niemand – gleich ob Arzt, Partner, Freundin oder Freund – in allen Phasen der Krankheit, bei allen auftretenden Krisen und Entscheidungen gleich kompetent und einfühlsam Rat und Hilfe bieten können.

Es tut deshalb gut zu klären, wer Sie in den nächsten Monaten auf dem Weg begleiten wird – und was Sie sich von ihm oder ihr erwarten. Sie können von mehreren Seiten Unterstützung erfahren und doch selbst die Kontrolle über Ihre Behandlung behalten. Vielleicht kann Ihnen die Vorstellung von einem »Behandlungsteam«, das Sie auf der langen Reise einer Krebstherapie begleitet, dabei helfen – einem Team, in dem jeder unterschiedliche Aufgaben übernimmt und doch mit Ihnen auf dasselbe Ziel hinarbeitet.

Im Zentrum Ihres Teams stehen Sie selbst. Sie sind es, die die letzten Entscheidungen über die einzelnen Therapieschritte trifft. Sie haben auch die stärkste Motivation, dafür zu sorgen, dass die Teamarbeit klappt.

Unverzichtbare Mitglieder des Teams sind Ärzte. An der Behandlung einer Frau mit Krebs ist immer eine Vielzahl von Ärzten und anderen medizinischen Fachkräften beteiligt. Um den Überblick nicht zu verlieren, sollten Sie sich nicht einfach einem Heer von Spezialisten überlassen, sondern einen Arzt Ihres Vertrauens als Koordinator wählen. Vielleicht wollen Sie die rein medizinische Betreuung irgendwann während Ihrer Behandlung durch andere Therapeuten und Berater – eine Krankengymnastin oder Lymphdrainagetherapeutin zum Beispiel, einen Akupunkteur, Atemtherapeuten oder Ernährungsberater – ergänzen.

Die dritte Kraft im Bunde ist die Familie, sind die Freundinnen und Freunde. Sie vermitteln oft die Kraft zum Durchhalten und Weitermachen, wenn die eigene Energie nicht mehr ausreicht.

Selbsthilfegruppen und Experten, die psychosoziale Unterstützung geben können, komplettieren das Behandlungsteam.

Sie können in jeder Phase ihrer Erkrankung damit beginnen, ein solches Behandlungsteam zu gründen: vor der Operation, aber auch nach dem Krankenhausaufenthalt oder dann, wenn die Krankheit zurückkehren sollte. Die Zusammensetzung dieses Teams kann – und wird sich höchstwahrscheinlich – mit der Zeit ändern.

Die Vorstellung eines Teams mit Ihnen selbst im Zentrum gibt Ihnen das Gefühl von Kontrolle über Ihr Schicksal zurück, das durch die Diagnose Brustkrebs zunächst bedroht ist. Es lässt Sie auch nicht so leicht resignieren und passiv werden, denn als Mittelpunkt des Teams hängt vieles von Ihnen ab.

Um gute Entscheidungen zu treffen, ist es unter anderem nötig, sich umfassend zu informieren. Sie müssen dafür keine Expertin in Medizin werden – dafür gibt es ja Ärzte in Ihrem Team –, aber Sie sollten mit den Grundzügen der Behandlung vertraut sein und über Ziel und Zweck der Therapie sowie mögliche Nebenwirkungen und Belastungen Bescheid wissen.

Zu einem guten Team gehört, dass man sich gegenseitig unterstützt, offen über Schwierigkeiten spricht und Verständnis füreinander aufbringt. Jeder hat starke und schwache Seiten und gute und schlechte Tage.

Es wird Zeiten geben, in denen Sie sich sicher genug fühlen, Ihre eigenen Entscheidungen zu treffen. Aber Sie werden auch ab und zu einmal »durchhängen« und froh sein, wenn jemand da ist, der Sie hält und stützt. Vielleicht kann Sie jemand nur ein kurzes Wegstück begleiten und spielt dennoch in diesem Abschnitt der Krankheit, zu dem einen Zeitpunkt, an dem Sie gerade diesen Menschen brauchen, eine wichtige Rolle: durch einen Rat oder Hinweis, ein offenes Ohr oder einen Nachmittag Babysitten.

Und je mehr Querverbindungen mit der Zeit innerhalb Ihres Teams entstehen, desto besser für Sie. Die Freundin, die mit Ihnen zum Arzt geht, der Arzt, der Ihre Familie informiert und sich mit Fachkollegen berät, die Selbsthilfegruppe, die Ihnen neue Kontakte erschließt und die ab und zu Ihren Angehörigen offen steht: Aus vielen einzelnen Fäden lässt sich mit der Zeit ein Netz von Hilfen knüpfen, das Sie auch in schwierigen Zeiten trägt.

Für Margot, die Protagonistin in Angelika Mechtels Buch markiert die Entscheidung, andere um Beistand zu bitten, einen entscheidenden Wendepunkt in ihrer Biographie: »Irgendwann in diesen Stunden entscheidet sich Margot, zu handeln. Irgendwann hat sie intuitiv begriffen, dass sie den weiteren Verlauf der Sache selbst steuern muss. Sie telefoniert. Zum ersten Mal geht sie nach außen, geht aus dem engsten Kreis der Vertrautheit hinaus und bittet um Hilfe. Sie ruft eine befreundete Bibliothekarin an und ...«

Das Expertenspektrum

Im Laufe Ihrer Behandlung werden Sie es mit zahlreichen Experten aus unterschiedlichen Fachgebieten zu tun haben. Jeder von ihnen erfüllt eine bestimmte Funktion im System der Krebsdiagnose und -therapie. Dieses System ist hier zu Lande sehr differenziert. In keinem Gebiet der Medizin sind so viele Fachdisziplinen an der Betreuung eines Patienten beteiligt wie in der Onkologie. Menschen, die zum ersten Mal mit diesem System zu tun haben, erscheint es zunächst undurchsichtig und verwirrend. Deshalb will ich Ihnen hier die einzelnen Spezialgebiete und ihre Aufgaben vorstellen.

Ganz am Anfang der Behandlungskette steht meist der **Gynäkologe**, zu dem eine Frau geht, um einen Knoten oder eine andere Auffälligkeit in ihrer Brust überprüfen zu lassen. In der Regel wird als Nächstes ein **Facharzt für diagnostische Radiologie** eingeschaltet, der eine Mammographie macht. Daraufhin folgt üblicherweise eine Ultraschalluntersuchung der Brust – diese macht entweder der Facharzt für Radiologie selbst oder ein Gynäkologe. Zur Abklärung des Verdachts sind möglicherweise weitere Bild gebende Verfahren sinnvoll, die entweder vom Radiologen oder vom Gynäkologen vorgenommen werden. Einer von beiden entnimmt dann mit einer Hohlnadel Zellen oder Zellverbände aus der Brust, die von einem Pathologen untersucht werden. Die Diagnose sollte vor der Operation feststehen; eine diagnostische Operation ist heute nur noch in Einzelfällen legitim.

Die Brustkrebsoperation nimmt meist der **onkologische Gynäkologe** vor. Fachärzte für den Wiederaufbau der Brust sind die **Plastischen Chirurgen**. Bei der Operation arbeiten noch weitere Fachleute mit: zum Beispiel ein Narkosefacharzt, auch **Anästhesist** genannt.

In der Diagnose- und Operationsphase sind einige Experten an der Teamarbeit beteiligt, welche die Patientin in der Regel nie zu Gesicht bekommt: der **Pathologe**, der die Gewebeprobe aus der Brust und die

Lymphknoten untersucht und sie als gut- oder bösartig einstuft. Er bestimmt nach der Operation, ob der Tumor Hormonrezeptoren aufweist oder nicht. Auch **Labormediziner** verrichten ihre Tätigkeit im Hintergrund. Sie analysieren die Proben von Körperflüssigkeiten auf Auffälligkeiten.

Wird die Brust bei der Operation erhalten, so ist heute eine Nachbehandlung durch Bestrahlung üblich. Aber auch nach einer Amputation kann eine Strahlentherapie angezeigt sein (vgl. Kapitel 8). Für diese Behandlung ist der **Strahlentherapeut** zuständig, der eine besondere Ausbildung in **Radioonkologie**, der Anwendung von Strahlen zur Behandlung von Krebserkrankungen, absolviert hat – im Unterschied zu den Radiologen, die speziell für die Diagnose qualifiziert sind. Die Strahlentherapie kann man entweder im Krankenhaus machen oder aber bei einem niedergelassenen Facharzt. Sie wird fast immer ambulant vorgenommen.

Für den Fall, dass Sie sich für eine Chemo- oder Hormontherapie entscheiden, haben Sie es in der Regel mit **Internisten** oder Gynäkologen zu tun. Diese Behandlung erfolgt ebenfalls in den allermeisten Fällen nach dem Krankenhausaufenthalt. Innerhalb der Inneren Medizin gibt es für Ärzte die Möglichkeit, sich auf die Behandlung von Krebspatienten zu spezialisieren. Diese Fachleute nennen sich **Fachärzte mit Schwerpunkt Hämatologie und internistische Onkologie**. Ihr Gebiet sind Blut- und Krebserkrankungen.

Erfahrung mit der Anwendung von biologischen Therapien haben häufig **allgemeinpraktische Ärzte** oder Internisten mit der Zusatzbezeichnung **Naturheilkunde** und/oder **Homöopathie**.

Bei seelischen Problemen, die oft mit einer Krebserkrankung einhergehen, können Sie sich an einen **Psychotherapeuten** wenden. Wenn Sie sich beraten lassen wollen oder eine Psychotherapie wünschen, sollten Sie sich einen Experten suchen, der Erfahrung im Umgang mit Krebskranken hat. Das kann ein psychologischer Psychotherapeut mit besonderen Kenntnisssen in Onkologie oder ein Arzt mit einer Zusatzqualifikation in Psychotherapie sein. Die Zusatzbezeichnung »Psychoonkologe« ist übrigens nicht geschützt, das heißt, im Prinzip kann sich das jeder auf sein Schild schreiben (vgl. Kapitel 10).

Weitere Fachkräfte, die Sie unterstützen, sind die **Schwestern und Pfleger** im Krankenhaus. Zum Teil sind sie speziell für die Betreuung von Krebskranken ausgebildet (etwa: »Fachkrankenschwester für Onkologie«). Die Krankenschwester kann Ihnen helfen, Kontakt zu anderen Fachkräften im Krankenhaus herzustellen, zum Beispiel zu einer Diätassistentin oder der Sozialarbeiterin. Schwestern haben viel Erfahrung im Umgang mit Krebskranken, sie wissen, was für den Krankheitsverlauf »normal« ist und was vielen Patientinnen vor Ihnen half. Wenn Sie darum bitten, nimmt sich eine der Schwestern sicher auch einmal die Zeit, sich an Ihr Bett zu setzen und Ihnen zuzuhören.

Bereits in der Klinik sollte sich eine **Physiotherapeutin** um Sie kümmern. Fragen Sie nach diesen Fachkräften, und bitten Sie um einen Termin, denn deren Kenntnisse sind von großer Bedeutung für Sie. Nach einer Brustkrebsoperation sind bestimmte Körperübungen gleich nach dem Eingriff sehr wichtig, um Versteifungen im Schultergelenk zu verhindern. Auch nach der Entlassung aus dem Krankenhaus sollten Sie weiterüben. Dabei können niedergelassene Physiotherapeuten Sie unterstützen. Bei Beschwerden durch ein Lymphödem empfiehlt es sich, einen **Lymphdrainage- und Ödemtherapeuten** aufzusuchen (vgl. Kapitel 9).

Im Krankenhaus steht Ihnen häufig ein **Sozialdienst** zur Verfügung, in dem **Sozialarbeiter** und/oder **Sozialpädagogen** arbeiten, die Ihnen Hinweise zur Rehabilitation und zu sozialrechtlichen Fragen geben können. Meistens kommen diese Experten nicht automatisch zu Ihnen, sondern Sie müssen sie aufsuchen oder ihren Besuch erbitten.

Qualifizierte Hinweise zur Ernährung und Tipps zur Veränderung der Essensgewohnheiten erhalten Sie von **Diätassistenten/Ernährungsberatern**. Auch manche niedergelassenen Ärzte arbeiten mit solchen Fachkräften zusammen.

Exkurs:
Die Struktur der onkologischen Versorgung in Deutschland

Die medizinische Versorgung von Krebskranken ist wie das gesamte Gesundheitssystem in einen ambulanten und einen stationären Sektor gegliedert. Eine Patientin hat es im Verlauf ihrer Erkrankung meistens mit vielen verschiedenen Medizinern zu tun: mit niedergelassenen Ärzten in freier Praxis und mit Ärzten in Krankenhäusern.

Alle diese Mediziner stehen in einer Art Funktionskette. Diese beginnt mit der Krebsfrüherkennung, für die in erster Linie die niedergelassenen Ärzte zuständig sind. Für Frauen mit einem erhöhten Risiko ist es sinnvoll, sich regelmäßig von Spezialisten in einer Klinik untersuchen zu lassen. Und Frauen mit hohem familiär bedingten Brustkrebsrisiko können sich in speziellen **Zentren für familiären Brustkrebs** beraten und untersuchen lassen (vgl. Kapitel 3 und Anhang). Nächstes Glied in der Kette ist die Diagnostik, die zum überwiegenden Teil von niedergelassenen Ärzten übernommen wird. Die Therapie – das dritte Element der Funktionskette – ist meist Sache der Krankenhäuser, zumindest was die Operation anbelangt. Eine Strahlentherapie wird heute in der Regel ambulant vorgenommen, und auch eine Chemotherapie ist fast immer ambulant möglich. Die Nachsorge wiederum – das vierte Kettenglied – übernehmen sowohl niedergelassene Ärzte in ihrer Praxis als auch Klinikmediziner in den Tumorsprechstunden der Krankenhäuser.

Die Qualität der Behandlung eines Patienten hängt entscheidend davon ab, wie gut die vielen daran beteiligten Ärzte und Einrichtungen miteinander kommunizieren. Defizite gibt es seit jeher in der Verständigung zwischen den niedergelassenen und den Klinikärzten. Ein weiteres Problem ist die Fortbildung: Das Wissen über neue Forschungsergebnisse und neue Behandlungstechniken setzt sich nicht überall schnell durch. Es hapert oft auch an der Umsetzung neuen Wissens in die Praxis. Um diesen Schwierigkeiten abzuhelfen, versucht man seit einigen Jahren, den Informationsfluss zwischen den verschiedenen Einrichtungen zu beschleunigen und zu vertiefen. Dafür wurden spezielle Strukturen geschaffen.
Tumorzentren: Das sind keine Klinikgebäude, wie der Name vielleicht vermuten lässt, sondern Zusammenschlüsse von onkologisch tätigen Kliniken, Krankenhäusern, niedergelassenen Ärzten, onkologischen Schwerpunktpraxen und anderen Einrichtungen in einer Region. Tumorzentren haben die Aufgabe, alle

Patienten in ihrem Einzugsgebiet nach den neuesten wissenschaftlichen Erkenntnissen wohnortnah zu behandeln. Ein Tumorzentrum soll mindestens eine Million Bürger versorgen. Derzeit gibt es in Deutschland 44 solcher Zentren, zunehmend auch in ländlichen Gebieten (Stand: Frühjahr 2002; Adressen vgl. Anhang). Sie sind Mitglieder in der Arbeitsgemeinschaft Deutscher Tumorzentren, die auch darüber wacht, dass jedes zugehörige Zentrum zu jeder Zeit die Qualitätsanforderungen erfüllt. So müssen bestimmte medizinische Fachrichtungen in einem Tumorzentrum vertreten sein: zwei operative Fächer mit besonderer onkologischer Ausrichtung (vornehmlich Chirurgie und Gynäkologie), selbstständige Abteilungen für Radioonkologie sowie für internistische und pädiatrische Hämatologie-Onkologie (in diesen Abteilungen wird zum Beispiel die Chemotherapie für eine Brustkrebspatientin geplant), Institute für Pathologie, radiologische Diagnostik, Laboratoriumsmedizin/klinische Chemie sowie ein Institut für Medizinische Informatik oder Biometrie (manche Tumorzentren arbeiten mit einer entsprechenden Einrichtung in einer anderen Region zusammen – das wird auch akzeptiert). Im Einzelfall sieht das dann vielleicht so aus: Einige der geforderten Institute sind am örtlichen Uniklinikum angesiedelt, ein Labor liegt in einem nahe gelegenen großen Krankenhaus mit onkologischer Spezialisierung, und um die medizinische Informatik kümmert sich ein Institut in der nächsten Großstadt. Ein weiteres Muss: Alle Mitglieder eines Tumorzentrums müssen sich auf Leitlinien zur Diagnostik, Therapie und Nachsorge für die unterschiedlichen Krebsformen verständigen. Dabei handelt es sich um Empfehlungen, die eine Art Richtschnur für alle Therapeuten darstellen, die aber individuell abgewandelt werden können. Um die Leitlinien zu erarbeiten, setzen sich die Fachleute verschiedener Disziplinen aus dem klinischen und ambulanten Bereich regelmäßig zusammen. Jedes Tumorzentrum muss solche Arbeitsgruppen, etwa zu den Themen Brustkrebs und gynäkologische Tumoren, einrichten. Daneben gibt es in allen Zentren so genannte »interdisziplinäre Konsile« oder »onkologische Arbeitskreise«, in denen sich Fachleute aus unterschiedlichen Fachgebieten regelmäßig zusammenfinden, um die besondere Problematik einzelner Patienten unter möglichst vielen Gesichtspunkten zu diskutieren. Beim Thema Brustkrebs sitzen zum Beispiel onkologische Gynäkologen, Chirurgen, internistische Onkologen, Strahlentherapeuten und Pathologen am Tisch. Zum Verfahrenskodex dieser Arbeitskreise gehört, dass bei therapeutischen Entscheidungen grundsätzlich alle Fachdisziplinen mitwirken. Jeder Klinikarzt und jeder niedergelassene Mediziner im Einzugsgebiet eines Tumorzentrums hat Zugang zu diesen Besprechungen und kann dort Fälle vorstellen. Darüber hinaus organisiert das Tumorzentrum regelmäßig Fortbildungsveranstaltungen für Ärzte, Pflegekräfte und andere an der Betreuung von Krebskranken beteiligten Professionen. Zu den Aufgaben eines Tumorzentrums gehört auch die Tumordokumentation. Ziel ist ein klinisches Krebsregister, in dem der Krankheitsverlauf jedes im Tumorzentrum behandelten Patienten von der Diagnose über die Erstbehandlung bis hin zur Nachsorge und eventuellen weiteren Behandlungen festgehalten ist. Dokumentiert werden sollen dabei alle grundlegenden diagnostischen und therapeutischen Entscheidungen der Ärzte. Ein gut geführtes Krebsregister bietet etliche Vorteile: So kann sich jeder behandelnde Arzt schnell einen Überblick über den Verlauf der Behandlung verschaffen, und im mehrjährigen Vergleich lässt sich überprüfen, welche Therapien sich bewähren und welche nicht. Aus den Verlaufsdaten ist auch zu ersehen, wo Lücken in der Versorgung klaffen, wo also in diesem speziellen Tumorzentrum nachgebessert werden muss.

Nicht alle Tumorzentren sind auf Anfragen von Patienten eingestellt. Anrufer landen zunächst häufig bei der Geschäftsstelle des Tumorzentrums, deren Aufgabe vor allem die Koodinierung der vielen Aufgaben und Mitglieder ist. Manchmal werden Frauen unverblümt abgewiesen, einige Zentren leiten Anruferinnen immerhin an die zuständige Frauenklinik weiter, andere haben Informationsmaterial und nützliche Hinweise, die es Frauen erleichtern, sich im Geflecht der regionalen Krebsinstitutionen zu orientieren (vgl. Anhang). Man würde sich wünschen, dass solche Beispiele überall Schule machen.

Onkologische Schwerpunkte: Diese Einrichtungen konzentrieren sich im Wesentlichen auf die Nachsorge von Krebserkrankten und wirken als Schaltstellen zwischen den Krankenhäusern und den niedergelassenen Ärzten in einer Region. Sie kooperieren in der Regel mit einem Tumorzentrum und haben ganz ähnliche Ziele und Aufgabenstellungen. So soll vor allem die interdisziplinäre Zusammenarbeit zwischen Krankenhaus- und niedergelassenen Medizinern gefördert werden. Auch die Tumordokumentation ist ein wichtiges Anliegen der Onkologischen Schwerpunkte. Die Kriterien für den Titel »Onkologischer Schwerpunkt« sind aber nicht so streng wie bei einem Tumorzentrum. Weder die Geräteausstattung noch das Spektrum der medizinischen Fachdisziplinen muss derart umfassend wie bei einem Tumorzentrum sein.

Die Onkologischen Schwerpunkte (OSP) haben Nachsorgeleitstellen eingerichtet, die Teil des Klinischen Krebsregisters im nächst gelegenen Tumorzentrum sind. Konkret sieht die Arbeit der OSP so aus (das Folgende gilt auch für die Arbeit der Tumorzentren): Wenn der Patient aus dem Krankenhaus entlassen wird, erstellt der behandelnde Krankenhausarzt einen Erst- und einen Behandlungsbericht. Diese Unterlagen gehen zum einen an den Arzt, der den Patienten ins Krankenhaus überwiesen hat. Nur wenn der Patient sein Einverständnis dazu gibt, werden seine Daten zusätzlich an die Nachsorgeleitstelle übermittelt. Der OSP erfasst die Informationen in seinem Datenverarbeitungssystem und prüft sie auf Vollständigkeit sowie auf Plausibilität. Wenn der Termin für die Nachsorge näher rückt, werden die Patienten in einigen Regionen Deutschlands direkt von dem zuständigen OSP angeschrieben und dazu eingeladen, sich bei ihrem zuständigen Arzt zu melden. In anderen Regionen werden die zuständigen Ärzte darüber informiert, dass die Nachuntersuchung eines bestimmten Patienten wieder fällig ist. Der behandelnde Arzt füllt im Anschluss an die Untersuchung einen Nachsorgebogen aus und bestimmt Termin und Ort für die nächste Kontrolle.

Für die Koordinatoren bleibt noch viel zu tun, denn in Deutschland ist erst ein Teil der Patientendaten in den Leitstellen dokumentiert. Falls es einmal Probleme in der Nachbehandlung geben sollte – wenn zum Beispiel schwierig zu interpretierende Symptome auftauchen –, kann der nachsorgende Arzt jederzeit bei den Spezialisten innerhalb des OSP oder des nächsten Tumorzentrums oder aber bei dem Krankenhausarzt, der den ersten Behandlungsabschnitt verantwortet, Rat einholen. Außerdem besteht die Möglichkeit, ein fachübergreifendes Konsil einzuberufen oder Rat bei einem Onkologischen Arbeitskreis im nahe gelegenen Tumorzentrum einzuholen. Die Ärzte treffen sich regelmäßig einmal pro Woche oder alle 14 Tage und besprechen gemeinsam, wie man in einzelnen Fällen vorgehen könnte. In einigen Zentren gehört es zur Regelversorgung, dass alle Fälle besprochen werden.

Onkologische Arbeitskreise: Sie werden von Tumorzentren und Onkologischen Schwerpunkten eingerichtet und stehen allen Klinikärzten und niedergelassenen Medizinern im Einzugsgebiet des Zentrums offen (vgl. weiter oben). Jeder Arzt kann dort seine »Fälle« vorstellen und mit einer interdiszpilinär besetzten Runde von Kollegen über die beste Vorgehensweise diskutieren. Das Team wird eine Therapieempfehlung geben, die sich an den gültigen Leitlinien orientiert. Sie können Ihren Arzt darum bitten, bei einem solchen Treffen anhand der Berichte vorgestellt zu werden.

Mammazentren/Brustkrebszentren/Brustzentren: In Deutschland entstehen immer mehr solcher Einrichtungen. Sie sind oft nicht in einem Gebäude untergebracht; es handelt sich wie bei den Tumorzentren eher um Arbeitsgemeinschaften von Ärzten, die sich auf die Diagnostik, Therapie und Nachsorge von Brustkrebs spezialisiert haben. Im Mittelpunkt steht die interdisziplinäre Zusammenarbeit, für die es feste Regeln gibt. Über den Behandlungsplan für jede einzelne Frau diskutieren immer Vertreter mehrerer Disziplinen. Ziel ist eine höchstmögliche Qualität der Therapie; Fehler, die durch mangelnde Kommunikation der behandelnden Ärzte vorkommen, sollen vermieden werden. Allerdings bietet das Etikett »Mammazentrum« keine Gewähr dafür, dass eine Frau dort die bestmögliche Behandlung bekommt. Auch außerhalb dieser Zentren arbeiten sehr gute Spezialisten nach hohen Qualitätsnormen. Die deutsche Krebsgesellschaft (DKG) entwickelt derzeit die Kriterien eines Qualitätszertifikats für Brustkrebszentren. Bewertet wird zum Beispiel, ob das Zentrum sich an gesicherte Behandlungsrichtlinien hält, ob dort wissenschaftliche Studien stattfinden und wie die Überlebensraten ausfallen. Auch die Patientenzufriedenheit soll in die Benotung einfließen. Schon bald werde es eine Liste mit zertifizierten Einrichtungen geben, heißt es bei der DKG. Sie werde ins Internet gestellt, damit Patientinnen sich leicht orientieren könnten (Stand: Frühjahr 2002).

Onkologische Schwerpunktpraxen: Vor allem in größeren Städten gibt es niedergelassene Fachärzte mit onkologischer Zulassung, die solche Schwerpunktpraxen eingerichtet haben. Sie sind ganz auf die Diagnostik, Behandlung und Nachsorge von Krebskranken spezialisiert. Oft werden diese Praxen auch von mehreren, sich gegenseitig ergänzenden Fachärzten gemeinsam betrieben, die sich regelmäßig untereinander über ihre Patienten austauschen: etwa von Gynäkologen, Internisten, Radiologen und Home-Care-Ärzten (das sind Ärzte, die schwerst kranke Patienten zu Hause betreuen). Adressen von solchen Praxen erfahren Sie über die Gesellschaft zur Förderung der ambulanten Krebstherapie oder über den Arbeitskreis niedergelassener onkologischer Internisten (vgl. Anhang). Etliche onkologische Schwerpunktpraxen beschäftigen auch einen Spezialisten für Ernährungsfragen oder einen Psychotherapeuten. Gerade die Schwerpunktpraxen arbeiten meist eng mit Tumorzentren, mit Institutionen zur psychosozialen Betreuung und mit Hospizeinrichtungen zusammen. Als besondere Vorteile von Schwerpunktpraxen nennen Patienten das spezielle Know-how der Ärzte, die schnelle Mitteilung von Befunden und die persönlichere Atmosphäre.

Rehabilitationskliniken/Ambulante Rehabilitation: Sie sollen den Übergang von der Erstbehandlung im Krankenhaus zum »Leben nach Krebs« erleichtern. Dem Patienten wird Gelegenheit geboten, sich mit seiner veränderten Lebenssituation auseinander zu setzen und sich frei von Alltagsbelastungen körperlich zu regenerieren. Bei der »Anschlussheilbehandlung« gleich nach Abschluss der Akutbehandlung im Krankenhaus oder bei einer späteren »stationären Rehabilitation« zur Krebsnachsorge handelt es sich um meist dreiwöchige Kuraufenthalte in Kliniken, die häufig in landschaftlich reizvollen Gegenden liegen. Manche haben sich ganz auf die Rehabilitation von Krebskranken spezialisiert, in anderen Häusern sind Menschen mit unterschiedlichen Erkrankungen versammelt. Die Kosten übernehmen in der Regel die gesetzlichen Rentenversicherungsträger (vgl. Kapitel 9). Allerdings stellt der überwiegende Teil der Patienten überhaupt keinen Antrag auf eine solche Kur. Der Grund dafür ist häufig, dass die Betroffenen sich nicht wochenlang von zu Hause oder vom Arbeitsplatz entfernen möchten. Zahlreiche Rehabilitationskliniken haben mittlerweile auch teilstationäre Rehabilitationsprogramme im Angebot. Dabei kommt die Patientin wochentags in eine Klinik in der Nähe ihres Wohnorts, nimmt dort im Prinzip die gleichen Angebote wie bei einer stationären Kur wahr und fährt nachmittags wieder nach Hause. Die Nächte und Wochenenden verbringt sie zu Hause. In den letzten Jahren wurden auch vermehrt Konzepte für ambulante Rehaprogramme entwickelt (vgl. Kapitel 9).

Psychosoziale Beratungsstellen: Diese Einrichtungen sollen Tumorpatienten, ihren Angehörigen und Freunden helfen, mit der Erkrankung besser fertig zu werden. Speziell geschulte Fachkräfte bieten ihre Unterstützung bei persönlichen, familiären, beruflichen und sozialen Schwierigkeiten an. Sie sind behilflich bei der Beschaffung von Hilfsmitteln – etwa einer Brustprothese – und helfen bei Problemen mit Behörden und Versicherungen. Sie informieren über Selbsthilfegruppen und über Möglichkeiten zur Rehabilitation. In den Beratungsstellen sind häufig Psychologen, Ärzte, Sozialpädagogen, Sozialarbeiter, Ernährungsberater, aber auch Laienhelfer beschäftigt. Viele statten auf Wunsch Hausbesuche ab und kommen ans Krankenbett in der Klinik, wobei auch in den Krankenhäusern in der Regel so genannte psychosoziale Dienste zur Verfügung stehen. Rat und Hilfe kann man per Telefon einholen, aber auch im Gespräch unter vier Augen sowie in den Seminaren, Kursen und Vorträgen, die häufig in solchen Einrichtungen angeboten werden. Psychosoziale Beratungsstellen für Krebskranke gibt es mittlerweile im ganzen Bundesgebiet – oft auch in kleineren Städten. Zum Teil sind sie

beim örtlichen Gesundheitsamt angesiedelt, zum Teil bei den Tumorzentren, aber auch bei den Einrichtungen der freien Wohlfahrtsträger – beim Roten Kreuz etwa oder bei der Arbeiterwohlfahrt.
Hospize/Palliativstationen: In diesen Einrichtungen wird Schwerkranken geholfen, auch in der letzten Phase ein würdiges und schmerzfreies Leben zu führen. Die Idee gewinnt immer mehr Anhänger, und jedes Jahr kommen neue Angebote hinzu, auch im ambulanten Bereich. Hospize und Palliativstationen in Krankenhäusern arbeiten in der Regel mit hoch qualifizierten Schmerztherapeuten zusammen. Übrigens: Die Bezeichnung »Schmerztherapeut« ist geschützt, nicht jeder Arzt, der Schmerzen behandelt, darf sich so nennen. Hospize und Palliativstationen haben besondere Erfahrungen im Umgang mit Tumorkranken und in der Behandlung von Tumorschmerzen, obwohl sie nicht nur Menschen mit Krebs offen stehen (vgl. Kapitel 11 und Anhang).
Darüber hinaus können Tumorpatienten noch eine ganze Reihe weiterer Einrichtungen nutzen, die zum Teil zwar nicht speziell für sie da sind, die ihnen unter Umständen jedoch sehr helfen können. Dazu zählen **Selbsthilfegruppen** und **ambulante Sozialdienste** (vgl. weiter unten und Kapitel 11) in Krankenhäusern. Sie werden auf Ihrem Weg durch den »Onko-Dschungel« auf viele andere Institutionen treffen, darunter auf wissenschaftliche Gesellschaften und Forschungseinrichtungen, von denen manche mit ihren Beratungsstellen zur Versorgung von Krebskranken beitragen. Dazu zählen die größte wissenschaftlich-onkologische Fachgesellschaft in Deutschland, die **Deutsche Krebsgesellschaft**, sowie das **Deutsche Krebsforschungszentrum**. Auch die größte Förderorganisation für die Krebsforschung, die **Deutsche Krebshilfe**, bietet einen eigenen Beratungsservice an. Auf weitere Fachgesellschaften wird im Anhang hingewiesen.

Einen Arzt finden

Auf der Suche

Vielleicht sind Sie ja bereits bei einem Arzt in Behandlung, den Sie als Koordinator in Ihrem Behandlungsteam haben wollen. Das kann ein Gynäkologe, ein allgemeinpraktischer Mediziner – der möglicherweise

Ihr Hausarzt ist – oder ein Internist sein. Aber auch Mediziner anderer Fachrichtungen können diesen Part übernehmen. Es kann sich um einen niedergelassenen Arzt handeln, aber auch um einen Arzt in der Klinik. Die meisten Frauen entscheiden sich für einen niedergelassenen Mediziner. Die Hauptsache ist, dass Sie Ihrem Arzt fachlich und menschlich vertrauen.

Wenn Sie noch keinen solchen Mediziner kennen, empfiehlt es sich, zunächst einmal Namen und Adressen von möglichen Kandidaten zu sammeln. Das gilt im Übrigen auch für den Fall, dass Sie eine zweite Meinung einholen wollen, nachdem Ihr behandelnder Arzt Ihnen einen Befund mitgeteilt oder einen bestimmten Behandlungsvorschlag gemacht hat. Oder für den Fall, dass Sie einen Spezialisten suchen, zum Beispiel für die Brustrekonstruktion. Im Folgenden geht es jedoch nicht in erster Linie um den Superspezialisten, sondern um den »Vertrauensarzt« in Ihrem Team.

Viele Frauen werden sich zunächst einmal an Verwandte, Freunde und Kollegen wenden, um Hinweise auf gute Ärzte zu erhalten. Auch in Selbsthilfegruppen werden Tipps ausgetauscht. In manchen Beratungseinrichtungen, etwa im Feministischen Frauengesundheitszentrum in Berlin, gibt es frei zugängliche Karteien, in denen Frauen ihre Erfahrungen mit Ärzten der Stadt notiert haben. Möglicherweise erhalten Sie den einen oder anderen Hinweis in der Klinik, in der Sie operiert werden oder wurden. Mitpatientinnen zum Beispiel sind oft eine gute Informationsquelle. Die Beratungsstellen der Krebsorganisationen bieten regelmäßig Vorträge von Ärzten zu speziellen Themen an. Dabei könnten Sie einen Mediziner kennen lernen, der Ihnen zusagt. Wenn sie auf der Ausschau nach einem Spezialisten sind, kann es sich lohnen, bei medizinischen Fachverbänden nachzufragen. Manche schicken auf Anfrage (und gegen Rückporto) Listen mit Namen und Adressen von Mitgliedern zu. Anschriften von Verbänden und Arbeitsgemeinschaften finden Sie im Anhang.

Eine sehr ergiebige Informationsquelle für Patienten auf der Suche nach einem Arzt ist das Internet. Da kann man zum Beispiel nicht nur herausbekommen, welche Fachärzte in der Nähe des eigenen Wohnorts arbeiten, man findet auch Informationen über Krankenhäuser, Pflegedienste und alle anderen Einrichtungen im Gesundheitsbereich. Es gibt Kontaktbörsen für Ärzte und Patienten, bei denen man sich seinen Wunscharzt heraussuchen kann – soweit das zu Hause am Computerbildschirm möglich ist. In anonymen Gesprächsrunden im Internet – sie heißen »Patienten-Forum« oder auch »Oncochat« – können Sie sich mit anderen Betroffenen austauschen und Empfehlungen einholen (vgl. weiter unten und Anhang, Internetadressen).

Auf der Suche nach einem Spezialisten, einem Arzt mit einem besonderen Zusatzangebot oder einer Klinik können auch die telefonischen Arztauskunftdienste helfen, die teils kommerziell, teils mit gebührenfreien Nummern arbeiten. Empfehlungen oder Werturteile über bestimmte Mediziner darf man von diesen Diensten allerdings nicht erwarten.

Auch Anfragen mit der Bitte um eine Empfehlung bei der zuständigen Ärztekammer oder in den Büros der Kassenärztlichen Vereinigung bringen meist nicht viel – dort wird man Ihnen raten, im Branchentelefonbuch, den »Gelben Seiten«, nach Adressen zu suchen. Das Gleiche gilt für Nachfragen bei der Krankenkasse. Wer sich beim Krebsinformationsdienst in Heidelberg nach einem geeigneten Mediziner erkundigt, wird ebenfalls kein Glück haben. Der Grund für diese Reserviertheit der Organisationen leuchtet ein: Durch eine Empfehlung würden andere Ärzte benachteiligt, die mit Hinweis auf einen Verstoß gegen das Werbeverbot klagen könnten.

Wichtig für Sie ist eine Einschätzung der in Frage kommenden Ärzte. Bewertungen werden Sie aber meist nur in Gesprächen mit Menschen erhalten, die Sie privat kennen. Allerdings ist nicht sicher, dass ein von anderen hoch gelobter Arzt der für Sie Richtige ist. Deshalb bleibt Ihnen gar nichts anderes übrig, als sich selbst einen Eindruck zu verschaffen. Das gelingt am besten bei einem Gespräch unter vier Augen.

Mit der Chipkarte der Krankenkassen können Sie problemlos einige Ärzte hintereinander aufsuchen. Sie müssen sich nicht mehr – so wie das früher der Fall war – eine Überweisung von einem Arzt zum nächsten ausstellen lassen. (Dennoch: Die neue Freiheit ist nicht grenzenlos. Wenn sie zahlreiche Auswahlgespräche planen, sollten Sie vorher sicherheitshalber mit Ihrer Krankenkasse darüber sprechen.) Privat Versicherte können meist nach Gutdünken verfahren.

Bevor Sie einen der Ärzte auf Ihrer Liste aufsuchen, nennen Sie der Sprechstundenhilfe beim ersten Telefongespräch Ihr Anliegen, damit entsprechend Zeit reserviert werden kann.

Kriterien

Wie aber erkennt man, ob ein Mediziner der geeignete Berater und Begleiter – der Koordinator in Ihrem »Behandlungsteam« – ist? Nehmen Sie sich etwas Zeit, um zu überlegen, worauf es Ihnen ankommt. Schließlich handelt es sich um eine wichtige Entscheidung, die viele Jahre lang Bestand haben soll. Es gibt einige Basiskriterien, die erfüllt sein sollten, während andere Merkmale des Arztes vielleicht wünschenswert, aber nicht unbedingt erforderlich sind.

Möglicherweise sind Sie, wie die meisten Frauen, bei einem bestimmten Arzt in Behandlung, wenn die Diagnose Brustkrebs fällt. Bisher waren Sie nie ernsthaft krank und eigentlich immer ganz zufrieden mit der Betreuung. Nun machen Sie sich vielleicht Gedanken, ob Ihr Arzt auch in der neuen Situation weiterhin der Richtige für Sie ist. Das ist durchaus legitim. Möglicherweise gelingt es Ihnen, Ihre Fragen, Ihre Vorstellungen und eventuell Ihr Urteil beim Lesen der folgenden Seiten für sich zu klären. Wenn Sie noch keinen Arzt kennen, der als Koordinator in Frage käme, dann sehen Sie sich vielleicht jetzt vor der Aufgabe, einen solchen zu finden.

Beginnen wir bei den finanziellen Voraussetzungen: Falls Sie, so wie die meisten Frauen, bei einer gesetzlichen Krankenkasse versichert sind, ist es zunächst einmal wichtig zu wissen, ob der Arzt eine Kassenzulassung hat. Nur dann übernimmt Ihre Krankenkasse die Kosten der Behandlung. Viele Klinikärzte haben diese Zulassung nicht und kommen deshalb zum Beispiel für eine Weiterbehandlung, nachdem die Therapie im Krankenhaus abgeschlossen ist, nicht in Frage. Allerdings gibt es auch nachstationäre Therapien im ambulanten Klinikbereich, etwa die ambulanten Tumorsprechstunden. Sie werden von den Kassen finanziert.

Damit Sie die beste Behandlung erhalten, sollte Ihr Arzt besondere Kenntnisse auf dem Gebiet der Krebstherapie und vor allem in der

Krebsnachsorge haben. Gynäkologen und Internisten mit einer Zusatzqualifikation in Onkologie bringen von ihrer Ausbildung her die Voraussetzungen dafür mit, aber auch ein allgemeinpraktischer Arzt, der viel Erfahrung mit Krebspatienten hat, besitzt in der Regel umfassende Kenntnisse.

Fragen Sie ruhig nach, wie viele Krebskranke im Allgemeinen und Frauen mit Brustkrebs im Besonderen er betreut und wie lange er das schon tut. Vermutlich wollen Sie nicht gerade die Erste sein, die von diesem Arzt therapiert wird.

Wie kompetent ein Arzt ist, hängt entscheidend davon ab, ob er sich regelmäßig fortbildet. Von seinem Berufsethos her ist dazu eigentlich jeder Mediziner verpflichtet. Allerdings schwankt die Intensität des lebenslangen Weiterlernens von Arzt zu Arzt erheblich. Für eine Patientin ist es schwierig, sich ein Bild zu machen. Abgesehen davon, dass eine gute Portion Mut nötig ist, direkt nachzufragen (etwa mit der Frage: »Wann haben Sie Ihre letzte Fortbildung gemacht«), bringen solche Erkundigungen meist nicht viel. In diesem Punkt ist es nützlicher, sich auf die eigene Intuition zu verlassen. Denn im Verlauf des Gesprächs wird ganz bestimmt deutlich, wie sehr der Arzt sich fachlich engagiert.

Berät der Arzt sich mit Kollegen über schwierige Fälle? Mit welcher Klinik arbeitet er zusammen? Arbeitet er in einer Gemeinschaftspraxis? Ist er in ein Tumorzentrum integriert? Die Zusammenarbeit mit anderen Medizinern kann ein Qualitätsmerkmal sein – muss es aber nicht sein. Denn auch ein Arzt mit Einzelpraxis, der sich nicht regelmäßig mit Kollegen austauscht, kann ein hervorragender Experte sein.

Auch wenn Ihr Arzt es vorzieht, weitgehend solo zu arbeiten: Er sollte immer bereit sein, an andere Fachmediziner zu überweisen, wenn Probleme auftauchen. Zum Beispiel, wenn in der Nachsorge ein Rezidivverdacht aufkommt. Sie sollten sich deshalb danach erkundigen, wie der Arzt bei Verdacht auf einen Krebsrückfall reagieren würde – und wie er Ihren Wunsch annimmt, vor Behandlungen eventuell eine zweite Meinung einzuholen.

Kompetent sollte Ihr Mediziner sein, aber er muss nicht der Superexperte sein – ausgenommen dann, wenn Sie eine sehr seltene und schwierig zu überwachende Form der Erkrankung haben. In diesem Fall werden Sie sich bei einem Spezialisten besser aufgehoben fühlen.

Die meisten Frauen möchten neben der schulmedizinischen Behandlung noch selbst etwas für sich tun: ihr Immunsystem stärken oder die Ernährung umstellen zum Beispiel. Wenn Sie zu diesen Frauen gehören, sollten Sie sich einen Arzt aussuchen, der für solche zusätzlichen Behandlungen offen ist. Fragen Sie nach seiner Einstellung zu biologischen Heilmitteln, Entspannungsverfahren oder anderen Methoden, die Sie vielleicht schon kennen. Wenn darauf eine kategorische Ablehnung kommt, sind Sie an der falschen Adresse.

Ist der Arzt freundlich und an Ihren Problemen interessiert? Haben Sie den Eindruck, dass die »Chemie« zwischen Ihnen und ihm stimmt? Die menschliche Beziehung zu Ihrem Arzt ist von großer Bedeutung. Wenn es daran hapert, kann das auf die gesamte Behandlung abfärben und deren Erfolg schmälern. Wie bei jeder anderen Beziehung auch bestimmen beide Seiten, wie gut oder wie schlecht die Verbindung wird. Zunächst aber müssen die Voraussetzungen stimmen. Sie sollten das Gefühl haben, dass Ihr Arzt Ihnen zuhört, dass er Sie ernst nimmt, dass er Zeit für Sie hat und ehrlich zu Ihnen ist. Manche Frauen erwarten von ihrem Arzt, dass er darüber hinaus auch noch Freund, Seelsorger und Kumpel sein soll, und überfordern ihn damit.

Zu einer guten Beziehung gehört, dass Sie den Arzt verstehen. Drückt er sich verständlich aus, oder wirft er mit Fachausdrücken um sich? Grundsätzlich lassen sich alle medizinischen Vorgänge auf Deutsch ausdrücken. Manchen Ärzten fällt es gar nicht mehr auf, wenn sie in ihren Fachjargon verfallen. Sie tun das nicht aus böser Absicht und sind oft auch gern bereit, anders zu formulieren. Sie könnten zum Beispiel sagen: »Bitte erklären Sie das noch mal« oder: »Das habe ich jetzt nicht verstanden.« Wenn Sie bestimmte Ausdrücke – wie sie für dieses Fachgebiet üblich sind – nicht kennen, sind Sie deshalb noch lange nicht dumm.

Manche Ärzte fallen sprachlich ins andere Extrem, und das ist oft noch störender als medizinisches Fachchinesisch. In ihrem Buch »Jeden Tag will ich leben« beschreibt die Schriftstellerin Angelika Mechtel dieses Phänomen: »Ich erinnere mich an mein erstes Gespräch mit Dr. S., in dem er mir die Brustamputation plausibel machen wollte. Es war die gleiche Kleinkindermetaphorik. Als hätten sie es mit Schwachsinnigen zu tun. Also: Dr. S. sprach vom faulen Apfel, der ein muffiges Apfelmus ergibt, wenn die Hausfrau ihn nicht weit genug ausschneidet oder gleich wegwirft.«

Ein weiteres Kriterium, das für viele Frauen wichtig ist: Der Arzt sollte Zeit haben, Fragen von Familienmitgliedern und engen Freunden über Ihre Krankheit zu beantworten. Bitten Sie ihn dafür gegebenenfalls um einen Termin.

Wenn es Ihnen einmal schlecht gehen sollte, ist es eine große Hilfe, wenn Ihr Arzt bereit ist, Hausbesuche zu machen. Fragen Sie ihn danach.

Die Beziehung zum Arzt

Wie in jeder anderen partnerschaftlichen Beziehung gelten auch für die Arzt-Patientin-Beziehung bestimmte Regeln. Jede Seite hat ihre Rechte und Pflichten.

Ohne Offenheit und Ehrlichkeit funktioniert die Beziehung nicht. Für den Arzt heißt das: Er muss im Prinzip die Ergebnisse von Untersuchungen mitteilen, auch wenn sie nicht so positiv sind. Früher war es üblich, Krebspatienten nicht über ihre Krankheit aufzuklären. Das hat sich glücklicherweise in den letzten Jahren geändert. Die Ärzte haben dabei gelernt, dass Patienten durchaus mit dem Wissen um die lebensbedrohliche Erkrankung leben können.

Aber vielleicht ist es Ihnen lieber, nicht immer die Wahrheit zu erfahren, weil das möglicherweise Ihre Hoffnung auf Heilung erschüttert. In diesem Fall könnten Sie zum Beispiel mit Ihrem Arzt vereinbaren, dass er zwar alle Ihre Fragen beantwortet, aber Ihnen nicht immer automatisch die Befunde mitteilt.

Für eine Frau mit Brustkrebs hängt viel davon ab, wie der Arzt einen ungünstigen Befund mitteilt: ob er es einfühlsam tut und dabei Hoffnung vermitteln kann oder ob er dabei kalt und unbeteiligt wirkt. Wichtig ist, dass die Diagnose Krebs nicht zwischen Tür und Angel mitgeteilt wird.

Später, in der Zeit der Nachsorge und Weiterbehandlung, geht es da-

Einen Arzt finden

rum, Untersuchungsergebnisse korrekt mitzuteilen. Wenn der Arzt dann die Unwahrheit sagt oder die Tatsachen verzerrt, um die Patientin zu »schonen«, schwindet deren Vertrauen. »Verschaukelt fühle ich mich, wenn meine Blutsenkung 100 ist, und mein Arzt sagt mir, sie sei 40«, beklagt sich eine Frau in dem Buch »Miteinander reden«.

Für die Patientin bedeutet das Gebot der Aufrichtigkeit, dass sie sich an einen vereinbarten Therapieplan hält und dem Arzt mitteilt, wenn sie es nicht mehr tun will. Hat sie zum Beispiel massive Zweifel an der Behandlung mit Hormontabletten und setzt die Pillen ab, sollte sie das auch sagen.

Auch für die Patientin gilt: so klar und deutlich kommunizieren wie möglich. Das beginnt damit, dass Sie sich möglichst vor einem Termin überlegen, was Sie wissen wollen. Der Arzt kann keine Gedanken lesen. Deshalb sollten Sie ihn über Beschwerden, zum Beispiel über Schmerzen, unterrichten. Sagen Sie ihm auch, wenn Sie von Unsicherheiten und Zweifeln geplagt werden. Sie dürfen alles aussprechen, was Ihnen wichtig ist.

Der koordinierende Mediziner muss wissen, dass Sie ihn für diese Rolle ausersehen haben. Er muss zum Beispiel darüber informiert sein, welche Mittel Sie zusätzlich einnehmen und bei welchem anderen Arzt Sie außerdem noch in Behandlung sind. Die Ungewissheit über die eigene Rolle in der Phalanx der Behandler kann Ärzte stark irritieren, wie es ein Mediziner in »Miteinander reden« beschreibt: »Bin ich der persönliche Arzt? Oder bin ich einfach in dieser Reihe drin?«

Achtung und Respekt voreinander sind weitere wichtige Elemente einer guten Beziehung. Ob sie vorhanden sind, zeigt sich an ganz einfachen Dingen. Etwa darin, ob der Arzt Zeit für seine Patientin hat, wenn es etwas Wichtiges zu besprechen gibt. Ein Mediziner, der seine Patientin trotz Terminvereinbarung lange im Wartezimmer warten lässt, geht respektlos mit deren Zeit um. Das Gleiche gilt für eine Patientin, die zu Terminen nicht erscheint oder diese vorher nicht telefonisch absagt. Übrigens: Ausgerechnet ein Mediziner prägte den Satz: »Wenn ein Arzt nie Zeit hat, ist es Zeit, den Arzt zu wechseln.«

Kein Arzt kann allerdings auf Dauer Lebensberatung leisten – und das nicht zuletzt deshalb, weil er von den Krankenkassen für »ausführliche Beratungen«, so heißt der entsprechende Posten in der ärztlichen Gebührenordnung, nur spärlich entlohnt wird.

Sagen Sie am besten gleich bei der Terminvereinbarung, dass Sie ein ausführliches Gespräch wünschen, damit der Arzt sich darauf einstellen kann. Und der beste Weg, gut beraten zu werden, ist, wie gesagt, sich ausreichend auf den Besuch beim Arzt vorzubereiten. Etwa die Fragen vorher zusammenzutragen, die man unbedingt besprechen möchte. Manche Frauen führen ständig einen kleinen Notizblock mit sich, in dem sie zwischendurch immer wieder einmal eine Frage notieren.

In die partnerschaftliche Arzt-Patientin-Beziehung bringt jede Seite etwas ein: der Arzt sein Fachwissen und seine Erfahrung, die Patientin ihre Beobachtungsfähigkeit, ihre Intelligenz und ihr Interesse an der eigenen Gesundheit.

Fragen an den Arzt

Nach einer Krebsdiagnose brauchen die meisten Menschen ein paar Tage, um sich zu fangen. Wenn der Kopf wieder einigermaßen frei ist, tut es gut, das weitere Vorgehen ausführlich mit dem Arzt zu planen und zu besprechen. Weisen Sie bei der Terminvereinbarung auf Ihr Anliegen hin, sodass der Arzt genügend Zeit reservieren kann.

Am besten bereiten Sie für diesen Termin einen Zettel mit Fragen vor, auf die Sie eine Antwort haben wollen. Vielleicht hilft es Ihnen, mit einem Angehörigen oder einer Freundin die hier vorgeschlagenen Fragen durchzugehen und auf ihre Bedeutung für Sie persönlich zu prüfen. Manches von dem, was Sie in unserer Liste finden, hat sich für Sie möglicherweise erledigt, weil Sie die Operation bereits hinter sich haben. Wenn das so ist, suchen Sie sich die eventuell noch offenen Fragen heraus. Aus dem »Planungsgespräch« mit einem nahe stehenden Menschen ergeben sich oft noch weitere Punkte, die man gern geklärt hätte.

Es wäre gut, wenn Ihr Partner oder eine andere Ihnen nahe stehende Person mit zu dem Gespräch beim Arzt kommt. Denn zum einen können sich zwei Köpfe meistens mehr merken als einer, zum anderen lässt sich der Behandlungsplan anschließend zu Hause besser diskutieren.

Einen Arzt finden

Nehmen Sie Block und Schreibzeug, vielleicht auch einen Kassettenrekorder zu der Sitzung beim Arzt mit und halten Sie jeden wichtigen Punkt möglichst genau fest. Bei diesem Gespräch kommt es darauf an, dass Sie wirklich alles verstehen. Fragen Sie deshalb immer genau nach. Es macht nichts, wenn Sie zwei- oder dreimal nachfragen. Ärzte wissen, dass die geistige Aufnahmefähigkeit in dieser emotional belastenden Phase bei fast allen Menschen begrenzt ist. Außerdem: Es handelt sich um eine ganz neue Materie für die meisten Patientinnen, für die sich erst einmal ein grundlegendes Verständnis entwickeln muss.

Folgende Fragen sind möglicherweise auch Ihre Fragen:

- Welche Krebsart habe ich genau?
- Wie lautet der medizinische Fachausdruck dafür?
- Wo sitzt der Tumor?
- Wie groß ist er?
- Wächst dieser Krebs eher schnell oder eher langsam?
- Hat sich der Krebs schon im Körper ausgebreitet?
- Wie umfangreich wird die Operation sein?
- Was geschieht, wenn ich mich nicht gleich operieren lasse?
- Was geschieht, wenn ich mich überhaupt nicht operieren lasse?
- Welche Nebenwirkungen hat die Operation? Mit welchen Konsequenzen für mein weiteres Leben muss ich rechnen?
- Ist in meinem Fall eine Strahlentherapie von Vorteil? (Wenn ja, warum?)
- Welche Nebenwirkungen hat die Strahlenbehandlung?
- Was ist, wenn ich keine Strahlentherapie mache?
- Halten Sie eine Chemotherapie oder eine Hormontherapie für erforderlich? (Wenn ja, warum?)
- Welche Nebenwirkungen hat eine Chemo- oder Hormontherapie?
- Wie viel Prozent der Frauen in meiner Situation hilft die Chemo- oder Hormontherapie?
- Was geschieht, wenn ich keine Chemotherapie mache?
- Gibt es darüber hinaus neue Therapien, die mir helfen könnten?
- Muss ich für diese Behandlungen in ein Krankenhaus, oder kann ich sie auch ambulant machen?

- Wie lange werden die einzelnen Behandlungen dauern?
- Wie werden sich die verschiedenen Behandlungen auf meine Psyche auswirken?
- Wie wirken sich die einzelnen Behandlungen auf meine Leistungsfähigkeit aus? Wann kann ich wieder arbeiten?
- Was kann ich selbst tun, um meine Behandlung zu unterstützen?
- Können Sie mir einen Arzt oder ein Krankenhaus vorschlagen, in dem ich eine zweite Meinung einholen könnte?
- Können Sie mir einen Psychotherapeuten empfehlen, der Erfahrung in der Arbeit mit Krebskranken hat?
- Kennen Sie eine Selbsthilfegruppe, der ich mich anschließen könnte?
- Wie beurteilen Sie meine Heilungschancen?
- Was schlagen Sie zur Erhaltung und Förderung meiner Gesundheit vor?
- Welche Vorschläge haben Sie für meine Ernährung?
- Welche Art von körperlichem Training empfehlen Sie?
- (Falls Sie noch andere Krankheiten haben:) Wie wirkt sich die Behandlung meines Tumors auf die anderen Erkrankungen aus? Sind Wechselwirkungen bei den Medikamenten zu erwarten?

Eine zweite Meinung einholen

Wenn Sie Zweifel an der ersten Diagnose haben sollten, zögern Sie nicht, die Meinung eines zweiten Arztes einzuholen. Dasselbe gilt für den Fall, dass der Behandlungsvorschlag eines Arztes Ihnen nicht ausreicht und Sie die Vorstellung haben, dass es noch andere Wege geben muss. Die Entscheidung für oder gegen eine bestimmte Therapie bei Krebs ist zu wichtig, als dass Sie sie halbherzig und unentschlossen beginnen sollten.

Die meisten Ärzte haben heute Verständnis für den Wunsch ihrer Patienten, sich bei einem Kollegen weiter zu informieren. Sie wissen, dass dahinter meist nicht ausgeprägtes Misstrauen ihren Fähigkeiten gegenüber steht, sondern die massive Verunsicherung nach dem Schock der Diagnose. Für den Mediziner, der den ersten Befund erhoben hat, bedeutet eine zweite ärztliche Meinung eine zusätzliche Absicherung und ist ihm allein aus diesem Grund vielleicht sogar sehr willkommen. Sagen Sie dem Arzt offen, wenn Sie sich weiter informieren wollen. Er kann Ihnen vielleicht sogar dabei behilflich sein, indem er Adressen von geeigneten Kollegen vermittelt. Falls Sie sich aber selbst auf die Suche machen wollen, könnten die Tipps im Abschnitt »Informationen einholen« nützlich sein.

Welche Fachärzte spricht man am besten an? Sollten Sie Zweifel an einer Verdachtsdiagnose auf Brustkrebs haben, die etwa aufgrund einer Mammographie gestellt wurde, sollten Sie sich an einen zweiten **diagnostischen Radiologen** wenden. Wenn Ihnen das Ergebnis einer Biopsie suspekt ist, könnte ebenfalls ein Radiologe oder ein Pathologe weiterhelfen. Vor allen weiteren Behandlungsschritten sollten Sie sich an Ärzte aus den entsprechenden Fachrichtungen wenden: vor einer Operation also an einen Gynäkologen oder Chirurgen, vor der Strahlenbehandlung an einen **Strahlentherapeuten** und vor einer Chemo- oder Hormontherapie an einen Gynäkologen oder einen Internisten mit onkologischer Zusatzausbildung. Sowohl niedergelassene Ärzte als auch Klinikmediziner kommen für eine zweite Einschätzung in Frage.

In vielen Fällen können Sie sich belastende Doppeluntersuchungen – zum Beispiel mammographische Aufnahmen – ersparen, wenn Sie die Röntgenbilder oder aber die Untersuchungsberichte von einem Arzt zum nächsten bringen. Sie haben einen Anspruch darauf, dass man Ihnen diese Unterlagen leihweise aushändigt. Was viele Patienten nicht wissen: Sie haben auch einen Anspruch darauf, alle Befunde und Arztbriefe einzusehen und sich Kopien davon zu machen. Auch die histologischen Präparate und die entsprechenden Befunde dürfen sie leihweise mitnehmen. So »ausgerüstet« können Sie effektiver Informationen einholen. Röntgenbilder, Präparate und Diapositive gehören jedoch der Praxis oder der Klinik, die sie angefertigt hat. Die Bilder müssen dort – so sieht es das Gesetz vor – zehn Jahre lang aufbewahrt werden. Sie sind daher verpflichtet, die Aufnahmen wieder zurückzubringen oder dafür zu sorgen, dass sie zurückgeschickt werden.

Die Urteile mehrerer Ärzte können Ihnen größere Sicherheit für Ihre Entscheidung vermitteln. Schließlich gibt es heute nicht mehr die eine Universalbehandlung bei Brustkrebs. Verschiedene Vorschläge und Einschätzungen von Experten erweitern Ihre Kenntnisse und lassen Ihnen Wahlmöglichkeiten offen. Manchmal ist es zum Verständnis eines Ergebnisses auch einfach nötig, es aus verschiedenen Perspektiven dargestellt zu bekommen. Häufig kehren Patientinnen zum Vorschlag des ersten Arztes zurück – nun aber mit einem viel besseren Gefühl.

Wenn die Befunde und Behandlungsvorschläge stark auseinander gehen, sollten die behandelnden Ärzte sich untereinander darüber unterhalten. Sie selbst können auch noch weitere Expertenmeinungen einholen, wenn Sie nach dem zweiten Befund weiterhin unsicher sind. Übertreiben sollten Sie die Suche nach Einschätzungen allerdings nicht – Sie könnten sich dabei leicht verzetteln und die Übersicht verlieren. Letzten Endes nehmen Ihnen auch noch so viele Expertisen die eigene Entscheidung nicht ab.

Exkurs:
Beratungsservice »Second Opinion«

Manche Patienten kommen, weil sie den Therapievorschlag ihres Arztes nicht mit voller Überzeugung annehmen können, andere sind verwirrt, weil sie von mehreren Ärzten ganz unterschiedliche Empfehlungen für die weitere Behandlung gehört haben. Einige wollen mehr über unkonventionelle Arzneimittel wissen und was sie selbst zu ihrer Gesundung beitragen können. Die Patienten wenden sich mit den verschiedenartigsten Motiven an einen bundesweit bislang einzigartigen Beratungsservice, den »Second Opinion«-Beratungsdienst an der Freiburger Klinik für Tumorbiologie (KTB). Aber alle können das Gleiche erwarten, sagt Professor Gerhard Nagel, Direktor an der Klinik: »Jeder Patient kann, nachdem er den ersten Rat des zuständigen medizinischen Betreuerteams erfahren hat, hier zu anderen Experten gehen, die speziell geschult sind, seinen Fall noch einmal völlig unabhängig zu betrachten. Er kann sich eine Einschätzung und Stellungnahme einholen, die sich auf alle gewünschten Aspekte der Erkrankung, der bisherigen Therapie, der konventionellen und komplementären Behandlungsmöglichkeiten sowie auf Fragen der Psyche, Ernährung, zu neuen Methoden aus der Forschung beziehen.«

Second Opinion ist ein Forschungs- und Modellprojekt, bei dem die Freiburger Wissenschaftler unter anderem herausfinden wollen, welche Motive die Patienten zur Einholung einer weiteren Stellungnahme bewegen, in welcher Form sich die Beratung auf das weitere therapeutische Vorgehen auswirkt und wie sich die Lebensqualität insgesamt im Verlaufe der Behandlung verändert. »Darüber gibt es bisher kaum wissenschaftliche Erkenntnisse«, sagt Hans-Helge Bartsch, der als ärztlicher Direktor an der KTB für das Modellprojekt verantwortlich ist. Nach ersten Zwischenergebnissen seien die Patienten sehr zufrieden mit dem Angebot. Folgendes Verfahren hat sich bei der Beratung bewährt: Zunächst klären die Freiburger telefonisch oder schriftlich mit der betroffenen Frau, ob eine Second-Opinion-Beratung überhaupt sinnvoll ist (sollte es »lediglich« um eine andere Zusammensetzung einer Chemotherapie gehen, dann lohnt sich der Aufwand nicht, dafür nach Freiburg zu kommen; in diesem Fall empfehlen die Ärzte an der KTB andere Wege). Wenn aber beide Seiten beschließen, ja, eine umfassende Beratung könnte im konkreten Fall einen wesentlichen Beitrag leisten, dann sollte die Patientin alle verfügbaren Unterlagen sammeln, damit die Freiburger Ärzte daraus den bisherigen Krankheitsverlauf ableiten können. Dazu gehören Arztbriefe, Röntgenbilder und Befunde, etwa Operationsberichte, Laborwerte und eine Liste der bisher eingenommenen Medikamente zur Tumortherapie. In der Freiburger Klinik wird die Frau zunächst körperlich untersucht und wird dann in Gesprächen mit Spezialisten aus dem medizinischen Bereich, der Ernährung, der Psychologie, der Physiotherapie und der Pflege eingehend beraten. »Im Schnitt befasst sich das Ärzteteam zehn Stunden mit jeder Patientin, ihrer Krankengeschichte und ihren Akten«, sagt Hans-Helge Bartsch. Der ausführliche schriftliche Bericht enthält persönliche Empfehlungen aller Berater. Bartsch: »In einem Drittel der Fälle weichen unsere Vorschläge von dem ab, was den Patienten zuerst von Ärzten vorgeschlagen wurde.«

Die abschließende Beratung wird, sofern die Patientin dies wünscht, auf Tonband aufgezeichnet, damit sie sich zu Hause alles in Ruhe anhören kann. Das Gespräch führen Ärzte mit langer Berufserfahrung – »in der Regel die Chefärzte selbst«, teilt die KTB mit. Dieser Service hat seinen Preis: Die Second Opinion kostet 818 Euro; darin sind die erforderlichen ein, zwei Übernachtungen in einem benachbarten Gästehaus nicht enthalten. Die Kassen übernehmen diese Leistungen noch nicht (Stand: Frühjahr 2002). Weil die Frau also selbst zahlt, wird ihr, und nicht ihren Ärzten, der gutachterliche Abschlussbericht zugesandt – mit der Empfehlung, diesen mit den erstbehandelnden Ärzten, vor allem mit ihrem Hausarzt, zu besprechen.

Informationen sammeln

Manche Frauen mit Brustkrebs sind mit dem, was ihnen der Arzt über die Krankheit mitteilt, vollauf versorgt. Mehr wollen sie gar nicht darüber wissen.

Viele Frauen wollen jedoch mehr erfahren. Sie haben ein ausgeprägtes Informationsbedürfnis, was ihre Tumorerkrankung angeht. Wie ausgeprägt das Wissensbedürfnis von Brustkrebspatientinnen ist, zeigt etwa eine Auswertung des Krebsinformationsdienstes im Deutschen Krebsforschungszentrum. Brustkrebs ist dort das am häufigsten angefragte Thema. Von allen Fragen, die Frauen und Männer zu den rund 200 Tumorformen stellen, betreffen 25 Prozent Brustkrebs. Während bei anderen Krebserkrankungen die Fragen häufig von Angehörigen kommen, suchen bei Brustkrebs zu zwei Dritteln die Patientinnen selbst aktiv nach Informationen.

Wie groß der Hunger nach Wissen bei manchen ist, beschreibt der amerikanische Autor Ken Wilber in dem Buch »Mut und Gnade«, das von der Brustkrebserkrankung seiner Frau und der gemeinsamen Bewältigung des Leidens handelt: »Von der ersten Nacht nach der Diagnose an lasen wir alles, was wir in die Hände bekamen (...) Wir wollten so viel reine Information wie möglich.«

Das Gefühl, ausreichend aufgeklärt zu sein, steigert das Wohlbefinden vieler Krebskranker. Dies zeigt eine Studie am Münchner Klinikum rechts der Isar. Patienten, die sich ungenügend informiert fühlten, klagten häufig über Diskriminierung und Zurücksetzung im Alltag und im Beruf. Diejenigen hingegen, die sich als besser unterrichtet einschätzten, wechselten weniger häufig den Arzt. Wenn sie dies dennoch taten, empfanden sie den Wechsel als hilfreich. Schlechter Informierte litten stärker unter psychosomatischen Beschwerden, nahmen deutlich mehr Medikamente ein und waren depressiver und ängstlicher.

Warum das so ist, erklärt die Heidelberger Ärztin und Psychotherapeutin Dr. Monika Keller: »Information und Wissen ermöglichen es, sich gedanklich Bilder und konkrete Vorstellungen zu machen, und tragen dazu bei, wieder ein Gefühl eigener Kontrolle zu entwickeln – gegen Angst und Unsicherheit.«

Informationsquellen zu den Themen Brustkrebs im Speziellen und Krebs im Allgemeinen gibt es in Hülle und Fülle. Wer sucht, der findet Angebote zu allen Themen, seien sie auch noch so exotisch. Das Problem ist längst nicht mehr der Informationsmangel, sondern die überbordende Vielfalt, vor allem im Internet, in der man das Interessante für sich erst einmal herausfinden muss. Das Gute daran ist: Frauen können je nach Temperament und je nachdem, wie ihnen gerade zumute ist, ihren Weg wählen. Ich beschreibe im Folgenden einige bewährte und neue Wege, um an seriöse Information heranzukommen.

Internet: Das Internet bietet Frauen mit Brustkrebs die Chance, schnell, unbürokratisch und kostengünstig auf die gleiche »Wissensbasis« wie Ärzte zurückgreifen zu können. Richtig genutzt, stärkt es die Rolle der »mündigen Patientin« und ermöglicht endlich eine echte Vernetzung im Gesundheitswesen. Nur ein paar Beispiele: Man kann auf einfache Weise Kontakt zu medizinischen Institutionen und Selbsthilfegruppen aufnehmen, einen Facharzt oder eine Spezialklinik in der Nähe des Wohnorts suchen (vgl. weiter oben, Einen Arzt finden) oder aktuelle Broschüren und Bücher zum Thema Krebs bestellen und herausfinden, wie Brustkrebs in den USA behandelt wird oder wie die als vorbildlich geltende »Empfehlung zur Diagnostik, Therapie und Nachsorge« des Mammakarzinoms aus dem Tumorzentrum München lauten. Allerdings werden die im Internet angebotenen Informationen nicht von einer Qualitätskontrollstelle überprüft, und es ist oft nicht leicht, ihren Stellenwert einzuschätzen. Manches ist schlichtweg unseriös. Die telefonischen Beratungsdienste für Menschen mit Krebs (vgl. weiter unten) können helfen, die Spreu vom Weizen zu trennen.

Diesem Ziel hat sich auch die Initiative »Afgis« verschrieben, ein »Aktionsforum zur Qualitätssicherung von Gesundheitsinformationen«. Es handelt sich um ein 1999 auf Initiative des Bundesgesundheitsministeriums gegründetes Bündnis mit mehr als hundert Mitgliedern, darunter Krankenkassen, Ärztevereinigungen, Berufsverbände, Patientenvertretungen und wissenschaftliche Institute. Die Afgis-Partner verpflichten sich, nur Gesundheitsinformationen höchster Qualität ins Internet zu stellen und dafür zu sorgen, dass diese allgemeinverständlich und gut zugänglich sind. Werbung und Information müssen auf den Afgis-Seiten deutlich getrennt werden. Die Mitglieder der Initiative wollen die Schwächen von Gesundheitsinformationsangeboten in den elektronischen Medien kontinuierlich analysieren und verbessern. Die Internet-Angebote von Afgis-Mitgliedern sind durch ein spezielles Logo gekennzeichnet (das Logo ist bei afgis.de im Internet zu sehen; Stand Frühjahr 2002).

Bei Web-Seiten ohne Qualitätsnachweis kann man sich an ein paar einfachen Regeln orientieren.

Manche Seiten enthalten veraltete Information, weil sie vor langer Zeit das letzte Mal aktualisiert wurden. Nutzerinnen sollten deshalb auf das Datum der letzten Aktualisierung achten. Wenn er ganz fehlt, ist das ein Minuspunkt für die Webseite. Bei Internetseiten von Privatpersonen kann es passieren, dass der Urheber nach einiger Zeit keine Lust mehr zur Pflege hat. Dann bleiben die Seiten bis zum Sanktnimmerleinstag im Netz liegen. Für die Güte des Internetangebots spricht neben einer guten thematischen und optischen Aufbereitung, wenn eine Seite viele Hinweise auf thematisch ähnliche, hochwertige Seiten im Netz enthält. Manchen Seiten ist nicht anzusehen, wer wirklich dahinter steckt. Erst beim Weiterklicken stellt sich heraus, dass die Adresse »Verein für ...« Interessenten anlocken soll, und dass es in Wirklichkeit um Werbung für eine Klinik oder ein Produkt geht. Und einigen Seiten merkt man auf den ersten Blick nicht an, dass sich dahinter ein Versandhandel verbirgt. Der so genannte »HON«-Code, den manche Interneturheber wie eine Art TÜV-Plakette auf ihre Seite stellen, bietet keine Gewähr für deren

Seriosität. Denn im Prinzip kann jeder seine Seite mit dem Siegel schmücken. Andere Anbieter nutzen die Möglichkeiten des neuen Mediums kaum aus: Sie stellen lediglich ihre Adresse auf die Seite und bieten den Besucherinnen damit nicht mehr als eine Web-Version ihrer Visitenkarte. Bei Ihren Streifzügen werden Sie rasch ein Gefühl für die Güte der Angebote entwickeln.

Manche Frauen schätzen das Internet vor allem als Medium der Kommunikation. Um sich mit anderen Betroffenen auszutauschen, müssen sie nicht aus dem Haus gehen, sie setzen sich zu Hause an den Computer und nehmen an einem anonymen Gesprächsforum teil, stellen Fragen, ermuntern sich gegenseitig, teilen ihre Erfahrungen mit anderen Ratsuchenden und lernen auf diese Weise voneinander (vgl. Anhang, Brustkrebs-Chats). Bei dem neuen Projekt »Cosmos« ist dieser Austausch auch unabhängig vom heimischen Computer möglich. Die Abkürzung Cosmos steht für »Community online services and mobile solutions«. Es handelt sich dabei um Interessengemeinschaften, deren Mitglieder ortsunabhängig per Handy nicht nur ständig miteinander in Kontakt stehen, sondern auch permanent online sein können. Möglich wird dies durch die moderne UMTS-Technik, in die einige Netzbetreiber Milliardensummen investiert haben. Speziellen Dienstleister halten für die Teilnehmer der mobilen Gemeinschaften rund um die Uhr maßgeschneiderte Informationen bereit. Im Frühjahr 2002 läuft ein vom Bund gefördertes Gesundheitsprojekt an, an dem sich der Krebsinformationsdienst in Heidelberg, das interdisziplinäre Tumorzentrum Tübingen, die AOK Baden-Württemberg und der Onkologische Schwerpunkt Stuttgart mit einem speziellen Informations- und Beratungsangebot beteiligen (Adresse im Anhang). Getestet werden soll, wie Brustkrebspatientinnen, ihre Angehörigen und Freunde sowie weitere Interessierte den neuen Service der mobilen Gemeinschaften annehmen und wie er so gestaltet werden kann, dass er die Bedürfnisse optimal erfüllt. Später sollen auch Menschen mit anderen Krankheiten von der neuen Möglichkeit profitieren.

Wer sich noch nicht so gut mit dem neuen Medium Internet auskennt, kann an Schulungen speziell für Krebspatienten teilnehmen, die in einigen Städten angeboten werden. Anja Forbriger hat schon viele dieser Seminare geleitet. Die gelernte Bibliothekarin hat 1996 eine der ersten Homepages zum Thema Krebs in Deutschland entwickelt und betreut seither das »Internetinformationsnetz für Krebspatienten und ihre Angehörigen« (Inka). Inka ist nicht speziell auf das Thema Brustkrebs zugeschnitten, aber die Seiten enthalten eine Fülle von Informationen für betroffene Frauen, die Anja Forbriger in freundlich-persönlichem Stil präsentiert. Sie will mit ihrem Web-Angebot Licht in den »Informationsdschungel« bringen und Patienten und Selbsthilfegruppen eine neue Publikationsplattform bieten. Man findet dort Rezensionen neuer Bücher zum Thema Krebs und Hinweise auf interessante Veranstaltungen. Bei Inka können Frauen sich auch über Internetkurse für Krebskranke in ganz Deutschland informieren.

»Mit dem Internet geht es vielen wie beim Lesenlernen«, sagt Anja Forbriger, »sie fangen mit einfachen Dingen an, dann dauert es eine Weile, bis sich Routine entwickelt, und dann sind sie auf einmal ganz heiß darauf.« Anja Forbriger hat selbst Krebs gehabt und sich in der Behandlungsphase sehr darüber geärgert, dass sie so schlecht an Informationen über ihre Krankheit herankam. Seither versucht sie, anderen Krebsbetroffenen den Zugang zu Wissen zu erleichtern, vor allem mit Inka. »Das Internet hat eigentlich nur Vorteile für Tumorpatienten«, sagt die Berlinerin. Sie habe bei ihren ausgedehnten Recherchen bisher »erstaunlich wenig schlechte Seiten über Krebs« im Netz gefunden, berichtet sie. »Auf der sicheren Seite ist man bei den Angeboten von Institutionen, die man auch anrufen kann«, sagt Anja Forbriger. »Die sind im Netz eben 24 Stunden offen.« Für ganz wichtig hält sie es, dass Internetbenutzer vom Netz wieder zum Kontakt mit Menschen hingelenkt werden. Das Medium könne Krebsbetroffene gerade auch in der Nachsorgephase helfen, »denn da sind die Patienten allein«, sagt Frau Forbriger. »Die Ärzte sagen ihnen, sie seien geheilt, und sie sollen so weiterleben wie zuvor. Aber das Leben ist nicht mehr wie zuvor.« Teilnehmerinnen an Chats rät sie: »Versuchen Sie immer, zwischen sich und anderen Personen zu unterscheiden. Was anderen Personen geholfen oder geschadet hat, kann sich bei Ihnen ganz anders auswirken.«

In Berlin bietet die Theodor Springmann Stiftung kostenlose Einführungen zur Nutzung des Internets an. Die Kurse sind eigens für Menschen mit chronischen und schweren Erkrankungen eingerichtet worden; es können aber auch Angehörige oder professionelle Helfer mitmachen. Wie die Stiftung berichtet, werden die Teilnehmer ausführlich in die Suchfunktionen und Informationsangebote im Datennetz eingeführt. Neben den Übungen in kleinen Gruppen bleibe genügend Zeit für den Erfahrungsaustausch. Die Berliner Stiftung unterhält weiterhin ein Patiententelefon und eine bundesweite Informationsstelle, speziell zu den Themen Patientenschutz, Schmerztherapie, Sterben und Trauer. Darüber hinaus stellen Mitarbeiter auf Anfrage von Patienten kostenlos Adressen von Hilfsangeboten zusammen und vermitteln Kontakte. »Wir verfolgen dabei den Ansatz des ›Information Broking‹, also der einzelfallbezogenen systematischen Suche nach Angeboten und Hilfe«, sagt die Projektleiterin Evelyne Hohmann. Ein Teil der stiftungseigenen Datenbestände steht für die Öffentlichkeit zur Verfügung (vgl. Anhang).

Im Anhang finden Sie eine Auswahl von Internetadressen. Dahinter stehen entweder bedeutende Forschungsinstitute und Einrichtungen des Gesundheitswesens oder Einzelpersonen und Gruppen, die sich in besonderer Weise um das Thema »Brustkrebs« kümmern und ihr Internetangebot gut pflegen. Auch weil sich derzeit kaum etwas so schnell verändert wie das Internet, kann die Auswahl von guten Adressen natürlich nicht vollständig sein.

Broschüren/Bücher/Presse: Frauen, die langsam in die Materie einsteigen möchten, genügt es für den Anfang vielleicht, sich Informationsmaterial von Krebsorganisationen zu bestellen, zum Beispiel die kostenlose Broschüre über Brustkrebs von der Deutschen Krebshilfe. Über neue Erkenntnisse aus der Wissenschaft informiert das kostenlose Magazin »einblick« des Deutschen Krebsforschungszentrums. Die Patientenzeitschrift »Signal« (Ewald Fischer Verlag, Heidelberg) will erklärtermaßen eine Brücke zwischen Schulmedizin und biologischen Behandlungsmethoden bauen. Im Anhang dieses Buchs finden Sie Hinweise auf weitere Broschüren und Bücher.

Über das gesamte Buchangebot zum Thema Brustkrebs können Sie sich in den Katalogen der Buchhandlungen informieren. Medizinische Fachbuchhandlungen, die in größeren Städten oft in der Nähe von Kliniken und Universitäten zu finden sind, haben meist eine gute Auswahl an wissenschaftlicher Literatur vorrätig. Auch bei der Suche nach neuen Büchern ist das Internet nützlich: Es gibt mehrere kommerzielle Anbieter, die Literaturlisten zu bestimmten Themen in der Onkologie zusammenstellen und Ihnen diese Bücher nach Hause liefern (vgl. Anhang). Vergriffene Bücher finden Sie möglicherweise in einer Gebrauchtbücherbörse im Internet, etwa bei »booklooker.de«.

Wenn Sie ganz dicht an die neueste Forschung herankommen wollen und die Mühe nicht scheuen, sich durch komplizierte, meist englischsprachige Fachzeitschriftenartikel durchzuarbeiten, lohnt es sich, bei folgenden Titeln zu recherchieren: »Cancer«, »The Lancet«, »British Medical Journal«, »New England Journal of Medicine«, »Science«, »Nature« und »Nature Medicine«. Bedeutende deutschsprachige Zeitschriften sind »Onkologie« und »Der Onkologe«. In diesen Blättern finden sich neue Studienergebnisse zum Thema Krebs und Brustkrebs. Zwar sind die Zeitschriften meist auch per Internet verfügbar, aber der Zugang zur Volltextversion der neuesten Artikel ist oft nur Abonnenten möglich – und die Abos sind teuer. Bei manchen Titeln ist jedoch eine kostenlose Recherche in älteren Ausgaben möglich. Sie können die Zeitschriften in wissenschaftlichen Bibliotheken studieren, Sie können sich einzelne Beiträge aus den Fachmagazinen, aber auch Fachbücher bequem per Internet bestellen und nach Hause liefern lassen. Der Dokumentlieferdienst »Subito« ermöglicht die Online-Recherche ebenso wie die Bestellung und direkte Lieferung innerhalb von drei Tagen oder, wenn es ganz besonders schnell gehen muss, sogar innerhalb eines Tages. Für die Recherche stehen mehrere Millionen Zeitschriften und Bücher zur Verfügung, die in internationalen Bibliotheken vorhanden sind. Bestellen kann jeder; eine Lieferung von bis zu 20 Seiten kostet für Privatpersonen Euro 6,50 per E-Mail, neun Euro per Fax und acht Euro per Post (Stand: Frühjahr 2002). »Subito« ist eine Initiative des Bundesforschungsministeriums und der Bundesländer zur Beschleunigung der Literaturversorgung (vgl. Anhang, Internetadressen).

Kongresse und Fachkonferenzen: Der weltgrößte Krebskongress ist das so genannte Asco-Meeting, das von der Vereinigung der amerikanischen

Onkologen immer im Mai an wechselnden Orten in den USA veranstaltet wird. Dort werden immer brandneue wissenschaftliche Ergebnisse vorgestellt und diskutiert, welche die Diagnose und die Therapie von Krebserkrankungen maßgeblich beeinflussen. Auf jedem Asco-Treffen sind führende deutsche Krebsforscher und -mediziner vertreten. Während des Kongresses und danach tauchen besonders viele interessante Neuigkeiten in den Fach- und Publikumsmedien und im Internet auf. Große internationale Bedeutung hat auch das ebenfalls jährlich stattfindende »San Antonio Breast Cancer Meeting« in den USA. In Deutschland werden vor allem auf den Kongressen der Gynäkologen, der Senologen und der Deutschen Krebsgesellschaft neue Entwicklungen zum Thema Brustkrebs präsentiert. Die Termine können Sie bei den Fachgesellschaften selbst oder bei der Arbeitsgemeinschaft der Wissenschaftlichen Medizinischen Fachgesellschaften (AWMF) erfahren (Adressen vgl. Anhang). Die Deutsche Gesellschaft für Senologie veranstaltet regelmäßig Konsensus-Treffen zu aktuellen Fragen der Früherkennung, Diagnose und Behandlung von Brustkrebs, bei denen führende Mediziner sich auf bestimmte Empfehlungen einigen. Alle drei Jahre treffen sich in Sankt Gallen in der Schweiz international renommierte Brustkrebsexperten, um die Therapiestrategien in der Erstbehandlung dem neuesten Wissensstand anzupassen. Bei dieser so genannten »Internationalen Konferenz zur adjuvanten Therapie des primären Mammakarzinoms« werden aber auch aktuelle Daten zur Verbreitung der Krankheit, Risikofaktoren und diagnostische Optionen diskutiert. Die im Konsens präsentierten Ergebnisse beeinflussen die Vorgehensweise von Ärzten in aller Welt; sie wirken sich auch stark auf die Mammakarzinom-Leitlinien der Tumorzentren in Deutschland aus.

Information per Telefon: Den aktuellen Stand der Erkenntnisse über Brustkrebs und andere Krebsarten können Sie beim telefonischen Krebsinformationsdienst (KID) in Heidelberg erfragen (vgl. Anhang). Der KID, ein Projekt des Bundesgesundheitsministeriums, ist dem Deutschen Krebsforschungszentrum in Heidelberg angegliedert. Von seiner Gründung im Jahr 1986 an bis 2002 wurden rund 170 000 Anfragen beantwortet. Beim KID erfahren Sie zum Beispiel, was in Diagnostik,

Therapie und Nachsorge medizinischer Standard ist und welche neuen und experimentellen Verfahren es gibt. Die Mitarbeiter erläutern einzelne Methoden oder Fachbegriffe und geben Hintergrundinformationen zu Medienberichten. Der KID vermittelt auch Adressen von Einrichtungen im ganzen Bundesgebiet – von Tumorzentren über Nachsorgekliniken bis zu psychosozialen Beratungsstellen.

Die Informationen des KID sind kostenlos und anonym. Man ruft Sie auf Wunsch auch zurück, sodass Ihr Verlangen nach mehr Information nicht an den Telefongebühren scheitern muss. Wissenschaftliche Mitarbeiter des KID aus den Bereichen Medizin, Biologie und Psychologie forsten die internationale Literatur regelmäßig durch, damit ihre Kollegen am Telefon Auskünfte geben können, die auf dem neuesten Stand der Forschung sind. Die regelmäßige Teilnahme an Fortbildungsveranstaltungen ist für alle Beschäftigten obligatorisch. Die KID-Mitarbeiter betonen, dass ihnen keine Frage zu »dumm« oder zu ausgefallen sei. Sie geben allerdings keine Ratschläge und äußern keine eigene Meinung, sondern vermitteln aktuelle wissenschaftliche Erkenntnisse, aber auch praktische Tipps für den Alltag von Krebserkrankten. Wenn die Ansichten der Forscher zu bestimmten Themen – seien es Diagnosetechniken, Operationsmethoden, Chemotherapie oder alternative Verfahren – auseinander gehen, weisen die Berater auf diese Kontroverse hin.

»Das Gespräch mit dem Arzt kann und will der KID nicht ersetzen, sondern er weist Patienten auf die Notwendigkeit dazu hin und versucht, im Vorfeld eines solchen Gesprächs bei der Klärung der Fragen zu helfen«, heißt es in einer Selbstdarstellung des Heidelberger Informationsdienstes. Hinweise auf »gute« Ärzte dürfen Sie dort also nicht erwarten.

»Spezialangebote« für bestimmte Zielgruppen sind in Planung. So überlegt man derzeit beim KID, Beratungsdienste für einzelne Tumorformen und für die krebsbedingte Erschöpfung (Fatigue), einzurichten. Ein »Schmerztelefon«, bei dem sich Patienten und niedergelassene Ärzte über Standards und Neuheiten in der Schmerztherapie informieren können, wurde im März 2000 eingerichtet. Es entstand auf Initiative des Bundesgesundheitsministeriums, das das Projekt auch finanziert.

Großen Zuspruch finden die 1999 eingerichteten Webseiten des KID.

Einer Umfrage zufolge beurteilt der überwiegende Teil der Nutzer die Krebsinformation per Internet als hilfreich. Mit seinen »Links« und »Adressen« soll der Service im neuen Medium zu »einer wirklichen Vernetzung der vielfältigen Angebote des Gesundheitswesens beitragen«, schreibt der KID.

Auch die Deutsche Krebshilfe in Bonn unterhält einen kostenlosen »Informations- und Beratungsdienst« (vgl. Anhang). Er ist zugänglich für Betroffene, Angehörige und für alle, die an dem Thema Krebs interessiert sind sowie für Pflegepersonal und Ärzte. Schwerpunkt der Beratung sind psychosoziale Themen, Fragen zur Nachsorge und die Vermittlung von Adressen. Darüber hinaus geben die Mitarbeiterinnen des Dienstes »aktuelle Informationen zum Thema Krebs und helfen Betroffenen, die für sie unbekannten Fachausdrücke besser zu verstehen«, schreibt die Deutsche Krebshilfe. Die Bonner Serviceeinrichtung berät bei finanziellen Problemen und unterstützt Hilfesuchende bei Verhandlungen mit Ämtern, Behörden und Krankenkassen. Auch schriftliche Anfragen werden beantwortet. Unter den Servicenummern kann man sich zudem über aktuelle Forschungsprojekte informieren, welche die Deutsche Krebshilfe unterstützt, sowie über den Härtefonds für finanziell in Not geratene Krebspatienten und deren Angehörige (vgl. Kapitel 12, Härtefonds).

Mit der Psychosozialen Beratungsstelle in Frankfurt am Main und der Erika-Pitzer-Krebsberatungsstelle in Bad Soden-Salmünster verfügt auch die Deutsche Krebsgesellschaft über einen »Informations- und Beratungsservice«. Menschen mit Krebs, ihre Angehörigen und Interessierte finden dort Rat und praktische Hilfe. Zwei Psychologinnen, eine Ärztin, eine Sozialpädagogin, eine Sozialarbeiterin und eine Ernährungsberaterin beraten telefonisch, schriftlich (per Brief, Fax oder E-Mail) oder auch in persönlichen Gesprächen nach Terminvereinbarung (vgl. Anhang). Darüber hinaus unterhalten die Ländergesellschaften der Deutschen Krebsgesellschaft jeweils eine oder sogar mehrere Beratungsstellen.

Ein weiterer überregionaler telefonischer Beratungsdienst ist an der Klinik für Tumorbiologie (KTB) in Freiburg angesiedelt. Er trägt den ungewöhnlichen Namen »Kirstins Weg« und erinnert damit an die junge, an Krebs verstorbene Kirstin Diehl. Ihre Eltern haben den

Auskunftsservice initiiert. An den Telefonen sitzen auf die Krebstherapie spezialisierte Ärzte. Sie geben Auskunft zu Diagnose, Therapie und Nachsorge bei allen Krebserkrankungen. Ihre Auskünfte basieren auf regelmäßigen Recherchen in medizinischen Datenbanken und im Internet. »Häufig geht es um Medikamente und ihre Nebenwirkungen, um unkonventionelle Methoden und um die Frage: Gibt es eine Studie zu meiner Krankheit, an der ich vielleicht teilnehmen kann«, berichtet Wolfgang Dengler, einer der »Beratungsärzte«. Dengler: »Viele Anrufer klagen darüber, dass ihre Ärzte nicht genügend Zeit für Gespräche haben, und dass sie sich nicht ausreichend informiert fühlen.« Diese Lücke wollen die Freiburger Mediziner schließen helfen. »Wir können aber keine Ferndiagnosen stellen oder Behandlungspläne am Telefon erarbeiten«, betont Wolfgang Dengler. Die Telefone sind nur für wenige Stunden besetzt (vgl. Anhang). Anrufer können jedoch eine Nachricht auf dem Anrufbeantworter hinterlassen – »Wir rufen zurück«, heißt es aus der KTB. Die Berater beantworten auch schriftliche Anfragen.

Über regionale Angebote informieren die einzelnen Tumorzentren (Adressen im Anhang), zum Teil sogar mit eigenen Telefondiensten. Auch die Beratungsstellen der verschiedenen Organisationen und die Selbsthilfegruppen sind darauf eingerichtet, Auskünfte zu erteilen.

Sich auf eigene Faust in dieser Weise fortzubilden, hat auch einen Haken: Für einen medizinischen Laien ist es oft extrem schwierig einzuschätzen, welche Meldung, welches neue Forschungsergebnis für die Therapie der eigenen Krankheit wirklich von Belang ist (vgl. auch »Berichte in den Medien bewerten«). Es besteht also die Gefahr, dass Sie sich über Meldungen beunruhigen, die für Ihren speziellen Fall gar nicht relevant sind. Ärzte reagieren deshalb häufig zurückhaltend, wenn Sie sie mit Ihren neuen Erkenntnissen konfrontieren. Ein kluger Arzt wird Ihren Fragen jedoch entnehmen, dass Sie sich möglichst umfassend und objektiv informieren möchten. Er wird sich deshalb bemühen, Ihnen seine Therapievorschläge entsprechend zu erläutern.

Doch gleich, ob Sie sich zu einer Spezialistin für Ihre Krankheit weiterbilden möchten oder letztendlich lieber dem Wissen Ihres Arztes vertrauen: Sich aktiv mit der Diagnose Krebs auseinander zu setzen, wirkt auf viele Frauen entlastend. Wie stark das Wissen über die eigene Erkrankung auch auf das Gemüt wirken kann, beschreibt Treya Wilber in dem Buch »Mut und Gnade«: »Das Lesen beruhigt mich. Es ist meine Rettungsleine, die mich nicht in sinnloser Angst und Sorge untergehen lässt, die beste Therapie. Und das sollte, wie sich herausstellte, auch in Zukunft so bleiben: Je mehr ich wusste, desto sicherer fühlte ich mich, auch wenn die Neuigkeiten schlecht waren. Nichtwissen macht mir Angst; Wissen beruhigt mich. Nicht zu wissen, das ist ganz entschieden das Schlimmste.«

Exkurse: Rat und Hilfe in der Schweiz

Die zentrale Anlaufstelle für alle, die Informationen über Krebserkrankungen in der Schweiz suchen, ist die »Krebsliga Schweiz« in Bern (Adresse im Anhang). Sie bietet unter anderem ein umfangreiches, öffentlich zugängliches »Informations- und Dokumentationszentrum« mit Bibliothek und Mediathek. Innerhalb der Schweiz ist auch kostenloser Fernverleih möglich. Für das Ausleihen von Videos wird eine Gebühr berechnet. Bei der Krebsliga Schweiz sind die Adressen der 20 kantonalen Krebsligen erhältlich, die alle als eigenständig organisierte Vereine Mitglieder der Krebsliga sind und die insgesamt rund 70 Beratungsstellen führen. Patientinnen, Angehörige und andere an dem Thema Krebs Interessierte erhalten dort kostenlos Auskunft, Beratung und Unterstützung, etwa bei Problemen mit dem Arbeitgeber, mit Versicherungen und Behörden, bei Schwierigkeiten im Umgang mit der Krankheit und auch in Fragen der Prävention. »Wir setzen uns für schonende Therapien und wirkungsvolle Schmerzbehandlungen ein und fördern den Dialog zwischen Kranken, Angehörigen, Ärzteschaft und Pflegenden«, heißt es in einer Imagebroschüre der Liga. Die Dienstleistungen der Krebsliga sind in den einzelnen Regionen unterschiedlich.
Die Krebsliga Schweiz bietet einen telefonischen Infoservice an. Es kann gratis aus der ganzen Schweiz angerufen werden (Tel.: 0800/558838, Mo, Do, Fr 14–18 Uhr, Di, Mi 10–18 Uhr). Speziell ausgebildete Beraterinnen gehen auf Probleme, Ängste

und Fragen der Ratsuchenden ein, können aber weder Diagnosen noch Prognosen stellen und auch keine Therapien empfehlen.

Unter den zahlreichen Gratisbroschüren gibt es etliche zum Thema Brustkrebs, darunter »Brustprothesen – welche passt für mich?«, »Eine neue Brust? – Informationen über den Wiederaufbau«, »Lymphödem – Ratschläge für Patientinnen« und »Brustkrebs – Was nun? Ein Ratgeber für die erste Zeit nach der Operation«. Empfehlenswert sind auch die Broschüren »Chirurgische Tumortherapie«, »Medikamentöse Tumortherapie«, »Radio-Onkologie« und weitere Titel, die sich an Krebsbetroffene richten. Das vollständige Broschürenverzeichnis findet sich auf der Internetseite www.swisscancer.ch.

Ein besonderes Angebot macht die »Krebsliga Schweiz« mit ihrer Dokumentation über unkonventionelle beziehungsweise unbewiesene Methoden der Krebstherapie. In der Broschüre »Linderung, Wohlbefinden und Entspannung. Komplementäre Methoden – Möglichkeiten, Grenzen, Risiken« erfahren Betroffene, wie sie die für sie geeignete komplementäre Methode finden, aber auch, wie sie sich vor Scharlatanerie schützen können. Speziell Interessierte können bei der »Krebsliga Schweiz« Informationen zu einzelnen unbewiesenen Methoden beziehen, die von der »Schweizerischen Studiengruppe für Komplementäre und Alternative Methoden bei Krebs« (SKAK) untersucht und bewertet worden sind.

Im Verein für Frauen nach Brustkrebs »Leben wie zuvor« (vgl. Anhang) sind etwa 70 Selbsthilfegruppen in der deutschen Schweiz und Besucherinnengruppen zusammengeschlossen. Laufend entstehen neue Gruppen, die oft von den kantonalen Krebsligen administrativ betreut und/oder finanziell unterstützt werden. Die »Besucherinnen« der Selbsthilfegruppen sind betroffene Frauen, deren Erkrankung bereits einige Jahre zurückliegt. Eine Besucherin sucht frisch operierte Frauen auf deren Wunsch im Spital auf und bringt eine Erstprothese und Informationsmaterial mit. Wenn gewünscht, bleibt der Kontakt auch nach der Entlassung aus dem Krankenhaus bestehen: Die Besucherin begleitet die betreute Frau dann zum Prothesenkauf oder zu den Nachsorgeterminen. Für alle, die den Austausch mit mehreren Betroffenen suchen, gibt es daneben noch Gesprächsgruppen. Angehörige von Frauen mit Brustkrebs können über die Vermittlung der Organisation ebenfalls Anschluss an Gesprächsgruppen finden.

Der Verein »Leben wie zuvor« gibt viermal jährlich ein Vereinsbulletin heraus, das auch unabhängig von der Vereinsmitgliedschaft abonniert werden kann. Es versteht sich als Informationsquelle zu medizinischen, praktischen, psychischen, sozialen und rechtlichen Fragen und ermöglicht zudem den Gedankenaustausch zwischen Betroffenen.

Wer berät in Österreich?

»Wir helfen gern und kostenlos« – so präsentiert sich die Österreichische Krebshilfe. Sie besteht aus einem Bundesverband und neun, den österreichischen Bundesländern entsprechenden, regional autonomen Bundeslandvereinen und wird ausschließlich durch Spenden finanziert. Beratung bietet die gemeinnützige Organisation zum Beispiel bei folgenden Fragen an: »Wie kann ich vorsorgen?«, »Was erwartet mich?«, »Was kann ich selbst tun?«, »Wie geht mein Leben weiter?«, »Was muss ich als Angehöriger wissen?«. In allen Bundesländern steht zumindest eine Beratungsstelle für persönliche, aber auch für telefonische Beratung zur Verfügung. Alle Beratungsstellen bieten psychoonkologische und psychosoziale Beratung für Betroffene und Angehörige an. Dazu gehören Entlastungsgespräche, psychoonkologische Beratung, Krisenintervention, Ernährungsberatung und medizinische Fachberatung. Je nach Infrastruktur des Bundeslands sind Expertengespräche entweder direkt oder nach Terminvereinbarung kurzfristig möglich. In Niederösterreich und der Steiermark können zusätzlich mobile Berater eingesetzt werden. Mehrere Bundesländer bieten entweder in den Beratungszentren selbst oder an anderen Orten Gesprächsrunden für Betroffene und Angehörige, gestalttherapeutische Gruppen sowie Fortbildungskurse für Ärzte und Pflegepersonal an. Die Bundesländerbüros sind auch Informationsstellen für Lehrer, Journalisten und alle an Gesundheitsfragen Interessierte. Zudem werden Informationen und Veranstaltungen zur Krebsvorsorge angeboten. Die Krebshilfe verschickt auf Anfrage Broschüren zu allgemeinen Themen – zum Beispiel »Informationen zum Thema Chemotherapie« – sowie zu speziellen Aspekten und Erkrankungen, beispielsweise »Informationen zum Thema Brustkrebs«, »Ratgeber zum Thema Plastischer Wiederaufbau der Brust« und »Informationen zum Thema Lymphödem«. Alle Beratungsstellen sind mit anderen relevanten Organisationen vernetzt: mit Behörden und Institutionen, wie zum Beispiel dem Bundessozialamt. Eine enge Zusammenarbeit besteht unter anderem mit dem Bundesverband der Frauenselbsthilfe nach Krebs und den jeweiligen Regionalgruppen.
Interessierte Frauen können sich auch direkt an den Bundesverband der »Frauen-

selbsthilfe nach Krebs« in Bad Vöslau wenden (Adresse vgl. Anhang). Die Organisation ist landesweit mit Gruppen und Vereinen vertreten, deren Kontaktpersonen Ihnen auf Anfrage genannt werden. Auf Wunsch kommt eine geschulte Beraterin ins Spital, um einer Frau mit Brustkrebs mit Rat und Tat zur Seite zu stehen. In den Gesprächsgruppen tauschen Betroffene Erfahrungen aus und laden Experten ein, die im Vortrag über neue Operations- und Behandlungsmöglichkeiten, Neuerungen in der Sozialversicherung, bei der beruflichen Umschulung, in der Prothetik und Nachsorge, informieren.

In vielen Gruppen werden gemeinsame Interessen und Hobbys gepflegt: Die Frauen gehen zusammen schwimmen oder machen Gymnastik, nehmen an Kursen über Autogenes Training teil und lassen sich über gesunde Ernährung beraten. Das Gespräch unter Betroffenen ist besonders wichtig.

Familie und Freunde

Die Diagnose Brustkrebs versetzt nicht nur die betroffene Frau selbst, sondern auch ihre Familie und ihre engsten Freunde in Angst. Plötzlich sind alle mit einer völlig neuen Situation konfrontiert und müssen erst einmal lernen, damit umzugehen. Das geht nicht von heute auf morgen und kann von den Beteiligten viel Geduld erfordern. Auf die besonderen Belastungen der Partnerschaft komme ich später noch zu sprechen (vgl. Kapitel 12). Hier soll zunächst die Rede sein von den Veränderungen im engsten Familien- und Freundeskreis und wie eine Frau damit umgehen kann.

Die Unterstützung durch nahe stehende Menschen, sei es der Ehemann oder Freund, seien es Freundinnen oder Bekannte und Kollegen, ist für eine Frau mit Brustkrebs enorm wichtig. Ohne diese Hilfe ist es schwer, die Krankheit zu bewältigen. Damit ist nicht nur die praktische Unterstützung im Alltag gemeint, sondern vor allem auch die Anteilnahme der anderen und die Gespräche mit ihnen.

Andererseits bedeutet die Extremsituation der Krebserkrankung eine Belastung für alle. Es kommen starke, oft widerstreitende Gefühle auf, mit denen man nicht so recht umzugehen weiß: Angst, Trauer, Ärger und manchmal auch Schuldgefühle. Es stellen sich Fragen, auf die noch keiner eine Antwort weiß: Wie soll es nun weitergehen? Wie verhalte ich mich richtig dem anderen gegenüber?

In dieser schwierigen Situation können Sie sich und Ihre Angehörigen entlasten, indem Sie sich um möglichst große Offenheit bemühen. Das fängt damit an, die eigenen Gefühlsregungen überhaupt wahrzunehmen und sie sich zuzugestehen. Zum Beispiel: Ja, ich bin wütend, dass ausgerechnet ich Brustkrebs habe, ich bin gleichzeitig auch sehr traurig darüber und habe Angst zu sterben. Behalten Sie diese Gefühle nicht für sich, sondern lassen Sie andere daran teilhaben.

Wenn Sie Ihre Emotionen zeigen, muss keiner Ihrer Lieben mehr darüber grübeln, wie Ihnen gerade zumute ist: Ob Sie getröstet, bei der Arbeit entlastet oder am liebsten in Ruhe gelassen werden wollen. »Wie sollen uns denn die anderen verstehen, wenn wir uns nicht mitteilen?« fragt ein Patient, den Anne-Marie Tausch in ihrem Buch »Gespräche gegen die Angst« zitiert: »Also hängt das in erster Linie doch immer von mir selbst ab. Ich muss einen ersten Schritt tun und meine Bedürfnisse klar machen. Erst dann können andere mit meiner Situation etwas anfangen. Das tue ich heute mehr als früher.« Offenheit von Ihrer Seite befreit die anderen auch von dem Druck der Heimlichtuerei, der Unsicherheit darüber, was nun gesagt werden darf und was nicht.

Viele Frauen haben immer schon Angst gehabt, ihre »negativen« Gefühle zu äußern. Sie haben gelernt, dass man sich anderen nicht »zumutet«, und können diese eingefahrene Verhaltensweise nicht von heute auf morgen ändern. Zu groß ist die Angst, nicht gemocht oder sogar verlassen zu werden, würde man Furcht, Wut und Trauer rauslassen – jetzt, wo der Beistand der anderen so wichtig ist. Gerade in der ersten Zeit nach der Diagnose und der Operation kann das ein riesiges Problem sein. Wenn Sie zu den eher Reservierten gehören, versuchen Sie vielleicht zunächst eine schrittweise Öffnung. Halten Sie sich vor Augen, dass es in Ihrer Situation nicht darum geht, es den anderen so bequem wie möglich zu machen. Und dass Sie, wenn Sie in die innere Emigration flüchten, möglicherweise eine unschätzbare Unterstützung verlieren. Diese innere Umkehr kann gelingen, und viele Krebskranke berichten, dass gerade dieser Lernprozess ihr Leben gewandelt und bereichert hat.

Bei manchen Frauen mit Brustkrebs ist es eher umgekehrt: Sie weinen und jammern noch wochenlang nach der Diagnose und können gar nicht mehr aufhören. Der Mann, die Kinder, die Freunde finden keinen Zugang mehr zu ihr. Wenn ihre Geduld am Ende ist, ziehen sie sich zurück, was die Betroffene noch trauriger macht. Aus diesem Teufelskreis kann eine psychologische Beratung, zum Beispiel in einer psychosozialen Beratungsstelle, oder eine Psychotherapie bei einem entsprechend qualifizierten Experten (vgl. weiter unten, »Psychosoziale Unterstützung« und Kapitel 10) heraushelfen. Es ist wichtig, dass einer in der Familie oder unter den Freunden die Initiative dazu ergreift, bevor die Situation eskaliert.

Sie werden nach der Diagnose Brustkrebs vielleicht feststellen müssen, dass manche Freunde und Freundinnen sich von Ihnen zurückziehen. Das kann sehr verletzend sein in einer Situation, in der man sich ohnehin extrem dünnhäutig fühlt. Suchen Sie die Schuld erst gar nicht bei sich, nehmen Sie das Verhalten der anderen nicht persönlich. Versuchen Sie, das seltsame Verhalten nicht überzubewerten. Es gibt einfach Menschen, die schlicht nicht wissen, wie sie sich in solch einer Situation verhalten sollen. Sie sind verlegen und igeln sich deshalb ein. Vielleicht überwinden ihre Freunde die »Angststarre« nach einiger Zeit und suchen wieder Kontakt. Versuchen Sie, gelassen zu bleiben und den anderen so weit wie möglich »Kredit« zu geben.

Manche Menschen können es aber partout nicht ertragen, in der Nähe von Krebskranken zu sein, weil ihre eigene Angst vor Krankheit und Tod dadurch übermächtig werden könnte. Wenn Ihre Freunde zu dieser Sorte Mensch gehören, dann werden sie sich nicht wieder bei Ihnen melden. Es ist zwar schade, dass Menschen, die Ihnen früher vielleicht nahe standen, ihre Gefühle nicht anders zeigen können. Aber das ist deren Problem und nicht Ihres. »Ich habe in dieser Zeit erfahren«, berichtet eine Frau, »wie sich unter meinen Freunden und Freundinnen die Spreu vom Weizen trennte.«

Dann gibt es noch die Besserwisser unter den Freunden und Kollegen. Sie können einem gewaltig auf die Nerven gehen mit ihren nicht enden wollenden Referaten über die beste Brustkrebstherapie, ihren Ratschlägen, dieses Mittelchen und jenes auszuprobieren, und ihren Mahnungen, doch endlich auf vegetarisches Essen umzustellen und mehr

Sport zu treiben. Dieser verbale Aktionismus ist auch eine Art, die eigene Angst vor Krebs zu verdrängen. Versuchen Sie, sich die Plagegeister vom Hals zu halten. Sie könnten ihnen auch freundlich, aber bestimmt sagen, dass Ihnen die Ratschläge zu viel sind und dass Sie im Moment einfach mehr Ruhe brauchen. Vielleicht wirkt das ja, und Ihr Gegenüber kann zur Abwechslung auch mal zuhören.

Viele Frauen haben das Gefühl, dass Verwandte und Freunde in dieser Situation sie mit sanftem Druck dazu bewegen wollen, möglichst schnell wieder in die Normalität zurückzukehren. Das ist gut gemeint von den anderen, die glauben, dass Sie sich dann wieder wie früher fühlen werden. Versuchen Sie, sich nicht drängen zu lassen. Jede Frau hat ihr eigenes Tempo bei der Rückkehr in den Alltag, das sie durch In-sich-Hineinhorchen erspüren kann.

Wenn Sie Kinder haben, ist es wichtig, sie über die Krankheit aufzuklären. Einem kleinen Kind könnte man zum Beispiel sagen: »Ich bin krank und gehe jetzt für ein paar Tage ins Krankenhaus. Aber ich komme bald wieder. Bis dahin kümmert sich ... um dich. Und ich habe dich immer sehr lieb.« Ein älteres Kind wird nachfragen und nähere Einzelheiten vielleicht schon eher verkraften. Besprechen Sie sich am besten vor einem solchen Gespräch mit Ihrem Partner oder mit einer Freundin und gehen Sie nach Ihrem Gefühl vor. Kinder fassen die Erkrankung ihrer Mutter leicht als Strafe für irgendeine »Missetat« auf und können enorme Schuldgefühle entwickeln. Und sie fürchten sich leicht davor, allein gelassen zu werden und nicht mehr dazuzugehören. Versuchen Sie, ihnen im Gespräch diese Ängste zu nehmen.

Kinder haben sehr feine Antennen für Stimmungen und Veränderungen in der Familie. Und sie reagieren darauf in ihrer persönlichen Art. Manche werden aufsässig und aggressiv, andere sind auf einmal sehr anhänglich, manche spielen anders mit ihren Puppen. Mit seinem Verhalten schickt das Kind Signale aus, die Sie nutzen können, um mit ihm über die Krankheit zu sprechen.

Für den Fall, dass Sie nach der Diagnosestellung eine Vorbereitungspause eingelegt haben, können Sie sich in dieser Zeit um eine gute Betreuung Ihrer Familie für die Zeit Ihres Klinikaufenthalts kümmern. Sollte sich niemand im Kreis Ihrer Verwandten und Freunde dafür finden, wenden Sie sich an die Krankenkasse. Dort wird man Ihnen Adressen von Institutionen geben, die Fachkräfte für die Haushaltsführung vermitteln. Die Kosten dafür trägt in der Regel die Krankenkasse. Schnelle und unbürokratische Hilfe bietet der »Notmütterdienst« in Frankfurt an, der im ganzen Bundesgebiet erfahrene Betreuungspersonen vermittelt (vgl. Anhang).

Allein lebenden Frauen bleiben zwar die Probleme mit der Familie erspart, aber sie müssen andererseits auch ohne deren Unterstützung auskommen. Für Frauen, die schon lange allein sind und sich daran gewöhnt haben, mag das einfacher sein. Wer sich jedoch schon seit langem nach einer guten Partnerbeziehung und einer Familie sehnt, wird den Mangel nach der Krebsdiagnose umso schmerzlicher spüren. Dann ist es ganz besonders wichtig, der Neigung zum Rückzug, zur Resignation zu widerstehen. Lassen Sie Ihre sozialen Kontakte nicht abreißen, pflegen Sie die Gemeinschaft mit Ihren Freunden und Bekannten. Und knüpfen Sie so früh wie möglich Kontakte zu einer Selbsthilfegruppe und zu einer psychosozialen Beratungsstelle.

Psychosoziale Unterstützung

Eine Selbsthilfegruppe kann eine enorme Bereicherung darstellen. Selbst wenn die Ärzte sehr einfühlsam sind, wenn Familie und Freunde sich gut um einen kümmern: Manche Probleme lassen sich einfach am besten mit Menschen in der gleichen Lebenssituation besprechen. Für allein lebende Frauen kann die Unterstützung durch eine Gruppe besonders wichtig sein.

Manche Frauen wollen mehr als die Hilfe zur Selbsthilfe, wie sie die »klassischen« Selbsthilfegruppen vermitteln können. Sie haben das Bedürfnis nach psychotherapeutischer Unterstützung, weil sie sich ständig traurig und niedergeschlagen fühlen oder weil der Wunsch nach Selbsterfahrung durch die Krankheit sehr stark geworden ist. Städterinnen können meist unter verschiedenen Möglichkeiten wählen, um dieses Bedürfnis zu stillen; auf dem Land kann es schwieriger sein, das Richtige zu finden.

Einige Organisationen (vgl. weiter unten) bieten eine Mischung aus Selbsthilfe und Therapie an. Dabei handelt es sich um Gruppen, die – in der Anfangsphase oder ständig – von einem gruppentherapeutisch geschulten Leiter betreut werden. Darüber hinaus gibt es die Form der seelischen Betreuung in Gruppen oder einzeln durch einen Psychoonkologen. Adressen von geeigneten Therapeuten können Sie zum Beispiel in einer psychosozialen Beratungsstelle erfahren.

Im Prinzip bieten sich Krebskranken hier zu Lande viele Möglichkeiten der psychosozialen Unterstützung. Trotzdem klagen zahlreiche Patienten über mangelnde Betreuung. Sie wissen oft nichts von den Angeboten, die ihnen offen stehen. Vor allem im Krankenhaus, aber auch in der Nachsorge lässt die Informationsvermittlung bisher leider zu wünschen übrig.

Im Folgenden stelle ich die einzelnen Unterstützungsmöglichkeiten zwischen Selbsthilfe und Therapie mit ihren Mischformen vor.

Selbsthilfegruppen
»Meine wichtigste Erfahrung in der Selbsthilfegruppe? Am Anfang hat es einfach gut getan zu sehen, dass man auch mit dieser Krankheit Freude am Leben haben kann«, berichtet die 42-jährige Corinna. Im Laufe der Jahre hat sie freilich noch viele andere positive Seiten an ihrer Gruppe entdeckt. Dazugekommen ist sie bald nach der Entlassung aus dem Krankenhaus.

In Deutschland haben sich Tausende von Frauen, die Brustkrebs hatten oder noch in Behandlung sind, Selbsthilfegruppen angeschlossen. Manche nehmen nur für ein paar Monate nach dem ersten Krankenhausaufenthalt an den Treffen einer Gruppe am Ort teil, andere bleiben zwei, drei Jahre. Etliche Betroffene bleiben ihren Gruppen über lange Jahre treu – auch dann noch, wenn bei ihnen nach der ersten Behandlung keine Symptome der Erkrankung mehr aufgetreten sind.

In der Gruppe finden Frauen mit Brustkrebs etwas, das es im Medizinsystem nur selten gibt: die Möglichkeit, Ängste und Sorgen zu besprechen, Gefühle zu zeigen, die im Verlauf einer anstrengenden Behandlung aufkommen. Die gegenseitige seelische Unterstützung – auch in schweren Zeiten – kann ein weiterer Pluspunkt dieser Gemeinschaften sein. Und die Erfahrung, dass es anderen Frauen ähnlich geht, ist für viele Frauen sehr wichtig: Sie kommen sich nicht mehr »unnormal« vor, wenn sie zum Beispiel sehen, dass auch andere äußerst intensive Gefühle im raschen Wechsel durchleben.

Manche Frauen schließen in der Gruppe Freundschaften fürs Leben. Corinna berichtet, sie habe eine »neue Heimat« in der Gruppe gefunden, nachdem sie im Anschluss an die Erstbehandlung zunächst sehr einsam gewesen sei mit einer Krankheit, »über die man nicht so gern spricht«.

In der Selbsthilfegruppe ist Krebs kein Tabu, und das kann sehr befreiend wirken. Viele Frauen fühlen sich nach den Treffen wieder gestärkt für das Leben »draußen« – in der Welt der Nichtbetroffenen. Überaus wichtig ist für viele Teilnehmerinnen die praktische Seite ihrer Zusammenkünfte: Es werden Informationen ausgetauscht, Ärzte- und Klinikadressen machen die Runde, es gibt Ratschläge im Umgang mit Behörden ebenso wie Tipps zur Vermeidung der Nebenwirkungen einer Chemotherapie.

Wenn Frauen mit einer Selbsthilfegruppe in Kontakt kommen, dann ist es meist nach der Erstbehandlung. Dabei könnten die Ratschläge von Betroffenen, die bereits eigene Erfahrungen mit der Behandlung gemacht haben, auch vorher sehr nützlich sein. Denn einerlei, ob eine Frau ins Krankenhaus geht, um einen starken Verdacht auf Brustkrebs abklären zu lassen, oder ob sie die Krebsdiagnose zu diesem Zeitpunkt bereits kennt: Sie muss eine ganze Reihe von Entscheidungen treffen und trägt meist ein ganzes Bündel unbeantworteter Fragen mit sich herum: In welchem Krankenhaus werde ich gut betreut? Welche Erfahrungen haben andere mit der sofortigen Rekonstruktion der Brust gemacht? Wie lebt es sich mit einem Silikonimplantat? Wie geht es nach der Operation weiter? Über solche und ähnliche Fragen kann man sich schon vor dem Eingriff mit Mitgliedern von Betroffenengruppen unterhalten. Viele dieser Gruppen haben auch Besuchsdienste eingerichtet. Auf Wunsch kommt dann jemand ans Krankenbett in der Klinik oder nach Hause und unterstützt die erkrankte Frau bei der Verarbeitung des Geschehenen. Dezidiert medizinische Beratung dürfen Selbsthilfegruppen nicht anbieten – dieses ursprünglich eherne Prinzip wird, so klagen manche Mediziner, häufig nicht beachtet.

Bei allen positiven Seiten, die Selbsthilfegruppen haben: Sie sind keine Inseln der Seligen. Dies gilt vor allem für Gruppen, die länger zusammen sind. Wenn Teilnehmerinnen einen Rückfall haben und daran sterben, ist das oft eine schwere Belastung für die anderen. Denn es heißt, den Verlust eines lieb gewordenen Menschen zu betrauern und gleichzeitig mit den wieder erwachten Ängsten vor dem eigenen Krebs fertig zu werden.

Es kommt auch vor, dass der Umgangsstil in einer Gruppe mit der Zeit eher destruktiv wird. Wenn sich das Gespräch zum Beispiel nur noch um Krebs dreht, wenn immer wieder stundenlang über Ärzte und die miese medizinische Versorgung geschimpft wird, wenn die Teilnehmerinnen untereinander ständig Konkurrenzkämpfe ausfechten, ist es Zeit, dies zu ändern oder zu gehen. Im Übrigen kann eine gut ausgebildete Gruppenleiterin – egal, ob sie Psychoprofi oder Laie ist – solche Entwicklungen frühzeitig ansprechen und dadurch oft abwenden.

Generell gilt: Jede Selbsthilfegruppe ist anders, jede hat ihren eigenen Stil. Die Leiterin hat darauf großen Einfluss, aber auch jede einzelne Teilnehmerin gestaltet selbstverständlich das Klima der Gruppe mit. Fortbildungsseminare für Leiterinnen veranstaltet unter anderem die Mildred-Scheel-Akademie in Köln. Auch das Heidelberger Seminar für Psychosoziale Onkologie (PSO) bietet solche speziellen Fortbildungen an (vgl. Anhang).

Das Verhältnis zwischen Ärzten und Selbsthilfegruppen ist seit jeher nicht frei von Spannungen. Manche Mediziner kommen mit der »erlittenen Kompetenz« ihrer Patientinnen, wie Annegret Haasche es ausdrückt, nicht zurecht. Sie fühlen sich von den selbstbewusst auftretenden und wohl informierten Frauen bedroht. Allmählich scheint sich jedoch ein konstruktiver Umgang miteinander durchzusetzen. Beispielhaft für viele seiner Kollegen sieht der Hamburger Arzt Professor Andreas Raedler die Arbeit der Selbsthilfegruppen als Chance für ein »geläutertes Rollenverständnis« von Seiten der Ärzte und für eine neue Form der Partnerschaft. Allerdings dürfe dies nicht auf eine »Übernahme ärztlicher Funktionen« durch die Laiengruppen hinauslaufen, meint der Mediziner.

Frauenselbsthilfe nach Krebs e. V.
In dieser bundesweit präsenten Selbsthilfeorganisation haben sich mehr als 48 000 Frauen und Männer zusammengeschlossen. Sie wollen sich nicht in der Isolation vergraben und andere dazu ermuntern, ebenfalls nicht zu resignieren. Dem entspricht ihr Motto »Das Leben ruft mich immer wieder neu«.

Unter dem Dach der Organisation sind rund 400 Gruppen in den meisten Bundesländern aktiv. Auch in Bayern, wo die Frauenselbsthilfe lange Zeit nur spärlich vertreten war, gibt es jetzt einen Landesverband mit etlichen Gruppen. Darüber hinaus bietet dort die Bayerische Krebsgesellschaft entsprechende Gruppen an.

Die Frauenselbsthilfe ist hier zu Lande der größte Zusammenschluss krebskranker Frauen. Bei der Gründung im Jahre 1976 waren ausschließlich brustamputierte Frauen dabei; heute kommen auch Menschen mit anderen Tumorerkrankungen zu den Treffen. Die meisten Mitglieder sind weiblich. Die Teilnahme an den Gruppen ist kostenlos. Finanziert wird die Frauenselbsthilfe durch Zuschüsse von Seiten der Deutschen Krebshilfe e.V. sowie durch Spenden.

Bei der Bundesgeschäftsstelle in Mannheim (Adresse im Anhang) kann man Adressen von Gruppenleiterinnen in der Nähe des eigenen Wohnorts erfragen. Sollte es noch keinen Zusammenschluss geben, so bietet der Bundesverband interessierten Frauen Unterstützung beim Aufbau einer Gruppe an.

Wer sich bereit erklärt, die Aufgabe der Leiterin oder der stellvertretenden Leiterin innerhalb einer Selbsthilfegruppe zu übernehmen, tut dies ehrenamtlich. Es handelt sich dabei immer um selbst an Krebs erkrankte Frauen (und Männer). »Wir wollen durch unser lebendiges Beispiel vermitteln, dass es auch mit einer Krebserkrankung möglich ist, ein lebenswertes, befriedigendes Leben zu führen« – das ist ihr Leitsatz. Neben dem Bundesverband in Mannheim gibt es zwölf Landesverbände. Ein erklärtes Ziel der Frauenselbsthilfe ist, Einfluss auf die Frauen- und Gesundheitspolitik zu nehmen. Ein Beispiel dafür ist das Schwerbehindertenrecht (vgl. Kapitel 12).

Die Frauenselbsthilfe hat sich 1977 ein »Fünf-Punkte-Programm« gegeben, das bis heute gilt:

1. Seelische Begleitung Krebskranker
2. Unterstützung bei der Überwindung von Angst vor weiteren Untersuchungen und Behandlungen
3. Vorschläge zur Festigung der Widerstandskraft
4. Anregungen zur Verbesserung der Lebensqualität und Hilfe zur Selbsthilfe
5. Information über soziale Hilfen, Versicherungs- und Schwerbehindertenrecht

Das Programm wird mit bestimmten Angeboten an krebskranke Menschen in die Praxis umgesetzt. Dazu gehört die Möglichkeit zur Teilnahme an einer Gruppe, aber auch Telefonberatung und Einzelgespräche mit einer Frau aus einer der örtlichen Gruppen. Ratsuchende können sich auf absolute Diskretion verlassen, wird in einer Broschüre des Vereins versichert. Die Gruppen dienen, so heißt es weiter, »dem Gespräch und dem Gedankenaustausch zwischen Betroffenen«. Auch Angehörige können sich an die Frauenselbsthilfe wenden. Sie erhalten Informationen und – wenn sie es wünschen – Rat, Trost und Zuspruch im Einzelgespräch mit einer Gruppenleiterin an ihrem Wohnort.

Die Gruppen der Frauenselbsthilfe laden regelmäßig Ärzte, Psychologen, Ernährungsberater, Prothesenfachleute und Sozialreferenten zu Vorträgen bei ihren Gruppenabenden ein. Und je nachdem, wo die Interessen der Teilnehmerinnen liegen, machen die Frauen Gymnastik oder Autogenes Training oder gehen zusammen wandern. Auch Basteln und Malen steht in vielen Gruppen auf dem Programm. Darüber hinaus stellt der Verein Broschüren zur Verfügung – zum Beispiel mit Informationen über Ernährung, über Sexualität, über das Lymphödem, über soziale Leistungen – und verschickt regelmäßig Rundbriefe zum Nulltarif.

Selbsthilfegruppe ohne Dachorganisation
Zuweilen gibt es auch gut funktionierende Selbsthilfegruppen, die keiner Organisation angehören. Ihre Stabilität verdanken sie oft dem großen Engagement einer Leiterin, die sich über viele Jahre um diese Aufgabe kümmert. Es handelt sich dabei um Gruppen ohne professionelle Anleitung, die sich unter dem Motto »Hilfe zur Selbsthilfe« zusammen-

gefunden haben und keinerlei therapeutischen Anspruch haben. Oft sind die Adressen solcher unabhängigen Gruppen der Psychosozialen Beratungsstelle am Ort bekannt. Auch im Krankenhaus können Sie möglicherweise Namen und Anschrift einer solchen Gruppenleiterin erfahren.

Seminare an Volkshochschulen und ähnlichen Einrichtungen
In vielen Städten bieten Volkshochschulen, Familienbildungsstätten oder – wie in München – der »Gesundheitspark« befristete Kurse für Krebsbetroffene an. Häufig erstrecken sich solche Veranstaltungen über zehn Termine. Die Teilnahmegebühr ist in der Regel gering; manchmal kommt die Krankenkasse dafür auf. Angeleitet werden solche Gruppen meist von Psychoonkologen, die häufig zusätzlich spezielle Seminare für Angehörige anbieten. Viele Teilnehmerinnen schätzen an solchen Kursen besonders, dass diese nur einen überschaubaren Zeitraum beanspruchen. Sie können das Zusammensein in einer Gruppe im Schutz einer Institution ausprobieren und sich nach relativ kurzer Zeit auch wieder davon verabschieden. Manche Frauen bleiben nach dem Kurs weiter als Gruppe zusammen.

Weitere Beratungsangebote

Psychosoziale Beratungsstellen für Krebspatienten und ihre Angehörigen
In vielen Städten gibt es Beratungsstellen, die Information und Unterstützung bei materiellen, sozialen und psychischen Problemen von Krebskranken und deren Familienmitgliedern anbieten. Häufig gehören auch Kurse und Seminare sowie angeleitete Selbsthilfegruppen zum Programm dieser Einrichtungen. Entspannungsgruppen für Krebspatienten, heilpädagogischer Tanz oder Selbsterfahrungsgruppen für Patienten sind Beispiele für das breite Angebot solcher Einrichtungen. Adressen erfahren Sie über das nächst gelegene Tumorzentrum oder über den Krebsinformationsdienst (vgl. weiter oben, Informationen per Telefon).

Frauengesundheitszentren
Vor allem in den großen Städten haben feministisch orientierte Frauen in den siebziger Jahren Frauengesundheitszentren oder Frauentherapiezentren gegründet. Die Zentren bieten Rat und Hilfe von Frauen für Frauen an: zu Sexualität und Verhütung, zu gynäkologischen und anderen Beschwerden und zur Prävention und Früherkennung von Krebs. Feministische Zentren sind vom Selbstverständnis her politischer als die Gruppierungen ohne diesen Zusatz. Die Brustgesundheit ist in allen Frauengesundheitszentren ein wichtiges Thema. Bei allen stehen Kurse zur Brustselbstuntersuchung auf dem Programm. Manche Zentren initiieren Selbsthilfegruppen für Frauen mit Brustkrebs, andere stellen ihnen Räume zur Verfügung. In einigen Zentren, etwa im Berliner Feministischen Frauengesundheitszentrum (FFGZ), können Frauen sich individuell im persönlichen Gespräch beraten lassen, nachdem sie von einem verdächtigen Befund in ihrer Brust erfahren haben. Dabei dürfen sie sich im Zwiegespräch die Angst von der Seele reden, um dann mit der Beraterin zu überlegen, wie sie am besten mit der Angst fertig werden. »Noch immer drängen viele Ärzte die Frauen zu einer umgehenden Operation, um den Befund abzuklären«, berichtet Martina Schröder, Beraterin am FFGZ in Berlin. »Dabei ist dieses Vorgehen in den meisten Fällen nicht mehr zeitgemäß, man kann die Verdachtsdiagnose heute weitaus schonender ohne Operation überprüfen – und auf diese Möglichkeiten weisen wir die Frauen hin.« Die Frauengesundheitszentren vermitteln auch Adressen von Ärzten. Im Berliner Zentrum gibt es eine Sammlung von Erfahrungsberichten von Frauen mit Gynäkologen der Stadt, die jede Besucherin einsehen kann. Im Oktober, dem internationalen Brustkrebs-Aktionsmonat, organisieren viele Frauengesundheitszentren öffentliche Veranstaltungen: Podiumsdiskussionen, Kunstausstellungen, Seminare. Ihr Ziel: Keine Frau mit Brustkrebs soll sich mehr verstecken müssen; die Krankheit soll vielmehr zum öffentlichen Thema werden. Im Chor der neuen Brustkrebsbewegungen in Deutschland sind die Frauengesundheitszentren eine wichtige Stimme.

Psychotherapie
Manche Psychotherapeuten haben sich auf die Betreuung Krebskranker spezialisiert (vgl. Kapitel 10). Von ihrer Ausbildung her sind diese »Psychoonkologen« vielfach Ärzte oder Psychologen. Meist handelt es sich dabei um niedergelassene Fachleute mit eigener Praxis oder Teilhabe an einer Gemeinschaftspraxis. Adressen von qualifizierten Therapeuten erhalten Sie über die entsprechenden psychologischen Fachgesellschaften (siehe Anhang). Vorsicht bei der Bezeichnung »Psychoonkologe«: Nicht jeder, der das auf seinem Praxisschild stehen hat, ist auch wirklich qualifiziert. Der Titel ist nicht geschützt, das heißt, jeder darf ihn für sich reklamieren. Seit einigen Jahren gibt es eine anerkannte Weiterbildung, deren erfolgreicher Abschluss mit einem Zertifikat der Deutschen Krebsgesellschaft attestiert wird. Das ist ein Qualitätsmerkmal, nach dem eine Frau ihren potenziellen Therapeuten fragen könnte. Sie sollte auch herausfinden, wie viel Erfahrung er in der Behandlung Krebskranker hat.

In Kliniken sind Psychoonkologen leider noch nicht die Regel, obwohl sich in den vergangenen Jahren in diesem Bereich viel getan hat. Dennoch: Im Rahmen von Forschungsprojekten werden stationäre psychoonkologische Dienste immer mal wieder für fünf Jahre gefördert und dann wieder eingestellt – obwohl eindeutig ein Bedarf da ist.

In onkologischen Schwerpunktpraxen gehört manchmal auch ein Psychologe zum Team, der Krebskranke therapeutisch betreut. Patienten, deren Partner und Familienangehörige können dort Einzelberatung und -betreuung erhalten; manchmal ist auch die Teilnahme an einer Therapiegruppe möglich.

Die neuen Brustkrebsbewegungen

In den vergangenen Jahren sind viele neue Brustkrebsinitiativen entstanden. Mittlerweile sind es so viele an verschiedenen Orten, dass man fast von einer neuen Frauenbewegung sprechen kann, die aber nicht durchgehend feministisch geprägt ist. Der Impuls dazu kam aus den USA, wo Frauengruppen es nicht nur geschafft haben, Brustkrebs zum öffentlichen Thema zu machen, sie haben auch erreicht, dass viele

Millionen Dollar zusätzlich in die Brustkrebsforschung fließen. Die deutschen Initiativen haben ganz unterschiedliche Wurzeln: Die meisten sind von betroffenen Frauen organisiert, andere von Ärzten und Krebsorganisationen initiiert. Einige stehen nur Frauen offen, bei manchen arbeiten auch Männer mit. Die Initiativen unterscheiden sich auch in ihren Ansichten und Zielgruppen: Manche kämpfen in der »Koalition Brustkrebs«, die im Herbst 2001 nach dem Vorbild der amerikanischen »Breast Cancer Coalition« und entsprechenden Organisationen in anderen Ländern entstand, für die Einführung eines qualitätsgesicherten Mammographie-Screenings nach Europäischen Leitlinien, andere beurteilen die Mammographie eher skeptisch. Vor allem im Brustkrebs-Aktionsmonat Oktober machen die Initiativen mit Aktionen, mit Demonstrationen, mit öffentlichen Diskussionen und Ausstellungen auf sich aufmerksam. Einige Organisationen und Aktionen werden von Pharmafirmen, Medizingeräteherstellern oder Kosmetikunternehmen gesponsert. Gemeinsam ist den Gruppen Folgendes: Sie wollen das Thema Brustkrebs von Scham und Verdrängung befreien. Sie fordern mehr Qualität in der Diagnose, Therapie und Nachsorge von Brustkrebs, eine patientenfreundlichere Medizin und eine stärker präventionsorientierte Forschung. Von der Brustkrebsbewegung in Deutschland gehen starke Impulse zur Umgestaltung des Gesundheitssystems aus. Sie übernimmt dabei, ähnlich wie in den USA, eine Pionierfunktion auch für andere Patientengruppen. Dass alle Beschlüsse in der größten wissenschaftlichen Gesellschaft im Land, der Deutschen Krebsgesellschaft, künftig gemeinsam mit Patientenvertretern gefasst werden, geht maßgeblich auf das Drängen von Frauen aus der Brustkrebsbewegung zurück. Repräsentanten von Patientengruppen können nach dieser Neuregelung zum Beispiel mitbestimmen, ob eine Studie im Sinne von Kranken ist oder nicht. Die Brustkrebsszene ist hier zu Lande sehr bewegt, ständig bilden sich auf regionaler Ebene neue Initiativen. Auch deshalb kann die folgende, alphabetisch geordnete Zusammenstellung nicht vollständig sein. Die vollständigen Adressen der Initiativen finden Sie im Anhang. Hinweise auf neue Organisationen, die nach Redaktionsschluss für dieses Buch gegründet wurden, erhalten Sie bei Krebsberatungsstellen in Ihrer Region (Stand: Frühjahr 2002).

AG Mammographie-Screening Aachen: Diese Arbeitsgemeinschaft von 55 Frauenorganisationen im Aachener Raum ging 2001 aus der 1997 gegründeten »Initiative Frauen für's Leben« hervor. Unter dem Motto »Die gemeinsame Sache geht vor – Trennendes zurückstellen« setzt die AG sich ein für die sofortige flächendeckende Einführung des qualitätsgesicherten Mammographie-Screenings nach Europäischen Leitlinien per Gesetz. Sie fordert weiterhin die sofortige Umsetzung des Krebsregistergesetzes und den flächendeckenden Aufbau von Brustkrebsregistern. Die Aachener Frauen machen oft mit Vortragsveranstaltungen, Infoständen, Internet- und Plakataktionen und Demos auf ihre Anliegen aufmerksam. Die Arbeitsgemeinschaft ist Mitglied der Koalition Brustkrebs.

Aktion: Bewusstsein für Brustkrebs: Die Initiative will Frauen ermutigen, die Möglichkeiten der Früherkennung von Brustkrebs zu nutzen. »Durch gezielte Informationen möchten wir Angst nehmen und Frauen so zur Krebsfrüherkennungsuntersuchung in der Arztpraxis und zur Selbstuntersuchung der Brüste motivieren«, schreibt Professor Manfred Kaufmann vom Universitätsklinikum Frankfurt am Main, der die Aktion 1995 ins Leben rief. Sie wird von den großen deutschen Krebsorganisationen unterstützt. Die Initiative organisiert bundesweite Informationstage »Gesundheit für Frauen« und Informationsveranstaltungen in Betrieben. Sie stellt gut gemachte Anleitungen zur Selbstuntersuchung der Brust zur Verfügung. Die Aktion ist Mitglied der Koalition Brustkrebs.

Aktiv gegen Krebs (AGK): Das ist eine gemeinnützige, 1995 gegründete GmbH, die kostenfrei Kosmetikseminare für an Krebs erkrankte Frauen während und nach der Therapie anbietet. Bei den anderthalbstündigen Mitmach-Seminaren geben geschulte Kosmetikexpertinnen Tipps zur Gesichtspflege und zum Schminken. Zusätzlich gibt es eine Tücher- und Kopfschmuckberatung. An einem Kurs nehmen höchstens zehn Frauen teil. Das Projekt wird durch Geld- und Sachspenden, vor allem von Kosmetikfirmen, finanziert. Die Nachfrage nach diesen Kursen ist sehr groß und wächst beständig, wie das Kölner AGK-Büro mitteilt.

Breast Health – bewusst handeln gegen Brustkrebs e.V.: Die Hamburger Initiative entstand im Mai 2001. In ihr sind überwiegend betroffene Frauen aktiv, sie ist aber auch offen für engagierte Männer. Die Hamburgerinnen wollen ein wissenschaftlich begleitetes Modellprojekt starten, in dem Frauen als Brustkrebs-Expertinnen geschult werden, um ihre Interessen besser durchsetzen und andere Frauen beraten zu können. Breast Health setzt sich bei Aktionstagen und durch nationale und internationale Vernetzung mit ähnlichen Organisationen für eine höhere medizinische Qualität und mehr Mitspracherechte für Patientinnen ein. Die Initiative ist Mitglied der Koalition Brustkrebs.

Bremer Arbeitskreis Brustkrebs: In dem Arbeitskreis, der sich im Januar 2001 zusammenfand, engagieren sich Vertreterinnen von Selbsthilfegruppen, aus dem Bremer Frauenausschuss, dem Landfrauenrat, dem Landessportbund, der Universität sowie Frauenärztinnen. Zu den Zielen gehört, die Situation betroffener Frauen in Bremen zu verbessern, mit öffentlichen Aktionen zu einem offeneren Umgang mit Brustkrebs beizutragen, die Forschung zu stärken und die Qualität der medizinischen Versorgung anzuheben. Der Arbeitskreis ist Mitglied der Koalition Brustkrebs.

Brustkrebs-Initiative (BKI): »Nicht zuschauen, sondern handeln! Nicht still leiden, sondern laut fragen« ist die kämpferische Losung der Berliner Brustkrebsinitiative. Sie entstand 1997 aus einer zwei Jahre zuvor gegründeten Selbsthilfegruppe namens »Mammitu«. Zu den Mitgliedern zählen sowohl an Brustkrebs erkrankte wie auch gesunde Frauen. »Wir wollen die Sichtweise der betroffenen Frauen in die medizinische Behandlung, in die Forschung und die öffentliche Diskussion einbringen; wir wollen für mehr Transparenz bei Früherkennungs- und Therapiemaßnahmen eintreten und engagiert am Aufbau eines bundesweiten Netzwerks mitarbeiten«, heißt es in einer Broschüre der BKI. Die gemeinnützige Einrichtung unterhält eine Telefonhotline für Betroffene, organisiert Seminare und bietet eine Internetseite mit Live-Chat an, bei dem betroffene Frauen sich untereinander austauschen können.

Europa Donna – Nationales Forum Deutschland, so der offizielle Name, ist Teil der »European Breast Cancer Coalition«. Diese Organisation hat für ganz Europa zehn Ziele formuliert. Sie will zum Beispiel dafür sorgen, dass alle aktuellen Informationen über Brustkrebs in ganz Europa verbreitet und ausgetauscht werden, dass einer Patientin die bestmögliche Unterstützung während und nach einer Behandlung zukommt und dass mehr Mittel für die Krebsforschung bereitgestellt werden. Europa Donna engagiert sich für die Einführung eines Mammographie-Screeningprogramms in Deutschland. Der deutsche Zweig ist als gemeinnützig anerkannt. Über Entwicklungen in anderen europäischen Ländern informiert der »Europa Donna Newsletter«, der in deutscher Übersetzung erscheint.

Interessengruppe »Diagnose Brustkrebs«: In dieser Gruppe haben sich rund 120 Opfer des so genannten Essener Brustkrebsskandals zusammengetan. Die Frauen ließen nach vermutlich falschen Krebsdiagnosen in den Jahren 1993 bis 1996 umfangreiche Operationen über sich ergehen; vielen von ihnen ist eine Brust abgenommen worden. Die Behandlung gründete auf den Krebsbefunden des Essener Pathologen Josef Kemnitz, der 1997 bei einem Laborbrand umkam. Wie sich herausstellte, waren die Diagnosen von Kemnitz höchstwahrscheinlich nicht korrekt. Bei dem Brand wurden alle Gewebeproben der Frauen vernichtet, die heute als Beweismittel vor Gericht dienen könnten. Der Interessengruppe geht es darum, den Skandal aufzuklären und die Schadenersatzansprüche ihrer Mitglieder durchzusetzen. Sie will auch Frauen beraten, denen gerade die Diagnose Brustkrebs gestellt wurde. Die Interessengruppe »Diagnose Brustkrebs« ist Mitglied der Koalition Brustkrebs.

Stiftung Koalition Brustkrebs: Im September 2001 taten sich zwölf unabhängige Initiativen, Interessengemeinschaften, Organisationen und Selbsthilfegruppen sowie einige Einzelmitglieder zur Koalition Brustkrebs zusammen. Neben den Initiativen, die in diesem Buchabschnitt genannt werden, gehören auch die an anderer Stelle ausführlicher beschriebene Frauenselbsthilfe nach Krebs, das Informationsnetz für Krebskranke »Inka« und der Krebsinformationsdienst KID zu den Gründungsmitgliedern. Vorbild für die deutsche »Koalition« sind ähnliche Organisationen in den USA und anderen Ländern. Zu dem umfangreichen Ziele-Katalog der Koalition Brustkrebs zählen folgende Forderungen: Direkte Beteiligung von Patientenvertreterinnen an allen gesundheitspolitischen Entscheidungen zu Brustkrebs, intensivierte Ursachenforschung, qualitätsgesichertes Mammographie-Screening nach europäischen Richtlinien sowie mehr Qualität in der Brustkrebsdiagnostik und -therapie. Die Koalition Brustkrebs ist eine nicht rechtsfähige Stiftung in der Trägergemeinschaft der Stiftung »Gemeinsam Handeln – Paritärischer Stifterverbund in NRW«.

Mamazone – Frauen und Forschung gegen Brustkrebs e.V.: »Wir wollen, dass weniger an Brustkrebs gestorben wird« lautet eine der Losungen von Mamazone, einer Initiative betroffener wie auch gesunder Frauen und einiger Wissenschaftler, die 1999 in Augsburg entstand. Zu dem breit gefächerten Aufgabenspektrum gehört die individuelle Hilfe und Begleitung von Frauen mit Brustkrebs ebenso wie das Engagement für verstärkte Ursachenforschung, bessere Früherkennung, optimierte Diagnose und Therapie sowie eine individuell angepasste Nachsorge. Mamazone hat zudem eine Reihe von besonderen Projekten ins Leben gerufen. Dazu gehört das Fortbildungscurriculum »Diplompatientin«, das Frauen dabei hilft, sich qualifiziertes Wissen über ihre Krankheit anzueignen. Weiterhin wurde eine Tumorgewebebank namens P.A.T.H. angelegt. Jährlich vergibt Mamazone den »Busenfreund« – einen Patientinnenpreis für Wissenschaftler, die sich in der Brustkrebsforschung besonders verdient gemacht haben. Wer an einer klinischen Studie teilnehmen möchte, kann sich bei den Mamazone-Frauen, die eine entsprechende Datenbank führen, nach laufenden Projekten erkundigen. Mamazone ist Mitglied der Koalition Brustkrebs.

Mut – Frauen und Männer im Kampf gegen Brustkrebs e.V.: In der 1998 gegründeten Münsteraner Initiative für Brustkrebsbetroffene und indirekt betroffene Angehörige und Freunde arbeiten auch Ärzte und Wissenschaftler mit. Mut organisiert Vorträge und Diskussionen, bietet unterstützende Kurse an (zum Beispiel das »Bochumer Gesundheitstraining«) sowie eine offene Sprechstunde, etwa für das erste Gespräch nach dem verdächtigen Befund. Die Initiative will dazu beitragen, dass die Sichtweise von Frauen in der medizinischen Behandlung und Forschung stärker berücksichtigt wird. Sie informiert über alternative Therapieansätze und setzt sich kritisch mit umstrittenen Heilmethoden auseinander. Mut ist Mitglied in der Koalition Brustkrebs.

Pro Sina e.V.: Als eine »Vereinigung von Betroffenen, Helfern und Ärzten im Kampf gegen Brustkrebs« stellt sich der 1999 gegründete Verein vor, der von dem Brustchirurgen Dr. Rainer Gros wesentliche Impulse erhalten hat. Der Verein will Frauen ermuntern, die Früherkennungsmöglichkeiten stärker zu nutzen und dazu beitragen, dass künftig weniger Brustamputationen als bisher vorgenommen werden. Ratsuchenden will Pro Sina auf Anfrage Adressen von »geeigneten Ärzten« und »geeigneten Kliniken« in der Nähe des Wohnorts mitteilen. Mit Ärzteempfehlungen sind offenbar vor allem Hinweise auf Plastische Chirurgen gemeint. Der eingetragene Verein wirbt um Spenden, die der Förderung von Kliniken und neuen Behandlungskonzepten zugute kommen sollen.

Susan G. Komen Breast Cancer Foundation e.V. Germany: Im Februar 2000 wurde in Deutschland eine weitere Schwesterorganisation der amerikanischen Susan G. Komen-Stiftung gegründet. Die internationale Spendenorganisation setzt sich für die Förderung und Verbesserung der Aufklärung und Forschung zum Thema Brustkrebs ein. Die Initiative will vor allem auch die Früherkennungsprogramme für junge Frauen verbessern. In Deutschland plädiert man zudem für die Einführung eines bundesweiten Mammographie-Screenings. Die Spendengelder fließen unter anderem in Stipendien für Forschungs- und Aufklärungsprojekte. Wie in Amerika will auch die deutsche Initiative mit einem »Race for the Cure« darauf aufmerksam machen, dass Früherkennung Leben retten kann. Das erste »Rennen für die Heilung« über eine Distanz von fünf Kilometern fand im August 2000 in Frankfurt am Main statt. Neben der deutschen »Filiale« hat die Spendenorganisation Niederlassungen in mehr als hundert amerikanischen Städten, in Argentinien, Italien und Griechenland. Die Initiative ist Mitglied der Koalition Brustkrebs.

Wir alle – Frauen gegen Brustkrebs e.V.: Frauen aus dem Gesundheitsbereich, Betroffene und Nichtbetroffene, gründeten 1997 den gemeinnützigen Verein »Wir alle«, der heute in Köln ein Informations- und Beratungszentrum unterhält. Der Verein versteht sich als politische Interessenvertretung und will umfassend über Brustkrebs und dessen Früherkennung informieren. Die Frauen fordern ein qualitätsgesichertes Mammographie-Screening nach EU-Richtlinien, ein bundeseinheitliches Krebsregister und mehr Transparenz bei den Therapiemethoden sowie die Beteiligung von Patientinnen am Entscheidungsprozess für therapeutische Maßnahmen. Über das ganze Jahr hinweg organisiert der Verein Diskussionen, Benefizaktionen und Patientenseminare in Zusammenarbeit mit örtlichen Kliniken. Der Verein ist Mitglied in der Koalition Brustkrebs.

Die Krankenhauserfahrung

In der Regel wird Ihr Arzt Ihnen ein Krankenhaus für die Operation vorschlagen. Wenn er als niedergelassener Mediziner selbst den Eingriff vornehmen will, handelt es sich um ein Belegkrankenhaus, das Ärzten mit freier Praxis die Ausstattung für Operationen bietet. Ist das nicht der Fall, haben Sie im Prinzip weitgehend freie Wahl bei der Auswahl des Krankenhauses. Es empfiehlt sich, eine Klinik auszusuchen, die entweder zu einem Tumorzentrum oder zu einem Onkologischen Schwerpunkt gehört, weil das ein gewisses Qualitätsmerkmal ist (vgl. weiter oben, Die Struktur der onkologischen Versorgung). Auf jeden Fall sollten Sie sich erkundigen, wo die weiterführende Behandlung vorgenommen wird, zum Beispiel die Strahlentherapie nach einer Brust erhaltenden Operation.

Je nachdem, wie Sie versichert sind – ob bei einer gesetzlichen Krankenkasse oder privat –, wird die Wahlfreiheit jedoch unterschiedlich ausgelegt. Bei der AOK zum Beispiel, bei der ungefähr die Hälfte aller gesetzlich Krankenversicherten sind, ist es prinzipiell möglich, unter den Vertragskrankenhäusern (das sind 90 Prozent aller Kliniken) zu wählen.

Allerdings sollte, falls Alternativen da sind, bei gleicher Leistung die »wirtschaftlichste Klinik bevorzugt werden« – so der AOK-Bundesverband in Bonn auf Anfrage. Es sei Aufgabe des einweisenden Arztes, diese Auswahl zu treffen. Bestehen Sie aber auf der eventuell wesentlich teureren Universitätsklinik, dann kann die Krankenkasse sich auf ihr gesetzlich verankertes Recht berufen und Ihnen die Mehrkosten im Vergleich zu der preisgünstigeren Einrichtung aufbürden. Allerdings komme das in der Praxis kaum vor, heißt es aus der Bonner AOK-Zentrale, sei es, weil die örtliche Krankenkasse kulant auf Wünsche eingeht, sei es, weil solche Sonderwünsche selten geäußert werden. Sie haben auf jeden Fall das Recht, unter den zwei nächstgelegenen Krankenhäusern auszuwählen. Für Privatversicherte gelten diese Einschränkungen nicht.

Demnächst sollen Patientinnen sich bei der Klinikwahl an Qualitätszertifikaten orientieren können, heißt es bei der Deutschen Krebsgesellschaft (DKG). Mit dem von der DKG und der Bundesärztekammer vergebenen Gütesiegel dürfen sich nur Krankenhäuser schmücken, die nach den bundesweit gültigen, wissenschaftlich abgesicherten Leitlinien zur Diagnose und Behandlung von Brustkrebs arbeiten und sich regelmäßigen Qualitätskontrollen unterziehen. Die Leitlinien für Ärzte und das Pendant für Patientinnen sollen schon bald auf der Homepage der DKG für alle Interessierten einsehbar sein. Listen mit zertifizierten Kliniken im Internet sollen Patientinnen künftig die Suche nach dem richtigen Krankenhaus erleichtern.

Vielleicht wollen Sie vor der Operation ein bestimmtes Krankenhaus näher anschauen und mit einem der Ärzte sprechen, um danach Ihre Entscheidung pro oder kontra zu treffen. Folgende Fragen und Kriterien könnten Ihnen helfen, sich eine Meinung zu bilden:

- Wie viele Brustkrebsoperationen werden pro Jahr vorgenommen? (Um die 150 sollten es schon sein, damit die Ärzte ausreichend Erfahrung sammeln können.)
- Wie hoch ist die Lokalrezidivrate, also der Anteil von Tumorrückfällen in der operierten Brust in den ersten fünf Jahren nach der Behandlung? (Diese Rate sollte unter zehn Prozent liegen.)
- Kümmert sich ein interdisziplinäres Diagnose- und Behandlungsteam um die Patientin? (Je intensiver Gynäkologen, Chirurgen, Pathologen, Radiologen und Internisten zusammenarbeiten, desto besser ist das Ergebnis.)
- Beteiligt sich die Klinik an klinischen Studien? (Dadurch haben Sie möglicherweise die Chance, mit neuen Medikamenten und Therapien behandelt zu werden, die Ihre Heilungschancen vergrößern können.)
- Besteht die Möglichkeit, die Brust in derselben Operation wieder aufzubauen? (Falls Sie das nicht wünschen, fragen Sie, ob

so operiert wird, dass eine spätere Rekonstruktion leicht möglich ist.)
- Arbeitet die Klinik eng mit niedergelassenen Gynäkologen und Radiologen zusammen? (Das ist wichtig für die Zeit nach der ersten Behandlung im Krankenhaus und für die Nachsorge: Von solchen Ärztekooperationen können Sie in der Regel mehr Qualität erwarten.)
- Wie ist der allgemeine Umgangston im Krankenhaus? Geht man auf Ihre Fragen ein?
- Welche Erfahrungen haben Verwandte und Freunde mit diesem Krankenhaus gemacht?

Wenn Sie ein gutes Krankenhaus gefunden haben, versuchen Sie, dort ein Bett zu bekommen – auch wenn die Klinik etwas weiter vom Wohnort entfernt ist. Es hängt sehr viel von einer optimalen Erstbehandlung ab. Für eine gute Diagnose und Therapie lohnt es sich allemal, kurzfristige Unannehmlichkeiten in Kauf zu nehmen.

Wenn Sie bei einer gesetzlichen Krankenkasse ohne jedwede Zusatzpolice versichert sind, können Sie Ihren Operateur nicht selbst auswählen – es sei denn, Sie sind bereit, für die eventuellen Mehrkosten aufzukommen. Grundsätzlich werden Sie jedoch von einem der Chirurgen oder Gynäkologen aus dem Ärzteteam, und zwar von dem, der gerade Dienst hat, operiert. Das Krankenhaus ist prinzipiell verpflichtet, das Bestmögliche für alle Patienten zu tun. »Wenn nur der Chefarzt in einer Operationsmethode versiert ist, dann muss der Chefarzt diesen Eingriff auch selbst ausführen, einerlei, ob es sich um einen Kassenpatienten oder um einen Patienten von der Privatstation handelt«, sagt Hans Nass vom AOK-Bundesverband.

Wenn Sie als Kassenpatientin Wert darauf legen, vom Chefarzt und von sonst Niemandem operiert zu werden, dann ist es meist erforderlich, einen Vertrag mit diesem abzuschließen. Der Mehrbetrag gegenüber der Kassenpauschale ist dann aus eigener Tasche zu zahlen. Sind Sie privat versichert, dann steht es Ihnen möglicherweise – je nach Vertragsabschluss – frei, den Operateur zu wählen.

Die Fixierung auf den Chefarzt ist jedoch häufig nicht gerechtfertigt. Oft verfügen die nachgeordneten Ärzte über die größere Routine im Operationssaal. Auf einen bestimmten Operateur zu bestehen ist nur in speziellen Situationen sinnvoll: zum Beispiel dann, wenn es sich in Ihrem Fall um einen besonders heiklen Eingriff handelt, oder wenn Sie sehr viel Positives über diesen Spezialisten gehört haben und sich in seiner Behandlung sehr viel sicherer fühlen.

Bevor Sie nach der Operation das Krankenhaus wieder verlassen, sollte man Ihnen einen »Nachsorgekalender« aushändigen. Sie können das Heftchen aber auch bei niedergelassenen Ärzten erhalten.

Im Krankenhaus

Für viele Frauen ist das Krankenhaus fremdes Territorium, und am liebsten würden sie es auch weiterhin als solches betrachten. Aber nun erfordert eine Krankheit, deren Auswirkungen meist noch nicht spürbar sind, dass man sich dennoch in eine Klinik begibt und auf einmal Patientin ist. Geht es zunächst nur um eine operative Biopsie, müssen Sie nur mit ein, zwei Tagen Aufenthalt rechnen. Für den eigentlichen Eingriff sind zehn bis 16 Tage einzukalkulieren.

Zunächst ist alles neu und ungewohnt. Sie müssen sich in einen festgelegten Tagesablauf einfügen, immer wieder mal längere Zeit auf etwas warten (eine Untersuchung, eine Handreichung, ein Gespräch mit dem Arzt) und sind plötzlich mit vielen neuen Menschen konfrontiert, deren Namen Sie sich gar nicht alle merken können und die Sie erst allmählich einzuschätzen lernen. Manche Frauen fühlen sich sehr eingeengt in dieser Atmosphäre. Anderen ist es recht, dass sie versorgt werden und andere für eine Weile das Ruder in die Hand nehmen.

Versuchen Sie, Ihre Umgebung möglichst persönlich zu gestalten, sodass Sie sich wenigstens ein bisschen heimisch fühlen können. Vielleicht bringen Sie Photos und andere bedeutungsvolle Dinge mit, die Sie auf Ihrem Nachtkästchen neben sich aufstellen können.

Auf Ihrer Station ist mindestens ein Arzt, meistens sogar zwei Ärzte, für Sie zuständig. Es ist wichtig, dass Sie sich bei diesen Ärzten gut aufgehoben fühlen. Wenn es Verständigungsprobleme gibt, können Sie sich an den Ober- oder an den Chefarzt der Klinik wenden. Falls Sie auch danach nicht mit der Behandlung zufrieden sind, steht es Ihnen frei, die Klinik zu wechseln.

Kurz vor der Operation erreichen Angst und Hoffnung ihren Höhepunkt. Mit der Aussicht auf eine Heilung gelingt es vielen Menschen, auch die schwierigsten Eingriffe verhältnismäßig gut, meist sogar überraschend gut zu überstehen. Nach einer Behandlung hört man oft von Krebspatienten, dass sie sich vorher die Kraft und die Ausdauer, alles durchzustehen, nicht zugetraut hätten.

Das Aufklärungsgespräch

Vor der Operation ist der Arzt verpflichtet, Sie umfassend über den geplanten Eingriff aufzuklären. Wie dieses Aufklärungsgespräch abläuft, können Sie durch Ihre Fragen mitbestimmen. Lassen Sie nicht locker, bevor Sie nicht den ganzen Ablauf mit den möglichen Nebenwirkungen und den Alternativen verstanden haben. Und fragen Sie immer wieder nach, wenn Ihnen ein Ausdruck, den der Arzt verwendet, nicht verständlich ist. Es spricht vieles dafür, Ihren Partner oder einen anderen Ihnen nahe stehenden Menschen an diesem Gespräch zu beteiligen: Wenn Sie sich dabei wohler fühlen, sollten Sie versuchen, einen gemeinsamen Termin zu arrangieren.

Nach dem Buchstaben des Gesetzes ist jeder ärztliche Eingriff in die körperliche Unversehrtheit prinzipiell eine Körperverletzung. Als Eingriff in die körperliche Integrität gelten nicht nur Operationen, sondern auch Injektionen, Blut- und Gewebsentnahmen, Transfusionen, Bestrahlungen und die Einnahme von Medikamenten. Bei kleineren Eingriffen muss jedoch keine ausdrückliche Einwilligung des Patienten eingeholt werden – sie gilt als gegeben, wenn der Behandelte das Vorgehen widerspruchslos hinnimmt. Ein größerer Eingriff in die Unversehrtheit ist nur dann rechtmäßig, wenn der Patient über das Vorgehen aufgeklärt ist, wenn er ausdrücklich (per Unterschrift unter eine Einverständniserklärung) eingewilligt hat und wenn die Behandlung sachgerecht durchgeführt wurde.

Die Bundesärztekammer hat das Ziel der ärztlichen Aufklärung folgendermaßen formuliert: »Die Aufklärung soll den Patienten in die Lage versetzen, in Kenntnis der Notwendigkeit, des Grades der Dringlichkeit sowie der Tragweite der ärztlichen Behandlungsmaßnahmen eine auch aus ärztlicher Sicht vernünftige Entscheidung zu treffen. Die Entscheidung wird in der Regel in der Einwilligung in den ärztlichen Heileingriff liegen, sie kann aber auch in der Ablehnung der Behandlung bestehen. Auch wenn dies aus ärztlicher Sicht unvernünftig oder sogar unvertretbar ist, ist der Arzt hieran grundsätzlich gebunden.« Hinzuzufügen wäre noch, dass Ihnen, falls Sie ein bestimmtes Vorgehen ablehnen, daraus keine Nachteile erwachsen dürfen, denn niemand darf wegen seines Verzichts auf ein Therapieangebot schlechter behandelt werden.

Die Regeln, an die sich der aufklärende Arzt halten muss, wurden von der Deutschen Krankenhausgesellschaft und vom Vorstand der Bundesärztekammer gemeinsam formuliert. Sie heißen: »Richtlinien zur Aufklärung der Krankenhauspatienten über vorgesehene ärztliche Maßnahmen« und bedeuten für Sie Folgendes:

1. Das Aufklärungsgespräch muss von einem Arzt geführt werden und darf nicht an Krankenschwestern oder Pfleger delegiert werden. Die Pflicht zur Aufklärung entfällt, wenn Sie bereits durch einen anderen Arzt entsprechend informiert wurden. Um spätere Streitigkeiten auszuschließen, verlassen die meisten Krankenhausärzte sich aber nicht auf die Angabe, dass der Hausarzt schon aufgeklärt habe, und gehen die einzelnen Punkte lieber noch einmal selbst mit ihren Patienten durch.
2. Es muss ein persönliches Gespräch mit Ihnen stattfinden. Die Unterredung unter vier Augen darf also nicht durch Broschüren oder Formulare ersetzt werden. Schriftliches Informationsmaterial kann zwar hilfreich sein, sollte aber höchstens zur Vorbereitung eines Gesprächs dienen.
3. Der Arzt muss Sie über die Grundzüge der vorgesehenen Untersuchung oder Behandlung aufklären. Er muss nicht auf alle Einzelheiten eingehen. Wie weit reichend die Aufklärung ist, hängt von der Dringlichkeit des Eingriffs sowie von Ihrem Vorwissen ab. Dieser

Passus legt fest, was der Arzt von sich aus sagen muss. Sollten Sie darüber hinaus das Bedürfnis haben, nähere Einzelheiten zu erfahren, fragen Sie nach. Der Arzt muss Ihnen darüber Auskunft geben – auch wenn er dafür längere Zeit braucht. Notfalls können Sie eine Fortsetzung des Gesprächs zu einem späteren Zeitpunkt vereinbaren.

4. Der Arzt muss Sie über die mit der Behandlung verbundenen Risiken informieren. Er ist jedoch lediglich angehalten, die speziellen Gefährdungen anzusprechen, die mit dem geplanten Eingriff verbunden sind, nicht aber die allgemeinen Risiken. Wenn Sie nicht genau über die »allgemeinen Risiken« eines Eingriffs Bescheid wissen, etwa über die mögliche Gefährdung durch eine Narkose, fragen Sie am besten nach.

5. Stehen mehrere wissenschaftlich anerkannte Methoden zur Wahl, so muss die Aufklärung auch diese alternativen Untersuchungs- und Behandlungsmöglichkeiten sowie deren Risiken umfassen. – Es könnte sein, dass man Ihnen von vornherein eine Amputation der Brust vorschlägt. Erkundigen Sie sich in diesem Fall, ob es stattdessen nicht auch möglich wäre, die Brust zu erhalten. Welche Gefährdung würde das für Sie bedeuten? Welche zusätzlichen Behandlungen wären dann vielleicht nötig?

6. Die Aufklärung muss zu einem Zeitpunkt geschehen, zu dem Sie noch im vollen Besitz ihrer Erkenntnis- und Entscheidungsfähigkeit sind. – Ihr Hirn darf also nicht von einer Beruhigungsspritze vernebelt sein. Sie müssen nach dem Gespräch und bevor Sie irgendetwas unterschreiben, Zeit haben, sich die Alternativen zu überlegen, und Sie dürfen dabei nicht unter Druck stehen. Grundsätzlich sollte die Aufklärung deshalb nicht später als einen Tag vor dem geplanten Eingriff erfolgen.

7. Die Aufklärung muss behutsam und verständlich erfolgen. Der Arzt sollte sich davon überzeugen, dass Sie auch wirklich alles verstanden haben.

8. Ihre nach der Aufklärung gegebene Einwilligung deckt nur solche Eingriffe ab, die Gegenstand des Aufklärungsgesprächs gewesen sind. Ist für den Arzt vorhersehbar, dass ein operativer Eingriff möglicherweise auf weitere Bereiche ausgedehnt wird, so muss er Sie hierüber

vor dem Eingriff aufklären. Sie können also vor einer Operation weitergehende Eingriffe ausdrücklich ausschließen. Wollen Sie also zunächst nur eine operative Biopsie, dann sollten Sie dies vorher schriftlich fixieren. Sie können sich auch lediglich mit der Entnahme eines Knotens einverstanden erklären. Der Operateur darf Ihnen dann nicht die ganze Brust abnehmen, sondern muss das weitere Vorgehen nach dem ersten Eingriff erneut mit Ihnen besprechen.

8. Behandlung

Es gibt mehrere Formen der Behandlung von Brustkrebs, die zum Teil ineinander greifen und aufeinander abgestimmt werden. Die vier wichtigsten Behandlungsformen sind

- Operation
- Strahlentherapie
- Chemotherapie/Hormontherapie mit Medikamenten
- Immuntherapie

Mit Operation und Strahlentherapie behandeln die Ärzte den Tumor lokal, also am Ort seiner Entstehung. Die vollständige Entfernung der Krebsgeschwulst ist in den meisten Fällen immer noch die wirksamste Behandlungsmethode. Dabei hängt viel vom handwerklichen Können des Chirurgen ab, der die Aufgabe hat, den Tumor möglichst vollständig zu entfernen. In etwa 20 Prozent der Fälle ist die Therapie mit einem chirurgischen Eingriff und – falls notwendig – einer anschließenden Strahlentherapie zumindest fürs Erste abgeschlossen.

Bei Chemo-, Hormon- und Immuntherapie handelt es sich hingegen um »systemische« Verfahren, die auf den ganzen Körper einwirken. Der Arzt wird sie dann empfehlen, wenn er weiß oder wenn er aufgrund von Ergebnissen großer wissenschaftlicher Studien annehmen kann, dass die Krebserkrankung sich bereits über die Brust hinaus im Körper ausgebreitet hat.

Chemo- und Hormontherapie gehören seit vielen Jahren zum festen Repertoire der Onkologen. Neueren Datums ist die Immuntherapie mit Antikörpern, die gezielt gegen Tumorzellen gerichtet sind. Viele Ärzte und Patienten versprechen sich von diesen Medikamenten eine individuellere und verträglichere Behandlung, als es bisher möglich war.

Neben diesen vier weithin anerkannten Formen der Therapie gibt es andere Behandlungen, deren Bedeutung und Wirksamkeit unter Wissenschaftlern und Medizinern umstritten sind oder die den Sprung in die klinische Praxis noch nicht geschafft haben. Eine davon ist die unspezifische Immuntherapie. Bei diesem Ansatz geht es darum, das Immunsystem gezielt zu stärken, damit es sich gegen die Krebserkrankung besser zur Wehr setzen kann. Die Gentherapie jedoch, in die man noch vor einigen Jahren große Hoffnungen setzte, hat die Erwartungen bisher nicht erfüllt.

Naturheilkundlich ausgerichteten Ärzten hingegen gelten die als biologisch, unkonventionell oder alternativ bezeichneten Methoden als weitere Säule der Krebstherapie. Nach Ansicht etlicher schulmedizinisch orientierter Mediziner ist dieser Anspruch jedoch nicht gerechtfertigt, weil wissenschaftlich begründete Wirksamkeitsnachweise für unkonventionelle Mittel noch fehlen. Allerdings kombinieren mehr als zwei Drittel der Tumorpatienten beide Möglichkeiten: Sie nutzen das Angebot der Schulmedizin und wenden gleichzeitig biologische Verfahren an (vgl. Kapitel 10).

Keine der Behandlungen ist – einmal abgesehen von einigen biologischen Verfahren – frei von Nebenwirkungen. Die unerwünschten Begleiterscheinungen sind unter Umständen sogar sehr belastend. Oftmals fühlt eine Frau, deren Krebs in einem frühen Stadium erkannt wurde und deshalb noch keinerlei Beschwerden hervorruft, sich erst während der Behandlung richtig krank. Auf der anderen Seite zahlt es sich womöglich gerade für sie aus, diese vorübergehenden Unannehmlichkeiten auf sich zu nehmen, um langfristig bessere Aussichten auf eine Heilung zu haben.

Ob sich das »Opfer« auch wirklich lohnt, kann niemand im Voraus wissen. Eine Garantie auf Heilung gibt es nicht. Denn Brustkrebs ist eine ziemlich unberechenbare Krankheit. So ist die Krankheit zum Beispiel bei kleinen Tumoren meistens noch auf die Brust beschränkt. Dennoch kann es vorkommen, dass schon in diesem frühen Stadium bereits Krebszellen anderswo im Körper kursieren, die sich zu Metastasen entwickeln können (vgl. Kapitel 6, Prognosefaktoren). Deshalb betrachten die meisten Fachleute Brustkrebs heute zwar auch als eine lokale Erkrankung, die man sorgfältig an Ort und Stelle behandeln muss, vor allem aber als eine systemische, also den gesamten Körper betreffende Krankheit. Das hat Auswirkungen auf die Therapie: Die Brust erhaltende Operationsmethode konnte sich aufgrund dieser Erkenntnis durchsetzen. Denn wenn die größte Gefahr nicht vom Entstehungsort des Krebses ausgeht, muss man dort auch nicht radikal operieren, sondern kann so schonend wie möglich vorgehen.

Die Zeiten, in denen es ein Standardverfahren für alle Frauen mit Brustkrebs gab, sind endgültig vorbei. Mehr denn je bietet die Medizin verschiedene Wege zur Auswahl an. Brustkrebs ist eine der am intensivsten untersuchten Krebsarten und ständig kommen neue Erkenntnisse aus der Forschung hinzu, die den bisherigen Kurs in der Therapie revidieren. Dementsprechend verändern sich die Empfehlungen von Ärzteorganisationen zur optimalen Behandlung laufend.

All diese Fortschritte bestärken einen Trend, der sich im Laufe der letzten Jahre herausgebildet hat: Es ist wichtig, dass jede Frau eine maßgeschneiderte Therapie erhält – entsprechend ihren individuellen Voraussetzungen und Bedürfnissen. Dabei kann die Frau, wenn sie es will, den Zuschnitt der Behandlung mitbestimmen – sie hat das letzte Wort. Die aktive Mitgestaltung setzt jedoch umfassende Information, Diskussion und Beratung voraus.

Die Möglichkeiten der Behandlung sind natürlich stark vom Entwicklungsstadium der Tumorerkrankung abhängig. Je nachdem, wie fortgeschritten die Erkrankung ist, hat die Krebstherapie unterschiedliche Ziele:

- Bei der ersten Behandlung, der so genannten Primärtherapie, bemühen sich die Ärzte, die Patientin zu heilen. Das heißt, sie versuchen, eine Wiederkehr der Erkrankung mit allen zur Verfügung stehenden Mitteln zu verhindern. Dieser Ansatz heißt in der Medizinersprache »kurativ«.
- Sollte die Krankheit dennoch wiederkehren, tritt ein anderes Ziel in den Vordergrund: die Kontrolle der Erkrankung. In dieser Situation geht es darum, die weitere Ausbreitung von Krebszellen zu verhindern, die Größe der bereits vorhandenen Tumorabsiedelungen zu verringern und die Symptome in Schach zu halten. Es gibt Frauen, die viele Jahre mit der chronischen Erkrankung Krebs leben.
- Schreitet die Krankheit weiter fort, dann ist eine palliative, das heißt

lindernde Behandlung angezeigt. In dieser Situation scheinen weder Heilung noch Kontrolle möglich zu sein. Es geht darum, die Lebensqualität der betroffenen Frau zu sichern und dafür zu sorgen, dass sie nicht unter Schmerzen und anderen Beschwerden leiden muss.

Im Prinzip kommen die Behandlungsformen Operation, Strahlentherapie und medikamentöse Therapie für jede dieser drei Situationen in Frage. So kann ein chirurgischer Eingriff auch noch in der palliativen Behandlung nützlich sein, ebenso eine Strahlentherapie, um zum Beispiel Schmerzen zu behandeln.

Im folgenden Kapitel geht es in erster Linie um das erstgenannte Ziel: die Heilung der Brustkrebserkrankung. Die Möglichkeiten der Krankheitskontrolle und der palliativen Behandlung werden vor allem in Kapitel 11 besprochen.

Operation

Bis in die achtziger Jahre hinein war eine Brustkrebsoperation fast immer gleichbedeutend mit Amputation. Das hat sich grundlegend geändert. Heute bleibt den meisten Frauen die oft als Verstümmelung erlebte Abnahme der Brust beim ersten chirurgischen Eingriff erspart. Allein im Zeitraum zwischen 1987 und 1992 ist der Anteil der so genannten Brust erhaltenden Operationen nach Auskunft des Berufsverbands der Frauenärzte von 30 Prozent auf 60 Prozent gestiegen. Heute liegt der Anteil bei etwa 70 Prozent. Die »konservative« – das heißt (Brust) erhaltende – Methode hat die Entfernung der Brust mittlerweile als Standardverfahren verdrängt.

Was hat zu dieser Veränderung geführt? Die Ärzte haben im Lauf der vergangenen Jahrzehnte erkannt, dass Frauen nach einem radikalen Eingriff keineswegs länger leben als Frauen, bei denen lediglich der Tumor entfernt wurde und deren danach weitgehend intakte Brust anschließend bestrahlt wurde. Ob eine Patientin durch die Operation geheilt wird, hängt also nicht von der Radikalität des Eingriffs ab. Viel wichtiger für die Prognose ist, ob der Tumor zum Zeitpunkt der Operation bereits in die benachbarten Lymphknoten oder in andere Körperregionen gestreut hat – ob es sich also um eine systemische Erkrankung handelt oder ob der Krebs noch lokal begrenzt ist.

Allerdings ist die Brust erhaltende Vorgehensweise nicht für alle Frauen gleichermaßen geeignet. Diese Methode hat ebenso wie die anderen chirurgischen Verfahren ihre Vor- und Nachteile, ihre Ausschlusskriterien und Abwandlungen. Beim Abwägen zwischen Pro und Kontra geht es aber nicht nur um das medizinisch Machbare, sondern auch um die Gefühle einer Frau, die Einstellung, die sie zu dieser oder jener Operationsmethode hat. Darauf werde ich weiter unten noch eingehen.

Zunächst ein Überblick über die medizinischen Möglichkeiten. In den Operationssälen werden heute zwei Hauptmethoden mit ihren Varianten angewendet:

Brust erhaltende Operation:
- Entfernung des Tumors mit einem krebsfreien Gewebesaum (»im Gesunden«). Je nach Ausdehnung des dabei entnommenen gesunden Gewebes wird dieser Eingriff als »Tumorektomie«, »Lumpektomie«, »Tylektomie« oder »wide excision« bezeichnet
- Entfernung desjenigen »Viertels« der Brustdrüse, in dem der Knoten liegt (»Quadrantektomie«). Wenn der Anteil kleiner als ein Viertel ist, sprechen die Operateure von einer »Sektorresektion«
- subkutane Mastektomie

Entfernung der Brust:
- eingeschränkt radikale Mastektomie nach Patey
- einfache Mastektomie

(Die medizinischen Fachausdrücke werden in den folgenden Abschnitten erläutert.)

Brust erhaltende Operation

Bei Ihrer Suche nach Informationen über Brust erhaltende Operationsmethoden werden Sie auf unterschiedliche Begriffe stoßen, die im Prinzip dasselbe meinen. Der Begriff Tumorektomie leitet sich vom griechischen »ek tome« für »herausschneiden« ab. Wenn Sie während Ihrer Behandlung die Abkürzung »TE« hören, ist eine Tumorektomie damit gemeint. »Tylektomie« enthält das griechische Wort »Tylos« für Wulst, Schwiele, Knoten. »Wide excision« (weiträumige Entfernung) besagt, dass der Knoten mit einem Sicherheitsrand entfernt wird. Häufig verwenden Mediziner auch den Zusatz »resektion« – zum Beispiel in »Tumorresektion«, »Sektorresektion« oder »Segmentresektion«. Dieser Zusatz geht auf das lateinische Wort »resecare« zurück und bedeutet »wegschneiden«. Mit dem Wort »Quadrantenresektion« ist die Entfernung eines ganzen Brustquadranten gemeint.

In der Praxis ist die Unterscheidung zwischen einer Tumorektomie und einer Quadrantenresektion manchmal nicht einfach, kann doch in

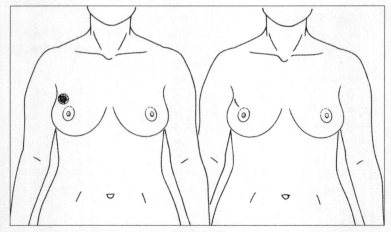

Bei der Tumorektomie schneidet der Chirurg nur den Krebsknoten mit einem gesunden Gewebesaum heraus (links). Nach der Operation bleibt eine kleine Narbe zurück (rechts).

einer kleinen Brust der herausgenommene Knoten ein Viertel der Brust ausmachen. Überhaupt sind die Grenzen zwischen den einzelnen Begriffen fließend, weshalb Sie immer genau nachfragen sollten, wenn Ihre Ärzte diese Begriffe verwenden.

Bei einer Tumorektomie macht der Chirurg nur einen kleinen Schnitt in die Brust und entfernt lediglich den Tumor und einen Sicherheitssaum aus gesundem Gewebe. Diese »Manschette« oder »Mantel« – so nennen Ärzte den Saum – soll an den Rändern keine Tumorzellen mehr enthalten. Ob das so ist, stellt der Pathologe unter dem Mikroskop fest. Für einen Schnitt »im Gesunden«, wie Mediziner sagen, ist es nötig, dass ein deutlicher Rand gesunden Gewebes um den Knoten herum entfernt wird.

Falls der Pathologe Krebs feststellt, entnimmt der Operateur Lymphknoten aus der Achselhöhle – nach derzeit (noch) gültiger Auffassung sollten es mindestens zehn sein. In den meisten Fällen muss er dazu keinen Extraschnitt in der Achselhöhle machen, sondern er nutzt die Öffnung an der Brust für die so genannte Lymphknotenresektion. Derzeit wird erprobt, ob man durch die Herausnahme eines »Wächter-Lymphknotens« auf die routinemäßige Entnahme derart vieler Achsellymphknoten verzichten kann (vgl. Abschnitt »Entfernung der Lymphknoten«).

Am häufigsten ist der obere äußere Quadrant von Tumorzellen befallen (60 Prozent), mit großem Abstand folgen der obere innere Quadrant mit zwölf Prozent, der Bereich um die Brustwarze herum mit ebenfalls zwölf Prozent, zehn Prozent treten im unteren inneren Brustgebiet auf und weitere sechs Prozent unten außen (vgl. Kapitel 6, Tumorklassifikationen).

Ergänzt wird die Brust erhaltende Operationsmethode durch eine Bestrahlung der Brust (vgl. Abschnitt »Strahlentherapie«).

Grundsätzlich kommt eine Brust erhaltende Therapie immer dann in Frage, wenn das Verhältnis von Brustgröße zu Tumorgröße – im Hinblick auf das Aussehen der Brust nach der Operation – stimmt. »Wenn die Relation stimmt, kann der Knoten auch vier, fünf Zentimeter groß sein«, sagt zum Beispiel Professor Fritz Jänicke vom Universitätsfrauenklinikum in Hamburg-Eppendorf. Zu bedenken ist allerdings, dass zu der Tumorgröße noch ein Sicherheitsrand hinzukommt. Bei einem großen Tumor muss es sich also um eine recht stattliche Brust handeln, um den Schnitt auch wirklich im gesunden Gewebe führen zu können, ohne die »Optik« der Brust dabei allzu sehr zu beeinträchtigen. Größere Tumorknoten können aber auch durch eine Chemotherapie vor der Operation so verkleinert werden, dass sie Brust erhaltend entfernt werden können (vgl. Abschnitt »Chemotherapie«). Es ist auch möglich, das verbliebene Brustgewebe loszulösen und in eine neue, kleinere Form zu bringen (»intramammäre Verschiebeplastik«). Gelegentlich wird auch die gesunde Brust bei diesem Eingriff aus Gründen der besseren Symmetrie verkleinert.

Eine Organ erhaltende Operation ist auch bei einem so genannten duktalen Carcinoma in situ (DCIS) möglich. Ein In-situ-Karzinom besteht aus atypischen Zellen, die in den Milchgängen wuchern, aber das Gangsystem noch nicht durchbrochen haben. Häufig findet der Pathologe solche »intraduktalen Komponenten« auch im Umfeld eines invasiven Tumorherds. Wenn die Chirurgen den ganzen Bezirk sauber herausschneiden können und die Schnittränder eindeutig tumorfrei sind, muss die Brust nicht abgenommen werden. Falls der »In-situ-Bereich« aber sehr groß ist und sich diffus ausbreitet, plädieren die Ärzte aber meist für die Abnahme der Brust, weil sowohl der Einschnitt als auch das Rückfallrisiko zu groß wären.

Zu den Voraussetzungen für den Erhalt der Brust gehört auch, dass der Knoten frei beweglich und nicht etwa an einem Brustmuskel festgewachsen ist. Überdies sollte sich der Tumor eindeutig vom gesunden Nachbargewebe abheben und sich nicht etwa diffus in die Umgebung verbreiten.

Manche Frauen erfüllen all diese Kriterien – und trotzdem wird ihnen der Arzt dringend von einer Brust erhaltenden Operation abraten. Zum Beispiel dann, wenn das Karzinom nicht aus einem einzelnen Knoten besteht, sondern sich an vielen verschiedenen Stellen im Drüsengewebe festgesetzt hat. Ein weiteres Gegenargument sind krebshaltige Schnittränder, die der Chirurg auch durch »Nachschneiden« nicht tumorfrei bekommt. Manchmal sind die Lymphgefäße in der Brust von Krebszellen durchsetzt – auch das wäre ein Argument für eine Brustamputation. Schließlich dürfen einige Frauen sich aufgrund von Vorerkrankungen nicht bestrahlen lassen – auch das ist ein Grund, sich für eine Entfernung der Brust zu entscheiden.

Wenn alle Bedingungen eingehalten werden, ist das Risiko, dass es zu einem Tumorrückfall in der Brust (»Lokalrezidiv«) kommt, nicht höher als nach einer Amputation. Wie das Tumorzentrum München mitteilt, entwickeln bei optimaler Behandlung – inklusive einer anschließenden Strahlentherapie – lediglich fünf Prozent der Frauen später wieder eine Geschwulst in der erhaltenen Brust. Auch das Risiko, dass sich später Fernmetastasen bilden, ist bei einer Brust erhaltenden Therapie keineswegs größer als nach einer Mastektomie.

Subkutane Mastektomie

Zwar gilt dieses Verfahren noch als Brust erhaltende Operation, tatsächlich aber bleibt außer der »äußeren Hülle« nicht mehr viel von der Brust übrig. Es handelt sich um eine Brustentfernung unter der Haut (»subkutan«). Fast das gesamte Drüsengewebe wird dabei entfernt, aber Brustwarze, Haut und das darunter liegende Fettgewebe bleiben erhalten. Möglich wird dies durch einen Schnitt in der Falte unter der Brust. Der Chirurg kann die Brust regelrecht »aufklappen« und schält bis zu 90 Prozent des Drüsengewebes aus der Brust heraus. Dadurch entsteht ein mehr oder weniger großer Hohlraum, der gewöhnlich mit einem Silikonkissen gefüllt wird.

In der onkologischen Therapie wird dieses Verfahren heute kaum noch angewendet, denn das Risiko für einen Krebsrückfall ist zu groß – schließlich bleiben in der Regel bis zu zehn Prozent des potenziell krebshaltigen Drüsengewebes zurück. Stattdessen raten die Ärzte in Situationen, die für eine Entfernung des gesamten Drüsengewebes sprechen, gleich zu einer Mastektomie und eventuell zu einem anschließenden Wiederaufbau der Brust.

Manche junge Frauen, die sich für eine prophylaktische Entfernung ihrer Brüste entschieden haben – zum Beispiel weil Mutter und Schwestern an Brustkrebs gestorben sind –, bevorzugen diese Methode trotz des verbleibenden Risikos. Auch bei manchen In-situ-Karzinomen (DCIS) raten Ärzte dazu.

Das Ergebnis einer subkutanen Mastektomie steht und fällt mit dem Geschick des Operateurs. Da es sich bei diesem Eingriff nicht um ein Routineverfahren handelt, ist es wichtig, dass Sie ein Spezialist mit ausreichend Erfahrung auf diesem Gebiet behandelt. Das Drüsengewebe muss zum Beispiel extrem sorgfältig ausgeschält werden, um die »Nistmöglichkeiten« für Krebszellen weitestgehend zu entfernen. Es handelt sich um einen mehrstündigen Eingriff mit langer Narkosezeit. Danach fühlt die Brust sich »taub« an, aber meist kehrt die Empfindungsfähigkeit ganz allmählich zurück. Manchmal bleibt die Brustwarze gefühllos.

Zu schweren Komplikationen kommt es heute im Vergleich zu den sechziger Jahren, als die Methode eingeführt wurde, nur noch selten. Es kann jedoch passieren, dass der Organismus den Fremdkörper in der Brust nicht annimmt und eine harte Bindegewebskapsel um das Implantat bildet. Der Fachausdruck dafür ist »Kapselfibrose« (Fibrose bedeutet Neubildung von Bindegewebe). Das fühlt sich sehr unangenehm an und kann wehtun. Darüber hinaus verformt die Brust sich – sie kann wie ein angeklebter Ball aussehen. Kommt es zu Komplikationen, muss nachoperiert werden. Manchmal bleibt nur noch eine Amputation als letzte Lösung übrig. Bei einem zweiphasigen Vorgehen – wobei zunächst ein Hautexpander eingelegt wird und danach erst das »endgültige« Implantat – tritt die Kapselfibrose seltener auf (vgl. Abschnitt »Wiederaufbau der Brust«).

Entfernung der Brust

Die im wahrsten Sinne des Wortes einschneidendste unter den Operationstechniken bei Brustkrebs wird heute glücklicherweise nicht mehr praktiziert. Es handelt sich um die so genannte radikale Mastektomie, die Ende des vergangenen Jahrhunderts von den amerikanischen Chirurgen Rotter und William S. Halsted entwickelt wurde. Sie war bis vor einigen Jahrzehnten die Standardmethode. Bei dieser Methode trennte der Operateur nicht nur das Drüsengewebe mit dem umgebenden Binde- und Fettgewebe sowie die Achsellymphknoten heraus, sondern zusätzlich noch den großen und den kleinen Brustmuskel. Dadurch sackte der Bereich, wo vorher die Brust saß, ein, und die Rippen wurden unter der Haut sichtbar. Die vertikale Operationsnarbe verstärkte den verstümmelnden Charakter dieser Methode. Sie basierte auf der inzwischen überholten Vorstellung, dass Brustkrebs über lange Zeit hinweg eine örtlich begrenzte Erkrankung sei, die, wenn nur radikal genug operiert wird, vollständig ausheilen kann.

Modifiziert radikale Mastektomie
Die von dem Chirurgen Patey entwickelte Methode ist heute das Standardverfahren, wenn eine Amputation der Brust notwendig ist. Mediziner sprechen oft von einer »Ablatio mammae« oder kurz »Ablatio«, was dasselbe besagt. Entfernt wird die gesamte Brust mit Drüsen-, Fett- und Bindegewebe. Auch die Achsellymphknoten werden im selben Schnitt entnommen. Der große und der kleine Brustmuskel bleiben jedoch erhalten. Dadurch wirkt der Brustbereich – im Gegensatz zum Zustand nach einer radikalen Mastektomie – nicht eingefallen. Die

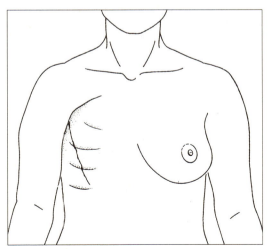

Die radikale Mastektomie gehört zum Glück der Vergangenheit an.
Bei dieser Operationsmethode wurden die Brustmuskeln entfernt. Nach dem Eingriff zeichneten sich die Rippen unter der Haut ab, was zusammen mit der schräg verlaufenden Narbe verstümmelnd wirkte.

runde Kontur des Brustansatzes lässt später, wenn die Frau ein mäßig ausgeschnittenes Kleid anzieht, keine Veränderung erkennen. Schulter und Arm sind nach der Operation zunächst etwas unbeweglich. Durch gezielte Gymnastikübungen werden die Gelenke wieder locker (vgl. Kapitel 9, Krankengymnastik). Was jedoch unwiederbringlich verloren geht, ist die Empfindungsfähigkeit an der Brustwarze, die wegoperiert wird. Der Operationsschnitt verläuft oft quer über die Brust mit einem leicht Schwung nach oben zur Armseite hin oder diagonal am Brustbein ansetzend nach oben Richtung Arm. Sofern der Tumor dicht unter der Haut liegt, wird auch das Hautareal über dem Knoten mit herausgeschnitten. Noch in derselben Operation kann die Brust rekonstruiert werden. Ein Wiederaufbau der Brust lässt sich aber auch problemlos auf einen späteren Termin verschieben (vgl. Abschnitt »Wiederaufbau der Brust«).

Einfache Mastektomie
Das ist die am wenigsten eingreifende Amputationsmethode. Entfernt wird dabei die ganze Brust, also Drüsen-, Fett- und Bindegewebe. Die

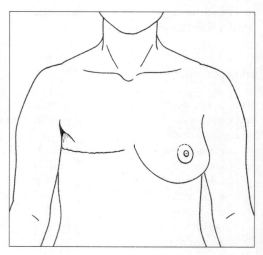

*Im Ansatz besser:
Wenn heute eine Brustentfernung nötig ist, bleibt der große Brustmuskel erhalten. Dadurch wirkt die operierte Seite nicht so eingefallen und behält bis hin zum Brustansatz ihre runde Kontur. Die horizontale Narbe fällt weniger auf als die schräge.*

Achsellymphknoten bleiben verschont, ebenso die beiden Brustmuskeln. Die einfache Mastektomie galt lange als die Standardbehandlung bei einem duktalen Karzinom in situ (DCIS), einem Tumor in den Milchgängen also, der die Grenze in das umgebende Gewebe (noch) nicht durchbrochen hat. Heute wird das DCIS oft Brust erhaltend operiert, sofern der krankhaft veränderte Bereich mit einem gesunden Gewebesaum entfernt werden kann.

Auch nach einer Mastektomie raten Ärzte heute oft zu einer Bestrahlung. Denn mehrere Studien haben gezeigt, dass dadurch nicht nur die Zahl der Tumorneubildungen in der Brust, sondern auch das Risiko einer Metastasenbildung gesenkt werden kann (vgl. Abschnitt »Strahlentherapie«).

Manche Frauen bezweifeln den Sinn einer Operation und lehnen sie deshalb ab. Sie haben das Gefühl, dass ihr Schicksal mit der Diagnose Krebs ohnehin besiegelt sei. Das ist jedoch keineswegs der Fall. Bei rechtzeitiger Operation und Bestrahlung werden viele Frauen allein dadurch geheilt. Abgesehen von der verringerten Lebenserwartung verursacht ein nicht entfernter Tumor mit der Zeit große Probleme: Er kann durch die Haut brechen und enorme Schmerzen bereiten. Deshalb ist es auch in fortgeschrittenen Tumorstadien sinnvoll, die Geschwulst aus der Brust zu entfernen.

Entfernung der Lymphknoten

Sowohl bei der Brust erhaltenden Operationsweise als auch bei einer Amputation der Brust werden heute üblicherweise zusätzlich Lymphknoten aus der Achselhöhle entnommen. Eine Ausnahme ist die Operation bestimmter In-situ-Karzinome, bei denen lediglich das verdächtige Gewebe aus der Brust entfernt wird.

Für den Eingriff in der Achselhöhle gibt es im Wesentlichen zwei Gründe. Zum einen ergeben sich aus der Lymphknotenuntersuchung wichtige Hinweise auf die weitere Behandlung: Finden sich nämlich krebshaltige Lymphknoten – und das ist derzeit bei etwa 40 Prozent aller Patientinnen der Fall –, so zeigt das an: Der Krebs ist nicht mehr nur auf die Brust begrenzt, und er hat sich möglicherweise schon weiter im Körper ausgebreitet. Der Befund »nodal-positiv« (die Achsellymphknoten enthalten Krebszellen) gilt als triftige Begründung für eine nachfolgende Chemo-, Hormon- oder Immuntherapie. Zum anderen vermindert die operative Entnahme der Lymphknoten – falls sie Krebszellen enthalten – die Gefahr, dass der Tumor dort weiter wächst und zu einer Abflussstörung von Blut und Lymphe im gleichseitigen Arm führt.

In Studien hat sich herausgestellt, dass bei sehr sorgfältiger Operation nur in unter einem Prozent der Fälle erneut ein Tumor in der Achselhöhle auftrat. Das heißt jedoch nicht, dass Frauen deshalb im Durchschnitt länger leben würden. Mehr Lebensjahre beschert die Lymphknotenentfernung nicht, wie wissenschaftliche Untersuchungen zeigten.

Die örtlich begrenzte Krebskontrolle lässt sich im Prinzip auch mit einer Bestrahlung der Lymphknoten erreichen. Allerdings weiß man bei diesem Vorgehen nicht genau, ob es überhaupt Tumorabsiedlungen in dieser Region gab. Außerdem birgt auch dieses Verfahren das Risiko eines Armödems.

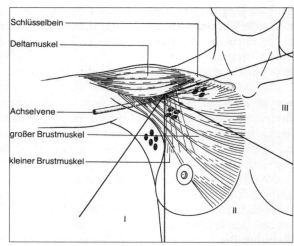

Die drei Ebenen der Lymphknoten im Brustbereich: unter (Ebene I), hinter (Ebene II) und über (Ebene III) dem kleinen Brustmuskel. Die Chirurgen entfernen heute in der Regel Lymphknoten aus den ersten beiden Ebenen.

Die Lymphbahnen der Brust führen zu drei verschiedenen »Filterstationen«: In die Achselhöhle der betroffenen Körperseite mündet der größte Teil der Lymphbahnen. Ein kleinerer Teil transportiert die Gewebsflüssigkeit zu den Lymphknoten unter dem Brustbein sowie zu denjenigen am Schlüsselbein (vgl. Kapitel 2, Die Brust von innen). In der Regel metastasieren Mammakarzinome zunächst in die Lymphknoten der Achselhöhle, weitaus seltener in die anderen beiden Knotenpunkte, die für den Chirurgen im Übrigen nur schwer erreichbar sind.

Bei dem Eingriff schält der Operateur vorsichtig Gewebe ab, in welches die häufig mit bloßem Auge nicht erkennbaren Lymphknoten eingebettet sind. Die Lymphknoten liegen in drei Ebenen, auch Level genannt, in der Achselhöhle: unter (Ebene I), hinter (Ebene II) und über (Ebene III) dem kleinen Brustmuskel. Insgesamt handelt es sich – individuell verschieden – um 30 bis 60 Lymphknoten. Derzeit wird Ärzten bei Brust erhaltendem Vorgehen geraten, die erste und zweite Ebene zu entfernen.

Die meisten der unangenehmen Nebenwirkungen nach der Operation rühren daher, dass bei dem Eingriff Lymphknoten entfernt und Lymph- und Nervenbahnen durchtrennt wurden. Das gilt für Brust erhaltende Eingriffe und Amputationen gleichermaßen. Fast jede Frau hat für einige Wochen nach dem Krankenhausaufenthalt ein taubes Gefühl in der operierten Achselhöhle. Manche Frauen spüren die Innenseite ihres Oberarms nicht mehr so wie früher. Es kommt vor, dass die verminderte Empfindungsfähigkeit ein Leben lang anhält.

Eine andere Nebenwirkung, die im täglichen Leben sehr belastend werden kann, ist das Armlymphödem. Bei manchen Frauen, deren Lymphknoten in der Achselhöhle entfernt wurden, kommt es bald nach der Operation, manchmal auch erst Jahre später, zu einem Lymphstau im Arm. Diese äußerlich als Schwellung wahrnehmbare Störung kann dauerhaft sein (vgl. Kapitel 9, Prävention und Behandlung eines Lymphödems). Viele Frauen leiden, zumindest zeitweise, unter Bewegungseinschränkungen im Schulter-Arm-Bereich. Über Armprobleme im weiteren Sinn klagten etwa ein Drittel der Frauen, die sich bei einer Umfrage an der Universitätsfrauenklinik Ulm nach einer Brustkrebsoperation über ihre Beschwerden äußerten. Damit rangierten diese operationsbedingten Einschränkungen sogar deutlich vor anderen Problemen wie der »Angst vor Tumorrezidiven«.

Die Ansichten darüber, ob eine Lymphknotenentfernung wirklich immer sinnvoll ist, gehen unter Medizinern auseinander. Dabei geht es um folgende Frage: Rechtfertigt die Wirkung dieser Maßnahme, also der Vorhersagewert und die Vorbeugung gegen Metastasen in der Achselhöhle, bei jeder Frau die potenziellen Nebenwirkungen, also vor allem ein Armödem? Um die Positionen und Argumente einordnen zu können, müssen wir etwas weiter ausholen.

Die axillären Lymphknoten sind eine Art Orakel für die Brustkrebstherapie: Das Ergebnis der feingeweblichen Untersuchung des Pathologen trägt – neben anderen Faktoren, wie zum Beispiel das Alter der Patientin – zum Urteil der Mediziner über die Prognose einer Frau bei. Gute Aussichten auf Heilung bestehen dann, wenn der Pathologe keinerlei Tumorabsiedlungen findet, die Patientin also »nodal-negativ« ist, wie die Ärzte sagen. Allerdings ist der Preis für diese Diagnose hoch: Die Frau verliert dadurch ihre intakten Lymphknoten und Lymphbahnen.

Findet der Pathologe krebshaltige Lymphknoten, gilt die Patientin als »nodal-positiv«. Sofern lediglich ein bis drei Lymphknoten betroffen sind, stehen die Chancen für ein langes Überleben bei entsprechender medikamentöser Behandlung nach Meinung von Experten immer noch durchaus gut. Wenn der Krebs sich in vier oder mehr Lymphknoten festgesetzt hat, sinkt die statistische Überlebenswahrscheinlichkeit. Es handelt sich dabei um Durchschnittswerte, die – und das muss immer wieder betont werden – im Einzelfall bedeutungslos sein können.

Umgekehrt stellen tumorfreie Achsellymphknoten keineswegs eine Sicherheitsgarantie dar. In verschiedenen Untersuchungen hat sich nämlich herausgestellt, dass bei etwa einem Drittel der Frauen ohne Lymphknotenbefall später dann doch erneut ein Tumor auftritt. Diese Unsicherheit über den weiteren Verlauf ist für viele Ärzte Grund genug, auch Frauen mit tumorfreien Lymphknoten – also letzten Endes fast allen Patientinnen – eine adjuvante systemische Therapie zu empfehlen.

An diesem Punkt setzen Kritiker der derzeit üblichen Praxis an, die für ein individuelleres Vorgehen bei der Lymphknotenentfernung plädieren. Sie argumentieren mit folgendem Beispiel: Eine etwa 70-jährige Frau, die so oder so ein Hormonpräparat zur systemischen Therapie einnimmt, hat wahrscheinlich mehr von intakten axillären Lymphknoten als von prognostischen Hinweisen und Metastasenvorbeugung durch eine Entfernung derselben.

Derzeit wird in wissenschaftlichen Studien überprüft, wie der Verzicht auf die Achsellymphknotenentnahme sich längerfristig auswirkt. Darüber hinaus befinden sich noch weitere schonende Methoden in der Erprobungsphase. So wird zum Beispiel getestet, ob es nicht auch ausreicht, nur die vergrößerten oder weniger als die bisher geforderten zehn Lymphknoten zu entnehmen. In etlichen Zentren wendet man die »endoskopische Lymphonodektomie« an, bei der die Achselhöhle nicht mehr, wie bis dato üblich, durch einen relativ langen Schnitt geöffnet und »ausgeräumt« wird. Stattdessen sind nur noch zwei kleine Schnitte notwendig, über die die Ärzte zunächst Fett aus der Achselhöhle absaugen (»Liposuction«) und anschließend die verbliebenen Lymphknoten mikrochirurgisch entnehmen. In Fachkreisen ist diese Methode allerdings umstritten.

Die Sentinel-Technik
Auf der Suche nach Wegen, unnötige Lymphknotenentnahmen möglichst ganz zu vermeiden, hat sich eine Methode als besonders Erfolg versprechend erwiesen: die so genannte Sentinel-Lymphknotenentfernung. Der »Sentinel-« oder auch »Wächter«-Lymphknoten ist der erste Lymphknoten im Lymphabflussgebiet der Brust. Dort setzen sich Tumorzellen offenbar als Erstes fest. Falls der Sentinel-Lymphknoten keine Tumorzellen enthält, so die Idee, werden auch die folgenden Lymphknoten krebsfrei sein. In diesem Fall würde sich die Entnahme der Lymphknoten in der Achselhöhle erübrigen. Dadurch könnten tausenden von Patientinnen die unangenehmen Folgen einer überflüssigen Behandlung erspart bleiben.

Um den Wächter-Lymphknoten zu finden, der bei jeder Patientin und bei jedem Tumor woanders liegt, wurden zwei Methoden entwickelt: die Farbstoffmethode und die nuklearmedizinische Tracermethode. Bei der Farbstoffmethode spritzen die Ärzte vor der Operation einen blauen Markierungsfarbstoff um den Tumor. Wenn die Farbe über die Lymphbahnen abtransportiert wird, treten die Knoten im Lymphabflussgebiet durch die Markierung deutlich hervor. Während der Operation lässt sich dann der erste Knoten identifizieren.

Bei der nuklearmedizinischen Methode, der so genannten Lymphszintigraphie, injiziert der Arzt vor der Operation eine kleine Flüssigkeitsmenge mit winzigen radioaktiv markierten Partikeln rund um den Tumor. Mit einer »Gamma-Kamera« kann der Abtransport dieser Partikel über die Lymphbahnen verfolgt werden. Der Sentinel-Lymphknoten tritt dabei meist innerhalb einer Stunde, manchmal aber auch erst nach einem Tag, als kleines rundes Partikeldepot hervor. Nachdem die Ärzte auf der Haut markiert haben, wo er genau liegt, genügt bei der Operation ein kleiner Schnitt, um ihn zu entnehmen. Um die Sicherheit zusätzlich zu erhöhen, kann der Arzt die von dem Wächter-Lymphknoten ausgehende sehr schwache Strahlung mit einer so genannten Gamma-Sonde messen. Manche Mediziner kombinieren die Farbstoffmethode mit der Lymphszintigraphie.

Derzeit wird die Zuverlässigkeit der Methode noch in Studien überprüft. Bisherigen Ergebnissen zufolge gelingt es in bis zu 98 Prozent der Fälle, den Sentinel-Lymphknoten zu identifizieren. Und nur in zwei bis drei Prozent führte der Wächter-Lymphknoten in die Irre: Er war zwar tumorfrei, doch die Lymphknoten in den Achselhöhlen enthielten Krebszellen. Die Sicherheit der Methode hängt, so betont Professor Rolf Kreienberg vom Ulmer Uniklinikum, entscheidend von der Sorgfalt und der Erfahrung des Operateurs ab. Er ist davon überzeugt, dass die schonende Methode sich schon bald als Standardverfahren durchsetzen wird.

Die Entscheidung für eine Operationsform

Letzten Endes ist es die Entscheidung der Frau, ob eine Brust erhaltende Operation oder eine Amputation vorgenommen wird. Keine Frau muss sich damit einverstanden erklären, dass die Brust abgenommen wird – selbst wenn von medizinischer Seite vieles dafür spricht. Wichtig ist, dass die Entscheidung erst nach umfassender Information getroffen wird; schließlich gilt es, in Zukunft Tag für Tag mit ihr zu leben. Wenn Sie also das Bedürfnis nach einer zweiten Medizinermeinung haben, sollten Sie sich nicht scheuen, diese einzuholen (vgl. Kapitel 7).

Unabänderlich ist das Votum für die eine oder andere Alternative heute nicht mehr. Die amputierte Brust kann mit körpereigenem Gewebe oder mit einem Silikonkissen sofort oder später rekonstruiert werden, und eine zunächst erhaltene Brust kann zu einem späteren Zeitpunkt abgenommen werden.

Eine Brust erhaltende Operation beeinträchtigt das gewohnte Bild des Körpers am wenigsten. Aber zu einem solchen Eingriff gehört als integraler Bestandteil der Therapie eine anschließende Strahlentherapie über mehrere Wochen (bei der Mastektomie ist eine Nachbestrahlung nicht immer angezeigt). Manche Frauen haben für die zusätzliche Behandlung keine Zeit oder besser: Sie wollen sich dafür keine Zeit nehmen. Andere sind nicht bereit, die potenziellen Risiken und Nebenwirkungen einer Bestrahlung zu akzeptieren.

Wenn eine Brust erhaltende Operation bedenkenlos möglich ist, weisen Ärzte oft auf deren seelische Vorteile hin: Die Brust als Symbol der Weiblichkeit bleibt bestehen, das Leben könnte, zumindest äußerlich, so weitergehen wie bisher. Verbreitet ist auch die Vermutung, dass es älteren Frauen leichter falle, auf ihre Brust zu verzichten. Jüngere Frauen hingegen entwickeln – so die Annahme – ohne Brust tief greifende psychische und sexuelle Störungen.

Die Wirklichkeit ist viel komplexer. Zwar hat sich in mehreren Untersuchungen bestätigt, dass zahlreiche Frauen nach einer Amputation der Brust unter Angst, Depressionen und sexuellen Problemen leiden. Die Hoffnung, Brust erhaltende Operationen würden all diesen Schwierigkeiten ein Ende bereiten, hat sich jedoch nicht erfüllt. Dies haben etliche Untersuchungen deutlich gezeigt. Die Amerikanerin Wendie Schain zum Beispiel befragte zwei unterschiedlich behandelte Gruppen von 21- bis 79-jährigen Frauen zwei Jahre lang immer wieder nach ihrem Befinden. Es stellte sich heraus, dass viele Frauen – etwa 40 Prozent – während der ganzen Zeit unvermindert Angst vor einem Rückfall hatten, und zwar unabhängig davon, ob ihre Brust erhalten oder abgenommen worden war. In beiden Gruppen war das Gefühl, keine Kontrolle über das eigene Leben zu haben, stark ausgeprägt. Zwar waren die Brust erhaltend operierten Frauen zufriedener mit ihrem Körperbild, aber sie hatten trotzdem fast ebenso viele sexuelle Schwierigkeiten wie die Frauen nach einer Brustamputation.

Für viele Frauen im fortgeschrittenen Lebensalter ist die Brust ebenso wichtig wie in jungen Jahren. Warum also sollten Ältere in resignativer Selbstbescheidung auf eine Brusterhaltung oder auf einen Wiederaufbau verzichten? Dafür gibt es keine triftigen Gründe.

Es kommt vor, dass die Entscheidung für eine Mastektomie eine Form der Selbstbestrafung ist. Das trifft häufig auf Frauen zu, die ihren Krebs als Sühne für Schuld empfinden, die sie im Laufe ihres Lebens vermeintlich auf sich geladen haben. Hinter der Entscheidung für eine Amputation kann auch eine (unbewusste) Rachelust am eigenen Körper stehen, der so schmählich versagt hat.

Vor der Zustimmung zu einer Operationsmethode sollte deshalb eine gründliche »Selbsterforschung« stehen. Folgende Fragen können dabei vielleicht helfen:

- Wie sehr will ich meine Brust behalten? Warum ist das so?
- Wie fühle ich mich als Person? Welche Rolle spielt meine Brust dabei?
- Wie wichtig ist mir die Empfindungsfähigkeit meiner Brustwarze? (Sie geht bei einer Mastektomie verloren.)
- Wie stehe ich zu der Bestrahlung, die nach einer Brust erhaltenden Operation notwendig ist?
- Wie fühle ich mich bei dem Gedanken, fortan vielleicht eine Prothese im BH zu tragen? Könnte ich mich mit einem Wiederaufbau der Brust anfreunden? Will ich die Risiken einer Rekonstruktion eingehen?
- Macht es mir etwas aus, dass nach einer Tumorektomie immer noch eine Entfernung der Brust möglich ist, dass ich mich aber nicht umgekehrt entscheiden kann? (Zwar ist eine Brustrekonstruktion möglich, aber diese Brust wird nie so sein wie das Original.)

Bei der Abwägung der medizinischen und emotionalen Aspekte werden Sie sich vielleicht langfristig sicherer fühlen, wenn Sie den Empfehlungen der Mediziner folgen. Aber wie auch immer Sie sich entscheiden: Sie werden sich bestimmt später ab und zu fragen, ob Ihre Wahl richtig war. Das ist normal. Je intensiver Sie Pro und Kontra vor der Operation zusammen mit dem Arzt, mit Ihrem Partner und anderen nahe stehenden Menschen besprochen haben, desto weniger können Ihnen später Zweifel anhaben.

Der beste Operationszeitpunkt

Haben Frauen mit Brustkrebs, die in der zweiten Zyklushälfte operiert werden, bessere Heilungschancen? Diese Frage wird derzeit in der Wissenschaft kontrovers diskutiert. Mailänder Forscher im Team des Mediziners Umberto Veronesi haben an mehr als tausend Patientinnen im Verlauf von acht Jahren Folgendes beobachtet: Diejenigen, die zwischen dem Eisprung und dem Einsetzen der Regelblutung operiert worden waren (Gruppe 1), entwickelten später nicht so oft Tumorrückfälle wie die Frauen, bei denen der Eingriff irgendwann im Zeitraum zwischen ihrer Periode und dem Eisprung vorgenommen worden war (Gruppe 2). Wenn sich bei den Frauen aus der ersten Gruppe ein Rezidiv oder eine Metastase bildete, dann geschah dies später als in der zweiten Gruppe. Diese Unterschiede beschränkten sich jedoch auf Frauen mit krebshaltigen Lymphknoten in den Achselhöhlen. Noch können sich die Wissenschaftler nicht erklären, warum die Zyklusphase einen Einfluss auf die Metastasierungsneigung von Brustkrebs zu haben scheint. Möglicherweise, so spekulieren die Mailänder Forscher, liegt es am hohen Östrogenspiegel in der ersten Zyklushälfte. Der könnte die Zellhaftung herabsetzen und die Ausbreitung von Krebszellen im Körper begünstigen.

Eigenblut statt Fremdblut

Viele Frauen mit Brustkrebs fragen sich besorgt, ob für ihre Operation womöglich Blutkonserven nötig sind. Über die Gefahren durch Fremdblut ist in letzter Zeit viel berichtet worden. Das Risiko einer Infektion mit dem Aids-Erreger und mit Gelbsucht-Viren ist nach wie vor gegeben, wenn auch sehr gering.

Bei einem Brust erhaltenden Eingriff oder bei einer Amputation der Brust werden jedoch so gut wie nie Blutkonserven gebraucht. Dies gilt auch für Operationen, bei denen ein Silikonkissen eingesetzt wird. Anders verhält es sich bei einer plastischen Rekonstruktion mit körpereigenem Gewebe: Dabei können Transfusionen erforderlich sein.

Das Infektionsrisiko bei solchen lange im Voraus planbaren Eingriffen kann durch eine Eigenblutspende vor der Operation ausgeschaltet werden. Etwa zwei bis sechs Wochen vor dem geplanten Termin lässt die Frau sich zwei- bis viermal Blut abnehmen, dessen Bestandteile anschließend in Konserven aufbereitet und für den Tag X aufbewahrt werden.

Manche Ärzte zögern, Krebskranken eine Eigenblutspende zu empfehlen. Sie befürchten, damit einer Ausbreitung eventuell im Blut vorhandener Mikrometastasen Vorschub zu leisten. Diese Vermutung könnte zutreffen, ist bisher jedoch nicht bewiesen. Das geringste Risiko besteht dann, wenn bei der chirurgischen Krebsentfernung kein Hinweis auf die Ausbreitung des Tumors im Körper gefunden wurde, wenn die Lymphknoten also frei sind und keine Fernmetastasen entdeckt wurden.

Sollte vor der Operation nicht klar sein, ob eine Frau tatsächlich Krebs hat oder nicht, und sollte sie für den Fall einer Brustrekonstruktion mit eigenem Gewebe eine Eigenblutspende wünschen, dann müssen auf jeden Fall zwei Operationstermine anberaumt werden. Schließlich muss nach Entfernung des Tumors genügend Zeit bleiben, um Blut zu sammeln, das im zweiten Eingriff vielleicht gebraucht wird.

Exkurs:
An einer Therapiestudie teilnehmen?

Dass sich die Brust erhaltende Operation als sichere Methode durchsetzen konnte, ist nicht zuletzt mutigen Frauen zu verdanken, die das neue Verfahren an sich testen ließen. Forschungsstudien, auch »Therapiestudien« genannt, haben schon viele Fortschritte in der Diagnose und Behandlung von Brustkrebs ermöglicht. In den Untersuchungen wird ermittelt, ob eine bestimmte Form der Behandlung sicher und wirksam ist. Es kann dabei um neue Operations- und Bestrahlungsverfahren oder um neue Medikamente gehen.

Vielleicht werden auch Sie im Laufe Ihrer Behandlung gefragt, ob Sie an einer Forschungsstudie teilnehmen möchten. Bevor Sie zustimmen oder ablehnen: Informieren Sie sich zunächst gründlich über die geplante Untersuchung. Stellen Sie dem Arzt, der Sie angesprochen hat, so lange Fragen, bis Sie verstanden haben, um was genau es geht und was die Untersuchung für Sie bedeutet.

Wichtig zu wissen wäre zum Beispiel Folgendes:

- Was ist der Zweck der Therapiestudie?
- In welcher Phase der klinischen Prüfung befindet sich das Arzneimittel? Welche Vorteile könnte die neue Behandlung haben und worauf beruhen diese? Wie lange dauert die Studie? Welche Risiken gehe ich ein? Mit welchen Nebenwirkungen muss ich rechnen? Werde ich wissen, welche Behandlung ich bekomme? Werden auch Scheinmedikamente eingesetzt? Woran merke ich, ob die Behandlung anschlägt? Wo wird die Studie stattfinden? Wie und durch wen wird die Behandlung überwacht? Ist ein Krankenhausaufenthalt notwendig?
- Wie wird die Therapiestudie meinen Alltag beeinflussen? Wer wird mich während der Studie betreuen?
- Was passiert, wenn ich die Studie vorzeitig abbrechen will? Wie und durch wen wurde das Konzept der Studie vor Beginn überprüft?
- Welche Verpflichtungen gehe ich ein? Was passiert mit meinen medizinischen Daten? Welche Behandlung erhalte ich, wenn ich durch die Studie geschädigt werde?
- Habe ich einen Versicherungsschutz?
- Wie lange werde ich nach Abschluss der Studie untersucht, damit auch -

Spätfolgen registriert werden können? An wen kann ich mich wenden, wenn ich noch Fragen habe?

Es ist allein Ihre Entscheidung, ob Sie teilnehmen. Wenn Sie nicht mitmachen wollen, dürfen Ihnen daraus keine Nachteile entstehen. Falls Sie sich jedoch nach einem ausführlichen Aufklärungsgespräch mit dem Arzt für die Teilnahme entscheiden, unterschreiben Sie in der Regel eine Einwilligungserklärung. Dadurch sichert sich der Arzt ab: Ihre Unterschrift dokumentiert, dass Sie aufgeklärt wurden und dass Sie mit dem Test einverstanden sind. Trotzdem haben Sie natürlich zu jeder Zeit das Recht, aus der Studie »auszusteigen«.

Für die Dauer Ihrer Teilnahme gehen Sie mit Ihrer Unterschrift eine Verpflichtung ein: Man erwartet zum Beispiel von Ihnen, dass Sie von sich aus über alle gesundheitlichen Auffälligkeiten berichten und den Studienarzt informieren, wenn Sie Arzneimittel einnehmen, die nicht Bestandteil der Studie sind.

Patienten, die an Therapiestudien teilnehmen – im wissenschaftlichen Fachjargon heißen sie »Probanden« –, sind die Ersten, die eine neue Behandlung erhalten. Wie diese genau wirkt, kann niemand vorhersagen. Möglicherweise profitieren Sie als »Pionierin« von den Vorzügen, vielleicht spüren Sie gar nichts, eventuell wirkt sich die Behandlung aber auch nachteilig auf Ihre Gesundheit aus. Zu Beginn der Studie aber muss es genug Argumente für eine mögliche Verbesserung geben. Der Arzt darf Ihnen keine Therapie verordnen, die schlechter als irgendeine bekannte zu wirken verspricht.

Wissenschaftler und Ärzte versuchen, das Risiko für die Studienteilnehmer so gering wie möglich zu halten. Bevor eine neue Therapie am Menschen erprobt wird, ist sie jahrelang im Labor und an Tieren getestet worden. Und während der Studie werden die Probanden ständig untersucht, um Veränderungen möglichst genau zu erfassen.

Wie groß das Risiko für eine Studienteilnehmerin ist, hängt auch von der jeweiligen Untersuchungsphase ab. Jeder Behandlungstest hat vier Stufen. In Phase 1 wird meist an einer kleinen Zahl von Probanden erprobt, welche Dosis maximal vertragen wird. Sollte sich bei dem Test herausstellen, dass die schädlichen Wirkungen größer sind als die positiven Effekte, wird die Behandlung abgebrochen. Vorrangiges Ziel in Phase 2 ist es, die Wirksamkeit des Medikaments an einer kleinen Gruppe von Erkrankten zu überprüfen. In der dritten Erprobungsphase, an der etwa hundert bis tausend Patienten teilnehmen, geht es auch darum, die

Wirksamkeit zu überprüfen. Meistens werden zwei Gruppen behandelt, von denen die eine Gruppe die neue Arznei erhält, die andere aber die anerkannte Standardtherapie. Wenn es für eine Krankheit noch keine Behandlungsmöglichkeit gibt, dann muss das neue Mittel mit einem Placebo verglichen werden, also einem Scheinmedikament ohne wirksame Inhaltsstoffe. Sie müssen auf dieser Stufe also immer damit rechnen, eine Pille ohne Wirkstoffe zu schlucken. Wenn alle Ergebnisse vorliegen, und das dauert viele Jahre, entscheidet die zuständige Behörde über die Zulassung.

Jede Stufe baut auf den Erkenntnissen der vorhergehenden auf. Je weiter die Studie fortgeschritten ist, desto geringer ist das Risiko für die Teilnehmer. Bei manchen Untersuchungen ist die Gefährdung sehr gering: bei den so genannten Therapieoptimierungsprüfungen. Dabei werden bereits zugelassene Medikamente oder etablierte Therapieverfahren neu kombiniert oder in anderer Dosierung untersucht. Solche Untersuchungen sind in der Krebstherapie häufig.

Wenn Sie sich detaillierter informieren möchten: Die Deutsche Krebshilfe bietet zu diesem Thema eine kostenlose Informationsbroschüre für Patienten an (»Klinische Studien. Ein Ratgeber für Betroffene, Angehörige und Interessierte«, auch im Internet).

Wiederaufbau der Brust

Für einige Frauen ist es von vornherein klar: Wenn die Brust abgenommen werden muss, wollen sie auf jeden Fall sofort eine »neue Brust«, die ihre frühere Silhouette wiederherstellt. Manche Frauen entscheiden sich erst Jahre nach dem ersten Eingriff für eine Rekonstruktion. Beides ist heute machbar. Es spielt auch kaum noch eine Rolle, wie alt eine Frau ist oder wie groß die amputierte Brust war. Die Möglichkeiten der Plastischen Chirurgie sind mittlerweile so vielfältig, dass es kaum noch »technische« Grenzen gibt.

Eine gelungene Rekonstruktion kann dazu beitragen, dass eine Frau den Schock, den sie durch die Diagnose Brustkrebs und durch die Amputation erleidet, leichter verarbeitet. Die wiederhergestellte Brustform erinnert sie nicht ständig an ihr Anderssein und kann ihr dabei helfen, in den Alltag zurückzukehren. Dennoch: Auch die ausgefeilteste Operationstechnik und das beste Implantat werden ihr die alte Brust nicht wieder zurückbringen. Sie wird immer einen Unterschied sehen und spüren. Deshalb ist es wichtig, die Erwartungen an das Ergebnis nicht übermäßig hoch zu schrauben. Zwar sind die Resultate oft erstaunlich gut, Wunder aber kann die Plastische Chirurgie nicht bewirken. Und vor Fehlschlägen sind die Plastischen Chirurgen ebenso wie andere medizinische Disziplinen nicht gefeit. Eine realistische Einschätzung ihrer Möglichkeiten bewahrt vor Enttäuschungen, erleichtert aber auch die Entscheidung für oder gegen eine Methode.

Nach einer Amputation, bei der die Brust samt einem spindelförmigen Hautstück entfernt wurde, sind meistens beide Brustmuskeln erhalten geblieben. Darüber spannt sich die Haut mit einer in etwa waagrechten Narbe. Das ist die Ausgangssituation. Wie gelingt es nun, daraus eine Rundung zu gestalten, die aussieht wie eine Brust und die ihrem meist erhalten gebliebenen Gegenstück ähnlich sieht?

Das Silikonimplantat

Am einfachsten ist die Einlage eines Silikonimplantats. Es gibt diese Gel gefüllten Kissen in verschiedenen Formen und Größen. Sie bestehen aus einer weichen Silikonhülle, die Silikongel enthält. Die Prothesen fühlen sich so ähnlich wie Brustgewebe an. Falls nach der Entfernung der Brust genügend Haut zur Abdeckung des Gelkissens übrig geblieben ist, kann, wenn die Frau es wünscht, noch während derselben Operation ein Implantat »eingepflanzt« werden. Die Implantation ist aber auch später noch möglich.

Im Unterschied zu früher werden die Kissen heute nicht mehr direkt unter die Haut gelegt, sondern unter den großen Brustmuskel. Das schützt das Implantat einerseits davor, zu verrutschen oder zu platzen, darüber hinaus nimmt die neue Brust dann eine natürlichere Form an.

Der Körper bildet um den Fremdkörper herum eine glatte Bindegewebskapsel. Das ist eine ganz normale Reaktion und verursacht meistens keine Probleme. Je nach Gewebetyp kann die Abgrenzung gegenüber dem »Eindringling« jedoch sehr stark ausfallen: Das Bindegewebe beginnt zu schrumpfen, es zieht sich um die Einlage herum eng zusammen, die Brust schmerzt und fühlt sich steinhart an. Das in der Brust »eingemauerte« Implantat lässt diese unnatürlich aussehen, fast so wie einen aufgepropften Ball. Das sind die typischen Symptome einer Kapselfibrose, der verbreitetsten Komplikation nach einer Prothesenimplantation, die auch noch Jahre nach der Implantation auftreten kann.

Abhilfe schafft dann nur ein erneuter Eingriff, bei dem der Arzt die Bindegewebskapsel an den Kanten durchtrennt oder vollständig entfernt und sofort ein neues Implantat einlegt.

Seit die Silikonkissen an der Oberfläche aufgerauht sind, sind Kapselfibrosen seltener geworden. Bei einem qualitativ hochwertigen Implantat neuer Machart kommt es, so sagen Experten, nur noch in etwa fünf Prozent der Fälle zu einer Bindegewebsverhärtung. Bei den glattwandigen Implantaten, die früher üblicherweise eingesetzt wurden, betrug die Rate etwa 20 Prozent.

Silikonimplantaten wird darüber hinaus nachgesagt, dass sie langfristig ernste Erkrankungen hervorrufen können (vgl. Exkurs). Neuere Untersuchungen haben diesen Verdacht nicht bestätigt.

Die künstlichen Einlagen sind nicht für alle Frauen geeignet. Wenn die Brusthaut dünn oder sehr stark angespannt ist oder durch die Strahlentherapie stark belastet wurde, ist eine Implantation unter Umständen nur möglich, wenn zusätzlich ein Haut-Muskel-Lappen vom Rücken oder vom Bauch zur Brustregion verlagert wird.

Das Implantat wird durch ein neues ausgetauscht, sobald Abnutzungserscheinungen erkennbar werden – das ist oft nach etwa zehn Jahren der Fall, kann aber auch früher sein. In der Zwischenzeit sollte es regelmäßig auf eventuelle Schäden überprüft werden. Es ist sinnvoll, den Test mit einem Nachsorgetermin zu kombinieren – einmal jährlich sollte das nach Auskunft von Experten schon sein.

Manche Frauen erhalten nach der Brustamputation eine Strahlentherapie, die das Gewebe zumindest kurzzeitig verändert. Dann ist es sinnvoll, sich das Implantat erst später einlegen zu lassen, und zwar nach sechs bis zwölf Monaten. Häufig aber ist nach einer Strahlentherapie eine Rekonstruktion mit körpereigenem Gewebe – möglicherweise plus einem zusätzlichen Implantat – die bessere Wahl.

Exkurs:
Der Streit um Silikon und die Ersatzmaterialien

Brustimplantate aus Silikon sind seit vielen Jahren umstritten. Kritiker sagen ihnen nach, dass sie die Entstehung von Erkrankungen des Bindegewebes und Autoimmunerkrankungen, zum Beispiel Polyarthritis, begünstigen. Auslöser sind demnach die feinen Abschilferungen von Silikonschuppen aus der Hülle oder aus der Prothese entwichene feinste Silikonpartikel, was fachsprachlich als »Bleeding« (auf Deutsch etwa »Ausbluten«) bezeichnet wird. Am meisten gefürchtet wird jedoch ein Riss im Implantat.

Seit Ratten an Weichteilkrebs erkrankten, nachdem man ihnen flüssiges Silikon unter die Haut gespritzt hatte, wurde immer wieder der Verdacht geäußert, Silikoneinlagen könnten bösartige Geschwulste aller Art hervorrufen. Brustkrebs steht dabei nicht mehr auf der Verdachtsliste, seit eine kanadische Studie nachgewiesen hat, dass Implantatträgerinnen keineswegs häufiger von bösartigen Wucherungen in der Brust betroffen sind als Frauen, die nicht operiert wurden.

Die Befürworter von Silikoneinlagen bestreiten den Zusammenhang zwischen Krankheit und Kunststoffkissen. Zuverlässige wissenschaftliche Daten belegten, dass Silikonbrustimplantate weder Brustkrebs oder andere Krebserkrankungen noch Autoimmunerkrankungen oder rheumatische Erkrankungen auslösten, heißt es in einer »Konsenuserklärung zur Sicherheit von Silikonimplantaten«, die die Deutsche Gesellschaft für Senologie 1998 herausgegeben hat. Unter anderem beruft sich die Fachgesellschaft dabei auf ein Ergebnis aus der berühmten Harvard-Studie mit mehr als 87 000 Krankenschwestern, bei der innerhalb einer Nachbeobachtungszeit von 14 Jahren kein Zusammenhang zwischen Autoimmunkrankheiten und Silikongelimplantaten deutlich wurde. In der Erklärung der deutschen Senologen heißt es weiter: »Es gibt keinen wissenschaftlichen Hinweis für die Existenz von Silikonallergie, Silikonvergiftung, atypische Silikonerkrankung oder einer neuen Silikonerkrankung.« Der Körper reagiere auf jedes

Implantat mit einer Fremdkörperreaktion, was nicht gleichzusetzen sei mit einer Immunerkrankung. Alle Versuche, eine Erkrankung des Abwehrsystems durch immunologische Tests nachzuweisen, seien »sinnlos«, da man bisher keine spezifischen Antikörper gegen Silikon gefunden habe. Silikonbrustimplantate, so betonen die Senologen, hätten keine nachteiligen Wirkungen auf Schwangerschaft, Stillfähigkeit oder die Gesundheit von Kindern, die gestillt werden.

Unbestritten ist indes ein Nachteil des Materials: Es ist nahezu undurchlässig für Röntgenstrahlen. Dies erschwert eine Mammographie zur Früherkennung von Tumorneubildungen in der Brust.

Die Diskussion um die Gefährlichkeit der Silikonkissen hat das Interesse an Alternativen dazu beträchtlich erhöht. Zu den seit vielen Jahren bekannten Ersatzmaterialien gehören mit Kochsalzlösung gefüllte Implantate. Ärzte kritisieren an diesen Implantaten, dass sie sich bei weitem nicht so »brustgewebsähnlich« anfühlen wie Silikonkissen, dass sie mit der Zeit an Volumen verlieren und dass sie nicht so temperaturbeständig wie diese sind. Und: Auch Kochsalzkissen sind undurchlässig für Röntgenstrahlen.

Die vor einigen Jahren mit hohen Erwartungen neu eingeführten Einlagen mit Sojaöl haben sich nicht bewährt. Patientinnen hatten sich darüber beschwert, dass die Implantate mit der Zeit immer schlaffer würden. Offenbar traten stetig kleinste Mengen des Füllstoffs durch die Membran aus. Auch wenn die gesundheitlichen Folgen noch nicht ganz klar sind: Viele Chirurgen setzten nach den ersten schlechten Erfahrungen keine Sojaölimplantate mehr ein. Sie wurden schließlich vom Markt genommen. Frauen, die bereits Sojaölimplantate tragen, sollten sich regelmäßig untersuchen lassen.

Vorsichtig optimistisch fallen die Urteile von Fachärzten über eine weitere Silikonalternative, das so genannte Hydrogelimplantat, aus. Es handelt sich dabei um Implantate mit einer Silikonhülle, die mit einer gallertartigen, wasserlöslichen Substanz gefüllt ist. Häufig enthalten sie Polyvinylpyrrolidin (PVP) – einen Stoff, der seit mehr als 40 Jahren als Gleitmittel und Trägersubstanz in vielen Arzneimitteln, Vitamintabletten, Süßstoffpillen und Hautcremes verwendet wird. Bei einer zweijährigen Studie an 200 Patientinnen zeigte sich, dass die »Beauty-Kissen« gut verträglich sind. Keines der eingesetzten Implantate schrumpfte, riss oder lief aus. Hydrogelimplantate lassen Röntgenstrahlen gut durch und fühlen sich weich und natürlich an. Ihr »Geburtsfehler« – die ersten Implantate saugten sich mit Wasser aus dem umgebenden Körpergewebe voll und verursachten schmerzhafte

Schwellungen – konnte, so berichten manche Ärzte, behoben werden. Wenn kleine PVP-Mengen aus den Implantaten austreten, werden sie offenbar vollständig vom Körper ausgeschieden – darauf deuten die bisherigen Untersuchungen hin. Ob das bei großen Mengen auch der Fall ist, etwa wenn das Füllmaterial durch einen Riss in der Prothese entweicht, ist bisher noch nicht geklärt.

Obwohl es also mittlerweile durchaus akzeptable Alternativen gibt, entscheiden sich nach wie vor 90 Prozent der Frauen, die sich nach einer Brustkrebsoperation ein Implantat legen lassen, für das umstrittene Silikon.

Die Expandermethode

Wenn einer Frau nach der Amputation nicht genügend Haut verblieben ist, um ein Implantat abzudecken, kann schon bei der ersten Operation ein Gewebeexpander aus Silikon eingelegt werden. Dieser wird in den Wochen nach dem Eingriff nach und nach mit Flüssigkeit gefüllt. Dabei dehnen sich Haut und Muskelschichten allmählich und werden am Ende weit genug, um ein bleibendes Implantat aufzunehmen, das den Proportionen der Frau entspricht. Die meisten Frauen hier zu Lande, die sich für eine Brustrekonstruktion entscheiden, wählen diese Methode.

Im leeren Zustand sehen die Expander aus wie flache Ballons mit einem Ventil an einer Seite. Der Chirurg platziert das Ventil – es liegt unter der Haut und ist von außen nicht zu sehen – in die Nähe der Achselhöhle. Jede Woche spritzt der Arzt dann 50 bis 100 Milliliter Kochsalzlösung in den »Ballon« ein, bis er die richtige Größe erreicht hat. Häufig wird mehr als nötig eingefüllt, damit das Implantat später Platz genug hat, sich etwas zu neigen – so wie es der natürlichen Form der Brust entspricht. Das Auffüllen zieht sich über einige Wochen hin.

Nach den Injektionen klagen manche Frauen über Spannungsgefühle in der Haut. Diese Beschwerden können zunehmen, wenn die Brust zum Schluss etwas überdehnt wird. Einige Frauen berichten über ein »Fremdkörpergefühl« in der Brust, andere haben die Empfindung, dass sich dort etwas Kaltes befindet.

In der Regel wird vier bis sechs Wochen nach der Operation das eigentliche Implantat während eines etwa 45-minütigen Eingriffs eingepflanzt. Dabei kann, wenn die Frau es wünscht, eine künstliche Brustwarze modelliert oder tätowiert werden. (Mehr darüber am Ende dieses Kapitelteils.)

Ein Austausch des Expanders ist heute nicht mehr in jedem Fall nötig. Denn es gibt mittlerweile auch Gewebeexpander, die nach dem Auffüllen in der Brust bleiben können, nachdem das Ventil entfernt wurde. Sie haben häufig eine äußere Kammer, die Silikongel enthält.

Sollte sich ein neuer Tumor in der Brust bilden, so wird er auch durch Silikonimplantate nicht »verschleiert«, weil diese ja unter dem großen Brustmuskel liegen. Eventuelle Lokalrezidive, die sich in der Brust bilden können, entstehen über der Prothese und können durch eine Tastuntersuchung oder per Mammographie erkannt werden. Brustwandrezidive lassen sich durch eine kernspintomographische Untersuchung auffinden.

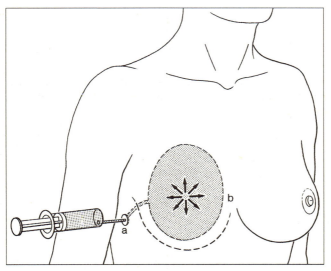

Expander zur Aufdehnung der Haut nach einer Brustentfernung:
Über ein unter der Haut liegendes Ventil wird das zunächst leere Silikonimplantat
über Wochen hinweg kontinuierlich aufgefüllt. Wenn die Haut genug geweitet ist,
legt der Chirurg in einer weiteren Operation das »endgültige« Implantat ein.

Durch ihre Lage unter dem großen Brustmuskel können sich die Implantate bei kräftigen Bewegungen, etwa beim Schwimmen, mitbewegen und verschieben.

Oft ist die »Ersatzbrust« kleiner oder weniger hängend als die nicht von Krebs betroffene andere Brust. Um die beiden Brüste einander anzugleichen, raten viele Ärzte von vornherein zu einer zusätzlichen Operation der zweiten Brust – entweder, um sie zu verkleinern oder um sie zu straffen. Das Ergebnis sind oft zwei jugendlich aussehende Brüste, die optisch auf jeden Fall besser wirken als ein unterschiedlich geformtes Brustpaar. Sie können jedoch zunächst recht befremdend sein.

Eine Silikonbrust altert nicht. Der Körper mag sich im Laufe der Jahre ändern, die Brust aber bleibt – wenn keine Komplikationen auftreten – gleichermaßen fest und »aufrecht«. Das ist bei der Ersatzbrust aus körpereigenem Gewebe anders. Deshalb raten Plastische Chirurgen heute einer Frau meist nicht mehr zur Silikoneinlage, sondern – wenn sie die Voraussetzungen dafür mitbringt – zum »Wiederaufbau aus eigenen Mitteln«.

Körpereigenes Gewebe

»Die neue Brust aus dem Bauch« oder »Die Brust, die aus dem Rücken kommt« – so titeln Zeitungen und Zeitschriften nach Kongressen der Plastischen Chirurgen, bei denen es um die Brustrekonstruktion geht. Die Idee, Gewebe aus dem eigenen Körper für die Rekonstruktion der Brust zu nutzen, hat etwas Faszinierendes. Denn mit Haut-Muskel-Arealen oder Gewebe aus unterschiedlichen Körperregionen, bestehend aus Haut, Unterhautfettgewebe und unter Umständen noch einem kleinen Muskelanteil, lässt sich die Brust relativ naturgetreu nachbilden. In manchen Fällen ist allerdings ein zusätzliches Silikonimplantat erforderlich.

Die Übertragung von körpereigenem Gewebe ist ein relativ komplizierter Eingriff, der hohes fachliches Können des Operateurs voraussetzt. Plastische Chirurgen in großen Kliniken haben meist die größte Erfahrung darin.

Diese Eingriffe belasten eine Frau mehr als die einfache Implantateinlage. Nach der wesentlich länger dauernden Operation hat sie oft Schmerzen und braucht in der Regel länger, um sich zu erholen.

Grundsätzlich gibt es zwei Methoden zur Verpflanzung von körpereigenem Gewebe: die so genannte Schwenklappenplastik, auch Verschiebeplastik genannt, und die Verpflanzung eines freien Transplantats. Bei der Schwenklappenplastik wird eine Gewebestück, bestehend aus Haut, Fett und Muskel – die Chirurgen bezeichnen das Stück als »Lappen« –, am Bauch oder am Rücken teilweise abgelöst und mit dem freien Ende unter der Haut zur Brust geführt. Das andere Ende bleibt am ursprünglichen Ort, sodass die Blutversorgung nicht abbricht. Das ist wichtig für die Nährstoffversorgung des transplantierten Gewebes und führt dazu, dass die meisten Transplantate anwachsen. Das Gewebe wird also sozusagen mit einem »Stiel« verpflanzt – die Chirurgen sprechen auch von einer »gestielten Plastik«.

Bei der noch komplizierteren »freien« Technik trennt der Chirurg das zu verpflanzende Haut-Muskel-Fett-Stück komplett mit den dazugehörigen Adern und Venen im Bauchbereich ab und überträgt es zur Brust, wo die Blutgefäße in mikrochirurgischer Feinarbeit unter dem Mikroskop an die entsprechenden Gefäße im Bereich der Achselhöhle oder in der Region des Brustbeins angeschlossen werden. Wenn das freie Gewebestück nicht am neuen Ort anwächst – das Risiko beträgt etwa fünf Prozent –, dann stirbt es ab und muss entfernt werden. In solchen Fällen bleibt noch die Möglichkeit der Brustrekonstruktion durch ein Haut-Muskel-Stück vom Rücken.

Bei einem Brustwiederaufbau mit körpereigenem Gewebe können die Chirurgen Form und Größe der gesunden Brust meist so gut nachbilden, dass eine korrigierende Operation dort nicht mehr notwendig ist.

Schwenklappenplastiken vom Bauch

Eine Methode, die sich für kräftig gebaute Frauen mit genügend Gewebe am Bauch eignet, ist eine Schwenklappenplastik vom Bauch zur Brust. Ein zusätzliches künstliches Implantat erübrigt sich, weil genügend Fett

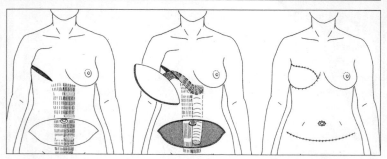

Die Brust aus dem Bauch: Bei dieser Methode verschiebt der Chirurg Gewebe aus der Bauchregion unter der Haut nach oben und formt daraus eine neue Brust. Die so genannte gestielte Tram-Lappenplastik ist besonders für füllige Frauen mit viel Bauchgewebe geeignet.

»mitgenommen« werden kann, das in der Brust für Volumen sorgt. Sehr jungen oder sehr schlanken Frauen raten Experten von dieser Methode ab.

Fachsprachlich werden die in die Brust verpflanzten Gewebeteile nach dem Ursprungsareal benannt: »Tram-Lappen« von »Transversus rectus abdominis myocutanus«. Chirurgen benutzen dafür übrigens häufig die englische Bezeichnung »Tram-flap«. Die beiden Begriffe bezeichnen die ehemalige Lage des entnommenen Haut-Muskel-Areals: Ein Tram-Lappen wird spindelförmig – man könnte das entfernte Stück auch mit einem großen Auge vergleichen – aus der Waagrechten zwischen den Beckenschaufeln herausgetrennt.

Während der Operation präpariert der Chirurg waagrecht ein Stück Haut über einem der beiden vertikalen Muskelstränge, die sich in der Mitte des Bauchs befinden. Dann wird der Muskel an dem im Bauchraum liegenden Ende abgeschnitten und mitsamt dem Haut-Fett-Stück durch einen »Tunnel« unter der Haut bis zur Amputationswunde hochgezogen. Das andere Ende des Muskels bleibt die ganze Zeit über mit dem Blutkreislauf verbunden. Dort, wo sich vorher die eigene Brust befand, formt der Operateur aus dem Haut-Muskel-Fett-Gewebe eine Wölbung und vernäht das lose Muskelende im Brustbereich. Eine neue Brustform ist entstanden.

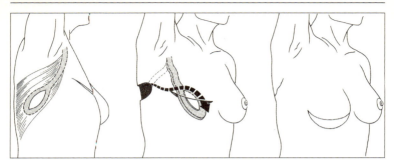

Brustrekonstruktion mit Rückengewebe: Dafür zieht der Chirurg durch einen »Tunnel« unter der Achselhöhle einen Haut-Muskel-Abschnitt vom Rücken nach vorn und gestaltet, oft mit Hilfe eines zusätzlichen Silikonimplantats, eine neue Brustform.

Um die Wunde am Bauch optimal verschließen zu können, ist folgendes Vorgehen üblich: Die Haut zwischen Brustraum und Bauch wird von den darunter liegenden Gewebeschichten abgelöst. Dadurch wird sie so beweglich, dass sie sich relativ leicht nach unten ziehen lässt und mit der Haut am Unterrand der Bauchwunde vernäht werden kann. Der Bauchnabel wird entsprechend versetzt.

Diese Operation dauert drei bis vier Stunden. Sie kann mit der eigentlichen Brustkrebsoperation zusammengelegt werden – dann dauert sie länger – oder später stattfinden – dann ist sie etwa eine halbe Stunde kürzer. Wenn der Eingriff zusammen mit der Amputation vorgenommen wird, verlängert sich der Aufenthalt im Krankenhaus in der Regel um fünf Tage. Beim zweiphasigen Vorgehen kann die Frau nach acht bis zehn Tagen das Krankenhaus verlassen – sofern die Wunde ohne Komplikationen verheilt. Die Genesungsdauer variiert individuell zwischen drei bis sechs Wochen. Chirurgen empfehlen oft, den zweiten Termin drei bis sechs Monate nach der Amputation der Brust anzusetzen. Dann hat sich das Gewebe von dem Schock der ersten Operation erholt. Eine eventuelle Chemotherapie sollte abgeschlossen sein, weil die Wundheilung durch die zellschädigenden Medikamente gestört wird. Für den Fall, dass nach der Amputation eine Bestrahlung notwendig ist, raten Plastische Chirurgen zu einer Wartezeit von einem halben Jahr.

Eine Frau, die sich für ein Brustrekonstruktion per Tram-flap entscheidet, sollte körperlich stabil sein, denn die Operation ist sehr belastend. Manchmal sind Bluttransfusionen erforderlich. Aus diesem Grund raten Chirurgen zur Eigenblutspende, um die mit einer Fremdblutspende verbundenen Risiken einer Infektion zu vermeiden (vgl. Abschnitt »Operation«).

Sobald alle Wunden verheilt sind und die Brust ihre endgültige Form erreicht hat, kann ambulant und unter lokaler Betäubung eine Brustwarze modelliert werden (vgl. weiter unten).

Der Eingriff hinterlässt drei Narben: zwei am Bauch, eine an der Brust. Die Bauchnarbe ist groß; bei waagrechter Lage zieht sie sich von einer Beckenseite zur anderen. Sie kann aber häufig so tief gelegt werden, dass sie später sogar in einem Bikini nicht auffällt. Die zweite Bauchnarbe um den versetzten Nabel herum ist relativ klein. Bei manchen Frauen hat die Bauchhaut eine andere Tönung und eine andere Struktur als die Brusthaut. Das fällt nicht auf, solange die Hautareale sich an ihren angestammten Orten befinden; werden sie jedoch transplantiert, sieht man den Unterschied.

In den Tagen und Wochen nach der Operation empfinden viele Frauen erhebliche Spannungsgefühle, manche auch Schmerzen. Selbst wenn der Chirurg sie im Gespräch darauf vorbereitet hat: So stark haben die meisten Frauen sich die Beschwerden nicht vorgestellt. Das Aufrichten fällt in den ersten Tagen und manchmal noch länger schwer, weil ein Stück Muskel im Bauch fehlt. Mit der Zeit legen sich die Schmerzen. Die Bauchmuskulatur bleibt lebenslang geschwächt. Manche Frauen merken das nicht so stark wie andere. Von außen ist das Defizit im Bauchraum nicht zu sehen. Eine weitere mögliche Komplikation sind Durchblutungsstörungen, die nicht selten zum partiellen Absterben des Gewebes führen.

Ein Vorteil dieser Methode ist sicherlich, dass kein körperfremdes Material dafür notwendig ist. Frauen, die sich für dieses Verfahren entscheiden, müssen sich keine Gedanken darüber machen, was das Silikon vielleicht in ihnen anrichtet. Und dass die Bauchdecke – sozusagen als Nebenprodukt – gestrafft wird, empfinden viele Frauen als sehr angenehm. Die neue Brust verhält sich wie der Rest des Körpers: Sie altert mit. Das transplantierte Gewebe fühlt sich weich und natürlich an und senkt sich etwas – wie eine normale Brust.

Schwenklappenplastiken vom Rücken

Auch der Rücken eignet sich als »Gewebespender«. Bei diesem Verfahren werden Teile des größten Muskels im Körper – des »Latissimus dorsi« – verlagert. Dabei durchtrennt der Chirurg ein Teilstück des Muskels und löst gleichzeitig ein damit verwachsenes Stück Haut vom Rücken ab. Dann schiebt er den Haut-Muskel-Lappen unter der Haut – und zwar in Höhe der Achselhöhle – zur Brust. Das Hautareal vom Rücken deckt die neue Brustwölbung ab. Da am Rücken nicht genügend Fettgewebe vorhanden ist, mit dem der Operateur die Brust »ausfüllen« könnte, ist häufig ein zusätzliches Silikonimplantat erforderlich. Das feste Haut-Muskel-Gewebe vom Rücken schützt die künstliche Einlage gut gegen äußere Einflüsse und verändert sich im Laufe der Jahre ganz natürlich wie die anderen Körperteile auch. Durch den Schnitt am Rücken entsteht eine zusätzliche Narbe. Sie kann oft so angelegt werden, dass sie vom BH am Rücken bedeckt wird. Die teilweise Umlagerung des Latissimus-dorsi-Muskels bereitet vielen Frauen keine Probleme.

Die Blutversorgung wird durch die Operation nicht unterbrochen; eine künstliche Verbindung von Gefäßen ist nicht notwendig. Komplikationen treten nach diesem Eingriff selten auf. Ein Nachteil der Methode: Am Rücken entsteht eine etwa 15 Zentimeter lange schräge oder senkrechte Narbe. Die Operation dauert, wenn sie zu einem späteren Termin als die Amputation vorgenommen wird, etwa zweieinhalb Stunden.

Auch bei einer so genannten Quadrantenresektion (vgl. Abschnitt »Operation«), bei der eine Frau mit großer Brust recht viel Gewebe einbüßt, nutzen die Ärzte manchmal den Latissimus dorsi: Die Lücke im Gewebe kann nämlich durch einen Muskelstrang vom Rücken – statt etwa durch ein kleines Silikonimplantat – aufgefüllt werden.

Die »freie« Technik

Eine weitere Methode, um körpereigenes Gewebe für den Wiederaufbau der Brust zu nutzen, ist die so genannte freie mikrovaskuläre Technik. Dabei wird ein Gewebestück komplett aus der Bauchdecke oder dem Po herausgeschnitten, um eine neue Brust zu formen – meist handelt es sich um einen »Lappen« aus dem Bauchbereich. Arterien und Venen des Transplantats werden anschließend an die Gefäße in der Achselhöhle oberhalb der amputierten Brust angeschlossen – eine mikrochirurgische Operation, die viel Fingerspitzengefühl erfordert und manchmal misslingt. Dann stirbt das Transplantat ab und muss wieder entfernt werden. Nach einem solchen Misserfolg kommen immer noch eine Verpflanzung von Rückengewebe und ein Implantat in Frage.

An dem Eingriff sind zwei Ärzteteams beteiligt: Eines trennt beispielsweise ein handtellergroßes Stück Bauchgewebe mitsamt den Blutgefäßen heraus, während die andere Gruppe Achselhöhle und Brustregion auf die Übertragung vorbereitet.

»Ein wesentlicher Vorteil der freien Technik besteht darin, dass nicht so viel oder gar keine Bauchmuskulatur für die Übertragung des Gewebes geopfert werden muss«, sagt Professor Rüdiger Baumeister, Plastischer Chirurg am Klinikum Großhadern in München. »Dadurch wird die Bauchdecke nicht so geschwächt.« Am Bauch entnommen werden heute fast nur noch Haut und Unterhautfettgewebe, der so genannte Perforatorlappen. Dazu natürlich die ernährenden Blutgefäße, die viele Ärzte mit einer kleinen Muskelmanschette heraustrennen. Die Blutgefäße werden, nachdem die Ärzte das Transplantat in die Amputationsnarbe eingenäht haben, mit haarfeinen Fäden unter dem Mikroskop an die Blutgefäße in der Achselhöhle oder neben dem Brustbein angeschlossen. Manche Chirurgen arbeiten dabei mit der so genannten Lupenbrille, andere bevorzugen ein Auflichtmikroskop bei dieser Arbeit.

Die Techniken zur Transplantation von Gewebeteilen aus Haut, Muskeln und Fett eignen sich besonders für den Wiederaufbau nach einer radikalen Brustamputation, bei der die Brustmuskulatur beeinträchtigt oder gar ganz entfernt wurde. Sie kommen auch dann in Frage, wenn die gesunde Brust sehr füllig ist, dadurch etwas hängt und die Frau ihre

»neue Brust« möglichst natürlich nachbilden möchte. Das geht mit Eigengewebe am besten.

Rekonstruktion der Brustwarze

Der »krönende Abschluss« einer Brustrekonstruktion ist die Nachbildung der Brustwarze. Damit wartet der Chirurg, bis sich das transplantierte Gewebe in der neuen Umgebung arrangiert hat und keine Formveränderungen oder Komplikationen mehr zu erwarten sind. Es ist also ein gesonderter Termin Monate nach dem Brustaufbau erforderlich. Die so genannte Mamillenrekonstruktion kann ambulant unter örtlicher Betäubung erfolgen.

Manche Frauen verzichten auf die Modellierung einer neuen Mamille. Die meisten Frauen jedoch möchten auf ihrer neuen Brust eine Brustwarze sehen. Dazu gibt es eine Reihe von Methoden. Etwa die Übertragung der halben Brustwarze von der gesunden Gegenseite. Besonders bewährt hat sich in den letzten Jahren die Modellierung einer neuen Mamille aus der Brusthaut. Es ist auch möglich, ein Stückchen von einer Schamlippe oder einen Teil des Ohrläppchens zu entnehmen und auf der Brust einzupflanzen. Der Warzenvorhof wird heute meistens tätowiert.

Die neue Brustwarze und der neue Warzenvorhof können verblüffend echt aussehen. Auf Temperaturschwankungen, auf zarte Berührungen, auf Gefühle werden sie jedoch nicht reagieren, weil die dafür notwendigen Nervenverbindungen fehlen.

Neue Entwicklungen

Die Plastischen Chirurgen verbessern ihre Methoden ständig. In den kommenden Jahren sind sicherlich wieder etliche Neuerungen zu erwarten. Hören Sie sich um, was es an neuen Entwicklungen gibt, fragen Sie zum Beispiel Ihren Arzt, und erkundigen Sie sich bei Spezialisten.

Zu den neueren Verfahren zählt die Haut sparende Mastektomie mit sofortigem Wiederaufbau der Brust durch Eigengewebe. Bei dieser Operation wird der gesamte Drüsenkörper der Brust durch einen kleinen Schnitt rund um den Warzenvorhof entnommen. Das heißt, für den Eingriff wird an der Hautoberfläche lediglich die Brustwarze entfernt. Um den ganzen Brustdrüsenkörper sicher entfernen zu können, arbeitet der Chirurg entweder mit endoskopischen Instrumenten oder mit einer Stirnlampe. Es ist möglich, bei der gleichen Operation den Drüsenkörper durch ein freies Transplantat aus dem Bauchraum zu ersetzen. »Im günstigsten Fall kann die neue Brust so gestaltet werden, dass sie genauso wie die verbliebene Brust aussieht«, sagt Professor Rüdiger Baumeister. Für die Tätowierung des Warzenvorhofs und für den Aufbau der Brustwarze müsse allerdings ein zweiter Termin vereinbart werden. Zurück bleibt von der Operation eine Narbe um den neu gebildeten Warzenvorhof und die Narbe am Bauch.

Was die Kosten der Operation anbelangt, müssen Sie sich (noch) keine Sorgen machen. Die Krankenkassen übernehmen diese in voller Höhe – unabhängig davon, ob Sie die teurere Variante mit körpereigenem Gewebe oder die nicht so kostspielige Methode mit einem Silikonimplantat wählen.

Die meisten Frauen entscheiden sich heute für ein zweistufiges Vorgehen, also für den Wiederaufbau nach der Brustkrebsoperation. Das bedeutet, es sind drei Operationstermine (mit Rekonstruktion der Brustwarze) fällig. In der Mehrzahl der Fälle ist es möglich, die Entfernung der Geschwulst mit der Rekonstruktion zusammenzulegen. Die Entscheidung für diese oder jene Variante ist nicht ganz einfach. Die meisten Frauen brauchen dafür etwas Bedenkzeit.

Ein Argument, das für die Sofortrekonstruktion spricht: Sie müssen sich nicht monate- oder jahrelang mit einer Verstümmelung ihres Körpers auseinander setzen. Dagegen spricht: Die Erinnerung an das nicht zu übertreffende »Original« ist direkt nach der Operation so frisch, dass jeder Ersatz – und sei er noch so gelungen – als Enttäuschung erlebt wird.

Neben den psychologischen Gründen gibt es, wie eingangs erwähnt, noch eine Reihe von medizinischen Aspekten – eine zusätzliche Chemotherapie etwa –, die erwogen werden müssen.

Lassen Sie sich nicht in die eine oder andere Richtung drängen. Wenn

Sie sich nicht gleich entscheiden können, warten Sie am besten ab. Eine Rekonstruktion ist auf jeden Fall auch Jahre später noch möglich.

Strahlentherapie

Mit der Operation ist für die meisten Frauen die Behandlung noch nicht abgeschlossen. Insbesondere dann, wenn die Brust erhalten werden konnte, raten die Ärzte zu einer unterstützenden (»adjuvanten«) Strahlentherapie. Empfohlen wird eine »Radiotherapie« – so lautet der medizinische Fachausdruck für eine Strahlenbehandlung – aber in bestimmten Fällen auch nach einer Amputation der Brust.

Ziel dieser Behandlungsmethode ist es, mit Hilfe von besonders energiereicher Strahlung einzelnen Krebszellen, die nach der Operation noch in der Brust verblieben sind, endgültig den Garaus zu machen. Dadurch soll der Entstehung von neuen Geschwülsten in der Brust vorgebeugt werden.

Mehrere Studien haben in den letzten Jahren gezeigt, dass die Bestrahlung nach einer Brustentfernung aber nicht nur die Häufigkeit von erneut auftretenden Tumoren (lokalen Rezidiven) zu senken vermag, sondern auch das Risiko von Fernmetastasen reduziert und damit – statistisch gesehen – die Lebenszeit verlängert. Seitdem messen Mediziner der Strahlentherapie eine höhere Bedeutung bei als früher.

Dabei zählt die Radiotherapie neben Operation, Chemotherapie und Hormontherapie schon lange zu den klassischen Verfahren in der Krebsbehandlung. Sie gilt nicht nur als vorbeugende Methode, sondern in manchen Krebsfrühstadien auch als Heilmittel – also ganz ohne Operation. Strahlen wirken darüber hinaus lindernd (»palliativ«) auf die durch Metastasen verursachten Beschwerden. Manche großen Tumore lassen sich mit Hilfe einer Radiotherapie vor einer Operation so weit verkleinern, dass der chirurgische Eingriff anschließend leichter ist.

Viele Frauen haben Angst vor der Bestrahlung. Strahlen haben etwas Unheimliches: Man sieht sie nicht, man fühlt sie nicht, und doch weiß man, dass sie zerstörerisch sind – nicht nur für das Tumorgewebe, sondern möglicherweise auch für die noch gesunden Anteile der Brust. Auch die Auswirkungen auf das Immunsystem bereiten Sorgen: Wie sehr schwächen die Strahlen die Fähigkeit des Körpers, sich selbst zu heilen? Der erste Besuch in der Strahlenklinik verstärkt diese Ängste oft. Die Behandlungsräume liegen meist im Keller oder im Souterrain, was Eingeschlossensein und Ausweglosigkeit suggerieren kann. Und die zeitweilige Einsamkeit im Strahlenraum, zwischen all den fremdartigen Maschinen und Geräten, tut ein Übriges.

Warum also diese ängstigende Prozedur, die dazu noch ziemlich langwierig ist, auf sich nehmen? Es gibt einige gute Gründe für eine zusätzliche Strahlentherapie. Sie sind unterschiedlich, je nach Art der vorangegangenen Operation und je nach Erkrankungsstadium.

Bei einem Brust erhaltenden Eingriff hat sich eindeutig gezeigt, dass eine nachfolgende Radiotherapie der operierten Brust und, in bestimmten Fällen, auch der Brustwand das Risiko senken kann, später erneut einen Tumor in der operierten Brust zu bekommen. Dies belegen viele Studien, in denen man Frauen, die nicht bestrahlt wurden, mit solchen verglichen hat, die sich nach der Operation einer Bestrahlung unterzogen hatten. Während einer langjährigen Nachbeobachtungszeit wuchs bei 30 bis 40 Prozent derjenigen ohne Radiotherapie eine neue Geschwulst in der Brust, während dies nur bei fünf bis zehn Prozent der bestrahlten Patientinnen der Fall war. Das Risiko für ein Lokalrezidiv sinkt also – im statistischen Durchschnitt – um bis zu 35 Prozent. Bei einem Brust erhaltenden Eingriff wird derzeit jeder Frau zur Radiotherapie geraten. Bei etwa einem Drittel der Patientinnen verhindert sie einen Tumorrückfall in der Brust.

»Die Strahlentherapie sollte von Anfang an als wichtiger Bestandteil des gesamten Therapiekonzepts verstanden werden«, sagte Jürgen Dunst, Professor für Radiotherapie an der Universität Halle-Wittenberg, beim Deutschen Krebskongress 2002. Dunst bedauert, dass manche Ärzte die Strahlentherapie immer noch vernachlässigen – nach dem Motto: Chemotherapie ist wichtig, im Zweifelsfall verzichten wir auf die Bestrahlung. Diese Einstellung entspreche nicht mehr dem aktuellen Stand der Forschung, sagte Dunst.

Aber: So überzeugend die Erfolgsstatistik der adjuvanten Radiotherapie auf der einen Seite ist, macht sie andererseits doch deutlich, dass vermutlich zwei Drittel der Frauen überflüssigerweise nachbestrahlt wurden. Die obligatorische Radiotherapie ist also in vielen Fällen eine Übertherapie. Noch wissen die Ärzte jedoch nicht, wie sie diejenigen Frauen, die keine Bestrahlung für eine Heilung benötigen, sicher bestimmen können. In klinischen Studien werden derzeit Erkennungszeichen für ein hohes oder aber niedriges Rückfallrisiko in der operierten Brust zusammengetragen.

Relativ gering scheint diese Gefährdung dann zu sein, wenn der Rand des Tumors klar abgegrenzt vom umgebenden gesunden Gewebe ist. Das geht aus einer Studie an der Universität Erlangen unter Leitung der Professoren Rolf Sauer und A. Harjanto Tulusan hervor. Um in dieser Situation jedoch auf eine nachfolgende Bestrahlung verzichten zu können, muss der Tumor relativ großflächig herausoperiert werden. Das sieht nachher meist nicht besonders schön aus. Aber, wie gesagt, es handelt sich um Versuche – von gesichertem Wissen kann noch nicht die Rede sein.

Eindeutigere Kriterien verspricht man sich von Prognosefaktoren, die sich an der Biologie des Tumors orientieren (vgl. Kapitel 6). Bevor diese oder andere Merkmale jedoch zur Selektion von Patientinnen verwendet werden können, sind wissenschaftliche Studien mit einer Laufzeit von zehn bis 15 Jahren notwendig. Experten empfehlen deshalb, das »Gießkannenprinzip« beizubehalten, bis ein zuverlässiges Auswahlverfahren gefunden wurde.

Auch nach einer Brustamputation raten viele Ärzte heute in manchen Fällen zu einer anschließenden Bestrahlung, zum Beispiel dann, wenn der Tumor größer als fünf Zentimeter war oder wenn einige ungünstige Prognosefaktoren zusammenkommen. Durch die Bestrahlung lässt sich offenbar nach einer Mastektomie die Gefahr einer Metastasenbildung in anderen Organen wirksam senken. »Die Patientinnen erhalten dadurch eine bessere Überlebenschance«, schreibt die Deutsche Gesellschaft für Senologie.

Wenn der Chirurg mindestens zehn Lymphknoten aus der Achselhöhle entfernt und darin keinen Krebs oder nur wenige Tumorzellen gefunden hat, wird die Achselhöhle heute meist nicht mehr bestrahlt. Der Grund: Eine Strahlenbehandlung zusätzlich zur Operation würde das Risiko, ein Lymphödem im Arm zu bekommen, erheblich steigern.

Falls bei der Operation jedoch weniger als zehn Lymphknoten entfernt wurden, kann der Arzt zu einer Nachbestrahlung raten. Das gilt auch für den Fall, dass der Pathologe in mehr als drei Lymphknoten Tumorzellen findet. Dann empfehlen die Ärzte manchmal eine Bestrahlung der Lymphknoten in drei Ebenen: in der Achselhöhle sowie unter und über dem Schlüsselbein.

Dies wiederum kann zu einem schweren Lymphstau im Arm der operierten Seite führen, vor allem dann, wenn bei der Operation zahlreiche Lymphgefäße durchtrennt wurden und sich daraufhin viele kleine Narben bilden. Die Bestrahlung verstärkt diesen Prozess. Da Narben langsam schrumpfen, können die verbliebenen Lymphgefäße komprimiert werden. Die Lymphe, die im Arm gebildet wird und normalerweise über die Lymphgefäße in den Oberkörper fließt, kann den Engpass im Brustbereich oft nicht mehr überwinden und staut sich im Arm. Bei manchen Frauen legen sich die Beschwerden bald wieder. Ein Lymphödem kann aber auch richtig wehtun und die Patientin stark behindern. Lymphdrainagen helfen dann häufig, aber nicht immer (vgl. Kapitel 9).

Silikonimplantate oder Brusteinlagen aus körpereigenem Gewebe sind keine Hinderungsgründe für eine Bestrahlung nach der Operation. Es kann jedoch vorkommen, dass sich das Bindegewebe der Brust rund um ein eingepflanztes Silikonkissen verhärtet. Der Fachausdruck dafür heißt Kapselfibrose. Sie soll jedoch relativ selten durch eine Strahlentherapie bedingt sein, sagen Experten.

Diese Auflistung der Strahlentherapiewirkungen ist nicht unbedingt geeignet, Euphorie aufkommen zu lassen. Sie zeigt jedoch, dass die Behandlungsform einem Teil der Patientinnen helfen kann. Ob Sie dazugehören, vermag bisher niemand vorauszusagen. Es gilt also das Prinzip Hoffnung – und das Prinzip Abwägen. Denn bei der Entscheidung pro oder kontra Strahlentherapie sind, wie bei allen medizinischen Behandlungen, die möglichen Wirkungen gegen die potenziellen Nebenwirkungen auszutarieren.

Eine Bestrahlung geht nicht spurlos an den Frauen vorbei. Schließlich handelt es sich um ionisierende Strahlung (vgl. Kapitel 4), die der

Körper nie »vergisst«. Hinzu kommt, dass insbesondere das Drüsengewebe der Brust sehr sensibel gegenüber Strahlen ist (das Fettgewebe reagiert im Gegensatz dazu eher unempfindlich). Die Strahlentherapie ist sicherlich eine aggressive Antwort auf eine aggressive Krankheit.

Schwere Nebenwirkungen, wie sie noch in den siebziger Jahren gang und gäbe waren, sind mittlerweile selten geworden. Der gefürchtete Strahlenkater zum Beispiel, der mit depressiver Verstimmung, Übelkeit und großer Müdigkeit einhergeht, komme längst nicht mehr so oft vor wie früher, sagen die Fachleute. Überhaupt seien Nebenwirkungen, die den gesamten Organismus in Mitleidenschaft ziehen, rar geworden. Allerdings berichten nach wie vor viele Frauen, dass sie während und nach der Strahlentherapie oft sehr erschöpft waren und wenig Appetit hatten. »Nachhaltig wird der Körper einer Frau durch eine Bestrahlung im Anschluss an die Brustkrebsoperation aber nicht geschwächt«, sagt zum Beispiel Professor Normann Willich, Direktor der Klinik und Poliklinik für Strahlentherapie der Universität Münster. Die unangenehmen Begleiterscheinungen beschränken sich vor allem auf die Brust selbst. Befürchtungen, dass Frauen nach Brustkrebsoperation und Strahlentherapie später eher eine bösartige Geschwulst in der anderen – gesunden – Brust entwickeln würden, konnten durch die Ergebnisse wissenschaftlicher Studien widerlegt werden.

Wie funktioniert eine Strahlentherapie?

Wenn Strahlen den Körper durchdringen, bleibt ein Teil ihrer Energie im Gewebe »hängen«. In der einzelnen Zelle kann diese Energie viel Unheil stiften: So werden einzelne Moleküle innerhalb der Zelle elektrisch geladen (»ionisiert«), unter anderem auch die Moleküle der Erbsubstanz, der DNS (Desoxyribonukleinsäure). Der Energieschub von außen kann diese »Bausteine des Lebens« schädigen, so stark, dass sie nicht mehr richtig funktionieren und absterben. Strahlen schädigen sowohl gesunde als auch kranke Zellen. Gesunde Zellen können sich selbst wieder instand setzen, während Tumorzellen nur noch zum Teil über diese Fähigkeit verfügen und deshalb eher zugrunde gehen. Wenn man die Strahlung in kleine Portionen aufteilt, gibt man damit den gesunden Zellen Gelegenheit, sich zu erholen, die tumorösen Zellen aber werden nach und nach ausgemerzt.

Die therapeutischen Strahlen werden heute zumeist mit Linearbeschleunigern erzeugt, die winzige physikalische Teilchen, in der Regel handelt es sich um Photonen, extrem beschleunigen. Photonen gehören ebenso wie die ultravioletten Strahlen der Sonne und wie die Röntgenstrahlen zu den elektromagnetischen Strahlen. Sie sind in der Lage, auch tief im Körper verborgene Tumoren zu erreichen und zu zerstören.

Dabei bleiben an der Körperoberfläche gelegene Gewebeteile relativ »ungeschoren«. Das gelingt, weil erst dort, wo die Teilchen abgebremst werden, Zellen zu Schaden kommen. Das Bremsmanöver setzt dort ein, wo die Eindringtiefe der Teilchen endet. Die Eindringtiefe wiederum ist von der Energie des Teilchens abhängig: Je energiereicher es ist, desto tiefer dringt es ein.

Elektronenstrahlen – das sind negativ geladene Teilchen eines Atomkerns, die in Beschleunigern auf hohe Geschwindigkeiten gebracht wurden – dringen nicht sehr tief ins Gewebe ein. Am Ziel angekommen, können sie übrig gebliebene Tumorzellen aber ebenso gut abtöten wie die Photonenstrahlen. Allerdings verursachen sie oft mehr Hautschäden als jene.

Mit den tief eindringenden Kobalt-60-Gammastrahlen und mit ultraharten Röntgenstrahlen erreichen Strahlentherapeuten jede Stelle im Körper. Kobalt-60-Gammastrahlen sind hoch energetische Strahlen, die beim radioaktiven Zerfall des Elements Kobalt entstehen.

Nach einer Brustkrebsoperation wird die gesamte Fläche der verbliebenen Brust mit Photonenstrahlen bestrahlt – in der Regel mit einer Dosis von rund 50 Gray. Gray – abgekürzt Gy – ist die gesetzliche Einheit der Energiedosis. Diese Gesamtmenge teilt der Radiologe in etwa 25 »Einzelportionen« mit jeweils zwei Gray auf, die Tag für Tag von montags bis freitags verabreicht werden. Das ergibt eine Bestrahlungszeit von rund fünf Wochen, in denen die Frau täglich für einige Minuten behandelt wird.

Neben dem bereits angesprochenen Vorteil – der besseren Verträglichkeit – bietet dieses Vorgehen noch ein weiteres Plus: Durch die wiederholten Attacken auf das Erbgut der Zellen vergrößert sich die Wahrscheinlichkeit, die DNS-Moleküle an ihrem schwächsten Punkt zu treffen. Am empfindlichsten sind sie nämlich dann, wenn sie sich gerade teilen. Zwar erwischen die Strahlen auch gesunde Zellen in dieser Phase, aber intakte Zellen können sich, wie bereits erwähnt, besser selbst reparieren als die schwachen und deformierten Krebszellen.

Meist wird der Radiotherapeut zusätzlich zur »Basistherapie« einen so genannten Boost vorschlagen. Dabei handelt es sich um eine Steigerung der Dosis in einem ganz bestimmten Gebiet des Bestrahlungsfelds – da nämlich, wo der Tumor gesessen hat. Es geht dabei meist um eine zusätzliche Strahlendosis von zehn Gray.

Unumstritten ist die Boost-Technik unter Experten keineswegs. Sie stellt immerhin eine erhebliche Strahlenbelastung dar, die keineswegs immer mit einem durchschlagenden Erfolg aufgewogen wird.

Manchmal kann der Strahlentherapeut das »Tumorbett« nach einer Brust erhaltenden Operation nicht mehr genau orten, dann nämlich, wenn die Brustgewebe etwas verschoben wurden, um das herausgeschnittene Areal zu kompensieren. In diesen Fällen verzichten die Strahlentherapeuten auf den Boost und bestrahlen die verbliebene Brust mit einer Dosis von etwa 54 Gray.

Die meisten Ärzte hier zu Lande empfehlen, frühestens vier Wochen nach dem chirurgischen Eingriff mit der Radiotherapie anzufangen, unter der Voraussetzung natürlich, dass dann die Operationswunde genügend abgeheilt ist. In seltenen Fällen ist eine Strahlentherapie aufgrund von Vorerkrankungen nicht ratsam. Dabei handelt es sich zum Beispiel um Erkrankungen des Bindegewebes. Allzu lange sollte der Bestrahlungsbeginn jedoch nicht hinausgezögert werden. Denn einige Studien haben gezeigt, dass das Risiko von Tumorneubildungen in der Brust steigt, wenn die Strahlentherapie erst zwei bis sechs Monate nach dem chirurgischen Eingriff einsetzt.

Eine Strahlenbehandlung nach der Operation kann nur dann Erfolg haben, wenn der Chirurg vorher ganze Arbeit geleistet hat. Hat der Operateur die Ränder des Tumors – dort, wo die Geschwulst in gesundes Gewebe übergeht – nicht sorgfältig genug herausgetrennt, dann bleibt für die Strahlen einfach zu viel zu tun. Wichtig ist auch eine gute »Drainage« – das sich im Operationsbezirk ansammelnde Gewebswasser und Blut müssen also sorgfältig abgeleitet worden sein. Auch der Pathologe, der das kranke Gewebe unter dem Mikroskop untersucht und klassifiziert hat, spielt eine bedeutende Rolle. Damit die Bestrahlung exakt geplant werden kann, müssen von seiner Seite genaue Angaben über Art und Ausdehnung der Geschwulst kommen.

Jüngeren Frauen mit einem hohen Risiko für eine Wiedererkrankung raten Ärzte häufig sowohl zu einer Strahlenbehandlung als auch zu einer Chemotherapie. Bisher wurde dabei meistens die »Sandwichtechnik« angewandt: Man beginnt mit zwei bis drei Zyklen einer Chemotherapie, macht dann mit Bestrahlungen weiter und setzt danach die Chemotherapie fort. Dieser Ablauf ist oft besser verträglich als die gleichzeitige Anwendung von Chemo- und Strahlentherapie.

Heute tendieren manche Ärzte wieder zu der »Simultanbehandlung«. Ihre Argumente: Eventuellen Tumorresten wird schnellstmöglich hart zugesetzt, wobei sich die beiden Behandlungsformen in ihrer Wirkung wechselseitig verstärken können. Außerdem kommt es nicht in jedem Fall zu den gefürchteten Nebenwirkungen, und Hautschäden treten offenbar nur dann vermehrt auf, wenn das Chemotherapeutikum Adriamycin verwendet wird. »Die frühere Vorstellung, eine gleichzeitige medikamentöse Therapie mit Zytostatika oder Hormonen und eine Strahlentherapie schlössen einander aus, hat sich als falsch erwiesen«, resümiert die Deutsche Gesellschaft für Senologie.

Eine dritte Möglichkeit besteht darin, die Strahlentherapie nach Abschluss der Chemotherapie zu beginnen. Wenn die Chemotherapie vier bis sechs Wochen nach der Operation einsetzt, können Krebsabsiedelungen wahrscheinlich effektiver verhindert werden als bei einem späteren Beginn. Es komme darauf an, schreiben die Senologen, dass die behandelnden Ärzte unterschiedlicher Fachrichtungen im Einzelfall die richtige Reihenfolge und die angemessene Dosis festlegten.

Die Behandlungsabläufe werden sich in Zukunft möglicherweise verändern. Derzeit experimentieren Mediziner in mehreren Kliniken mit der »intraoperativen Strahlentherapie«, kurz: IORT. Der berühmte italienische Brustchirurg Umberto Veronesi etwa testet eine Methode, bei der das frisch operierte Brustareal noch im Operationssaal für etwa zwei Minuten mit einer Dosis von 21 Gray bestrahlt wird. Die Patientin merkt davon nichts, sie liegt noch in Narkose. Der Effekt entspreche der heute üblichen gestaffelten Behandlung mit einer weit höheren Gesamtdosis, sagte Veronesi, der das European Institute of Oncology in Mailand leitet, im Herbst 2001 bei einem Vortrag in Berlin. Er ist zuversichtlich, dass die IORT sich mittelfristig durchsetzt und Frauen so langwierige Nachbehandlung erspart werden kann.

Welche Nebenwirkungen gibt es?

Manche Frauen leiden kaum unter der Strahlentherapie, andere fühlen sich sehr beeinträchtigt – das hängt sehr davon ab, wie eine Frau sich bei der Behandlung fühlt, wie es ihr körperlich und seelisch geht.

Die unerwünschten Effekte einer Strahlentherapie zeigen sich meist nicht sofort, sondern erst zwei bis drei Wochen nach Beginn der Therapie. Nach der Behandlung können sie noch einige Wochen und Monate andauern, um dann meist endgültig zu verschwinden. Häufig rötet sich die Haut, sie beginnt zu schuppen und wirft manchmal Blasen – vergleichbar mit einem schweren Sonnenbrand. Die Brustoberfläche kann sehr berührungsempfindlich sein, insbesondere die Brustwarze. Bei manchen Frauen schwillt die behandelte Brust etwas an. Die Haut ist in der Behandlungsphase und noch einige Wochen danach empfänglicher für eine bakterielle Infektion (»Erysipel«), woraus eine Entzündung entstehen kann. Bei manchen Frauen zeichnet sich das Bestrahlungsfeld nach Abschluss der Therapie durch eine stärkere Pigmentierung ab.

Durch Operation und nachfolgende Strahlenbehandlung bilden sich oft viele kleine Narben im Gewebe. Das Bindegewebe zieht sich zusammen; die Brust fühlt sich dann fester und härter an.

Im Extremfall kann es zu einer so genannten Strahlenfibrose kommen. Eine Fibrose ist eine nicht schmerzende Verhärtung des Bindegewebes. Sie gehört zu den Spätfolgen einer Radiotherapie, die heute – im Gegensatz zu früher – selten auftreten.

Wenn im vorbestrahlten Bereich ein Rezidiv entsteht, was selten vorkommt, können die Ärzte zu einer zweiten Strahlentherapie raten. In manchen Fällen bildet sich dann ein so genanntes Radioderm. Dabei verdünnt sich die Haut so sehr, dass sie wächsern wirkt; es sprießen winzige Blutgefäße in das Gewebe ein, die als Netz von haarfeinen Kanälchen sichtbar werden. Die sich manchmal bildenden Geschwüre heilen in der Regel sehr langsam. Das Radioderm ist keine Krankheit. Aber es handelt sich um eine bleibende Veränderung der Haut, die man sich als Frau nicht unbedingt wünscht. »Solche Nebenwirkungen sind umso weniger zu befürchten, je länger die Erstbestrahlung zurückliegt«, sagt Dr. Thomas Wiegel, Strahlentherapeut am Universitätsklinikum Benjamin Franklin in Berlin.

Durch eine Bestrahlung, vor allem wenn sie wiederholt werden muss, kann es zu Entzündungen an benachbarten Organen kommen: am Brustfell, an der Lunge, an den Bronchien, am Herzen. Das ist jedoch außerordentlich selten der Fall. Solche Entzündungsreaktionen verursachen häufig Schmerzen, die man mit Medikamenten in den Griff bekommen kann. Wenn ein anderes Organ sich entzünden sollte, muss die Strahlenbehandlung unterbrochen werden. An Rippenfell und Lunge bilden sich manchmal Narben, die zu Verziehungen im Gewebe führen können. In der Folge haben einige Frauen mit Husten und Kurzatmigkeit zu kämpfen. Diese Symptome klingen meistens drei bis sechs Monate nach dem Ende der Bestrahlung ab.

Eine selten vorkommende Nebenwirkung der Bestrahlung ist die so genannte Radionekrose der Rippen. Durch die Bestrahlung verlieren die Rippen in den behandelten Regionen an Festigkeit. Durch einen heftigen Schlag oder durch starkes Husten kann eine Rippe brechen – manchmal sind es sogar mehrere Rippen. Der Brustkorb kann danach ziemlich schmerzen. Der Bruch heilt nach einigen Wochen aus, eventuell mit einer gewissen zeitlichen Verzögerung im Vergleich zu einem »normalen« Rippenbruch. Diese Komplikation tritt bei ein bis zwei Prozent der Frauen auf. Es kommt immer wieder vor, dass Ärzte in dieser Situation zur Entnahme der angeknacksten Rippe raten. Das sei falsch, sagt Professor Normann Willich. Nach einem operativen Eingriff seien die Beschwerden meist stärker als vorher. »Der Eingriff ist völlig überflüssig, weil diese Rippenbrüche ganz normal ausheilen«, konstatiert Willich.

Die Haut kann sich durch die Strahleneinwirkung verfärben und so braun werden wie nach vielen Sonnenbädern. Diese Pigmentveränderung verschwindet meist innerhalb von drei Monaten. Nach einer Radiotherapie mit Elektronenstrahlung kann die Bräunung bestehen bleiben. Wenn die Achselhöhle bestrahlt wird, fallen die Härchen dort aus. Sie wachsen meistens nicht mehr nach.

Manche Frauen fühlen sich während einer Strahlentherapie schlapp und niedergeschlagen, andere sind nur ein wenig müde und spüren keine negativen Auswirkungen auf ihr Gefühlsleben. Die Mattigkeit hat nicht nur damit zu tun, dass der Körper mit den Strahlenschäden fertig werden muss, sondern auch mit den manchmal anstrengenden Fahrten in die Klinik und zurück und mit der Mühsal, die tägliche Bestrahlung in den Terminkalender zu integrieren. Man kann auch nicht unbedingt sagen, dass eine Strahlenbehandlung die Ursache für traurige Gemütszustände sei. Denn Verstimmungen in dieser Phase haben viel mit dem Schock der Diagnose und der Operation zu tun.

Wie eine Frau auf eine Radiotherapie reagiert, hängt nicht von ihrem Haut- und Gewebetyp ab: Frauen mit einer eher hellen, dünnen Haut bekommen nicht häufiger Probleme als Frauen dunkleren Hauttyps.

Sprechen Sie mit Ihrem Strahlentherapeuten, sobald Beschwerden auftreten, die Sie beunruhigen. Das ist auf jeden Fall besser, als die Behandlung einfach abzubrechen. Der Arzt wird in vielen Fällen ein Mittel dagegen wissen. Manchmal hilft es auch, die Behandlung ein paar Tage auszusetzen.

Selbsthilfe während der Strahlentherapie

Sie können selbst einiges dazu tun, um die Nebenwirkungen an der Haut möglichst gering zu halten, wenn Sie während der Bestrahlung und zwei bis drei Wochen danach einige Regeln beachten:

- Meiden Sie möglichst Wasser, Seife und Waschlotionen. Sie könnten die Markierungen, die der Arzt auf Ihrer Brust anbringt, abwaschen

und die Haut zudem unnötig reizen. Verwenden Sie besser einen Puder, den der Arzt Ihnen verschreibt.
- Meiden sie alles, was an Ihrer Brusthaut reibt, scheuert, zerrt und kratzt: enge Unterwäsche zum Beispiel oder Blusen und Pullover mit engem Armausschnitt. Am besten verzichten Sie in dieser Zeit ganz auf einen BH. Wenn Sie sich dabei aber nicht wirklich wohl fühlen, könnten Ihnen ein paar Tricks helfen: Einschneidende BH-Träger zum Beispiel könnten Sie mit Stoffstückchen unterpolstern. Oder Sie ziehen zuerst ein T-Shirt und dann erst den BH an. Hautfreundliche Natur- oder Kunstfasern tragen sich jetzt besonders angenehm. Rubbeln und bürsten sollten Sie Ihre Brust in dieser Zeit auf keinen Fall.
- Verwenden Sie keine scharfen Mittel, wie zum Beispiel Alkohol, Kölnisch Wasser oder Deodorant in der Bestrahlungsregion. Tragen Sie dort auch keine Parfüms und Cremes auf.
- Hitze und Kälte tun der bestrahlten Haut längerfristig nicht gut. Also keine Sonnenbäder in praller Sonne, keine Sauna, keine Höhensonne, keine heißen oder kalten Umschläge, keine Eispackungen, keine Wärmflaschen.

Sie können zusätzlich einiges tun, um Ihr Wohlbefinden zu stärken und den Behandlungserfolg zu unterstützen:

- Versuchen Sie, sich gut und ausreichend zu ernähren. Essen Sie viel Gemüse und Obst, Vollkorn- und Milchprodukte. In dieser Zeit sollten Sie keine Abmagerungsdiät machen, denn damit würden Sie sich zusätzlich unter Stress setzen. Trinken Sie möglichst viel Wasser, Tee und Säfte, um Ihrem Körper beim Entgiften zu helfen.
- Gehen Sie so oft wie möglich an der frischen Luft spazieren. Atmen Sie dabei tief ein und aus, um die Lungen zu stärken und dem Körper viel Sauerstoff zuzuführen.
- Achten Sie darauf, dass Sie genügend Schlaf bekommen und dass Sie sich auch zwischendurch am Tage immer wieder einmal ausruhen können.
- Manche Frauen schwören auf eine zusätzliche Kur mit so genannten

antioxidativen Vitaminen. Dadurch können zellschädigende Spaltprodukte – man nennt sie »freie Radikale« –, die durch die Bestrahlung entstehen, abgefangen werden. Zu den »Radikalfängern« zählen das Beta-Carotin, die Vitamine C und E sowie das Spurenelement Selen (vgl. Kapitel 10, Ernährung). Zur Stärkung der Hautfunktionen eignen sich darüber hinaus Vitamine der B-Gruppe.

- Wenn Sie unter dem Bestrahlungsgerät liegen, kann Ihnen ruhiges, tiefes Atmen helfen, sich zu entspannen.
- Entspannend können auch Visualisierungsübungen wirken. Dabei lenkt man die gesammelte Konzentration auf die Vorstellung, dass die Behandlung den Körper heilt. Das amerikanische Therapeutenpaar Carl und Stephanie Simonton hat eine Reihe von Übungen dazu entwickelt. Sie sind zum Beispiel in dem Buch »Wieder gesund werden« beschrieben (vgl. Anhang und Kapitel 10, Psychologische Methoden).
- Pflegen Sie die bestrahlte Hautregion mehrmals täglich mit »Bestrahlungspuder«; das kann zum Beispiel Kamillenpuder oder Penatenpuder sein. Er hält die Haut während der Therapie trocken und schützt die darunter liegenden Schichten bei weiteren Bestrahlungen vor Schäden.

Ablauf einer Strahlentherapie

In der Regel können Sie die Strahlenbehandlung ambulant machen – entweder in der Klinik oder in speziell dafür eingerichteten Praxen von niedergelassenen Strahlentherapeuten. Wenn es jedoch keine Möglichkeit in der Nähe Ihres Wohnorts gibt, könnte ein mehrwöchiger Aufenthalt im Krankenhaus notwendig sein. Manche Frauen fahren täglich weite Strecken, um in der Zeit der Behandlung zu Hause leben zu können. Wenn die körperliche Verfassung gut ist, spricht nichts gegen diese Reiseanstrengung. Manche Hilfsorganisationen, zum Beispiel das Rote Kreuz, organisieren Sammeltransporte in die Strahlenklinik.

Bei Ihrem ersten Besuch in der Klinik geht es zunächst nur um die Planung Ihrer Behandlung. Sie können dabei mit einem Arzt über die einzelnen Schritte und die möglichen Folgen sprechen. Wenn Sie es möchten, können Sie zu dem Gespräch auch einen Verwandten oder eine Vertrauensperson mitbringen. Manchmal ergibt sich aus der Beratung, dass noch Voruntersuchungen notwendig sind – Labortests zum Beispiel oder eine Röntgenaufnahme. Ist das nicht der Fall und stimmen Sie der Behandlung zu, wird am Ende des ersten Gesprächs ein Termin für die Bestrahlungsplanung vereinbart.

Die Planung erfolgt mit Hilfe eines Computertomographen. Das ist ein spezielles Röntgengerät, mit dem das zu bestrahlende Gebiet beziehungsweise die zu bestrahlenden Gebiete aus verschiedenen Aufnahmewinkeln genau ermittelt werden. Die Bestrahlungsfelder werden dann häufig unter Durchleuchtung (die Ärzte bezeichnen diesen Vorgang als »Lokalisation« und »Simulation«) mit waschfester Farbe auf Ihrer Haut eingezeichnet. Danach können Sie fürs Erste nach Hause gehen.

In Ihrer Abwesenheit geht die Planung weiter: Ein Strahlentherapeut errechnet aus allen Daten, die bei Lokalisation, Simulation und anderen vorangegangenen Untersuchungen gewonnen wurden, ein individuelles Konzept, das die für Sie geeignete Technik, die Strahlenart und die Bestrahlungszeit enthält. Das kann ein paar Tage dauern. Möglicherweise muss die Markierung dem neuen Plan angepasst werden. Das übernimmt eine Mitarbeiterin des Arztes, eine Medizinisch-technische Radiologieassistentin (MTR).

Vor Beginn der Behandlung wird ein genauer Terminplan aufgestellt. Sie erfahren, wie oft Sie voraussichtlich bestrahlt werden. Die Planung ist flexibel und kann sich ändern, wenn Nebenwirkungen auftreten. Lassen Sie sich am besten gleich die Telefonnummern Ihrer Betreuer geben, damit Sie, wenn es einmal nötig sein sollte, einen Termin absagen können.

Eine Bestrahlung ist eine Sache von Minuten. Eine Assistentin kümmert sich um Sie und hilft Ihnen, auf einem speziellen Behandlungstisch Platz zu nehmen. Über Ihnen befindet sich das Bestrahlungsgerät. Die Assistentin verlässt dann das Zimmer und geht in einen Nebenraum, der durch eine dicke Wand vom Behandlungszimmer abgetrennt ist. Sie können die Assistentin nicht sehen, aber über eine Sprechanlage mit ihr reden. Über Videokamera und Bildschirm sieht die Assistentin, was mit

Ihnen geschieht. Während der Bestrahlung müssen Sie absolut ruhig liegen, damit wirklich nur der betroffene Bereich Strahlen abbekommt. Den Atem anhalten müssen Sie jedoch nicht. Die Strahlenmenge, die Sie bei jeder Sitzung erhalten, wird in ein Dokument eingetragen.

Manche Patienten nehmen an, dass sie in der Zeit der Behandlung Strahlen absondern und dadurch andere gefährden können. Das glauben im Übrigen auch einige ihrer Mitmenschen. Diese Befürchtung ist jedoch unbegründet.

Als sehr belastend empfinden viele Frauen die oftmals langen Aufenthalte in den Wartezimmern der Strahlenkliniken. Und zwar nicht nur deshalb, weil sie sich ärgern, trotz eines vereinbarten Termins erst sehr viel später dranzukommen. Beim Warten begegnen sie häufig zum ersten Mal Krebskranken in fortgeschrittenen Stadien – vom Leiden gezeichneten Menschen, denen es möglicherweise von Mal zu Mal schlechter geht. Diese Begegnungen können emotional aufwühlen, zumal wenn eine Frau gerade sehr viel Angst um ihr eigenes Leben hat. Deprimierend sind manchmal auch Gespräche mit anderen Patienten, die ständig klagen und in einem fort Horrorgeschichten aus dem Leben eines Krebskranken zum Besten geben. Drängen Sie darauf, dass Sie

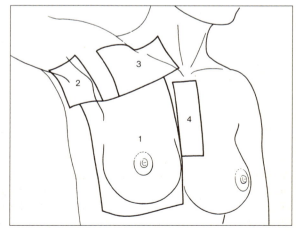

Die Strahlungsregionen der Brust: In den meisten Fällen wird lediglich Feld 1 bestrahlt.

termingerecht behandelt werden, und halten Sie, wenn irgend möglich, Abstand zu übermäßig mitteilsamen »Wartezimmer-Unken«.

Systemische Behandlung

Noch vor einigen Jahren haben Ärzte Frauen nach der (ersten) Brustkrebsoperation nur dann eine vorbeugende (adjuvante) Chemotherapie oder Hormontherapie empfohlen, wenn die Lymphknoten bereits Krebszellen enthielten. Das hat sich geändert: Heute raten viele Mediziner auch Frauen, deren Lymphknoten krebsfrei sind, in dieser Situation zu einer systemischen Behandlung – sei es in Form einer Chemotherapie, sei es als Hormontherapie.

Einen starken Impuls für diese Trendwende gab 1992 eine große Studie, in der die Ergebnisse aus 133 weltweit vorgenommenen Untersuchungen an insgesamt 75 000 Frauen über die Wirkung verschiedener Methoden der systemischen Therapie zusammengefasst waren. Die Studie wertete die langfristigen Krankheitsverläufe von Frauen mit Brustkrebs in den »frühen« Stadien I und II aus, wobei sowohl Erkrankungen mit Lymphknotenbefall als auch solche ohne Krebsbefund in den Achsellymphknoten berücksichtigt wurden. Dabei zeigte sich, dass die behandelten Frauen im Durchschnitt deutlich weniger Krebsrückfälle hatten und länger lebten als Frauen, die nach der Operation nicht weiter behandelt worden waren. Im Mittel kamen in der »Behandlungsgruppe« ein Viertel bis ein Drittel weniger Rückfälle vor – man könnte also sagen: Jedes dritte bis vierte Rezidiv wurde durch die Therapie verhindert. Sogar nach 15 Jahren noch waren in der Gruppe, die mit Hormon- oder Chemotherapie behandelt worden waren, mehr Frauen am Leben als in der Gruppe der »Unbehandelten«.

Die Ergebnisse der nach ihrem Leiter Richard Peto benannten »Peto-Studie« sind dennoch kein Grund zur Euphorie. Sie zeigen zwar, dass eine systemische Therapie einer Frau mit Brustkrebs helfen kann – die Betonung liegt auf »kann«, weil die statistischen Mittelwerte der Peto-Studie nichts über den individuellen Gewinn aussagen. Und wenn man die oben genannte durchschnittliche Verbesserung von krankheitsfreier

Zeit und Lebensdauer »andersherum« liest, dann heißt das: Von einer vorbeugenden Chemotherapie profitieren im Schnitt höchstens 20 Prozent aller Frauen, was eben auch bedeutet, dass mindestens 80 Prozent sich der Strapaze vergeblich unterziehen. Unter bestimmten Voraussetzungen verspricht die adjuvante Chemotherapie jedoch mehr Gewinn: so bei Frauen, die jünger als 50 Jahre sind und deren Lymphknoten Krebszellen enthalten. In dieser Gruppe kommen im Durchschnitt nach einer systemischen Behandlung 41 Prozent weniger Metastasen vor, wie die Untersuchung zeigte. Für die prophylaktische Hormonbehandlung kam 1992 heraus: 70 bis 80 Prozent der Frauen schlucken das Medikament, ohne etwas davon zu haben.

Die Hormonbehandlung schneidet in der darauf folgenden Metaanalyse, die Richard Peto und seine Kollegen 1995 auf der Basis von 154 Studien vorlegten, besser ab. Demnach sind nach einer vorbeugenden Hormoneinnahme über einen Zeitraum von fünf Jahren nur etwa halb so viele Rezidive aufgetreten wie bei Frauen, die in der gleichen Situation keine Therapie mit dem Wirkstoff Tamoxifen erhielten. Der positive Effekt zeigte sich bei Frauen aller Altersstufen, auf deren Tumoren der Pathologe Hormonrezeptoren gefunden hatte, die also »rezeptorpositiv« waren. Junge Frauen vor den Wechseljahren, deren Tumoren »rezeptornegativ« waren, hatten nichts von der Tamoxifenbehandlung. Darüber hinaus zeigte die Peto-Studie, dass eine kombinierte Hormon-/Chemotherapie bei Frauen aller Altersklassen noch etwas besser wirkt als eine Hormontherapie allein. Vor allem bei rezeptorpositiven Patientinnen kam es zu weniger Tumorrückfällen. Auch die durchschnittliche Lebenszeit war etwas länger.

Die Peto-Daten sind die Grundlage für Behandlungsempfehlungen, wie sie etwa alle drei Jahre auf der renommierten »Internationalen Konferenz zur adjuvanten Therapie des primären Mammakarzinoms« in St. Gallen in der Schweiz formuliert werden (vgl. Kapitel 7). Dort versuchen führende Brustkrebsexperten, die neuesten Forschungsergebnisse in »Therapierezepte« für einzelne Gruppen von Patientinnen umzusetzen, in Rezepte, die von Mal zu Mal differenzierter werden.

Bis vor einigen Jahren gab es zum Beispiel eine einfache Regel: Für Frauen vor den Wechseljahren ist eine Chemotherapie das Beste, für

Frauen nach den Wechseljahren eine Hormontherapie. Die Ergebnisse mehrerer Studien (vgl. weiter oben) haben die Akzente etwas verschoben. Abhängig von den Risikofaktoren einer Patientin wird heute oft beides verschrieben, wenn der Krebs Hormonrezeptoren aufweist. Weist er keine auf, dann erhält eine Frau oft nur eine Chemotherapie. Bestimmte Patientengruppen erhalten nur Hormone.

Was Brustkrebsspezialisten heute anstreben, ist die individualisierte, prognoseorientierte Therapie. Sie ordnen eine Patientin in eine bestimmte Risikoklasse ein (»niedrig«, »mäßig«, »hoch«) und geben ihr die Medikamente, die sich für diese Risikogruppe als besonders geeignet erwiesen haben (vgl. Kapitel 6 und weiter unten).

Aber auch die zunehmende Feingliederung der Behandlungsgruppen kann nicht darüber hinwegtäuschen: Die vorbeugende systemische Therapie ist in vielen Fällen eine »Schrotschussmethode«. Behandelt wird kein sichtbarer oder irgendwie feststellbarer Tumor, behandelt wird ein Phantom: nämlich übrig gebliebene Krebszellen, deren Existenz die Ärzte aufgrund von Erfahrungswerten bloß vermuten. Bei einigen Frauen gibt es diese Zellen wirklich, bei anderen gibt es sie nicht mehr. Immerhin sind zwei Drittel der Patienten allein durch die Operation geheilt.

»Wir behandeln eine Statistik«, bringt Professor Kurt Possinger, Onkologe am Berliner Universitätsklinikum Charité, Campus Mitte, das Dilemma auf den Punkt. Mit gutem Erfolg, wie er findet: »Der Rückgang der Brustkrebssterblichkeit seit 1992 in den USA und in Großbritannien hat höchstwahrscheinlich mit der konsequenten adjuvanten Therapie zu tun.«

Wenn es gelänge, diejenigen Patientinnen genauer zu bestimmen, die wirklich einen Gewinn aus der adjuvanten Therapie ziehen können, wäre ihr mehr Erfolg als bisher beschieden. Die Zukunft der Krebsbehandlung hängt unter anderem davon ab, ob es gelingt, solche Prognosefaktoren zu finden (vgl. Kapitel 6).

In Anbetracht der begrenzten Wirksamkeit einer systemischen Therapie nach der Erstbehandlung ist es außerordentlich wichtig, dass eine Frau weiß, worauf sie sich einlässt. Der Arzt sollte ihr die Vor- und Nachteile ausführlich darstellen und das weitere Vorgehen mit ihr diskutieren. In einer »Empfehlung zur Diagnostik, Therapie und Nachsorge« des Mammakarzinoms, herausgegeben vom Tumorzentrum München, wird Ärzten nahe gelegt, folgenden Themenkatalog intensiv mit ihren Patientinnen durchzuarbeiten:

- Eine adjuvante systemische Hormon- und/oder Chemotherapie nach einer Brustkrebsoperation kann den Zeitraum bis zu einem möglicherweise auftretenden Krebsrückfall (Rezidiv) verlängern; sie kann auch die Lebenszeit insgesamt verlängern
- Durch die adjuvante Therapie kann jedes dritte bis vierte Rezidiv verhindert werden
- Dennoch haben nur relativ wenige Patientinnen einen Gewinn von einer adjuvanten Behandlung
- Bei allen behandelten Frauen können akute Nebenwirkungen auftreten; es besteht das Risiko späterer – jetzt noch nicht bekannter – Nebenwirkungen

Wenn eine Frau sich letztendlich mit der Behandlung einverstanden erklärt, dann sollte diese Zustimmung immer auf umfassenden Informationen und der Abwägung aller Argumente beruhen. Auch in Deutschland verwendet man dafür den englischen Begriff »informed consent«.

Chemotherapie

Kaum eine Krebsbehandlung ruft so große Angst hervor wie die Chemotherapie. Wenn der Arzt diese Therapie empfiehlt, steigen in vielen Frauen Furcht erregende Bilder auf: Vorstellungen von Glatzköpfigkeit, Erschöpfung, Auszehrung und schweren Gesundheitsschäden. Bei anderen Frauen wiederum ist die Angst vor verborgenen Krebszellen größer als die Furcht vor einer Chemotherapie: Sie setzen enorme Hoffnungen in diese Behandlungsmethode.

Die auch »zytostatische Therapie« genannte Methode ist ein schweres Geschütz, das dem Krebs Schaden zufügen kann. Aber leider schadet sie auch der Frau, die den Tumor in sich trägt. Deshalb setzt die Entscheidung für oder gegen eine solche Behandlung ein genaues Abwägen zwischen den zu erwartenden Wirkungen und den möglichen Nebenwirkungen voraus. Bei der Auswahl stehen die individuellen Voraussetzungen im Vordergrund. Von Bedeutung ist zum Beispiel, ob die Lymphknoten Krebs enthalten oder nicht, wie alt die Frau ist und wie viel Kraftreserven ihr Körper hat. Ein Standardrezept für alle Fälle gibt es jedenfalls nicht.

Umso wichtiger ist es, dass eine Frau so viel wie möglich über diese Behandlungsform weiß, um gemeinsam mit dem Arzt die für sie persönlich beste Wahl zu treffen. Der Untertitel dieses Buchs, »Wissen gegen Angst«, trifft ganz besonders auf die Chemotherapie zu. Umfassende Kenntnis mag die Angst nicht nehmen, aber sie hilft, besser mit ihr umzugehen.

Das Abwägen der Vor- und Nachteile dieser Therapieform ist immer eine Rechnung mit einigen Unbekannten. Eine Heilungsgarantie gibt es nicht. Zwar ist in vielen Studien nachgewiesen worden, dass die Chemotherapie Krebsrückfälle verzögern und manchmal sogar verhindern kann. Aber ob sie das auch in Ihrem Fall tun wird, ist nicht sicher vorherzusagen. Allerdings hat sich bei diesen Untersuchungen herausgestellt, dass der wahrscheinliche Nutzen bei bestimmten Gruppen von Patientinnen größer ist als bei anderen. Wenn Sie zu einer dieser Gruppen gehören, sind Ihre Aussichten auf Erfolg – statistisch gesehen – entsprechend besser.

Die Statistik hat jedoch auch gezeigt, dass eine Chemotherapie der Mehrzahl der Frauen kein längeres Leben beschert. Deshalb ist die als »dritte Säule« der Krebsbehandlung bezeichnete Methode immer wieder umstritten. Die Ärzte stehen vor einem Dilemma: Sie sehen die Unzulänglichkeiten dieser Therapieform und können manchen Frauen dennoch nichts Besseres anbieten.

Immerhin ist die Chemotherapie heute oft nicht mehr so schlimm wie ihr Ruf. Sie ist in der Regel kürzer als früher, und gegen ihre Nebenwirkungen gibt es sehr hilfreiche Mittel. Dank einer speziellen Gruppe von Medikamenten (»Antiemetika«) bleibt zum Beispiel den meisten Patientinnen das gefürchtete Erbrechen erspart.

Einfach ist die Entscheidung für oder wider eine Chemotherapie nicht. »Sich gegen eine verordnete oder vorgeschlagene Therapie zu entscheiden bedeutet in jedem Fall schwere seelische Konflikte«, schreibt Sabine Rohlfs in dem Buch »Frauen und Krebs«. »Da ist einmal der Akt der Gehorsamsverweigerung und darüber hinaus – und das ist wohl das Zentrale – die eigene innere Zerrissenheit: Habe ich mich richtig entschieden, oder wäre es anders besser gewesen?«

Bewegen Sie die Argumente für und wider diese Therapie nicht nur in Ihrem Kopf, sondern besprechen Sie Ihre Situation mit Ihnen nahe stehenden Menschen. Aus solchen Gesprächen erwächst oft eine Lösung. Wenn Sie sich für eine Chemotherapie entscheiden, hilft Ihnen vielleicht der Gedanke, dass Sie die Behandlung notfalls immer abbrechen können.

Wann kommt eine Chemotherapie in Frage?

Es gibt drei Zeitpunkte für eine Chemotherapie:

- Vor der Operation, um einen großen Tumor so zu verkleinern, dass er Brust erhaltend entfernt werden kann. Die Ärzte sprechen dabei von einer »präoperativen« oder »neoadjuvanten« Chemotherapie.
- Nach dem chirurgischen Eingriff und vor, nach oder alternierend mit einer eventuellen Strahlentherapie, um im Körper möglicherweise versteckte Krebszellen zu vernichten. Ob sie überhaupt existieren und wo sie sich verborgen halten, ist zu diesem Zeitpunkt jedoch nicht bekannt. Deshalb lässt sich der Erfolg dieser Therapie im Einzelfall auch kaum überprüfen. Nur im statistischen Mittel kann eine Veränderung gegenüber Frauen, die keine Chemotherapie erhalten haben, festgestellt werden. Die in der medizinischen Fachsprache als »adjuvante« Chemotherapie bezeichnete Behandlung wirkt zusätzlich und soll den Effekt der vorangegangenen Behandlungen unterstützen. Eine adjuvante Therapie hat vorbeugenden Charakter: Von ihr wird erwartet, dass sie einen Krebsrückfall verhindert und die Heilungschancen erhöht.
- Wenn klar ist, dass der Tumor sich bereits in anderen Körperorganen

mit Metastasen festgesetzt hat, kann eine »palliative« Chemotherapie in Frage kommen. Dann geht es um die Linderung von Beschwerden, zum Beispiel Schmerzen, die ein metastasiertes Mammakarzinom hervorrufen kann, und um eine mögliche Verlängerung der Lebenszeit.

In diesem Abschnitt werde ich vorwiegend auf die beiden erstgenannten Anwendungsbereiche eingehen. Die Möglichkeiten einer Chemotherapie bei metastasierendem Brustkrebs werden in Kapitel II beschrieben.

Ziel einer medikamentösen Behandlung ist zum einen die Verlängerung des Lebens, zum anderen geht es um eine Ausdehnung des Zeitraums bis zu einem möglichen Rückfall. Diese beiden Kriterien bilden sozusagen die »Elle«, an der sich die Auswirkungen dieser Behandlungsform messen lassen müssen. Bei der palliativen Chemotherapie steht die Erhaltung der Lebensqualität im Vordergrund.

Wie die Chemotherapie wirkt

Grundsätzlich handelt es sich bei der Chemotherapie um Medikamente, die über den Blutstrom im Körper verteilt werden. Sie wirkt also im Unterschied zu den lokalen Behandlungsformen Operation und Strahlenbehandlung »systemisch« auf den gesamten Organismus und seine Bausteine, die Zellen, ein.

Die »klassische« Erklärung für die Wirkung von Zellgiften ist Folgende: Alle Zellen haben ihre schwachen Momente, dann nämlich, wenn sie sich gerade teilen. Werden sie in dieser Phase heftig attackiert, zum Beispiel durch Chemotherapeutika, so sterben sie ab. Das gilt für gesunde Körperzellen ebenso wie für Krebszellen. Allerdings vermehren sich Tumorzellen häufig schneller als die meisten normalen Zellen und sind deshalb auch öfter verwundbar. Darüber hinaus sind gesunde Zellen eher in der Lage, sich nach einem Angriff zu erholen, da sie über intakte Reparaturmechanismen verfügen. Krebszellen fehlen diese Werkzeuge. Die scheinbar unbändig vitalen, vermehrungswütigen Zellen sind nämlich im Grunde sehr schwach.

Seit einiger Zeit mehren sich die Hinweise, dass Krebsmittel möglicherweise auch auf andere Weise wirken. Es könnte demnach sein, dass sie der Zelle das Signal geben, sich aufzulösen. Dieses Ereignis wird als »Apoptose« oder »programmierter Zelltod« bezeichnet. Auch Signale aus dem Organismus selbst können einen solchen »Zellselbstmord« auslösen. Er gehört zu den ganz normalen Reaktionen des Körpers und sorgt dafür, dass ständig ältere gegen jüngere Zellen ausgetauscht werden. Noch ist nicht klar, was diese neuen wissenschaftlichen Ergebnisse für die Behandlung von Krebs bedeuten. Die Entschlüsselung des programmierten Zelltods gilt jedoch als eines der wichtigsten Themen der Krebsforschung. Bis eindeutige Ergebnisse vorliegen, hält man sich jedoch weiterhin an die »klassische« Theorie.

Grundsätzliche Probleme der Chemotherapie

Es gibt drei grundsätzliche Probleme mit dieser Behandlungsform, die bis jetzt noch nicht gelöst sind.

- Problem Nummer eins: In jedem Tumor gibt es nur einen gewissen Prozentsatz von Krebszellen, die sich schnell vermehren. Die anderen teilen sich nicht und sind in dieser Ruhephase unangreifbar.
- Problem Nummer zwei: Krebsgeschwulste können der medikamentösen Attacke erheblichen Widerstand entgegensetzen. Die so genannte Resistenz ist manchmal derart ausgeprägt, dass Zytostatika überhaupt nichts ausrichten können. Bis jetzt existiert noch kein routinemäßig anwendbarer Test, mit dem man vor Beginn einer Chemotherapie bestimmen könnte, ob dieser spezielle Tumor auf die zelltötenden Arzneien reagiert, und wenn ja, auf welche. Noch sind die Ärzte im Wesentlichen auf ihre Erfahrung und auf das Prinzip »Versuch und Irrtum« angewiesen. Eine Resistenz kann sich aber auch nachträglich ausbilden, nachdem die Medikamente eine Zeit lang gewirkt haben. Mit der so genannten Hochdosistherapie versucht man, dieses Problem zu umgehen. Dabei wird der Tumor gleich zu Beginn der Behandlung mit großen Mengen von Zytostatika attackiert, damit er, so die Idee, gar keine Zeit bekommt, Widerstandskräfte zu ent-

wickeln. Die Hochdosischemotherapie hat die in sie gesetzten Erwartungen bisher jedoch nicht erfüllt (vgl. weiter unten).
- Problem Nummer drei: Krebsmedikamente schädigen auch gesunde Körperzellen. Das ist die Ursache für ihre unerwünschten Nebenwirkungen. Betroffen sind Gewebe mit hoher Teilungsaktivität: Haarwurzelzellen zum Beispiel sowie Zellen des Magen-Darm-Trakts und das Knochenmark, in dem Blutzellen gebildet werden. Daher der Haarausfall, die Übelkeit, die Anfälligkeit für alle möglichen Infektionen (vgl. Abschnitt über Nebenwirkungen). Die ärztliche Kunst besteht darin, eine möglichst hohe Wirkung bei möglichst geringen Nebenwirkungen zu erzielen.

Welche Mittel gibt es?

Die in der adjuvanten Therapie üblichen Präparate sind entweder synthetisch, das heißt, sie kommen so in der Natur nicht vor, oder sie sind Abkömmlinge von Substanzen aus der belebten Natur, oder aber sie enthalten Gifte aus Pflanzen. Sie sind nach ihrer Fähigkeit ausgewählt worden, das Zellwachstum zu hemmen. Insgesamt gibt es mehr als 60 routinemäßig angewandte Präparate, wovon aber nur ein Teil zur Behandlung von Mammakarzinomen eingesetzt wird.

Zur Behandlung von Brustkrebs haben sich Präparate aus folgenden Substanzklassen durchgesetzt. Sie alle greifen an unterschiedlichen Schwachstellen der Zelle an und haben unterschiedliche Nebenwirkungen.

- **Alkylanzien** heften sich an die Erbinformation der Zelle, die DNS, und blockieren diese. Infolgedessen kann die Zelle sich nicht mehr vermehren und stirbt schließlich ab. Ein bekannter Vertreter dieser Substanzklasse ist das Cyclophosphamid. Alkylanzien spielen in der adjuvanten Brustkrebstherapie eine wichtige Rolle. Die hauptsächlichen Nebenwirkungen von Cyclosphosphamid sind Übelkeit, Erbrechen, Appetitlosigkeit, Zerstörung von weißen Blutkörperchen, Menstruationsstörungen und Haarausfall.

- **Antimetabolite** attackieren die Zelle, wenn sie sich gerade teilt. Sie bieten ihrem »Gastgeber« einen Pseudonährstoff an und hungern ihn dadurch aus. Die Substanzen Methotrexat und 5-Fluorouracil (5-FU) gehören zu dieser Stoffgruppe. Die häufigsten Nebenwirkungen von Methotrexat sind Übelkeit, Erbrechen, Entzündungen der Mundschleimhaut, Zerstörung weißer Blutkörperchen, Geschwüre und Bindehautentzündung des Auges, Nebenwirkungen von 5-FU: Entzündungen der Mundschleimhaut, Übelkeit, Erbrechen, Durchfall, niedrige Blutwerte, Appetitlosigkeit und Haarausfall. Ein neueres Medikament aus dieser Stoffgruppe ist Gemcitabin. Dieser Wirkstoff ruft oft grippeähnliche Symptome hervor. Andere Nebenwirkungen treten selten auf; es kommt zum Beispiel nur ausnahmsweise zum Haarverlust. Bei hoher Dosierung kann es zu Schädigungen der Haut, der Schleimhäute und des Knochenmarks kommen.
- **Alkaloide** vereiteln die Bildung einer Spindel im Zellkern, ohne die eine Zelle sich nicht teilen kann. Zu dieser Wirkstoffgruppe zählen Vincristin und die neuere Substanz Vinorelbin. Zu den Nebenwirkungen von Vincristin zählen Haarausfall, Taubheit in den Fingern und Zehen, Verstopfung und Kopfschmerzen. Vinorelbin hat offenbar weniger unangenehme Nebeneffekte.
- **Taxane** verändern die Anordnung der Moleküle in der Zelle derart, dass keine Zellteilung mehr stattfinden kann. Die ersten Taxane – sie kamen in Deutschland Mitte der neunziger Jahre auf den Markt – bestanden noch aus Naturstoffen. Mittlerweile werden die Substanzen nicht mehr aus der Rinde oder den Nadeln der pazifischen Eibe, sondern synthetisch hergestellt. Die beiden heute verwendeten Wirkstoffe Paclitaxel und Docetaxel stören die Ausbildung eines Spindelapparats in der Zelle. Daraufhin gelingt die Zellteilung nicht, und der programmierte Zelltod wird eingeleitet. Übelkeit und Erbrechen treten seltener auf als bei anderen Zytostatika. Haarausfall haben jedoch fast alle Behandelten. Als gravierendste Nebenwirkung wird die Verminderung des Anteils weißer Blutkörperchen genannt. Docetaxel fördert offenbar die Wassereinlagerung im Körper: Bei manchen Frauen bilden sich Ödeme während der Therapie. Zunächst waren die Substanzen nur zur Therapie von Brustkrebs im fortgeschrittenen

Stadium zugelassen. Kürzlich wurden Untersuchungen aus den Vereinigten Staaten vorgestellt, die zeigen, dass die Arznei auch für die Erstbehandlung geeignet ist, und zwar für Patientinnen mit hohem Rückfallrisiko.

- **Onkologische Antibiotika** schmuggeln sich direkt in die Erbsubstanz ein und verhindern vom Zentrum des Geschehens aus, dass die Zelle sich teilt. Bekanntester Vertreter: das Doxorubicin (Handelsname: »Adriamycin«). Adriamycin gilt als eines der wirkungsvollsten Präparate, das bei vielen Frauen allerdings heftige Nebenwirkungen verursacht. Folgende Nebenwirkungen dieses Mittels sind bekannt: Haarausfall, Entzündungen der Mundschleimhaut, Übelkeit, Erbrechen, Herzschäden und niedrige Blutwerte.

Als besonders nützlich hat sich die Kombination mehrerer Medikamente erwiesen. Dadurch wird die Wirkung potenziert. Außerdem hat sich gezeigt, dass die Zellen sich dann nicht so schnell an die Gifte gewöhnen und infolgedessen nicht so rasch gegen sie resistent werden. Die Substanzen wirken am besten, wenn sie einzeln hintereinander gegeben werden. Üblich sind heute Kombinationen von zwei, drei oder fünf Chemotherapeutika. Wenn mehrere Mittel zusammen eingesetzt werden, sprechen Mediziner von einer »Polychemotherapie«.

Viele Frauen erhalten heute nach der Operation eine kombinierte Chemo-Tamoxifen-Therapie, auch wenn keine Lymphknoten befallen sind. Dabei wird häufig das so genannte CMF-Schema angewendet, eine Kombination aus unterschiedlich gewichteten Anteilen von Cyclophosphamid, Methotrexat und Fluorouracil. Manche Ärzte bevorzugen in dieser Situation die Kombination Cyclophosphamid-Epirubicin (ein onkologisches Antibiotikum). Bei erhöhtem Risiko einer Wiedererkrankung wird oft der Anteil onkologischer Antibiotika erhöht. In Studien wird derzeit die zusätzliche Verwendung von Taxanen bei sehr hohem Rückfallrisiko geprüft.

Diese Kombinationen und die entsprechenden Dosierungsempfehlungen sind das Ergebnis umfangreicher Versuche in den letzten 25 Jahren.

Damit die chemotherapeutischen Medikamente optimal auf die einzelne Frau abgestimmt und nach ihren Bedürfnissen dosiert werden, ist viel Fachwissen nötig. Das haben in der Regel Internisten mit einer onkologischen Zusatzausbildung oder Gynäkologen mit einer Spezialausbildung. Sie wählen das passende Chemotherapeutikum beziehungsweise eine Kombination von Mitteln aus und berechnen die erforderliche Medikamentenmenge nach Größe, Körpergewicht und natürlich entsprechend dem Gesundheitszustand der Frau. Die Blutwerte werden vor, während und nach der Behandlung immer wieder überprüft. Sobald gewisse Grenzwerte unterschritten werden, muss der Arzt die Chemotherapie entweder verändern oder unterbrechen.

Sowohl die Medikamente selbst als auch die Dosierung und die Anwendungsgebiete werden ständig verändert und weiterentwickelt. Was vor einigen Jahren noch als optimale Vorgehensweise galt, ist heute schon wieder überholt. Außerdem folgen nicht alle Krankenhäuser und Ärzte denselben Richtlinien.

Wie geht eine Chemotherapie vor sich?

Meistens ist die adjuvante chemotherapeutische Behandlung ambulant möglich: entweder in der Praxis eines niedergelassenen Arztes, in der Ambulanz eines Krankenhauses oder, wenn Tabletten gegeben werden, auch zu Hause. Sollten Komplikationen auftreten, kann ein Krankenhausaufenthalt erforderlich sein. Begonnen werden sollte mit der adjuvanten Chemotherapie so bald wie möglich nach der Operation, möglichst innerhalb von sechs Wochen. Das gilt insbesondere bei Patientinnen, deren Brustkrebs keine Hormonrezeptoren aufwies. Die Idee dabei ist, eventuell im Körper vorhandene Krebszellen abzutöten. Wenn zusätzlich eine Strahlentherapie erforderlich ist, wird häufig das so genannte Sandwichverfahren angewendet: zunächst einige Zyklen Chemotherapie, dann die Strahlenbehandlung, dann wieder Chemotherapie.

Auf eine Behandlungsphase mit Zytostatika folgt in der Regel eine längere Behandlungspause: Das CMF-Schema zum Beispiel sieht sechs Behandlungen in sechs Monaten vor. In den Pausen kann der Körper sich von den schädlichen Wirkungen der Medikamente erholen. Die Mittel können verschiedene Formen haben: Tabletten sind ebenso gebräuchlich wie Injektionen oder Infusionen.

Vor dem Beginn einer Chemotherapie wird in der Regel ein ausführliches Gespräch mit dem Arzt stehen. Darin sollten die Vor- und Nachteile, der Ablauf und die möglichen Nebenwirkungen der Therapie ausführlich besprochen werden (vgl. Abschnitt »Systemische Behandlung« und Kapitel 7). Wenn Sie sich für eine Chemotherapie entscheiden, werden die Termine für die Behandlungen festgelegt. Vielen Frauen hilft es, wenn zumindest beim ersten Mal der Partner oder ein anderer nahe stehender Mensch dabei ist. Nicht nur wegen der Unterstützung bei eventuellen Nebenwirkungen – diese treten, wenn überhaupt, erst Stunden später auf –, sondern wegen des seelischen Beistands.

Zum Terminplan: Beim klassischen CMF-Behandlungsschema sieht er oft folgendermaßen aus: Am ersten Tag des ersten Zyklus gibt es eine Tablette mit dem Wirkstoff Cyclophosphamid sowie jeweils eine Spritze mit Methotrexat und Fluorouracil. An den folgenden Tagen bis zum Abschluss der Therapie nimmt die Patientin jeweils eine Tablette Cyclophosphamid ein. Am achten Tag folgen je eine Injektion Methotrexat und Fluorouracil. Nach 14 Tagen ist die erste Behandlungsphase abgeschlossen. Danach folgen zwei Wochen Pause, bevor der nächste Zyklus startet. Für die Spritzen ist in der Regel ein Arztbesuch nötig; die Tabletten können Sie zu Hause einnehmen.

Dieses Anwendungsbeispiel soll lediglich einen Eindruck vom Ablauf einer Chemotherapie vermitteln. Abweichend davon gibt es eine Reihe anderer Behandlungspläne.

Je nachdem, in welcher Form Sie die Zytostatika erhalten, dauert die Behandlung von einigen Minuten bis zu drei Stunden. Am längsten dauert die Infusion, bei der Sie liegen oder sitzen, während die Zytostatikalösung langsam in ihre Armvene einfließt. Achten Sie bei Injektionen und Infusionen mit darauf, dass die Nadel niemals in den Arm auf der operierten Seite eingeführt wird – das erhöht die Gefahr eines Lymphödems oder einer Infektion (vgl. Kapitel 9).

Für den Erfolg einer zytostatischen Behandlung ist es wichtig, dass sie konsequent durchgeführt wird. Sie sollten sich deshalb nach Möglichkeit an die vereinbarten Termine halten und die Therapie nicht einfach von sich aus abbrechen, denn das könnte den Erfolg der ganzen bisherigen Behandlung gefährden. Informieren Sie Ihren Arzt immer über eventuelle Nebenwirkungen. Er kann die Behandlung möglicherweise so verändern, dass Sie weniger Beschwerden haben.

In Zukunft spielt vielleicht auch die Tageszeit eine Rolle bei der Planung der Chemotherapie. Schon vor zehn Jahren wurde nachgewiesen, dass die in der Chemotherapie eingesetzten Medikamente je nach Uhrzeit unterschiedlich wirksam sind und dann mehr oder weniger starke Nebenwirkungen hervorrufen können. So wird Adriamycin zum Beispiel am frühen Morgen am besten vertragen. Umsetzen kann man diese Beobachtung aber erst, seit es kleine, am Körper zu tragende Medikamentenpumpen gibt, die über einen Katheter ständig optimale Mengen von Zytostatika in die Blutbahn abgeben.

Französische Wissenschaftler haben diese Methode an Patienten mit metastasierten Tumoren erprobt und herausgefunden, dass etwa die Hälfte der Tumoren unter dieser Behandlung schrumpften, gegenüber im Schnitt 28 Prozent bei der üblichen Behandlung. Die Nebenwirkungen waren weit weniger gravierend bei der Behandlung nach den Prinzipien der Chronotherapie, die sich den Rhythmen des Körpers und seiner Organe anpasst. Und weil der Körper sich zu bestimmten Tageszeiten offensichtlich weniger gegen die Medikamente sträubt, kann genau dann die Dosis und damit die Wirksamkeit erhöht werden. Allerdings konnten andere Forschergruppen diese Ergebnisse bisher nicht bestätigen.

Präoperative (»neoadjuvante«) Chemotherapie

Diese Form der Chemotherapie wird immer häufiger angewendet. Ursprünglich wollte man damit vor allem die Geschwulst verkleinern, um die Brust überhaupt operieren zu können. Das ist zum Beispiel beim inflammatorischen Mammakarzinom erforderlich, bei dem sich der Krebs entzündungsartig im gesamten Brustdrüsengewebe ausgebreitet hat. Seit 20 Jahren gilt die neoadjuvante Chemotherapie bei diesem Krankheitsbild als Standardbehandlung. Auch ganz große Tumorknoten können ohne diese Behandlung kaum mit Aussicht auf Erfolg operiert werden. Eine solche Chemotherapie kommt auch dann in Frage, wenn eine Frau einen im Verhältnis zu ihrer Brust sehr großen Tumor hat, aber dennoch Brust erhaltend operiert werden möchte. Wenn der Krebsknoten sehr dicht unter der Haut oder in der Brustwand sitzt, ist sogar eine Amputation oft erst nach einer präoperativen Verkleinerung der Geschwulst möglich.

Seit einigen Jahren werden aber zunehmend auch kleine Geschwülste von etwa einem Zentimeter Durchmesser an mit einer präoperativen Chemotherapie behandelt – nicht bloß, um den Tumor zu verkleinern, sondern um eine komplette Rückbildung zu bewirken. Wenn der Tumor in der Brust »dahinschmilzt«, dann hat das auch Auswirkungen auf eventuell befallene Lymphknoten in den Achselhöhlen: Die dort vorhandenen Tumorzellen werden vernichtet, die Lymphknoten schwellen ab. Mediziner hoffen, dass sich durch die präoperative Chemotherapie sogar die Heilungschancen erhöhen lassen.

Manfred Kaufmann, Gynäkologieprofessor an der Universitätsklinik in Frankfurt am Main, ist überzeugt, dass die Chemotherapie vor der Operation sich als Standardbehandlung durchsetzen wird. »Die Frauen können mit der Hand fühlen, wie der Krebsknoten kleiner wird«, sagte er auf dem Krebskongress 2002 in Berlin. Der spürbare Erfolg mache die Chemotherapie erträglicher. Sie werde von den meisten Frauen auch besser vertragen als nach der Operation verabreichte Zellgifte.

Nach der präoperativen Chemotherapie ist trotzdem eine Operation erforderlich, weil fast immer ein Tumorrest in der Brust zurückbleibt. Dieser Rest wirkt nach der Behandlung wie von Motten zerfressen und erstreckt sich über das gesamte Areal, das die ursprüngliche Geschwulst eingenommen hat. Damit der Chirurg das Überbleibsel mit einem Saum gesunden Gewebes entfernen kann, muss der Tumor vor der Chemotherapie mit einem Faden oder einem Draht genau markiert werden. Das kann ambulant unter lokaler Betäubung gemacht werden.

Die präoperative Chemotherapie wird manchmal auch in Kombination mit Hormonpräparaten vorgenommen. Erste Untersuchungen belegen, dass auch durch die alleinige Einnahme von Präparaten, die einen Einfluss auf den Hormonhaushalt haben, Tumorverkleinerungen vor der Operation erzielt werden können. Bisher wurden in diesem Zusammenhang so genannte Aromatasehemmer und auch Tamoxifen (vgl. Kapitel 11) erfolgreich erprobt.

Hochdosischemotherapie

Die Heilungschancen von Frauen mit zehn und mehr tumorbefallenen Achsellymphknoten steigen kaum durch eine »normale« adjuvante Chemotherapie. Es hat sich gezeigt, dass rund 87 Prozent von ihnen trotz einer solchen Behandlung innerhalb von fünf bis zehn Jahren einen Rückfall erleiden. Mit sehr aufwendigen, sehr teuren Hochdosischemotherapien erproben Mediziner seit Anfang der neunziger Jahre, ob in dieser Situation eine aggressivere Herangehensweise nach dem Motto »viel hilft viel« der bessere Weg ist. In anderen Studien will man prüfen, ob Frauen mit mehr als drei befallenen Lymphknoten von einer Hochdosis profitieren. Die Idee hinter dieser Therapie: Möglicherweise kann man mit großen Mengen von Zellgiften einzelne Krebszellen, die nach der Operation unerkannt im Blut- oder Lymphstrom kursieren oder sich im Knochenmark festgesetzt haben, töten, und damit einem Krebsrückfall vorbeugen. Andererseits kann die harte Behandlung auch besonders harte Nebenwirkungen hervorrufen. Dazu zählen neben Übelkeit, Erbrechen, Durchfall, Haarausfall auch Blutungen, Infektionen und entzündete Mundschleimhäute.

Die Hochdosischemotherapie gehört nicht zu den Standardverfahren. Sie sollte nur im Rahmen klinischer Studien vorgenommen werden, wie sie derzeit an mehreren Universitätskliniken in Deutschland laufen. Nachdem sich in einigen großen Studien zur Hochdosistherapie beim fortgeschrittenen (metastasierten) Brustkrebs, die 1999 in den USA vorgestellt wurden, keinerlei Überlebensvorteil für die Patientinnen ergeben hat, ist die Behandlungsform insgesamt umstritten.

Ein Wissenschaftsskandal führte Anfang 2000 zu einem weiteren schweren Rückschlag: Ausgerechnet der südafrikanische Mediziner Werner Bezwoda, der bis dahin als Einziger eine herausragende Wirksamkeit der Hochdosisbehandlung nachweisen konnte, wurde der Forschungsfälschung überführt. Er hatte etliche seiner Ergebnisse frei erfunden. Der Wissenschaftsskandal bringt die Mediziner, deren Studien derzeit laufen, in einen ethischen Konflikt: Dürfen sie Frauen die belastende Prozedur nach diesen Vorfällen noch zumuten?

»Ich denke, ja, denn uns fehlen noch Informationen, um die Hochdosischemotherapie abschließend beurteilen zu können«, sagt Professor Kurt Possinger. Der Berliner Onkologe leitet am Universitätsklinikum Charité, Campus Mitte, eine Studie mit Frauen im fortgeschrittenen Krankheitsstadium. Auch andere führende deutsche Krebsmediziner weisen darauf hin, dass bei den derzeit laufenden Untersuchungen unterschiedliche Medikamente in mehreren Dosierungen an ganz verschiedenartigen Gruppen von Patientinnen erprobt werden – Unterschiede, die ihrer Ansicht nach über den Erfolg oder Nichterfolg der Therapie entscheiden könnten. Den großen Durchbruch, so wie noch Anfang der neunziger Jahre, erwartet heute kein Arzt mehr von der Hochdosisbehandlung. Kurt Possinger zum Beispiel kann sich aber vorstellen, dass die Methode für einzelne Gruppen von Patientinnen eine nützliche Option sein könnte. Andere Ärzte wiederum hielten es für besser, diese Behandlungsform beim metastasierten Brustkrebs ganz aufzugeben.

Bei einer sehr hoch dosierten Chemotherapie wird die drei- bis zehnfach höhere Menge als üblich verabreicht. Eine solch hohe Dosis würde ohne begleitende Schutzmaßnahmen die Blut bildenden Zellen des Knochenmarks erheblich schädigen und zum Tod der behandelten Frau führen. Im Prinzip gibt es zwei Möglichkeiten, die Patientin zu schützen: eine Knochenmarktransplantation und eine in Relation dazu schonendere Übertragung von Stammzellen aus dem peripheren Blut. Bei Brustkrebspatientinnen wird fast immer die schonendere Methode angewendet.

Bei der Stammzelltransplantation erhält die Patientin den Wachstumsfaktor G-CSF und zusätzlich meist eine normale Chemotherapie. Dadurch werden Blut bildende Stammzellen aus dem Knochenmark in den Blutkreislauf »ausgeschwemmt«. Sobald die Zahl der Vorläuferzellen stark ansteigt, werden sie mit einem Verfahren, das der Blutwäsche ähnelt, herausgefiltert.

Anschließend erhält die Frau eine Hochdosischemotherapie, oft als Dauerinfusion über mehrere Tage. Sobald die Medikamente aus dem Körper ausgeschieden sind, werden die Stammzellen zurückgegeben. Es dauert in der Regel zwei Wochen, bis die Blutbildung wieder normal ist. In dieser Zeit ist die Patientin sehr infektionsanfällig. Deshalb ist ein Krankenhausaufenthalt von zwei bis drei Wochen erforderlich.

Manche Frauen schätzen die konzentrierte Behandlung, weil sie sich nicht – so wie eine konventionelle Chemotherapie – über Monate hinzieht. Ob die Hochdosischemotherapie darüber hinaus Vorteile bietet, ist derzeit noch nicht abschließend geklärt.

Nebenwirkungen

Manche Frauen vertragen eine Chemotherapie ohne größere Probleme, aber die meisten leiden unter bestimmten typischen Beschwerden. Dazu zählen Müdigkeit, Übelkeit, Erbrechen, Appetitlosigkeit, Haarverlust oder Haarausdünnung. Ursache für diese Symptome ist, dass die Zytostatika alle Zellen mit hoher Teilungsaktivität beeinträchtigen – und dazu gehören neben den Krebszellen eben auch die Zellen des Magen-Darm-Trakts (Übelkeit, Erbrechen), der Haarwurzeln und des Knochenmarks (Infektionsanfälligkeit, manchmal Blutungsneigung, Müdigkeit).

Die Stärke der Beschwerden sagt übrigens nichts über die Wirksamkeit der Chemotherapie aus. Es ist keineswegs so, dass starke Nebenwirkungen ein Indiz für den Therapieerfolg sind. Unerwünschte Wirkungen treten häufig nicht sofort nach der ersten Behandlung auf, sondern erst im weiteren Verlauf. Gegen Ende der Therapie sind sie – vor allem wegen der Auswirkungen auf das Knochenmark – oft am heftigsten.

Die Psyche spielt dabei eine bedeutende Rolle: Angst oder auch nur eine zwiespältige Einstellung gegenüber der Chemotherapie kann die Verträglichkeit maßgeblich beeinflussen. Das zeigt sich vor allem bei der Heftigkeit und Dauer von Übelkeit und Erbrechen. Manche Patienten – Frauen wie Männer – müssen sich bereits übergeben, wenn sie intensiv an die Behandlung denken oder bevor sie die Medikamente erhalten. Frauen scheinen besonders häufig so zu reagieren. Andererseits fühlen sich Patienten, die vom Nutzen der Chemotherapie überzeugt sind, in dieser Zeit seelisch oft recht gut. Dies gilt vor allem für die präoperative Chemotherapie, bei der sich der Nutzen quasi mit den Händen greifen lässt: Der Tumor schrumpft von Tag zu Tag mehr.

Manche Frauen haben es in der Zeit der Chemotherapie als hilfreich empfunden, sowohl ihre Beschwerden als auch positive Veränderungen in einem Tagebuch zu notieren. Wenn Sie das auch versuchen wollen, ist es wichtig, Ihre Empfindungen und Eindrücke genau zu beschreiben. Und teilen Sie dem Arzt möglichst viel davon mit – so erleichtern Sie die Planung der weiteren Behandlung.

Unterrichten Sie Ihren Arzt auch über die Medikamente, die Sie zusätzlich einnehmen (wollen), zum Beispiel Mittel zur Stärkung der Abwehrkräfte oder Präparate gegen Übelkeit, Durchfall oder Verstopfung. So können Sie unter Umständen eventuelle nachteilige Wechselwirkungen vermeiden.

Die bisher genannten unangenehmen Begleiterscheinungen sind vorübergehender Natur. Seit einiger Zeit weiß man aber auch, dass chemotherapeutische Mittel bleibende Schäden, vor allem Zweittumoren, auslösen können. Die in der adjuvanten Therapie von Brustkrebs eingesetzten Präparate und Mengen sind nach bisherigen Erkenntnissen nur in geringem Maße Krebs erzeugend. Wie groß das Risiko ist, wird offensichtlich von der Art der Medikamente, von der Dosis und der Behandlungsdauer bestimmt.

Im Folgenden werde ich auf die häufigsten Sofortreaktionen eingehen und Vorschläge machen, wie Sie damit fertig werden können. Zur Minderung der Nebenwirkungen gibt es sowohl lokal, also örtlich wirkende Mittel, als auch systemische Mittel, die eine Stärkung des gesamten Organismus bezwecken und den biologischen Therapien zugerechnet werden (vgl. Kapitel 10).

Müdigkeit
Fast jede Frau, die sich einer Chemotherapie unterzieht, fühlt sich gelegentlich abgespannt; manche empfinden sogar eine bleierne Müdigkeit, die umso stärker wird, je länger die Behandlung andauert. Untersuchungen zufolge ist dieses Symptom, das in der Medizinersprache »Fatigue«

heißt, für 60 Prozent der Krebspatienten stärker beeinträchtigend als Übelkeit, Schmerzen und Depressionen. Fatigue bezeichnet ein Gefühl von körperlicher und geistiger Müdigkeit, die ohne vorherige Anstrengung auftritt und auch nach ausreichender Erholungszeit nicht verschwindet. Nach Angaben der im Frühjahr 2002 gegründeten Deutschen Fatigue Gesellschaft (Adresse im Anhang) leiden zahlreiche Patienten auch nach der Behandlung noch an Erschöpfung und Antriebslosigkeit. Die Fatigue Gesellschaft will dafür sorgen, dass die bisher vernachlässigte Forschung zu diesem Beschwerdenkomplex in Schwung kommt.

Man kennt zwar einige Ursachen, aber wirklich verstanden hat man die Fatigue noch nicht. Offenbar trägt der Tumor selbst zu der Erschöpfung bei. Darüber hinaus schädigen Chemotherapie und Bestrahlung das Knochenmark, sodass dort weniger rote Blutkörperchen produziert werden können. Diese sind für den Sauerstofftransport im Körper zuständig. Bei einem Mangel an roten Blutkörperchen wird der Körper nicht ausreichend mit Sauerstoff versorgt: Müdigkeit, Leistungsabfall, Kopfschmerzen, Schwäche und Schwindel können die Folge sein. Eventuell hat die ständige Mattigkeit auch damit zu tun, dass der Stoffwechsel in dieser Phase besonders beansprucht ist: Er muss Abbauprodukte beseitigen und gleichzeitig dafür sorgen, dass Zellschäden repariert werden. Möglicherweise ist die körperliche Erschöpfung durch seelische Überlastung bedingt.

Wenn der Arzt bei Ihnen eine ausgeprägte Blutarmut feststellen sollte, können Transfusionen oder die Gabe des Blut bildenden Hormons Erythropoeitin die Fatigue lindern. Versuchen Sie auch, Ihr Leben in den Monaten der Chemotherapie so zu organisieren, dass Sie möglichst viel Ruhe haben. Alles, was nicht unbedingt in dieser Zeit erledigt werden muss, kann bis später warten. Es nützt meist nichts, die Müdigkeit zu bekämpfen. Auch wenn Sie es bisher nicht gewohnt waren: Seien Sie nett zu sich selbst, zwingen Sie sich zu nichts, und hören Sie auf die Signale Ihres Körpers. Hilfreich ist, immer wieder mal eine Pause in Ihren Tagesablauf einzuplanen, in der Sie sich vielleicht zu einem kurzen Nickerchen hinlegen, Entspannungsübungen machen oder ganz einfach ein bisschen tagträumen. Deshalb müssen Sie aber nicht zur

Couch-Potato mutieren: Jeden Tag etwas Bewegung, ein paar Gymnastikübungen, ein langer Spaziergang tun Ihnen jetzt besonders gut. Sportmediziner haben eindrucksvoll belegt, dass spezielle Trainingsprogramme Patienten während der Krebstherapie und sogar während einer Hochdosischemotherapie helfen können (vgl. Kapitel 10, Bewegung). Darüber hinaus trägt eine Ernährung mit viel frischem Gemüse und Obst sowie reichlicher Flüssigkeitszufuhr dazu bei, die Mattigkeit zu vertreiben und den Körper zu entgiften. Ganz wichtig ist auch, dass Sie nachts gut und ausgiebig schlafen. Der Krebsinformationsdienst KID in Heidelberg plant, ein spezielles Fatigue-Telefon einzurichten. Bis dahin beantworten die KID-Mitarbeiter spezielle Fragen zu diesem Syndrom per Telefon und E-Mail (Adresse siehe Anhang; Stand: Frühjahr 2002). Einen Patienteninformationsfilm »Wendepunkt Krebs – anders leben mit Fatigue« sowie eine Broschüre »Was ist Fatigue – ein Ratgeber für Krebspatienten, die sich erschöpft und müde fühlen« verschickt das Deutsche Grüne Kreuz unter dem Stichwort »Fatigue« (Schuhmarkt 4, 35037 Marburg).

Haarausfall
Der Verlust des Kopfhaars ist für die meisten Frauen das Erschreckendste an einer Chemotherapie. Aber zum einen ist das Symptom nicht unabwendbar, zum anderen kann der Schrecken durch entsprechende Vorbereitung gemildert werden.

Nicht alle Zytostatika schädigen die Haarwurzelzellen. Cyclophosphamid zum Beispiel bewirkt oft lediglich, dass die Haare dünner werden; Adriamycin führt leider meist zum kompletten Haarausfall (»Alopezie«). Oft fallen auch die Wimpern, Augenbrauen, Achselhaare und Schamhaare aus. Aber der Verlust ist temporär: Häufig bildet sich bereits vor dem Ende der Chemotherapie ein Flaum, und einige Wochen nach der letzten Behandlung beginnt das Haar dann wieder zu sprießen – nicht selten schöner als vorher. Es kommt vor, dass ehemals glatte »Spagettihaare« anschließend wellig und fülliger als zuvor sind. Gelegentlich ist auch die Farbe verändert; häufig wachsen die Haare grau oder dunkel nach. Diese Veränderung hält manchmal bis zu zwei Jahre lang nach der Therapie an.

Versuchen Sie sich frühzeitig darauf vorzubereiten, dass die Haare ausgehen. Damit werden Sie den Schock zwar nicht ganz vermeiden können, der sich einstellt, wenn Sie zum Beispiel morgens ein Büschel Haare auf Ihrem Kopfkissen vorfinden, aber Sie werden besser damit fertig. Oft kündigt sich der Verlust zwei bis drei Wochen nach Beginn der Chemotherapie durch ein Prickeln auf der Kopfhaut an. Zunächst fallen vielleicht nur ein paar Strähnen beim Kämmen aus, später dann ganze Partien.

Die Ansichten über spezielle »Kühlhauben«, die während der Chemotherapie getragen werden, sind geteilt. Die Gel gefüllten Hauben vermindern die Durchblutung der Kopfhaut. Es gelangen also weniger Zytostatika dorthin, die dem Haar schaden könnten. Etliche Kliniken und Arztpraxen halten solche Hauben bereit. Es gibt auch Kühlmanschetten, die unterhalb des Haaransatzes angelegt werden. Manche Frauen sagen, dass sie damit den Verlust ihrer Haare verhindern konnten, anderen hat die Kühlung nichts gebracht. Auch viele erfahrene Ärzte berichten, dass die so genannten »cool caps« den Haarausfall höchstens ein paar Tage aufhalten. Aus der Klinik für Tumorbiologie in Freiburg wiederum ist zu hören, dass man dort gute Erfahrungen mit den Kappen macht. Es bleibt also nur eins: Probieren Sie es aus!

Es gibt eine ganze Reihe von Tipps, die betroffene Frauen ausprobiert und für gut befunden haben:

- Die Haare vor Beginn der Chemotherapie ganz kurz schneiden zu lassen, mildert den Schock.
- Wenn Haarverlust sehr wahrscheinlich ist, ist es ratsam, sich vor der ersten Sitzung ein Rezept für eine Perücke ausstellen zu lassen. Auf diesem Rezept sollte Ihr Arzt angeben, wann die Chemotherapie beginnt und dass dabei Haarausfall zu erwarten ist. Lassen Sie sich vom Friseur über die verschiedenen Möglichkeiten des Haarersatzes beraten, zum Beispiel über vorgefertigte Perücken oder über eine »Maßanfertigung«. Er soll Ihnen in jedem Fall einen Kostenvoranschlag ausstellen, den Sie Ihrer Krankenkasse vorlegen können. Meist übernimmt die Kasse die Kosten.
- Wenn Sie vor dem Start der Chemotherapie nicht dazu gekommen sind, Ihren Friseur aufzusuchen, schneiden Sie sich so bald wie mög-

lich Strähnen Ihres Haares ab, damit Sie mit diesem Muster später eine passende Perücke aussuchen können.

◆ Schöne Tücher und Schals oder Turbane (möglichst aus Baumwolle – die »haften« am besten auf dem Kopf) stehen manchen Frauen ausgezeichnet und können als Überbrückung dienen. Vielleicht kann ein Seminar bei der Initiative »Aktiv gegen Krebs« (AGK; Adresse im Anhang unter »Neue Brustkrebs-Initiativen«) Sie zu neuen Ideen inspirieren.

◆ Waschen und frisieren Sie Ihre Haare und Ihre Kopfhaut in den Monaten der Behandlung mit besonders großem Zartgefühl: Zerren Sie nicht am Haar und frottieren Sie es nicht.

◆ Es kann das Selbstbewusstsein stärken, sich in der Öffentlichkeit zur Kahlköpfigkeit zu bekennen. Ein kahler Kopf steht einigen Frauen sogar sehr gut. Aber überfordern Sie sich nicht – tun Sie das nur, wenn Sie wirklich Lust dazu haben.

Übelkeit, Erbrechen, Appetitlosigkeit, Entzündungen
Die Zellen des Verdauungstrakts, der von der Mundhöhle über die Speiseröhre und den Magen bis zum Darm reicht, erneuern sich rasch. Sie werden deshalb auch von Zytostatika bevorzugt angegriffen. Das kann viele verschiedene Beschwerden verursachen: leichte Übelkeit bis hin zu häufigem Erbrechen, einen unangenehmen Geschmack im Mund, Schleimhautentzündungen oder trockene Schleimhäute, allgemeine Appetitlosigkeit oder eine Abneigung gegen bestimmte Speisen, Verstopfung und Durchfall.

Das Erbrechen zumindest lässt sich heute in den meisten Fällen verhindern. Bestimmte Wirkstoffe, so genannte Serotonin-Antagonisten, die allein oder in Kombination gegeben werden, bewahren acht von zehn Patienten vor Übelkeitsattacken. Sie werden als Tablette oder Spritze am Tag der zytostatischen Behandlung verabreicht – meist bevor die Medikamente in den Körper gelangen. Als Nebenwirkungen dieser Antibrechmittel (»Antiemetika«) können leichte Kopfschmerzen oder geringgradige Verstopfung auftreten.

Wie die Gesellschaft für Biologische Krebsabwehr in Heidelberg berichtet, lassen sich auch mit homöopathischen Präparaten (Zäpfchen mit dem Produktnamen »Vomitusheel« und ein Mittel mit dem Namen »Gastricumeel«) Übelkeit und Erbrechen lindern oder sogar verhindern. Dies habe eine Vorstudie an der Universitäts-Frauenklinik in Heidelberg ergeben. Bei den meisten der untersuchten Patientinnen sei auch der Appetit weniger stark beeinträchtigt gewesen, als dies ohne Behandlung gewöhnlich der Fall ist.

Bei einem anderen Mittel, das gegen Übelkeit helfen soll, klaffen die Meinungen auch unter Ärzten auseinander: Marihuana. Die einen loben neben dem antiemetischen auch den appetitanregenden Effekt der Droge, die anderen warnen vor einer möglichen Sucht und halten nicht viel von ihrer medizinischen Wirkung. Hier zu Lande ist ein synthetisch hergestelltes Cannabispräparat unter dem Namen »Dronabinol« zugelassen.

Manche Frauen haben gute Erfahrungen mit Entspannungstechniken, Kräutertees oder Akupunktur gemacht. Entspannungsverfahren wie die Progressive Muskelrelaxation (vgl. Kapitel 10, Psychologische Methoden) wirken besonders gut gegen das so genannte konditionierte oder antizipatorische Erbrechen, das heißt, wenn der Körper noch vor der Chemotherapie mit Übelkeit reagiert.

Hilfreich können auch so einfache Mittel wie saure Bonbons sein. Während der Chemotherapie gelutscht, vertreiben sie den schlechten Geschmack aus dem Mund, der Übelkeit hervorrufen kann.

Es ist wichtig, dass Sie sich trotz zeitweiliger Appetitlosigkeit und Übelkeit gut und ausgewogen ernähren. Das ist manchmal gar nicht so einfach, weil eine ausgeprägte Abneigung gegen bestimmte Speisen entstehen kann. Manchen Frauen sind Fleisch, Wurst und Fisch auf einmal zuwider. In dieser Situation ist es wichtig, den Eiweißbedarf gezielt durch proteinreiche pflanzliche Nahrungsmittel zu decken, zum Beispiel durch Getreide, Kartoffeln und Hülsenfrüchte, eventuell kombiniert mit Milch, Eiern und Käse.

Ganz wichtig: Essen Sie, wann immer Ihnen danach ist. Vor der Behandlung sollten Sie nur ganz leichte Speisen zu sich nehmen: eine Gemüsebrühe vielleicht oder Toast oder Kräcker – auf keinen Fall aber eines Ihrer Lieblingsgerichte, denn Sie könnten sich den Appetit darauf für immer verderben. Fettreiche Nahrungsmittel verstärken die Übelkeit.

Detaillierte Empfehlungen finden Sie in dem schön gestalteten Buch von Elisabeth Fischer und Irene Kührer »Gesund essen während der Krebstherapie«, das einen großen, appetitanregenden Rezeptteil enthält. Nützliche Informationen enthalten auch die Broschüren für Brustkrebspatientinnen der Krebshilfeorganisationen und die Schriften der Deutschen Gesellschaft für Ernährung. Empfehlenswert ist überdies eine persönliche Beratung bei einer Diätassistentin; Adressen vermittelt der Verband Deutscher Diätassistenten (vgl. Anhang).

Entzündungen der Mundschleimhaut lassen sich lindern und manchmal sogar verhindern. So soll es helfen, während einer Zytostatikainjektion Eiswürfel im Mund zu bewegen – der Effekt ist vergleichbar mit der Kühlhaube gegen Haarausfall. Für den Fall, dass Sie eine Infusion erhalten, ist der Tipp allerdings eher ungeeignet. Legen Sie allergrößten Wert auf eine sorgfältige, aber sanfte (Verletzungsgefahr!) Mundhygiene in der Zeit der Chemotherapie. Eine Mundspülung mit warmem Salzwasser soll ebenfalls helfen, Entzündungen zu vermeiden – zur Linderung bereits vorhandener Wunden taugen solche Spülungen allerdings nicht. Sollten Sie bereits Geschwüre im Mund haben, dann vermeiden Sie am besten säurehaltige oder stark gesalzene und gewürzte Nahrungsmittel. Alkoholhaltige Desinfektionslösungen verschlimmern Ihre Beschwerden – sie tun weh und trocknen die Schleimhäute aus. Bewährt haben sich dagegen Spülungen mit Kamillentee oder »Kamillosan«.

Gegen Trockenheit im Mund helfen Kaugummikauen und das Trinken von Pfefferminztee. Von Milch ist hingegen abzuraten, weil sie die Schleimbildung im Mund fördert.

Gegen Verstopfung und Durchfall – beide Symptome sind während einer Chemotherapie möglich – gibt es allerhand Präparate, die helfen können. Bevor Sie irgendetwas davon einnehmen, fragen Sie Ihren Arzt. Verstopfung lässt sich oft auch durch mehr Bewegung und Gymnastik oder durch ballaststoffreiche Ernährung beheben.

Auswirkungen auf das Knochenmark
Diese Nebenwirkung einer Chemotherapie macht den Patienten – wenn überhaupt – meist erst eine Zeit lang nach Beginn der Behandlung zu

schaffen. Der Grund: Es dauert eine Weile, bis die Zahl der Knochenmarkszellen unter einen bedenklichen Schwellenwert absinkt.

Im Knochenmark der großen Röhrenknochen sowie einiger platter Knochen – zum Beispiel Oberschenkel, Oberarm, Brustbein und Beckenschaft – werden laufend neue Blutkörperchen gebildet. Die weißen Blutkörperchen sorgen dafür, dass der Körper Infektionen abwehren kann, die so genannten Blutplättchen stellen sicher, dass Wunden verheilen, und die roten Blutkörperchen sind dafür zuständig, dass die Gewebe mit Sauerstoff, dem »Brennstoff« des Körpers, versorgt werden.

Am schnellsten werden die relativ kurzlebigen weißen Blutzellen (»Leukozyten«) und die Plättchen (»Thrombozyten«) von den Zellgiften getroffen. Die roten Blutkörperchen (»Erythrozyten«) leben länger; die Auswirkungen der Chemotherapie auf sie sind deshalb auch erst später erkennbar.

Um die aktuelle Situation im Knochenmark zu erfassen, erstellt der Arzt vor jeder Behandlung und manchmal auch zwischendurch ein Blutbild, das Aufschluss über die Zahl der noch vorhandenen Blutkörperchen gibt. Sobald die Werte gefährlich abzusinken beginnen, wird entweder eine Pause eingelegt, und/oder es werden zusätzliche Medikamente gegeben, zum Beispiel der Wachstumsfaktor G-CSF, um die Neubildung der Zellen anzukurbeln, oder Antibiotika, um die Infektionsgefahr herabzusetzen. Bei schwerer Blutarmut infolge eines Erythrozytenschwunds oder bei einem gravierenden Mangel an Blutplättchen kann es erforderlich sein, das Defizit wenigstens zum Teil durch Blutkonserven auszugleichen.

Was können Sie selbst tun? Gehen Sie möglichst jeder Infektionsgefahr aus dem Weg. Vermeiden Sie den Aufenthalt in großen Menschenmengen, wann immer es geht. Und versuchen Sie, sich erkältete oder anderswie infizierte Menschen vom Leib zu halten.

Alles, was die körpereigene Abwehr noch mehr schwächen könnte, ist Gift für Sie. Achten Sie darauf, sich nicht zu verletzen. Dadurch würden Sie einerseits Ihr Immunsystem belasten, andererseits auch Ihre Gerinnungsfaktoren vielleicht übermäßig beanspruchen.

Das Absinken der roten Blutkörperchen macht sich häufig durch extreme Müdigkeit, Kopfschmerzen und Schwindelgefühle bemerkbar.

Zwingen Sie sich möglichst nicht zu übermäßiger Aktivität, versuchen Sie, tief und ausgiebig zu atmen und in Bewegung zu bleiben.

Weitere Nebenwirkungen
Bestimmte Zytostatika haben ihre ganz spezifischen Risiken. Cyclophosphamid zum Beispiel belastet die ableitenden Harnwege, die Blase und die Niere; es ist daher wichtig, sehr viel zu trinken, um diese wichtigen Entgiftungsstationen des Körpers zu entlasten. Der Wirkstoff Doxorubicin (»Adriamycin«) kann das Herz schädigen, weshalb der Arzt regelmäßig spezielle Funktionsprüfungen verordnen wird.

Bei vielen Frauen wird die Regelblutung in der Zeit der Chemotherapie unregelmäßig oder bleibt ganz aus. In den meisten Fällen kehrt sie bei jungen Frauen unter 35 Jahren wieder zurück; bei über 40-jährigen Frauen bleibt die Regel meist ganz weg, und die Wechseljahre setzen vorzeitig ein.

Häufig klagen Frauen über Trockenheit der Schleimhäute im Intimbereich. Das kann ein zusätzlicher Stressfaktor im vielleicht ohnehin belasteten sexuellen Zusammensein mit ihrem Partner sein. Mit speziellen Vaginalgels und -cremes lässt sich zwar – oberflächlich gesehen – zunächst Abhilfe schaffen, aber oft liegen die Probleme und ihre Lösungen tiefer (vgl. Kapitel 12, Partnerschaft).

Während der Chemotherapie und bis zwei Jahre danach sollten Sie auf eine effektive Verhütung achten, weil die Zellgifte schwere Schäden am Kind verursachen können. Ob sich hormonelle Verhütungsmittel, zum Beispiel die »Pille«, in dieser Phase eignen, ist unter Ärzten umstritten; schließlich könnten sie das Tumorwachstum ankurbeln. Eine Spirale ist aber auch nicht empfehlenswert, weil sie Blutungen auslösen könnte. Schließlich führt die Chemotherapie zu einem Rückgang der Blutplättchen, die blutungshemmend wirken. Barrieremethoden sind in dieser Situation geeigneter, zum Beispiel ein Diaphragma oder Präservative.

Viele Frauen nehmen während der Chemotherapie zu. Warum das so ist, lässt sich bis jetzt noch nicht zufrieden stellend erklären. Die zusätzlichen Pfunde sind oft sehr anhänglich und lassen sich später gar nicht so einfach weghungern.

Hormontherapie

Manche Brustkrebszellen brauchen weibliche Hormone, um zu gedeihen. Entzieht man diesen Zellen das »Hormonfutter«, dann wachsen sie nicht mehr. So einfach ist die Grundidee der Hormontherapie bei Brustkrebs.

Bereits Ende des vergangenen Jahrhunderts haben Ärzte dieses Prinzip erkannt und versucht, es für die Therapie zu nutzen. Um die Produktion von Östrogen und Progesteron zu stoppen, entfernten sie Frauen im fortgeschrittenen Krankheitsstadium die Eierstöcke (fachsprachlich heißt diese Behandlung »Ovarektomie«). Sie stellten fest, dass die Metastasen sich bei jeder dritten Frau zurückbildeten. Dann versuchten die Mediziner, andere Organe operativ auszuschalten, die im hormonellen Regelkreis zentrale Rollen spielen: die Hirnanhangdrüse (Hypophyse) und die Nebennieren. Allerdings trat danach die erhoffte Besserung meist nicht ein.

Heute werden diese brachialen Methoden nur noch ganz selten angewendet. Man weiß mittlerweile viel mehr darüber, wie Hormone auf Krebszellen wirken und kennt elegantere Methoden, die Wechselwirkungen zu beeinflussen. Diese Verfahren tragen dazu bei, die Heilungschancen von Frauen mit bestimmten Brustkrebsarten zu erhöhen und die Häufigkeit von Rückfällen zu senken.

Es gibt heute im Prinzip zwei Wege, um zu verhindern, dass die Krebszellen sich unter dem Einfluss von Hormonen vermehren: Man kann die Produktion von Östrogenen unterbinden oder durch Blockade der Östrogenempfangsstellen (-rezeptoren) in den Zellen verhindern, dass die Hormone etwas bewirken.

Um bei Frauen vor den Wechseljahren die Hormonproduktion zu unterbinden, kann man die bedeutendste Östrogenquelle in jungen Jahren, die Eierstöcke, ausschalten. Oder man drosselt die Herstellung des weiblichen Hormons durch entsprechende Beeinflussung der Hypophyse. Bei Frauen nach den Wechseljahren kommt das Östrogen nicht mehr aus den Eierstöcken, sondern vor allem aus den Fettdepots des Körpers. Wenn man die Östrogenproduktion stoppen will, muss man also dort ansetzen. Ob diese Ansätze oder die Rezeptorenblockade der geeignetere Weg bei einer einzelnen Frau ist, hängt von verschiedenen Faktoren ab: vom Rezeptorstatus, von ihrem Alter und vom Stadium der Erkrankung.

Nicht alle Brusttumoren sind empfänglich für Hormone. Damit eine Geschwulst auf die Botenstoffsubstanzen reagieren kann, müssen in der Regel Rezeptoren an der Oberfläche der Tumorzellen vorhanden sein. Rezeptoren gibt es sowohl speziell für Östrogen als auch für das Gelbkörperhormon Progesteron. Vom Rezeptor aus wird der wachstumsfördernde Impuls des jeweiligen Hormons in das Zellinnere weitergeleitet. Je mehr Rezeptoren sich auf der Zelloberfläche befinden, desto besser wirkt die Hormontherapie.

Ob ein Brusttumor Hormonrezeptoren enthält, stellt sich meist schon kurz nach der Operation heraus, wenn der Pathologe seine Untersuchungen abgeschlossen hat (vgl. Kapitel 6). Je nachdem lautet der Befund entweder auf »rezeptorpositiv«, das heißt, der Tumor reagiert auf Hormone, oder er lautet auf »rezeptornegativ« – es sind also kaum oder keine Bindungsstellen vorhanden. Meistens enthält ein als rezeptorpositiv klassifizierter Tumor jedoch auch rezeptornegative Zellen und umgekehrt.

Mit seinem Befund gibt der Pathologe Auskunft darüber, welche Sorte von Zellen in der Geschwulst überwiegt. Damit eine Hormontherapie erfolgreich sein kann, muss aber eine bestimmte Anzahl von rezeptorpositiven Zellen vorhanden sein. Je mehr es davon gibt, desto größer ist die Chance, dass eine Frau auf die Behandlung anspricht.

Andererseits sind große Mengen von Hormonbindungsstellen nicht immer eine Gewähr für die Wirksamkeit der Therapie. Etwa ein Drittel der rezeptorpositiven Geschwulste spricht nämlich nicht auf eine Hormonbehandlung an. Die Tatsache, dass die meisten der so genannten rezeptornegativen Tumore zumindest einige Andockstellen für Hormone enthalten, könnte auch erklären, warum in bis zu zehn Prozent dieser Fälle eine Hormontherapie dennoch erfolgreich ist.

Pathologen stufen mehr als zwei Drittel aller Frauen mit Brustkrebs als rezeptorpositiv ein. Zum weitaus größten Teil handelt es sich dabei um Östrogenempfangsstellen. In Tumoren von Frauen, die ihre Wechseljahre hinter sich haben, sind Hormonrezeptoren häufiger zu finden als bei Frauen vor den Wechseljahren.

Eine Hormontherapie zählt ebenso wie die Chemotherapie zu den systemischen Behandlungen, weil sie nicht nur das Tumorgewebe beeinflusst, sondern Auswirkungen auf den gesamten Organismus hat. Bei Tumoren, die entsprechende Rezeptoren enthalten, wirkt die hormonelle Behandlung oft besser als jede Chemotherapie. Als vorbeugende (adjuvante) Therapie nach der Erstbehandlung gegeben, verhindert oder verzögert eine Hormontherapie bei etwa 30 Prozent der Frauen mit rezeptorpositivem Brustkrebs das Auftreten von Rezidiven in der Brust oder von Metastasen in anderen Körperteilen.

Wenn die Erkrankung jedoch fortschreiten sollte, lassen sich oft Rückbildungen von Rezidiven oder auch ein Wachstumsstillstand mit diesen Mitteln erreichen – zumindest vorübergehend. Irgendwann stumpft nämlich jeder ursprünglich hormonempfindliche Krebs gegen die Einwirkung von Hormonen ab: Er wird resistent. Metastasen von Brusttumoren sind im Durchschnitt zwölf bis 14 Monate empfänglich für diese Medikamente, in vielen Fällen sind es sogar mehrere Jahre.

Die Ursachen für diese nachlassende Empfindlichkeit sind noch nicht genau bekannt. Experimentellen Untersuchungen zufolge scheinen sich Östrogenrezeptoren unter dem Einfluss von Antiöstrogenen neu zu konfigurieren und in der veränderten Form das Antiöstrogen als Östrogen zu »erkennen«. Damit kehrt sich der positive Effekt um – das Medikamt wird zum Risiko.

Wenn der Arzt eine Tamoxifen-Resistenz feststellt, stehen noch eine Reihe weiterer hormoneller Mittel zur Verfügung, die stattdessen eingesetzt werden können. Wenn diese Methoden ausgeschöpft sind, besteht die Möglichkeit, doch noch eine Chemotherapie zu beginnen (vgl. Kapitel 11).

Eine Hormontherapie verursacht im Unterschied zu einer Therapie mit zytostatischen Medikamenten viel weniger schwere Nebenwirkungen. Das hat mit der Wirkweise der beiden Präparategruppen zu tun: Während die meisten Chemotherapeutika die Teilungsfähigkeit von Körperzellen – kranken und gesunden – zunichte machen, wird mit der hormonellen Methode das Wachstum blockiert: Der Tumor geht daran meist nicht zugrunde, er wächst lediglich nicht weiter.

Auch wenn eine Hormontherapie als relativ sanfte Methode gilt – sie geht nicht spurlos an einer Frau vorüber. Deshalb sollten, ebenso wie bei den anderen Therapieverfahren, ihre Vor- und Nachteile sorgfältig gegeneinander abgewogen werden. Das ist manchmal gar nicht so einfach, denn während die Vorteile bei einigen Frauen mit großer Wahrscheinlichkeit vorauszusehen sind, sind sie bei anderen nicht so deutlich erkennbar.

Welche Hormontherapien gibt es?

Ich werde an dieser Stelle alle gebräuchlichen Verfahren kurz beschreiben. Darunter sind auch etliche Mittel, die bisher nur im fortgeschrittenen Krankheitsstadium gegeben werden (vgl. Kapitel II, Wenn der Tumor wiederkehrt). Viele der Mittel, die sich in der Behandlung des fortgeschrittenen Brustkrebs bewährt haben, werden inzwischen auch in der Primärtherapie eingesetzt – also in der Zeit unmittelbar nach der Operation und bevor irgendwelche Krebsabsiedlungen zu finden sind. In dieser Phase hat die Hormonbehandlung das Ziel, die Heilungschancen zu erhöhen. In der Palliativtherapie, wenn also bereits Metastasen nachweisbar sind, soll die Hormontherapie das Leben verlängern und Beschwerden, die der Tumor hervorruft, lindern. Grundsätzlich sollten die unterschiedlichen Wirkstoffe nacheinander, und zwar nach dem Grad ihrer Wirkungen und Nebenwirkungen, verordnet werden: zuerst die »sanfteren« Mittel, wenn diese nicht mehr wirken, die »härteren«.

Am häufigsten werden so genannte **Antiöstrogene** angewandt. Der bekannteste Wirkstoff in dieser Kategorie ist Tamoxifen. Mittlerweile sind eine ganze Reihe von Präparaten mit dieser Wirksubstanz auf dem Markt. Es ist das einzige Hormon, welches für die vorbeugende Behandlung zugelassen ist. Tamoxifen hat gerade so viel mit Östrogen gemeinsam, dass es von den Rezeptoren der Körperzellen akzeptiert wird, dass es also dort andocken kann. Später ankommende Östrogenmoleküle haben keine Chance mehr: Ihr Platz auf der Zelle ist schon besetzt. Tamoxifen zählt zu den »selektiven Östrogen-Rezeptor-Modulatoren« (Serm). Das sind Substanzen, die ihre östrogene, das Zellwachstum fördernde Wirkung nur an bestimmten Organen entfalten: nicht in der Brustdrüse, aber an den Knochen, am Herzen und an den Gefäßen.

Wenn es dort an Östrogenen mangelt, drohen Osteoporose, Infarkte und Schlaganfälle (vgl. Kapitel 3, Der Einfluss der Hormone; Kapitel 10, Ernährung und weiter unten). Ein weiterer Wirkstoff aus der Serm-Substanzgruppe namens »Raloxifen« ist zur Prävention und Therapie von Osteoporose zugelassen. Interessanterweise tritt bei den mit Raloxifen behandelten Frauen seltener Brustkrebs auf als bei unbehandelten Frauen. Dieser »Nebeneffekt« soll nun in weiteren Studien überprüft werden. Derweil sind weitere neue Serm-Wirkstoffe im Test, etwa Toremifen, das ähnlich wie Tamoxifen wirkt und auch sehr ähnliche Nebenwirkungen hat, sowie Mitroxifen und Idoxifen, die sich noch günstiger als Tamoxifen auf Knochen und Gefäße auszuwirken scheinen.

Als Ersatz für die radikale Methode der Eierstockentfernung haben sich heute bestimmte Medikamente durchgesetzt, die zur Gruppe der **GnRH-Analoga** gehören. Sie eignen sich für Frauen vor den Wechseljahren und werden bisher nur dann verordnet, wenn sich bereits Metastasen gebildet haben. Zwei bis drei Wochen nach Beginn der Therapie stellen die Eierstöcke (»Ovarien«) ihre Funktion ein, und es gelangt kaum noch Wachstum anregendes Hormon an den Tumor.

GnRH-Analoga wirken allerdings nicht direkt auf die Ovarien ein, sondern setzen sozusagen eine Stufe höher an: in der Hypophyse, also der Hirnanhangdrüse. Dort bewirken hormonartige Substanzen, eben die als »GnRH« bezeichneten Wirkstoffe, dass weitere Hormone, das luteinisierende Hormon (LH) und das Follikel stimulierende Hormon (FSH), produziert und ausgeschüttet werden. Diese beiden Botenstoffe wiederum stimulieren die Bildung von Östrogenen in den Eierstöcken. Es handelt sich also um eine komplizierte Kaskade von chemischen Prozessen, die sich ganz exakt dem Bedarf des Körpers anpasst.

Die Abkürzung GnRH steht für »Gonadotropin Releasing Hormon« und bezeichnet den Botenstoff, der LH (und FSH) freisetzt (englisch: release). Es gibt noch ein anderes Kürzel, welches dasselbe meint: LH-RH, Luteinisierungshormon Releasing Hormon.

Solche Substanzen können heute im Labor »nachgebaut« und leicht modifiziert werden – es entstehen so genannte Analoga, das heißt, ähnlich wirkende Substanzen. Die Wirksubstanzen sind unter den Namen Goserelin, Buserelin und Leuprorelin bekannt. GnRH-Analoga besetzen die Schaltstellen (Rezeptoren) in der Hirnanhangdrüse, sodass ihre echten Vorbilder keine Chance mehr haben. Sie lösen aber keine Hormonausschüttung aus. Dadurch wird der Regelkreis blockiert, und die Eierstöcke stellen ihre Arbeit ein. Verabreicht werden die Wirkstoffe entweder per Implantat oder einmal monatlich per Injektion.

Wenn gleichzeitig Antiöstrogene wie Tamoxifen eingenommen werden, scheint das die Wirkung zu steigern. Das gilt nicht nur für das metastasierte Stadium, sondern neuen Untersuchungen zufolge auch für die Primärbehandlung. Von einer Kombination der beiden hormonellen Substanzen profitieren in der adjuvanten Therapie manche Patientinnen sogar mehr als von einer konventionellen Chemotherapie nach dem CMF-Schema.

Eine Behandlung mit GnRH-Analoga versetzt eine Frau für die Dauer der Therapie in die Wechseljahre – mit allen dazugehörigen Symptomen. Ein paar Wochen nach Absetzen der Medikamente ist die Fruchtbarkeit oft wieder hergestellt. Wenn eine Frau bei Einnahme des Medikaments allerdings schon kurz vor der Menopause ist, kann es sein, dass die Periode später nicht wiederkehrt. Bei Frauen mit ohnehin erhöhtem Osteoporoserisiko, die GnRH-Analoga einnehmen, kann sich die Knochendichte vermindern. Durch die Einnahme von **Bisphosphonaten** (vgl. Kapitel ii) und Kalziumpräparaten kann der Verlust zum Teil wieder ausgeglichen werden.

Nur noch in Ausnahmefällen raten Mediziner zu einer chirurgischen **Entfernung der Eierstöcke**. Die Methode macht eine Frau unfruchtbar und löst Wechseljahresbeschwerden aus. Das kann gerade für jüngere Frauen, die noch keine Kinder haben, psychisch sehr belastend sein. Grundsätzlich eignet sich eine derart drastische Maßnahme nur dann, wenn sich nach einer Behandlung mit GnRH-Analoga herausgestellt hat, dass die Krebskrankheit auch tatsächlich auf Veränderung der hormonellen Verhältnisse anspricht. Das ist bei weitem nicht immer der Fall: Je nach Studie bildete sich bei 21 bis 44 Prozent der mit GnRH-Analoga behandelten Frauen mit fortgeschrittenem Brustkrebs die Geschwulst zurück oder wuchs zumindest eine Zeit lang nicht mehr weiter. Derselbe Effekt wurde nach Eierstockentfernung oder -bestrahlung bei 21 bis 37 Prozent der behandelten Frauen beobachtet.

Bei Frauen nach den Wechseljahren, die an einem fortgeschrittenen Brustkrebs leiden und deren Tumor hormonrezeptorpositiv ist, werden die so genannten **Aromatasehemmer** eingesetzt. Ihre Bedeutung hat mit der Entwicklung neuer wirkungsvoller Präparate in den letzten Jahren stark zugenommen, möglicherweise werden sie in Zukunft sogar das bisherige Standardmedikament Tamoxifen von Platz eins verdrängen. Aromatasehemmer vermindern sehr effektiv die Östrogenproduktion im Körper. Auch nach der Menopause, wenn die Eierstöcke ihre Hormonproduktion eingestellt haben, werden in einigen Organen weiterhin kleine Mengen des weiblichen Hormons gebildet: Die Nebenniere produziert Östrogenvorstufen, die dann im Fettgewebe, in der Leber oder auch in der Haut mit Hilfe des Enzyms Aromatase in Östrogen umgewandelt werden. Auch das Tumorgewebe selbst kann Östrogen herstellen. Aromatasehemmer setzen das Aromataseenzym außer Kraft und unterdrücken damit die Östrogenproduktion. Ärzte setzen die heute gebräuchlichen Aromatasehemmer der dritten Generation dann ein, wenn Tamoxifen nicht mehr wirksam ist. Bei etwa einem Drittel der Patientinnen kommt es daraufhin zu einer erneuten Tumorrückbildung oder einer Krankheitsstabilisierung, die im Durchschnitt mehr als sechs Monate anhält. Die neuen Wirkstoffe Anastrozol, Letrozol und Exemestan haben die früher üblichen Substanzen Formestan und Aminoglutethimid abgelöst. Die Nebenwirkungen der neuen Aromatasehemmer ähneln denjenigen von Tamoxifen; viele Frauen scheinen aber die Aromatasehemmer besser zu vertragen. Nachdem die Zwischenergebnisse der groß angelegten »Atac«-Studie 2001 gezeigt haben, dass mit Aromatasehemmern behandelte Patientinnen länger rückfallfrei blieben als eine mit Tamoxifen behandelte Kontrollgruppe, wird nun überlegt, Aromatasehemmer schon früher einzusetzen. Es zeichnet sich ab, dass künftig auch Patientinnen nach der Erstbehandlung diese Medikamente erhalten werden (Stand: Frühjahr 2002).

Wenn allerdings auch die Aromatasehemmer nichts mehr gegen den metastasierten Brustkrebs ausrichten, können häufig noch die so genannten **Gestagene** helfen. Das sind Gelbkörperhormone, die an den entsprechenden Rezeptoren der Krebszelle andocken. Im Unterschied zu den Antiöstrogenen handelt es sich nicht um Gegenspieler eines Hormons, sondern um den Botenstoff selbst. Dennoch wirkt auch dieses Mittel wachstumshemmend, allerdings – dosisabhängig – begleitet von starken Nebenwirkungen wie Gewichtszunahme, Thromboseneigung, Übelkeit und Müdigkeit. Deshalb sollten Gestagene nur in der so genannten dritten Behandlungslinie eingesetzt werden, wenn der Tumor also auf die nebenwirkungsärmeren Substanzen nicht mehr reagiert. Zwei Gestagenwirkstoffe sind gebräuchlich: das Medroxyprogesteronacetat, abgekürzt MPA, und das Megestrolacetat.

Im Fokus: Tamoxifen

Seit Mitte der siebziger Jahre ist Tamoxifen, das gebräuchlichste Mittel in der Hormontherapie, auf dem Markt. Eigentlich war die Herstellerfirma auf der Suche nach einem neuen Mittel gegen Unfruchtbarkeit, aber dann zeigte sich, dass sich der gefundene Wirkstoff viel besser für die Krebsbehandlung eignete. Heute gilt es nach der Erstbehandlung als Standardtherapie für Frauen, bei denen nach den Wechseljahren – also »postmenopausal«, wie Ärzte sagen – Brustkrebs mit Hormonrezeptoren gefunden wurde.

Nachdem sich in verschiedenen Untersuchungen herausgestellt hat, dass eine tägliche Dosis von 30 oder auch 40 Milligramm nicht besser wirkt als 20 Milligramm Tamoxifen, gilt die kleinere Tagesration heute als Optimum. Das Mittel kann in Form von Tabletten geschluckt werden, entweder zweimal täglich jeweils zehn Milligramm oder in einer Tablette mit 20 Milligramm Wirkstoffgehalt. Es entfaltet seine Wirkung erst circa vier bis fünf Wochen nach Beginn der Therapie. Die Pillen sollten über mindestens zwei Jahre eingenommen werden. Eine fünfjährige Einnahme verbessert die Wirkung.

Andererseits gibt es auch eine Reihe unerwünschter Nebenwirkungen. Darunter leiden vor allem Frauen vor der Menopause und Frauen in und kurz nach den Wechseljahren. Bei ihnen kann das Mittel typische Wechseljahresbeschwerden auslösen, zum Beispiel Hitzewallungen und Nachtschweiß. Einige Frauen reagieren zunächst mit Übelkeit auf die Tabletten; manche klagen über Spannungsgefühle in der Brust. Diese

Symptome lassen häufig nach einiger Zeit nach. Manchmal bewirkt Tamoxifen eine Gewichtszunahme. Und gelegentlich klagen Frauen über Blutungen aus der Scheide oder über Trockenheit und Juckreiz in diesem Bereich. Frauen, die ihre Wechseljahre schon länger hinter sich haben, vertragen Tamoxifen meist gut und ohne die genannten Beschwerden.

Es gibt eine Reihe von möglichen ernsten Nebenwirkungen. So scheint Tamoxifen das Risiko zu erhöhen, an einem Krebs des Endometriums, also der Gebärmutterschleimhaut, zu erkranken. Nach fünf Jahren Therapie, so ergab eine Studie am niederländischen Krebsinstitut in Amsterdam, ist dieses Risiko dreimal höher als bei Frauen, die niemals Tamoxifen eingenommen haben. Dennoch sei der Nutzen des Medikaments, so die holländischen Forscher, für Frauen mit Brustkrebs viel höher einzustufen als die möglichen Nachteile. Die Knochenmasse scheint sich, darauf deuten neuere Untersuchungsergebnisse hin, entgegen früherer Befürchtungen durch Tamoxifen nicht zu verringern. Osteoporose ist also keine Folgeerscheinung dieser Behandlung. Bisherige Erfahrungen deuten eher darauf hin, dass die Substanz vor Knochenbrüchigkeit schützt.

Seit Herbst 1998 ist Tamoxifen in den USA auch zur Brustkrebsvorbeugung für gesunde Frauen zugelassen. Die Markteinführung wurde zum weltweit beachteten Spektakel, der Wirkstoff euphorisch als Wundermittel gefeiert. Deutsche Mediziner sind da wesentlich zurückhaltender, nicht zuletzt wegen der Nebenwirkungen. Sie raten Frauen, Tamoxifen zur Vorbeugung nur innerhalb von klinischen Studien einzunehmen. Solche Studien laufen in mehreren Kliniken (vgl. Kapitel 3, Der Einfluss der Hormone).

Immuntherapie

Unser Immunsystem wehrt normalerweise alle möglichen Eindringlinge, zum Beispiel Viren, Bakterien und Pilze, ab. Es beschützt uns auch vor Gefahren aus dem Inneren des Körpers. So kann es beispielsweise, bis zu einer bestimmten Grenze, Körperzellen vernichten, die normalerweise nicht im gesunden Organismus vorkommen – also auch Krebszellen.

Die mehr als tausend Milliarden Immunzellen des Körpers sind Meister im Unterscheiden zwischen »körpereigen« und »körperfremd«. Manche Zellen sind für die Erkennung und Meldung von Unbekanntem zuständig, andere für dessen Vernichtung. Wenn eine Immunzelle etwas Bestimmtes als körperfremd erkannt hat, kann sie Botenstoffe aktivieren, die wiederum andere Zellen anlocken und diese zur Vernichtung des fremden Materials animieren.

Gegen Krebszellen ist das perfekt aufeinander abgestimmte Abwehrsystem jedoch häufig machtlos. Offenbar können Immunzellen die bösartigen Zellen oft nicht als körperfremd erkennen und lassen sie deshalb in Ruhe wachsen. Krebszellen können sich überdies sehr geschickt tarnen, sodass ihre Andersartigkeit verborgen bleibt.

An diesem Punkt setzen neue spezifische Immuntherapien an, die versuchen, den Tumor durch die Gabe bestimmter »Immunmodulatoren« für die körpereigene Abwehr erkennbar zu machen. Diese Forschungsrichtung hatte in letzter Zeit weitaus mehr Erfolge zu vermelden als die beiden anderen klassischen Immuntherapien: die unspezifische Aktivierung der körperlichen Abwehrkräfte (zum Beispiel durch Mistelextrakte oder Thymus-Faktoren) und die spezifische Aktivierung (etwa durch Tumorimpfungen).

Das Immunsystem ist ein äußerst kompliziertes Netzwerk, dessen Funktionen und Regeln nur zu einem kleinen Teil bekannt sind. Es gab schon zahlreiche Ansätze für Immuntherapien gegen Krebs, die zunächst sehr beeindruckend wirkten, sich dann aber als unwirksam oder gar schädlich entpuppten. Deshalb sind Forscher mit Versprechungen und Prognosen vorsichtig geworden.

Monoklonale und bispezifische Antikörper
Am meisten verspricht man sich derzeit von einer besonderen Gruppe unter den Immunmodulatoren, den monoklonalen und den bispezifischen Antikörpern. Antikörper sind Eiweiße, die körperfremde Strukturen – Viren, Bakterien, Pilze oder auch Krebszellen – erkennen und sich daran festheften können. Sobald ein Antikörper an der Oberfläche eines Eindringlings angedockt hat, ist das ein Signal für bestimmte Abwehrzellen, den Fremdkörper zu vernichten. Der erwachsene Organis-

mus verfügt über unzählige solcher Antikörper, mit denen er sich vor sehr vielen Invasoren schützen kann.

Monoklonale Antikörper kommen im Körper als solche nicht vor; sie werden im Labor gezüchtet. Die Eiweißstrukturen entstehen aus einem einzigen »Ur-Antikörper«. Sie haben die besondere Eigenschaft, sich unbegrenzt teilen zu können, wobei immer wieder derselbe Typus entsteht. Für die Krebstherapie werden monoklonale Antikörper gezüchtet – meist aus einem Ur-Antikörper der Maus –, die bestimmte Oberflächenmerkmale von Krebszellen – so genannte Antigene – erkennen und daran andocken. Das Problem dabei ist, solche Merkmale auf der Tumorzelle zu finden, die auf gesunden Zellen nur in möglichst geringen Mengen oder gar nicht vorkommen.

Mit dem »Her2-Protein« hat man ein solches Merkmal auf Brustkrebszellen gefunden. Das Eiweiß spielt eine Rolle beim normalen Wachstum und bei der Ausreifung von Körperzellen, es reguliert auch die gesunde Entwicklung der Brust. Das Her2-Protein – es wird auch cerbB2 oder Her/2-neu genannt – kommt auf der Oberfläche von gesunden Zellen vor, aber auch auf der Oberfläche von Krebszellen, deren Wachstum es ebenfalls bestimmt.

Im Vergleich zu normalen Körperzellen kann bei Krebszellen die Zahl dieser Empfängermoleküle (Rezeptoren) auf das Zehn- bis Hundertfache des Üblichen ansteigen. Man spricht dann von einer Her2-Überexpression, die meist auf eine inflationäre Vermehrung von Her2-Genkopien im Inneren der Zelle zurückgeht. Der Pathologe kann bei seiner Analyse des Tumorgewebes gleich mitprüfen, ob eine Überexpression vorliegt. Das ist, wie man heute weiß, bei maximal 30 Prozent der Brusttumoren der Fall. Eine Überexpression verschlechtert die Heilungschancen, weil der Tumor dann in der Regel schneller wächst und sich rascher im Körper ausbreitet. Das Protein gilt seit längerem als einer der potenziellen neuen Prognosefaktoren (vgl. Kapitel 6).

Ein monoklonaler Antikörper namens Trastuzumab ist offenbar in der Lage, die Her2-Rezeptoren zu besetzen und auf diese Weise ihre wachstumsfördernden Impulse zu unterdrücken. Der Mausantikörper wurde vermenschlicht (»humanisiert«), was ihn besser verträglich macht. Aufgrund der Rezeptorblockade verlangsamt sich das Wachstum von

Brusttumoren für eine gewisse Zeit. Möglicherweise stachelt der monoklonale Antikörper zusätzlich andere Immunzellen zum Angriff auf die Tumorzelle an. In Kombination mit Chemotherapeutika, insbesondere mit Taxanen, wirkt Trastuzumab noch effektiver: Frauen im fortgeschrittenen Krankheitsstadium blieben unter dieser Behandlung einige Monate länger von neuen Metastasen verschont als Frauen, die lediglich eine Chemotherapie erhielten. Dabei zeigte sich ein linearer Effekt: Je stärker die Überexpression bei einer Frau ausgeprägt war, desto besser sprach sie auf die Therapie an.

Nach bisherigen Informationen vertragen die meisten behandelten Frauen die neue Substanz vergleichsweise gut. Bei einigen war das Blutbild verändert, manche klagten über Fieber, Schüttelfrost, Kopfschmerz oder Durchfall. Bei fünf Prozent der Frauen hat das neue Medikament eine gravierende Nebenwirkung: Es beeinträchtigt ihre Herzfunktion. In Kombination mit Anthrazyklinen, das ist eine bestimmte Gruppe von Zellgiften, war die schädliche Wirkung noch stärker ausgeprägt. Trastuzumab ist in Deutschland zur Behandlung des metastasierten Brustkrebses zugelassen. (Stand: Frühjahr 2002). In mehreren Studien weltweit wird derzeit auch geprüft, inwiefern sich die monoklonalen Antikörper zur präventiven Brustkrebsbehandlung gleich nach der Operation eignen.

Noch mehr als von den monoklonalen Antikörpern erwarten sich manche Forscher von der nächsten Generation solcher Wirkstoffe, den so genannten **bispezifischen Antikörpern.** Sie sollen sich nicht nur an Krebszellen heften können – so wie die monospezifischen (etwa monoklonalen) Antikörper –, sondern zusätzlich auch noch schlagkräftige Helfer unter den Immunzellen herbeiholen, um den Tumor zu zerstören. Diese Antikörper müssen also zwei Zielstrukturen erkennen können, sprich: bispezifisch sein. Auf Krebszellen erkennen sie zwei Strukturen, die bei Krebs vermehrt vorkommen, und verbinden sich mit ihnen: das Her/2-neu- und das EpCAM-Molekül. Mit dem anderen »Arm« können sie sozusagen ganze Scharen von unterschiedlichen Immunzellen »herbeiwinken« und zur Attacke mobilisieren. Bei Versuchen an Mäusen hat sich die neue Strategie bereits bewährt. In ersten Studien an Menschen zeigten sich grippeähnliche Nebenwirkungen wie

Fieber, Schüttelfrost und Blutdruckabfall. Versuche an Frauen im fortgeschrittenen Brustkrebsstadium sollen in diesem Jahr beginnen. Die größten Chancen für eine Therapie mit (bispezifischen) Antikörpern rechnen sich die Forscher allerdings gleich nach Abschluss der Ersttherapie aus, wenn höchstens einzelne Zellen oder Zellverbände im Körper kursieren, wie Gerhard Moldenhauer vom Deutschen Krebsforschungszentrum in Heidelberg berichtet.

Impfen mit dendritischen Zellen
Ein Krebsimpfstoff mit **dendritischen Zellen** wird derzeit in klinischen Versuchen bei Frauen mit fortgeschrittenem Brustkrebs erprobt – mit viel versprechenden Ergebnissen. So gelang es dem Team um den Biochemiker Stefan Stevanovic an der Universität Tübingen, das Immunsystem einiger Patientinnen mit einer individuellen Impfung gegen Tumorzellen zu aktivieren. Für die Impfung machen sich die Forscher zunutze, dass bei manchen Tumoren Eiweiße vorkommen, die in normalen Körperzellen nicht zu finden sind. »Bei Brustkarzinomen und einigen weiteren Tumorarten kommt vielfach das Eiweiß Mucin 1 in einer veränderten Form vor, die in gesunden Zellen nicht auftaucht«, sagt Stevanovic. Darüber hinaus wurde noch ein weiteres spezifisches Eiweiß für Brustkrebs gefunden. Den Impfstoff stellen die Tübinger folgendermaßen her: Zunächst entnehmen sie der Patientin Blut und isolieren daraus eine bestimmte Variante weißer Blutkörperchen, die Monocyten. Durch Zugabe von Wachstumsfaktoren bilden sich daraus in etwa einer Woche die so genannten dendritischen Zellen, die im Immunsystem besonders starke Reaktionen auslösen können. Anschließend werden die dendritischen Zellen mit Bruchstücken (Peptiden) der brustkrebsspezifischen Eiweiße beladen. Stefan Stevanovic: »Wir impften die Patientinnen mit den Peptid beladenen dendritischen Zellen und, siehe da: In fünf von zehn Fällen bildeten sich spezifische T-Killerzellen des Immunsystems, die die Peptide aus den Tumoreiweißen erkennen und vernichten können.« Bei einer von zehn Patientinnen bildeten sich die Metastasen zurück, bei einer anderen Frau sei der Krebs stabil geblieben, berichten die Tübinger Forscher. Nebenwirkungen habe man nicht beobachtet. Wesentlich bessere Resultate versprechen sich die

Tübinger von einem frühen Beginn der Therapie: kurz nach der Operation, wenn nur Tumorreste zu beseitigen sind und das Immunsystem noch intakt ist.

Aktiv-spezifische Immuntherapie (ASI)
Aktive Verfahren sollen die körpereigene Abwehrkraft ganz gezielt gegen eine bestimmte Krankheit mobilisieren. Bildlich gesprochen, soll das Immunsystem dabei so lange gereizt werden, bis es nicht nur den Angreifer attackiert, sondern auch andere Gegner, die es bis dahin nicht bemerkt hat. Die Verfahren werden deshalb als aktiv bezeichnet, weil mit ihnen das Abwehrsystem dazu gebracht werden soll, sich selbst zu wehren.

Das kann zum einen durch eine unspezifische Anregung des gesamten Immunsystems geschehen, zum Beispiel durch körperfremde Eiweiße, aber auch durch Präparate, wie sie in der unkonventionellen Krebstherapie üblich sind (vgl. Kapitel 10). Dahinter steht jeweils die Hoffnung, dass die ungerichteten Reize das Abwehrsystem »wachrütteln« und es zu größerer Emsigkeit anspornen – eine Leistungssteigerung, die letzten Endes dem Tumor zum Verhängnis werden soll. Ob eine unspezifische Aktivierung des Immunsystems jedoch überhaupt Einfluss auf eine Krebserkrankung hat, ist noch nicht ausreichend geklärt.

An Frauen mit Brustkrebs erprobt wird derzeit in Deutschland ein anderes Verfahren zur Immunmodulation, die aktiv-spezifische Immuntherapie, kurz ASI genannt. Dabei handelt es sich um eine Art Impfung mit körpereigenen Tumorzellen. Ziel ist die Mobilisierung der körpereigenen Abwehr gegen eine schon bestehende Krankheit und nicht, wie man zunächst vielleicht annehmen könnte, um die Prävention einer Krebserkrankung. (So weit ist die Wissenschaft leider noch nicht.) Um die so genannte Tumorvakzine herzustellen, werden Tumorzellen durch Bestrahlung teilungsunfähig gemacht und mit bestimmten Substanzen vermischt, die das Immunsystem zusätzlich anregen sollen. Dann erhält die Patientin den Impfstoff per Injektion. Die ersten Ergebnisse einer kleineren, so genannten Dosisfindungsstudie an der Universitätsfrauenklinik Heidelberg sind ermutigend, wie die beiden Leiter der Untersuchung, Professor Volker Schirrmacher vom Deutschen Krebsforschungszentrum und Dr. Thorsten Ahlert, allgemeinpraktischer Arzt in Heidelberg, mitteilen. Sie hatten jeweils etwa 30 Patientinnen gleich nach der ersten Operation mehrfach unterschiedlich hoch konzentrierte Impfstoffspritzen verabreicht. Nach fünf Jahren zeigte sich folgendes Ergebnis: Von den Frauen, welche die hoch konzentrierte Vakzine erhalten hatten, hatten weitaus weniger Rückfälle erlitten als in der Niedrigdosisgruppe. Professor Schirrmacher schließt daraus: »Wir müssen den Frauen 1,5 Millionen lebende, inaktivierte und modifizierte Tumorzellen spritzen, sonst bringt die Impfung nichts.«

Die Herstellung einer patienteneigenen »Tumorvakzine« ist sehr aufwändig. Zunächst wird der Tumor innerhalb von 24 Stunden nach der Operation in einem Speziallabor aufgearbeitet. Die Einzelzellen werden in flüssigem Stickstoff konserviert. Nachdem die Forscher die Zellen in einem komplizierten Verfahren gereinigt haben, reichern sie diese an und inaktivieren sie durch eine Gammabestrahlung von 200 Gray. Als Nächstes verschmelzen sie die Krebszellen mit einem harmlosen Virus namens »New Castle Disease Virus«. Damit ist das Präparat fertig. Es wird in eine Spritze aufgezogen und auf Eis gelegt, bis es der Patientin – meist in den Oberschenkel – injiziert wird.

Nun soll das Impfverfahren in einer größeren kontrollierten Studie an rund 600 Brustkrebspatientinnen in 30 Kliniken in Deutschland und in anderen Ländern Europas überprüft werden. Dabei erhalten Frauen, die nach der Operation eigentlich als geheilt gelten, den Impfstoff zur Prävention eines Rückfalls. Bei der gerade angelaufenen Studie treten aber immer wieder Schwierigkeiten auf, wie Volker Schirrmacher berichtet: »Um eine optimale Wirkung zu erzielen, müssten wir gleich nach der Operation und vor einer möglichen Chemotherapie mit der Vakzinierung anfangen. Dann ist das Immunsystem noch nicht durch weitere Behandlungen geschwächt.« Allerdings wollten auch die behandelnden Ärzte möglichst umgehend mit der Chemotherapie anfangen. Häufig könne man sich aber darauf einigen, dass wenigstens eine Spritze mit Impfstoff vor Beginn der systemischen Behandlung gegeben wird, berichtet Schirrmacher. Er rechnet etwa 2005 mit Zwischenergebnissen der Studie.

Experimentelle Verfahren

Zu den beiden aussichtsreichsten Richtungen in der modernen Krebsforschung zählen die Apoptose- und die Angiogenese-Forschung. Auch für die Brustkrebsbehandlung eröffnen sie ganz neue Horizonte. Die Gentherapie, ein vor Jahren hoch gelobtes neues Verfahren, steckt immer noch in den Anfängen.

Der programmierte Zelltod

In einem gesunden Organismus wird die Anzahl der Zellen durch ein Gleichgewicht von Zellteilung und Zelltod reguliert. Bei Tumorerkrankungen sind beide Mechanismen gestört: Krebszellen teilen sich nicht nur unkontrolliert, auch der »programmierte Zelltod« (Apoptose) funktioniert bei ihnen nicht mehr. Bei intakter Apoptose-Steuerung dürften Krebszellen kaum älter als ein paar Stunden sein, wenn sie in den Selbstmord getrieben werden. Doch die Tumorzellen sind nicht mehr empfänglich für die Signale – oder sie drehen den Spieß sogar um und gehen zum Angriff auf Zellen des Immunsystems über. Sie schütten selbst große Mengen des Apoptose-Auslösers aus, der sich mit den Immunzellen verbindet und ihren Selbstmord auslöst. Weltweit versuchen Tausende Forscher zu verstehen, wie die Krebszellen in den Selbstmord getrieben werden können. Mittelfristig hoffen sie, Vorhersagen darüber treffen zu können, welcher Tumor auf welche Chemo- oder Strahlentherapie besonders gut oder besonders schlecht anspricht. In Deutschland wird an vielen Instituten und Universitäten daran geforscht, unter anderem am Deutschen Krebsforschungszentrum und an der Klinik für Tumorbiologie in Freiburg.

Anti-Angiogenese

Einige der ersten Anti-Angiogenese-Mittel befinden sich bereits auf dem Weg aus dem Labor in die Klinik (Angiogenese = Neubildung von Blutgefäßen). Die Testwirkstoffe sollen den Krebs aushungern, indem sie verhindern, dass neue Blutgefäße entstehen, die den Tumor mit Nährstoffen und Sauerstoff versorgen könnten. Möglicherweise kann man so damit allen festen Tumoren, wie etwa Brustkrebs, aber auch Magen- und Lungenkrebs zu Leibe rücken. In vielen Ländern suchen Forscher nach den besten Ansatzpunkten für Anti-Angiogenese-Mittel. Sie wollen die Empfangsstellen auf den Blutadern, an die Tumoren ihre »Aufträge« zur Neubildung von Gefäßen schicken, möglichst optimal blockieren. Manche Forscher glauben nicht, dass man durch Anti-Angiogenese-Mittel den Tumor endgültig beseitigen kann. Ihrer Ansicht nach ist das Ziel der Therapie vielmehr, die manchmal tödliche in eine chronische Krankheit umzuwandeln. Nebenwirkungen wurden bei ersten Erprobungen an schwer kranken Krebspatienten kaum beobachtet. Möglicherweise wirken Anti-Angiogenese-Präparate besonders effektiv in Kombination mit Chemo- und Strahlentherapie, vermuten Freiburger Forscher vom gemeinsamen Zentrum für Angiogenese-Forschung der Universität Freiburg und der dortigen Klinik für Tumorbiologie.

Gentherapie

Viele Wissenschaftler sind heute davon überzeugt, dass die Grenzen der konventionellen Methoden zur Krebsbehandlung – Operation, Strahlen- und Chemotherapie – erreicht sind. Den seit Jahrzehnten erhofften »Durchbruch« in der Therapie erwarten sie sich vielmehr von den Möglichkeiten der molekularen Genetik. Dabei geht es darum, das Übel Krebs sozusagen an der Wurzel zu packen, nämlich durch gezielte Veränderungen im Erbgut des Menschen im Rahmen einer Gentherapie.

Trotz zahlreicher Experimente steht diese Forschungsrichtung jedoch noch ganz am Anfang. Anfangs äußerten sich viele Gentherapeuten euphorisch, heute sind die meisten desillusioniert. Es will ihnen einfach nicht gelingen, intakte Erbsubstanz in kranke Zellen hineinzubringen, sodass sie dort die Aufgaben von fehlerhaften Genen übernimmt. Woran es vor allem mangelt, sind funktionstüchtige »Vektoren«. Das sind »Genfähren«, die die Erbsubstanz an ihren Platz in den Zellen bringen.

So harmlos und nebenwirkungsfrei, wie man sich die Gentherapie ursprünglich einmal vorgestellt hat, ist sie nicht. Das haben 1999 Berichte über Todesfälle in den USA deutlich vor Augen geführt. Aber wer weiß: Vielleicht findet schon bald eine Forschergruppe den richtigen Dreh, und die Gentherapie gelingt. In Anbetracht der Intensität, mit der weltweit in vielen Labors und Kliniken daran gearbeitet wird, wäre das kein Wunder. Zum überwiegenden Teil handelt es sich aber noch um Experimente im Stadium des Labor- oder Tierversuchs.

Die meisten der bisherigen klinischen Experimente in der Krebsbehandlung konzentrieren sich auf Patienten mit weit fortgeschrittenen Hautkrebserkrankungen. Ansätze für Genbehandlungen bei Brustkrebs gibt es durchaus. Aber manche Experimente, von denen man sich noch vor ein paar Jahren viel versprochen hat, haben nicht weitergeführt. Das gilt etwa für den Versuch, durch bestimmte genetische Veränderungen das Immunsystem so anzukurbeln, dass es sich gegen Brustkrebszellen richtet.

An einen direkten Austausch von defekten Genen ist bei der Behandlung von Brustkrebs derzeit nicht zu denken. Zwar sind mittlerweile bestimmte Gene als Auslöser von familiär gehäuft auftretendem Brustkrebs bekannt (vgl. Kapitel 3, Familien- und Lebensgeschichte) – für die Therapie wird sich diese Erkenntnis jedoch wahrscheinlich noch lange nicht nutzen lassen.

9. Die ersten Schritte »danach«

Gefühle und Einstellungen

Sie haben die Operation hinter sich, vielleicht auch eine Strahlen- und eine Chemotherapie. Aus medizinischer Sicht wurde alles getan, um Sie zu heilen. Nach einer Erholungsphase, in der eventuell eine Anschlussheilbehandlung oder eine Kur vorgesehen ist, kann der Alltag wieder beginnen.

Alltag? Kann nach einer Krebserkrankung jemals wieder alles so sein wie vorher? Womöglich waren die seelischen Erschütterungen, die Diagnose und Behandlung in Ihnen ausgelöst haben, zu heftig, als dass Sie daran glauben könnten. Vielleicht waren Sie noch nie zuvor in Ihrem Leben derart starken Gefühlen ausgesetzt, die in wirrer Folge über Sie hereinbrachen: Angst, Hoffnung, Schuldgefühle, Wut, Freude, Trauer, Verzweiflung, Liebe, Neid und Dankbarkeit. Und eigentlich hat sich der Aufruhr in Ihrem Innern noch längst nicht gelegt. Da ist Verunsicherung, da ist Angst.

Die anderen hingegen – Familie, Freunde, Kollegen – können es vielleicht kaum abwarten, dass alles wieder so ist wie vorher. Viele von ihnen haben in der Zeit Ihrer Behandlung zusätzliche Pflichten übernommen und ihre eigenen Bedürfnisse zurückgestellt. Jetzt sind sie erschöpft und wollen möglichst schnell wieder zurück zum »normalen« Alltag.

Das ist eine ganz schwierige Situation für viele Frauen nach überstandener Krebsbehandlung: Einerseits spüren sie genau, dass nichts mehr so ist, wie es war, andererseits möchten sie die Erwartungen der anderen, die ihnen in der schweren Zeit so sehr geholfen haben, auch nicht enttäuschen. Und schließlich sehnen sie sich selbst danach, dass ihr Leben endlich wieder »normal« wird.

Es nützt in diesem Dilemma erfahrungsgemäß nicht viel, so zu tun, als sei alles wieder beim Alten. Sie müssten Ihre Gefühle für sich behalten und würden in der Gemeinschaft vereinsamen. Vermeiden können Sie das mit ziemlicher Sicherheit, wenn Sie mit Ihren Angehörigen und anderen Ihnen nahe stehenden Menschen sprechen, sie an Ihren Gefühlen teilhaben lassen und Ihre Bedürfnisse nach Freiraum und Schonung deutlich machen.

Was Sie erleben, zählt zu den größten Lebenskrisen, in die ein Mensch hineingeraten kann. Viele haben nach der Diagnose Krebs und der anschließenden Behandlung das Gefühl, wie auf einer extrem dünnen Eisdecke durchs Leben zu gehen. Der Boden unter den Füßen kann jeden Moment einbrechen. Plötzlich ist der eigene Tod in denkbare Nähe gerückt. Ziele, die vorher wichtig erschienen, sind auf einmal bedeutungslos geworden. Und mit dem Vertrauen in den eigenen Körper ist auch das Selbstbewusstsein geschwunden. Hinzu kommt für viele Frauen das Gefühl, nach der Operation und den nachfolgenden Behandlungen nicht mehr so attraktiv zu sein wie früher.

Angst vor der Zukunft kommt hinzu. Von nahem betrachtet, handelt es sich eigentlich um viele Ängste: Da ist die Angst vor einem Rückfall, vor Schmerzen, davor, dass der Partner sich abwenden könnte, vor dem Verlust des Arbeitsplatzes, vor dem Tod. Zusätzlich haben viele Frauen Angst vor der Angst: Vielleicht lösen sie ja mit ihrem Kummer einen Rückfall aus? Wäre es nicht viel besser für die Gesundheit, stattdessen positiv zu denken? Beängstigend ist auch, dass diese finsteren Gefühle nicht mehr einfach weggehen, so wie früher, in der Zeit vor dem Krebs. Vielen Frauen verdirbt die ständige Furcht tagsüber die Stimmung und raubt Ihnen nachts den Schlaf. Wird das jemals ein Ende haben?

Für die allermeisten geht die Phase der großen Angst, der Trauer und Verzweiflung nach einer Weile vorbei. Das kann Wochen oder Monate dauern. In dieser Zeit wechseln sich Niedergeschlagenheit und Euphorie oft ab. Die Erfahrung lehrt jedoch, dass die meisten Frauen sich innerhalb eines Jahres nach ihrer Brustkrebsoperation emotional wieder gefangen haben. Manche Frauen erleben irgendwann einen Punkt, an dem ihre Angst sich in ein gelasseneres Lebensgefühl wandelt. Einen solchen Wendepunkt beschreibt die Schriftstellerin Angelika Mechtel in ihrem Buch »Jeden Tag will ich leben«: »›Aber‹, sagte ihre ältere Tochter, der sie von ihrer Angst erzählt, ›du kannst doch nicht die Angst zum Zentrum deines Lebens machen. Wie willst du dann noch leben oder auch nur schreiben?‹ Darüber denkt sie nach. Dieser Satz wird zu einem Überlebenssatz.«

Es gibt sehr viele unterschiedliche Wege aus der Krise, die eine Krebskrankheit auslösen kann. Ein Patentrezept für alle existiert nicht, höchstens einige Orientierungshilfen. Eine davon ist der Gedanke »Auch dieses wird vorübergehen« – ein trivial anmutender Satz, der dennoch immer wieder große Wirkung hat. Befreiend ist auch der Hinweis von Psychotherapeuten, dass es keine »richtigen« emotionalen Reaktionen gibt: Sie haben das Recht, so zu reagieren, wie Sie können und wie Sie wollen. Es ist absolut normal und keinesfalls krankhaft, mit heftigen Gefühlen auf eine Krebsbehandlung zu reagieren. »Und wenn eine Frau drei Tage nach der Operation immer nur weint, ist sie deshalb noch lange nicht verrückt«, sagt die Heidelberger Psychotherapeutin Dr. Monika Keller. Vielen Frauen hilft es in dieser Lebensphase, sich an frühere Krisen zu erinnern und wie sie diese erfolgreich überwunden haben.

Bestimmte »Bewältigungsstrategien«, wie die Psychoonkologen die Wege aus der Krise nennen, scheinen besonders hilfreich zu sein, andere wiederum besonders ungeeignet. Solche Erkenntnisse sind zum einen natürlich wichtig für die Lebensqualität der Betroffenen. Zum andereren mehren sich die Zeichen dafür, dass die Art und Weise, wie die Krebskrankheit verarbeitet wird, die Überlebenszeit beeinflusst. Als günstige Strategie bezeichnen Psychologen die Suche nach sozialer Unterstützung. Aber auch Verleugnung und Verdrängung sind demnach für viele Menschen ein guter Weg, ihr inneres Gleichgewicht zu finden – eine Beobachtung, die in auffälligem Kontrast zu den Spekulationen über eine »Krebspersönlichkeit« stehen, nach denen gerade diese Eigenschaften die Krebsentstehung fördern sollen (vgl. Kapitel 3 und 10).

Bis vor kurzem wurde auch zupackendes, kämpferisches Verhalten häufig als besonders empfehlenswerte Reaktionsform dargestellt. Manche Therapeuten gingen sogar so weit zu behaupten, dass Brustkrebspatientinnen mit dem berühmten »fighting spirit« (Kampfgeist) länger lebten. Diese Theorie hat im Herbst 1999 durch eine in der Medizinerzeitschrift »The Lancet« veröffentlichte, Aufsehen erregende Studie einen kräftigen Dämpfer erhalten. Die Londoner Medizinerin Maggie

Watson untersuchte und befragte fast 600 Frauen mit Brustkrebs über einen Zeitraum von mehreren Jahren. Sie fand heraus, dass großer Kampfgeist sich nicht nachweisbar auf die Überlebensrate bei Brustkrebs auswirkt. »Unseren Ergebnissen zufolge muss keine Frau ein schlechtes Gewissen haben, wenn sie nicht genug *fighting spirit* aufbringt«, schreibt Maggie Watson (vgl. Kapitel 10).

Das Gleiche gilt offenbar für Frauen, die sich angewöhnt haben, ihre negativen Gefühle eher hinunterzuschlucken als ihnen freien Lauf zu lassen. Diese Eigenschaft wird ebenfalls seit vielen Jahren immer wieder als Risikofaktor für Brustkrebspatientinnen bezeichnet. Watson: »Wir haben keine Belege dafür gefunden, dass das Unterdrücken negativer Emotionen irgendeinen Einfluss auf die Überlebenszeit hat.«

Einen deutlichen Effekt fanden Watson und ihre Kollegen hingegen bei den negativen »Bewältigungsstrategien« Hoffnungslosigkeit, Hilflosigkeit und Depression. Die englische Forscherin stellte bei Patientinnen mit diesen Symptomen eine höhere Todesrate und häufigere Rückfälle fest. Dabei handelte es sich um Frauen, die längerfristig depressive Symptome zeigten und nicht um Patientinnen, die nur zeitweilig niedergeschlagen waren. Warum Hilflosigkeit und Depression sich so auswirken, kann die Wissenschaft bisher nicht erklären. Maggie Watson nennt vier mögliche Begründungen: Depressionen könnten das Immunsystem schwächen; sie könnten aber auch die Produktion von Stresshormonen ankurbeln, die ungünstig auf den Organismus wirken; sie könnten, drittens, dazu führen, dass die Patientin sich vernachlässigt und nicht mehr zu den Nachsorgeuntersuchungen geht, was wiederum dazu führt, dass Rezidive nicht früh genug erkannt und behandelt werden können. Depressionen könnten auch durch die besondere Biologie des Tumors hervorgerufen werden, spekuliert die britische Forscherin. »Was die Ergebnisse unserer Studie aber ganz deutlich zeigen, ist, wie wichtig eine gute psychologische Betreuung ist«, schreibt Watson abschließend.

Dass Depressionen eine derart zerstörerische Wirkung haben können, überrascht Psychoonkologen nicht. Sie wissen schon seit langem, dass gerade Patientinnen, die sich tief drinnen hoffnungslos und hilflos fühlen, nach außen hin oft besonders ruhig und gefasst wirken. Sie stellen kaum Fragen und sind im Grunde sehr bequem für die Ärzte. Hinter der glatten Fassade verbergen sich aber oft innere Panik und große Angst. Lang anhaltende Hoffnungslosigkeit führt dazu, dass Menschen sich von anderen abkapseln und in sich selbst verkriechen. Sie geraten dadurch leicht in einen Teufelskreis, der die Bewältigung der Krankheit umso schwieriger macht. Häufig kümmern diese Patienten sich nicht mehr um ihre Gesundheit, sie ernähren sich nicht sorgfältig, sorgen nicht für ausreichend Bewegung und lassen ihre sozialen Kontakte einschlafen. Besonders gefährdet, mit Rückzug zu reagieren, sind ältere, allein stehende Menschen, die zusätzlich vielleicht noch an anderen Krankheiten leiden. Diese Situation zu meistern ist sehr schwer. Psychotherapeuten können dabei helfen.

Übrigens hat sich in wissenschaftlichen Untersuchungen gezeigt, dass es klare Unterschiede zwischen Männern und Frauen in der Verarbeitung einer Krebserkrankung gibt. Männer tendieren eher dazu, ihren Tumor wie jede andere Krankheit auch zu bekämpfen und diese Phase in ihrem Leben als »eine Episode, die vorbei ist« zu betrachten, berichtet die Psychologieprofessorin Almuth Sellschopp von der Technischen Universität München. Die Krebskrankheit sei für viele Männer »eine Art inneres Ausland«, so Sellschopp, das sie betreten, aber auch wieder verlassen. Anders die Frauen. Manche reagierten eher depressiv, haderten lange Zeit mit dem Schicksal, sich selbst und den Mitmenschen. Andere nähmen ihren ganzen Mut zusammen und fingen an, ihr Leben umzugestalten und lang gehegte Pläne zu verwirklichen.

Aus den Erkenntnissen, die Psychoonkologen im Laufe der Jahre gesammelt haben, ergeben sich eine Reihe von praktischen Hinweisen. Als wichtig für eine gute Bewältigung einer Tumorerkrankung haben sich folgende Verhaltensweisen und Konstellationen herausgestellt:

- Wissen über die Erkrankung und die Genesungsmöglichkeiten
- Ein tragfähiges Netz von Beziehungen zu anderen Menschen, etwa zum Lebenspartner, zu Angehörigen und zum Arzt (vgl. die in Kapitel 7 entwickelte Idee eines Teams)
- Die Möglichkeit und Fähigkeit, eigene Gefühle – etwa die Angst – auszudrücken, mit anderen darüber zu sprechen

- Die Krankheit in das eigene Leben integrieren können; fähig sein, im Bewusstsein der Krankheit Lebensziele zu entwickeln und zu verwirklichen
- Gesunde Anteile der Persönlichkeit stärken und dadurch verhindern, dass die Krankheit zum Zentrum des eigenen Lebens wird – die Krankheit nicht überbewerten
- Nicht alles auf die Krankheit schieben – viele Probleme waren auch schon vor der Diagnose da

Etliches davon können Sie eigenständig umsetzen, für Anderes brauchen Sie die Unterstützung Ihrer Mitmenschen. Eine gute Möglichkeit, sich selbst zu helfen, ist das Tagebuchschreiben. Auch wenn Sie Ihre Gefühle und Gedanken bisher noch niemals schriftlich festgehalten haben, könnte sich das Führen eines Tagebuchs als wunderbares Mittel herausstellen. Ein Mittel, um den seelischen Druck zu lindern, um Ordnung in die Gedanken zu bringen und die allmähliche Veränderung Ihrer Empfindungen immer wieder nachvollziehen zu können. Aus manchen Tagebüchern Krebskranker ist Literatur geworden: Zum Teil handelt es sich dabei um eindrucksvolle Dokumente individueller Krankheitsverarbeitung (vgl. Anhang). Auch die Lektüre solcher Bücher kann befreiend wirken.

Weitere Möglichkeiten der Selbsthilfe bietet das Spektrum zusätzlicher Behandlungsmethoden (vgl. Kapitel 10). Angst lösend wirken zum Beispiel spezielle Entspannungsübungen und Vorstellungstechniken. Einen detaillierten Leitfaden zur Selbsthilfe bietet das Buch »Praktische Psycho-Onkologie« von Matthias S. Hartmann (vgl. Anhang), in dem mit der »Centering-Methode« ein Weg zu gesundem Verhalten und gesunder Lebensführung vorgestellt wird. Auch körperliche Übungen, sei es im Sport, in der Physiotherapie oder bei eher meditativen Bewegungsabläufen, sind geeignet, das Selbstvertrauen zu stärken und trübe Gedanken zu vertreiben. Manches davon haben Sie vielleicht schon in der Klinik erlernt, in der Sie operiert wurden, anderes können Sie sich möglicherweise während einer Anschlussheilbehandlung oder Nachsorgekur aneignen. Über weitere Angebote informieren unter anderem die psychosozialen Beratungsstellen in Ihrer Nähe. In vielen Selbsthilfegruppen ist es üblich, solche Übungen zusammen zu machen und neue Verfahren gemeinsam zu erlernen.

Manche Frauen gewinnen in der Lebenskrise Brustkrebs ein ganz neues Verhältnis zu sich selbst und sind, wenn die schlimmste Talfahrt der Gefühle überstanden ist, oft sehr dankbar für diese Erfahrung. Die Krankheit bietet ganz gewiss eine Chance zur Weiterentwicklung, zur inneren Reifung. Auf einmal gewinnen die kleinen, bisher als banal empfundenen Dinge im Leben eine ganz besondere Bedeutung: der strahlend blaue Himmel, das Lächeln einer Fremden usw.

Die Fähigkeit, im Hier und Jetzt zu genießen, wächst. Das hat sich im Übrigen auch in mehreren Studien aus der jüngsten Zeit bestätigt: Demnach sind viele Krebskranke weitaus zufriedener mit ihrem Leben als Gesunde. Und dieses Gefühl hängt offensichtlich nicht mit der Schwere der Erkrankung zusammen, sondern mehr mit den inneren und äußeren Möglichkeiten, die Krankheit zu verarbeiten.

Bei manchen Frauen entwickelt sich im Laufe der Zeit und je mehr die Angst zurückweicht eine gelassenere Einstellung ihrer Krankheit gegenüber. Die hat mit dem üblicherweise propagierten Kampf gegen den Krebs nichts mehr zu tun, wie Angelika Mechtel eindrücklich in ihrem Buch schildert: »Sich blindwütig aufzulehnen ist, denke ich, unsinnig, Kraftvergeudung. Auflehnung hilft nicht gegen diese Krankheit. Der Lebenswille mag helfen.«

Für andere Frauen liefert die Krankheit den entscheidenden Impuls, ihr Leben so umzugestalten, wie sie das eigentlich schon immer vorhatten. Bei einigen mag das die Trennung von einem Partner sein, mit dem das Zusammenleben schon lange nicht mehr glücklich war, bei manchen der Ausstieg aus einem ungeliebten Beruf. Die neuen Lebensziele sind individuell ganz unterschiedlich. Manche wollen einfach mehr Zeit für sich selbst haben, andere möchten malen oder Gitarre spielen lernen, wiederum andere ihre Ernährung umstellen. Wichtig ist dabei vor allem, dass der Veränderungswille nicht nur aus Angst und Selbstanklagen gespeist wird: »Und wenn du was änderst, dann nicht mit dem Gedanken, dass es die Ursache für den Krebs war – das macht nur Schuldgefühle; ändere es, weil es sowieso geändert werden sollte«, heißt es zum Beispiel in Ken Wilbers Buch »Mut und Gnade«.

Manchen Frauen gelingt es nicht, sich am eigenen Schopf aus der Krise zu ziehen. Häufig sind sie nicht fähig, ihre tiefe Verzweiflung auszudrücken, fühlen sich apathisch und starr. Das Leben erscheint ihnen leer und sinnlos. Wenn dieser Zustand länger als zwei Wochen anhält, ist unbedingt professionelle Unterstützung durch einen ärztlichen oder psychologischen Psychotherapeuten erforderlich. In der Therapie geht es darum, die blockierten Gefühle zu befreien und zum Fließen zu bringen. Dabei gilt es oft, massive Ängste zu überwinden, zum Beispiel vor der Ablehnung durch andere Menschen. Der Lohn dieser Mühe ist oft ein intensives Gefühl von Lebendigkeit.

Im Verlauf der seelischen Bewältigung von Brustkrebs kann eine Frau innerlich sehr stark werden. Ganz überwinden wird sie die Angst vor der Krankheit möglicherweise nie. Diese Angst bleibt ein Grundton ihres Lebens – und kann doch bisher ungeahnte Energien freisetzen.

Ein neues Körperbild entwickeln

Nach einer Brustamputation haben viele Frauen das Gefühl, ihr ganzer Körper sei aus dem Gleichgewicht geraten. »Mir ist, als ob ich kippe«, berichtet eine Frau nach ihrer Operation.

Solche Missempfindungen treten unabhängig von der Größe der Brust auf: Sowohl Frauen mit fülligen als auch Frauen mit eher kleinen Brüsten können darunter leiden. Und wenn beide Brüste amputiert wurden, ist das Unbehagen oft genauso stark. Denn am Oberkörper fehlen auf einmal zwei Organe, deren Form und Gewicht über viele Jahre auf subtile Art und Weise in das Balancegefühl eingebettet waren.

Nach dem Verlust einer Brust oder beider Brüste versucht der Körper häufig mit Muskelkraft »gegenzuhalten«. Das geschieht zunächst unbewusst, macht sich mit der Zeit jedoch schmerzlich bemerkbar, weil die ständig angespannten Muskeln irgendwann anfangen wehzutun.

Hinzu kommen für manche Frauen lang anhaltende seelische Schmerzen. Sie fühlen sich hässlich und entstellt und wagen kaum, sich selbst anzuschauen, geschweige denn, die Narbe anderen zu zeigen. Das körperliche Defizit wird zum Mittelpunkt im Denken und Fühlen –

manchmal derart ausgeprägt, dass Frauen sich wie eine einzige große Narbe sehen.

Plötzlich kommt Neid auf alle körperlich intakten Frauen auf: »Ich ging durch die Straßen und sah nur noch Brüste, überall Brüste«, bekennt eine Betroffene. Mit einem derart lädierten Selbstgefühl ist es schwierig, gute Beziehungen zu anderen Menschen zu gestalten. Insbesondere die Partnerbeziehung kann darunter sehr leiden (vgl. Kapitel 12, Partnerschaft).

Wie können Sie vermeiden, in diesen Teufelskreis von Unsicherheit, Angst und Schmerz hineinzugeraten? Am Anfang tut es gut, sich selbst Zeit zu geben. Das Gehirn, die Nerven brauchen Zeit, um das innere Bild des Körpers – das so genannte Körperschema – den veränderten Gegebenheiten anzupassen. Wie lange dieser Prozess dauert, können Sie durch Ihre Einstellung und Ihr Verhalten mitbestimmen.

Den Zeitpunkt, an dem Sie sich die Narbe zum erstenmal anschauen, sollten Sie jedoch nicht allzu lange hinausschieben. Erfahrene Frauen in Selbsthilfegruppen empfehlen, den ersten »Blickkontakt« möglichst noch im Krankenhaus zu wagen – mit dem beruhigenden Gefühl, Schwestern und Ärzte in der Nähe zu haben. Es ist ein sehr wichtiger Moment, und Sie werden selbst am besten spüren, wann der für Sie richtige Augenblick zwischen Flüchten und Standhalten gekommen ist.

Im Anschluss an die Operation ist es ganz normal, sich nach der verlorenen Brust zu sehnen, wie nach etwas Liebgewordenem, das man vermisst. Vielen Frauen, die in einer Partnerschaft leben, hilft es, wenn sie spüren, dass auch der Mann mittrauert (vgl. Kapitel 12). Aus dem tief empfundenen Gefühl der Trauer heraus kann ein neues Akzeptieren des Körpers, der nun eine Narbe (mehr) hat, entstehen.

Manche Frauen freunden sich mit ihrer Narbe an, indem sie diese anfassen, streicheln und mit Öl massieren. Das Einreiben mit Vitamin-E-Öl tut der malträtierten Haut oft besonders gut.

Die Arbeit mit einer Physiotherapeutin kann ganz entscheidend dazu beitragen, das gestörte Gleichgewichtsempfinden wiederherzustellen und Verspannungen zu lösen. Viele Frauen haben gute Erfahrungen mit langsamen, konzentrierten Körperübungen gemacht, zum Beispiel mit Chi Gong, T'ai Chi, Yoga und der Feldenkrais-Methode (vgl. Kapitel 10,

Bewegung, Atem, Berührung). Auch Tanzen ist ein gutes Mittel, um zu einem positiven Körpergefühl zurückzufinden.

Hilfreich sind oft Brustprothesen oder eine plastische Rekonstruktion der Brust (vgl. Kapitel 8). Allerdings bleibt bei fast all diesen Methoden ein gewisses »Fremdheitsgefühl« – am wenigsten vielleicht noch beim Wiederaufbau mit körpereigenem Gewebe. Manche Frauen entdecken eine bisher nicht gekannte Vorliebe für einen bestimmten Körperteil: »Ich habe statt meiner Brust jetzt meinen Bauch besonders lieb gewonnen«, berichtet eine Frau.

Das offene Gespräch mit anderen über den Verlust hat vielen Frauen die Angst genommen, aufgrund ihrer Verstümmelung abgelehnt zu werden. Für manche ist das Reden darüber der erste Schritt, sich aus ihrem Versteck herauszuwagen: zum Beispiel wieder in öffentliche Schwimmbäder zu gehen oder sich nackt in der Sauna zu zeigen.

Selbst wenn Sie sehr gut vorsorgen und der körperlich-seelische Heilungsprozess eigentlich wunderbar verläuft: Es gibt Momente, in denen das Verlustempfinden übermächtig wird und alle Dämme brechen. Was tun? Eine Strategie ist, den Blick über das so sehr vermisste Organ hinauszulenken. Schließlich hat sich bisher weder Ihr Körpergefühl noch das Gefühl, schön und attraktiv zu sein, auf Ihre Brüste beschränkt. Vielen Frauen hilft es, wenn Sie sich die eigenen Stärken bewusst machen und sich vor Augen führen, wie viele Möglichkeiten ihnen nach wie vor offen stehen. Wenn Sie anhaltend niedergeschlagen sein sollten, kann professionelle Beratung weiterhelfen.

Die seelische Ablösung von der verlorenen Brust verläuft individuell ganz unterschiedlich. Manchen Frauen helfen Träume zunächst über den Verlust hinweg, bis sie innerlich bereit sind, die Amputation zu realisieren. Eine Betroffene berichtet in dem Buch »Gespräche gegen die Angst« von Annemarie Tausch: »Anfangs habe ich noch geträumt, meine Brust wächst wieder nach. Und eines Tages, da stand ich vor dem Spiegel, und plötzlich war mir klar: Die Brust ist ab, und da tut sich nichts mehr. Ich mag jetzt meinen Körper auch wieder leiden. Vor einiger Zeit stand ich vor dem Spiegel und sagte zu mir: ›Du bist eine schöne Frau.‹«

Krankengymnastik

Nach einer Brustkrebsoperation können die meisten Frauen den Arm und die Schulter der betroffenen Seite nicht mehr so frei bewegen wie vorher. Die Bewegungseinschränkung im Schultergelenk ist für sich genommen schon unangenehm. Noch unangenehmer sind jedoch die Folgen für den ganzen Körper, die entstehen können, wenn über Wochen hinweg die Schulter der operierten Seite nicht ausreichend bewegt wird. Durch eine frühzeitig begonnene Krankengymnastik lässt sich diese Entwicklung jedoch verhindern.

Wie kommt es überhaupt zu der eingeschränkten Beweglichkeit der Schulter? Um die axillären Lymphknoten zu entfernen, hat der Operateur – entweder in Fortsetzung des Brustschnitts oder über einen Extraschnitt unter dem Arm – die Achselhöhle meist relativ großflächig eröffnet. Dabei durchtrennt er notgedrungen kleine Hautnerven und Lymphgefäße. Dadurch veröden die zu- und abführenden Lymphgefäße und beginnen wie Narbengewebe zu schrumpfen. Unter der Haut befindet sich nach der Operation ein verhältnismäßig umfangreiches Wundgebiet. Diese »unsichtbare« Wundfläche wird zwangsläufig mit jeder Bewegung der Schulter gedehnt oder zusammengepresst – daher die Schmerzen in der ersten nachoperativen Zeit.

Hinzu kommen weitere Beschwerden. Denn je nachdem, wie umfangreich der chirurgische Eingriff war, hat die Operierte eine mehr oder weniger lange Wundnaht, die zunächst spannt. Nach einer Amputation der Brust verläuft die Naht quer über die Brust bis in die Achselhöhle. Frauen, bei denen nur der Tumor entfernt wurde, haben manchmal zwei Narben: eine an der Brust, eine weitere unter der Achselhöhle. Die Überreizung der Hautnerven und die Wundspannung führen dazu, dass sich das Schulter-Arm-Gelenk erst einmal starr und verkrampft anfühlt. Auch die verödenden und allmählich schrumpfenden Lymphbahnen schaffen oft Probleme: Sie können sich hart und gespannt wie dünne Geigensaiten anfühlen und die Schulterfunktion zusätzlich beeinträchtigen. Instinktiv versucht der Körper, Bewegungen zu vermeiden, woraus auf längere Sicht eine eingeschränkte Mobilität des Schultergelenks entstehen kann.

Wenn nicht möglichst früh gegengesteuert wird, entwickelt sich daraus eine fatale »Schonhaltung« mit unangenehmen Folgen für den ganzen Körper. Viele Frauen ziehen zum Beispiel die Schulter hoch und kippen sie gleichzeitig etwas nach vorn. Diese Haltung entspricht dem unbewussten Wunsch, ihren Oberkörper zu schützen, sei es vor weiteren Verletzungen, sei es vor der Aufmerksamkeit der anderen, die vielleicht eine Veränderung bemerken könnten. Zu den ungünstigen Schonhaltungen gehört auch, wenn eine Frau den Arm der betroffenen Seite am Körper »fixiert«, wie die Physiotherapeuten sagen, und ihn beim Gehen nicht mitschwingt.

Bei einer derart verkrampften Haltung sind sehr unangenehme Verspannungen in der Schulter, im Nacken und im Hals vorprogrammiert, die Spannungskopfschmerzen nach sich ziehen können. Langfristig entstehen aus der ständigen Verkrampfung Muskelverkürzungen, die oft anhaltende Rückenschmerzen verursachen. In dem zusammengepferchten Brustkorb kann die Atmung nicht mehr frei fließen; sie wird flach und unzureichend. Außerdem beginnt das Narbengewebe zu schrumpfen, wird allmählich hart und behindert die freie Bewegung. Ein Teufelskreis ist entstanden.

Dem können Sie entgegenwirken, und zwar zunächst am besten mit Hilfe einer Krankengymnastin oder Physiotherapeutin. Krankengymnastinnen sind mittlerweile in den meisten Kliniken zu finden, in kleinen Häusern arbeitet meist nur eine Kraft, die dann leider oft völlig überlastet ist. Ideal wäre es, wenn die Krankengymnastin bereits am ersten Tag nach der Operation zu Ihnen ans Bett käme, um die Behandlung mit einigen leichten Übungen einzuleiten. Wenn dem nicht so ist, und wenn Sie nicht wissen, ob überhaupt eine Therapeutin kommt, fragen Sie Ihren Arzt oder eine Schwester danach.

Am ersten Tag sind, wie gesagt, nur ein paar einfache Übungen möglich. Zum Beispiel Beinübungen zur Anregung des Kreislaufs und Atemübungen, um einer so genannten Atemschonhaltung entgegenzuwirken. Dabei hat es sich als günstig erwiesen, die Hände auf den Brustkorb zu legen und dem Auf und Ab der Lungenflügel und der darüber liegenden Rippen aufmerksam nachzuspüren.

Auch in den darauf folgenden Tagen kommt die Krankengymnastin ins Zimmer, und die Übungen finden vorwiegend im Bett statt. Es geht in dieser Phase darum, das Schultergelenk ganz vorsichtig zu bewegen, möglichst im Atemrhythmus. Physiotherapeuten bezeichnen dies als »Mobilisation« des Gelenks. Dabei werden auch die durchtrennten Lymphbahnen gedehnt, was einer allzu starken Verhärtung vorbeugt. Die individuell angepassten Übungen – sie werden am besten immer mit beiden Armen ausgeführt – unterstützen im Übrigen auch die Funktion des Lymphgefäßsystems. Das kann der Entstehung eines Armödems entgegenwirken. Die Schmerzgrenze darf bei den Übungen erreicht werden; überschritten werden sollte sie jedoch nicht, zumindest nicht, bis die Drainagen entfernt sind.

Als günstig erwiesen hat sich zum Beispiel folgende Übung: Sie strecken die Arme vor dem Körper aus und ballen die Hände zu Fäusten. Unter rhythmischem Öffnen und Schließen der Hände führen Sie die auf Schulterbreite parallel gehaltenen Arme ganz langsam nach oben – so weit es eben geht – und dann wieder zurück in die Ausgangsposition. Detailliertere Hinweise mit zahlreichen Übungsvarianten finden Sie in dem Buch von Dr. Maria Hussain, »Der praktische Ratgeber für Frauen nach Brustkrebsoperationen« (vgl. Anhang).

Sobald die Drainageflasche, in der sich in den ersten Tagen nach dem Eingriff Blut und Gewebsflüssigkeit sammelt, entfernt wird, können die Behandlungen im Übungsraum der Klinik stattfinden. Häufig wird vor einem großen Spiegel geübt, damit die Patientin ihre Bewegungen selbst kontrollieren lernt. Eine Behandlung dauert etwa 15 bis 20 Minuten und erfolgt meist als Einzeltherapie.

Sie erlernen dabei bestimmte Übungen, die sie später, nach der Entlassung aus dem Krankenhaus, möglichst vor einem Spiegel zu Hause ausführen können. Dazu gehören neben bestimmten Bewegungsabfolgen auch Dehn- und Entspannungsübungen. Auch eine Haltungs- und Gangschulung, bei der Sie sich immer wieder vergewissern, ob Ihr Arm beim Gehen mitschwingt und ob die Schultern entspannt sind, hilft Ihnen später im Alltag. Die Atemtechniken, zu denen Krankengymnastinnen ebenfalls anleiten, haben auf lange Sicht große Wirkung: Dehnatmung und Zwerchfellatmung weiten den Brustkorb, fördern den Lymphabfluss und beleben Körper und Psyche.

In manchen Krankenhäusern ist es Sache der Physiotherapeutin, einer Frau bei Auswahl und Anprobe der ersten Brustprothese zu helfen. Oft hat sich zwischen beiden bereits ein Vertrauensverhältnis herausgebildet, was diese relativ heikle Situation entkrampft.

Wenn Sie nach etwa zwei Wochen aus dem Krankenhaus entlassen werden, sollte Ihr Schultergelenk wieder relativ beweglich sein. Überdies sollte keine ausgeprägte Schonhaltung mehr bestehen. Diese Ziele sind nach Ansicht erfahrener Physiotherapeuten bei entsprechender Betreuung durchaus zu erreichen. Leider hapert es in manchen Krankenhäusern an dieser Betreuung.

Längerfristig reichen nur wenigen Frauen die paar Stunden Physiotherapie im Krankenhaus aus. Die meisten brauchen mehr Unterstützung. Vor allem, weil manche Haltungs- und Bewegungsprobleme erst unter dem Druck alltäglicher Pflichten entstehen.

Wenn Sie sich nach der Operation einer Strahlentherapie unterziehen, sollten Sie sofort mit einer begleitenden krankengymnastischen Behandlung beginnen. Denn regelmäßige vorsichtige Übungen unter Anleitung können in dieser Phase einer Gewebs- und Narbenschrumpfung entgegenwirken. Ihr Arzt kann Ihnen ein Rezept für sechs Behandlungen ausstellen, das Sie dann in einer ambulanten Physiotherapiepraxis einlösen. Die gesetzlichen Krankenkassen kommen für die Kosten auf; allerdings müssen Sie eine Eigenbeteiligung leisten.

Wenn sich bei Ihnen im Arm oder im Brustbereich ein Lymphödem entwickelt hat, suchen Sie sich am besten eine Fachkraft, die sowohl in Krankengmnastik als auch in Lymphdrainage und Ödemtherapie qualifiziert ist.

Sie können die physiotherapeutische Behandlung während einer Anschlussheilbehandlung oder einer späteren Nachkur fortsetzen. Wie wichtig die Physiotherapie in Rehabilitationskliniken ist, zeigt sich an den Ergebnissen einer Umfrage unter Frauen mit Brustkrebs: Drei Viertel hatten zum Zeitpunkt der Nachbehandlung noch das Gefühl, sich nur eingeschränkt bewegen zu können.

Sollten Sie irgendwann einmal das Gefühl haben, dass Ihr Schultergelenk starr ist, sich wie eingefroren anfühlt, oder wenn es bei Bewegung schmerzt, ist eine prompte physiotherapeutische Behandlung notwendig. Zu einer solchen Gelenkblockade, die an der Schulter immer mit einer Verkürzung der entsprechenden Muskeln einhergeht, kann es – wie weiter oben erwähnt – dann kommen, wenn die Schulter der operierten Seite einige Wochen kaum bewegt wurde.

Eine gute Physiotherapie tut auch der Seele gut. Durch die Körperübungen gewinnen Sie wieder Vertrauen in Ihren Organismus. Mit der Zeit bildet sich in der Regel ein neues »Körperschema«: Das innere Bild des Körpers rundet sich nach der Verletzung durch die Operation allmählich wieder zu einem Ganzen. Bei der Krankengymnastik geht es nicht um sportliche Leistungen, sondern darum, die Schulter wieder frei zu bewegen – und ein Gefühl für Bewegungen zu entwickeln, die einem wohl tun. Manche Frauen sind Naturtalente darin oder waren schon vor ihrer Erkrankung entsprechend geübt. Für andere ist das Neuland. Es ist in jedem Fall sinnvoll, sich zumindest anfänglich bei Übungen von einer Physiotherapeutin kontrollieren zu lassen. Es kann mehr schaden als nützen, einfach nur Übungen aus Broschüren oder von Videokassetten nachzuturnen, wenn das Körpergefühl noch nicht entwickelt ist.

Wichtig ist, dass Sie auch nach Abschluss der Physiotherapie weiterhin Ihre Übungen machen. Die Fortschritte sind am Anfang vielleicht nur minimal. Wahrscheinlich fällt es Ihnen – ebenso wie den meisten Frauen – nach einer so tief greifenden Behandlung wie der Brustkrebstherapie in den ersten Wochen schwer, zu entspannen und die Schultern »loszulassen«. Dabei helfen oft spezielle Übungen, zum Beispiel nach der Methdode der Progressiven Muskelrelaxation (vgl. Kapitel 10, Psychologische Methoden).

Durch möglichst tägliches Trainieren werden Sie Schritt für Schritt wieder beweglich werden. Zu viel des Guten sollten Sie andererseits auch nicht tun, denn dadurch könnten Sie eine Überreizung des Gelenks provozieren. Mit der Zeit werden Sie sicherlich eine allgemeine Konditionsverbesserung bemerken. Vielleicht haben Sie dann sogar Lust, an einer Rehasportgruppe teilzunehmen, deren Programm besonders auf die Bedürfnisse von Frauen nach einer Brustkrebstherapie abgestimmt ist (vgl. Kapitel 10, Bewegung, Atem, Berührung).

Prävention und Behandlung eines Lymphödems

Nach einer Brustkrebsoperation kann sich ein Lymphödem im Arm der betroffenen Seite entwickeln. Dabei staut sich Lymphe im Gewebe und kann nicht mehr vollständig abfließen. Der Armumfang – bei einigen Frauen auch der Handumfang – nimmt in dieser Situation allmählich zu. Eventuell fühlt sich auch das Gewebe im Bereich der Schulter und des Brustkorbs geschwollen an – eine Symptomatik, die als »Rumpfödem« bezeichnet wird.

Die Lymphe ist eine eiweißreiche Flüssigkeit, die im Lymphsystem, einem dichten Netzwerk feiner Gefäße im Haut- und Unterhautgewebe, sowie um größere Blutgefäße fließt. Die Lymphgefäße beginnen sackartig im Gewebe und münden in die Venen. Während das Blut die Zellen mit Nährstoffen und Sauerstoff versorgt, schafft die Lymphe Abbauprodukte der Zellen weg, um sie dem Blutstrom zuzuführen.

Wenn die Gewebsflüssigkeit nicht abfließen kann, staut sie sich wie Wasser vor einem Damm. Währt dieser Zustand über längere Zeit, dann bilden sich eiweißhaltige Ablagerungen in den Lymphgefäßen, wodurch diese zunehmend enger werden und an Elastizität verlieren. Die Zellen werden infolgedessen schlechter versorgt, und ihre Stoffwechselprodukte sammeln sich im Gewebe an. Da Bakterien sich in solchen »Eiweißdepots« sehr wohl fühlen, kann es relativ leicht zu einer Infektion, fachsprachlich: Erysipel, kommen. Eine Entzündung schädigt die Lymphbahnen zusätzlich.

Ein Armlymphödem entwickelt sich meistens ganz langsam und zunächst unauffällig, denn der Körper kann 30 Prozent mehr Lymphe als normal speichern, ohne dass dies äußerlich sichtbar wäre. Es dauert manchmal Jahre, bis der Unterschied augenfällig wird, meist ausgelöst durch eine allzu große Belastung des Arms. Nach einer Brustkrebstherapie treten die meisten Armödeme binnen zwei bis fünf Jahren auf. Aber sicher ist man auch nach zehn Jahren nicht davor.

Bei manchen Frauen mit Lymphödem nimmt der Armumfang nur leicht zu, bei anderen bildet sich ein »dicker Arm«, der sich erheblich von dem auf der gesunden Seite unterscheidet. Ein solches Lymphödem ist keine schwere Krankheit, aber es kann unangenehm und sehr lästig sein. Ein geschwollener Arm kann sich steif, schwer und unbeweglich anfühlen. Er sieht auch nicht schön aus, und es ist oft schwierig, passende Kleidung zu finden (vgl. weiter unten). Im Allgemeinen bereitet ein Lymphödem höchstens Spannungsgefühle, aber keine Schmerzen, es sei denn, dass sich ein Erysipel darin entwickelt.

All dies kommt heute zwar aufgrund verfeinerter Operationstechniken, gezielter Radiotherapie und verbesserter Ödembehandlung seltener als früher vor, dennoch sind immer noch rund fünf bis 20 Prozent der Frauen nach einer Brustkrebstherapie davon betroffen. Die Zahlenangaben gehen deshalb so weit auseinander, weil es noch keine einheitliche Definition des Armlymphödems gibt. So wenden manche Ärzte diesen Begriff nur auf Verdickungen des Armumfangs von zwei Zentimetern aufwärts an, andere bezeichnen auch geringere Zunahmen als Ödem. Eines geht jedoch klar aus diesen Zahlen hervor: Mindestens 80 Prozent – und damit der weit überwiegende Teil der Frauen nach einer Brustkrebsoperation – bleibt von diesen Beschwerden verschont.

Die Ursache für das so genannte sekundäre Armlymphödem ist heute meist die Entfernung von Lymphknoten, wie sie bei Brustkrebsoperationen noch weithin üblich ist. Durch diesen Eingriff werden die dazugehörigen Gefäße durchtrennt und veröden mit der Zeit. Sollte es sich durchsetzen, nur noch den so genannten Wächter-Lymphknoten zur Prognose der Krankheit herauszuoperieren, dann dürften Lymphödeme in Zukunft wesentlich seltener vorkommen. Noch gilt diese Methode als experimentell und wird überwiegend im Rahmen von Therapiestudien angewandt (vgl. Kapitel 8).

Früher, als man noch relativ häufig die Achselhöhle bestrahlte, entstanden auch dadurch viele Lymphödeme. Nachdem die Axilla mittlerweile nur noch selten mit Strahlen behandelt wird, gibt es kaum noch Ödeme mit dieser Ursache.

Zu einem Stau kommt es also, wenn nach einer Operation nicht mehr genügend Abflussmöglichkeiten für die Lymphe vorhanden sind. Das Risiko dafür ist individuell unterschiedlich, je nachdem, wie viele Lymphknoten eine Frau in der Achselhöhle hat, wie viele davon bei dem Eingriff entnommen wurden und wie groß das Transportvermögen der verbliebenen Lymphbahnen ist. Es ist nämlich möglich, dass diese den Verlust bis zu einem gewissen Ausmaß kompensieren.

Manche Frauen haben nur zehn Lymphknoten in der Axilla, bei anderen sind bis zu 50 vorhanden; der Durchschnitt liegt bei 15 bis 20 solcher Filterstationen. Nach derzeitigem Therapiestandard sollen mindestens zehn davon herausoperiert werden. Das heißt, allein von den anatomischen Voraussetzungen her sind Frauen mit nur wenigen Lymphbahnen weitaus stärker gefährdet als andere, die über genügend Reserven verfügen.

Bis heute lässt sich nicht zuverlässig vorhersagen, welche Frau ein Lymphödem entwickeln wird und welche nicht. Zum einen kann selbst der Chirurg nach der Operation nicht genau sagen, wie viele Lymphknoten noch in der Achselhöhle verblieben sind, weil diese so unscheinbar klein sind und im Gewebe verborgen liegen und weil er meist nur zwei der drei »Lagerstätten« geöffnet hat. Selbst wenn genaue Zahlen vorlägen – das Lymphsystem scheint schwer berechenbar zu sein, wie der ehemalige Chefarzt der Rehabilitationsklinik Bad Trissl in Oberaudorf, Dr. Heinrich Schünemann, berichtet: »Ich kenne Patientinnen, deren Achsellymphknoten komplett entfernt wurden und die anschließend kein Lymphödem entwickelt haben.«

Es gibt bis heute leider auch noch keine praktikable Methode, um das Transportvermögen der Lymphgefäße in einem bestimmten Körperabschnitt richtig abzuschätzen. Existierte eine solche Methode, wäre eine Prognose des individuellen Risikos eher möglich. Eher gefährdet, das weiß man immerhin, sind ältere Patientinnen, deren Bindegewebe nicht mehr so fest ist wie bei Jüngeren.

Im Prinzip aber lebt jede Frau nach einer Brustkrebsoperation mit diesem Risiko. Leider erfahren viele Frauen erst sehr spät davon, dann nämlich, wenn sie ein Armödem haben. Zumindest sollte der Arzt vor oder nach der Operation auf die Gefahr hinweisen. Derzeit verlassen zahlreiche Patientinnen die Klinik, ohne irgendetwas davon gehört zu haben.

Eine 100-prozentige Vorbeugung gegen ein Ödem gibt es nicht. Wer dafür disponiert ist, wird es höchstwahrscheinlich auch bekommen. Man kann es allerdings auch mutwillig herausfordern, denn es gibt bestimmte Belastungen, die ein Armödem auslösen können. Und es gibt Dinge, die Risiko mindernd wirken.

Es lohnt sich für jede Frau nach einer Brustkrebsbehandlung, ein paar Hinweise im Alltag zu beherzigen – ohne sich davon versklaven zu lassen. »Jede Patientin muss selbst ausprobieren und entscheiden, was sie sich zumuten kann und was nicht«, meint Hella Krahmann, Lehrkraft für Physiotherapie in Freiburg. Sie rät weiterhin: »Beim Auftreten geringster Ödeme sollte eine Frau die auslösende Tätigkeit entweder einschränken oder ganz unterlassen.« Es empfiehlt sich auch, bei Schwellungen, Rötungen oder Entzündungen im Arm umgehend einen Arzt aufsuchen, um die Veränderung untersuchen zu lassen.

Tipps zur Vorbeugung

Lymphstauungen können auf unterschiedliche Weise verstärkt werden – zum Beispiel durch Verletzungen der Haut. Dadurch gelangen Keime, mit denen der Körper sonst spielend fertig wird, in das Unterhautgewebe und verursachen eine Entzündung. Dies regt die Bildung von Lymphe an, die das verstopfte Gefäßsystem aber nicht mehr abführen kann. Darüber hinaus können Übergewicht und einengende Kleidung den Lymphfluss behindern. Als weitere Auslöser gelten Überanstrengung und hohe Temperaturen. Dann wird mehr Gewebsflüssigkeit produziert, mit demselben Effekt wie oben. Hier einige Tipps, was Sie im Einzelnen zur Prävention tun können.

- Lagern Sie den Arm so oft wie möglich erhöht auf Kissen. Tagsüber, etwa bei der Arbeit im Büro, könnten Sie ihn auf einen Stapel Bücher legen. Das fördert den Rückfluss der Gewebsflüssigkeit. Dieser Effekt wird noch verstärkt, wenn Sie zusätzlich isometrische Übungen machen, zu denen die Münchner Ärztin Dr. Maria Hussain folgendermaßen anleitet: »Schließen Sie die Faust, spannen Sie alle Armmuskeln an, halten Sie die Spannung drei bis vier Sekunden und lassen Sie dann den Arm wieder entspannt auf der Unterlage ruhen. Wiederholen Sie das sieben- bis zehnmal. Diese Übung kann drei- bis viermal täglich durchgeführt werden, nicht aber dauernd« (vgl. »Der praktische Ratgeber für Frauen nach Brustkrebsoperationen« im Anhang).

- Vermeiden Sie nach Möglichkeit Verletzungen am Arm der operierten Seite. Lassen Sie sich zum Beispiel auch beim Arzt keine Spritze in diesen Arm geben, wenn der andere Arm als Alternative zur Verfügung steht. Gleiches gilt für das Blutdruckmessen.
- Belasten Sie den Arm nicht übermäßig, zum Beispiel, indem Sie den Garten umgraben oder ultraschwere Einkaufstaschen schleppen.
- Heiße Bäder und lange Sonnenbäder in großer Hitze sind riskant.
- Lassen Sie den Arm nicht sehr lange hängen. Bei Spaziergängen können Sie die Hand der betroffenen Seite ab und zu in die Jackentasche oder in den Gürtel stecken. Günstig ist es auch, während des Gehens einige isometrische Übungen zu machen (vgl. weiter oben).
- Machen Sie regelmäßig die gymnastischen Übungen, die Sie in der Klinik oder danach bei der Krankengymnastin gelernt haben. Vermeiden Sie beim Sport heftige Schwung- und Schleuderübungen. Regelmäßiges, ruhiges Schwimmen ist sinnvoll. Die Temperatur im Schwimmbad sollte möglichst nicht mehr als 28 Grad Celsius betragen.

Was tun bei einem Lymphödem?

Wenn Sie bereits einen dicken Arm haben, gelten die Vorsichtsmaßnahmen ganz besonders für Sie. Wichtig ist darüber hinaus die rechtzeitige Behandlung beim Arzt. Ob die Therapie Erfolg hat, hängt entscheidend von der Bereitschaft der betroffenen Frau zur Mitarbeit ab. Dr. Hussain berichtet aus den Ergebnissen einer vierjährigen Verlaufsbeobachtung an Frauen mit leichtem bis starkem Armödem, dass der Armumfang bei 30 Prozent abnahm, bei 40 Prozent gleich blieb und bei 30 Prozent zunahm. Diejenigen, deren Armumfang gleich blieb oder sogar abnahm, hatten sorgfältig auf eine konsequente Entlastung ihres Arms geachtet. »Erfahrungsgemäß bringen regelmäßige, zu starke körperliche Belastungen am ehesten eine Zunahme des Arm- und Rumpfödems«, berichtet die Münchner Ärztin. Auch wenn der Stau in den Lymphbahnen zurückgeht: Die Neigung, erneut ein Ödem zu entwickeln, bleibt lebenslang bestehen.

Bei der Behandlung hat sich die »komplexe physikalische Entstauungstherapie« – kurz KPE genannt – bewährt, die ein Arzt verschreiben kann. Sie besteht aus:

- manueller Lymphdrainage
- Kompressionstherapie mit Bandagen und/oder Kompressionsstrümpfen für den Arm
- physiotherapeutischen (krankengymnastischen) Übungen

Wenn alle drei Verfahren zusammen angewendet werden, ist der Erfolg am größten. In den meisten Fällen genügt eine ambulante Behandlung bei einer Lymphtherapeutin, die möglicherweise auch als Physiotherapeutin qualifiziert ist. Diese Berufskombination scheint gerade im Hinblick auf die Ödembehandlung optimal zu sein, weil auch Schulterprobleme behandelt und Haltungsfehler korrigiert werden können.

Sollte das Lymphödem jedoch stark ausgeprägt sein, ist eine mehrwöchige stationäre Behandlung in einer Spezialklinik ratsam. Die Deutsche Gesellschaft für Lymphologie schickt Ihnen auf Anfrage eine umfangreiche Liste mit entsprechend ausgebildeten Therapeuten, Ärzten und Kliniken im ganzen Bundesgebiet zu. Auskünfte erteilt auch die Gesellschaft der Deutschsprachigen Lymphologen in München (Adressen vgl. Anhang).

In der ersten Phase der Behandlung geht es darum, die Schwellung zu reduzieren und Verfahren zur Selbstbehandlung einzuüben. Erleichternd können Kältepackungen wirken; sie sollten, bevor sie auf die Haut gelegt werden, immer mit einem Handtuch umwickelt werden. Wichtig ist vor allem die allmähliche Gewöhnung an neue Verhaltensweisen im Alltag.

Bei der manuellen Lymphdrainage wendet der Therapeut Grifftechniken an, die je nach Gewebeart und Lokalisation der Störung unterschiedlich ausfallen. Beispiel Armlymphödem: Dabei stimuliert der Behandler zunächst die Lymphbahnen im ödemfreien Gebiet um das Schultergelenk und den Brustkorb herum mit sanften, gezielten Berührungsreizen. Dadurch soll das Gewebe aufnahmefähig werden für die kommende Mehrbelastung. Nach dieser Vorbereitung beginnt der Therapeut, das Armödem in Richtung der dafür präparierten Lymphbahnen in Schulter und Brustkorb sanft »auszustreichen«. Eine fachgerecht ausgeführte Drainage bringt meist mehrere Stunden Erleichterung. Viele Frauen empfinden sie als sehr wohltuend und lassen sich regelmäßig so behandeln. Allein angewendet – ohne die anderen Behandlungskomponenten – bewirkt sie allerdings meist keine nachhaltige Besserung.

Eine Behandlungsmöglichkeit für zu Hause bieten so genannte Druckwellenmassagegeräte. Dabei steckt man den Arm in eine Druckmanschette, die anschließend in wellenförmiger Bewegung von unten nach oben sanften Druck auf den Arm ausübt. Der Lymphabfluss soll dadurch gefördert werden.

Mit Bandagen und Kompressionsarmstrümpfen wird der Druck auf das geschwollene Gewebe verstärkt, was den Rückfluss der Lymphe und des Venenbluts vorantreibt. Ihr Arzt kann Ihnen ein Rezept ausstellen, mit dem Sie im Sanitätsfachhandel einen Kompressionsarmstrumpf nach Maß erhalten. Der Aufwand lohnt sich aber nur, wenn Sie den Strumpf regelmäßig tragen. Sie können vorher durch Anlegen eines Verbands prüfen, ob Sie diese Art der Behandlung überhaupt vertragen.

Prothesen und Büstenhalter

In vielen Krankenhäusern ist es heute üblich, Brust amputierten Frauen eine so genannte Erstversorgungsprothese anzubieten. Das ist ein federleichtes, hautfarbenes Provisorium, welches der Brust nachgebildet ist. Möglicherweise stehen Sie noch unter dem Schock der Operation und sind nicht bereit, irgendeinen Ersatz für ihre verlorene Brust zu akzeptieren. Ihre Brust ist vielleicht noch mit Verbänden bedeckt und schmerzt. Die Optik ist für Sie im Moment wahrlich nicht das Wichtigste.

Ein paar Tage später, wenn die Verbände abgenommen werden und die Wunde weiter verheilt ist, denken Sie unter Umständen anders über die Sache. Die Krankenschwester oder die Physiotherapeutin, die Ihnen die Erstversorgungsprothese gezeigt hatte, ist sicher gern wieder dazu bereit. Manche Kliniken arbeiten mit Sanitätsfachgeschäften am Ort zusammen, die bei Bedarf eine Bandagistin schicken, die die Prothese erklärt und diskret anpasst.

Außen besteht die Erstprothese aus einem Jerseymaterial mit zart genähten Rändern zur Schonung der empfindlichen Brusthaut. Gefüllt ist die Form mit flauschigem Material, das sich je nach Bedarf über eine Öffnung auf der Innenseite reduzieren oder ergänzen lässt. Die Übergangsprothese ist nicht auf die individuelle Körperform abgestimmt; sie ist lediglich als ein erster Behelf gedacht. Manche Frauen nähen die Prothese zunächst im Nachthemd fest und legen sie nach Entfernung der Verbände in ihren BH hinein. In so genannte Spezialhalterungen, also Büstenhalter mit eingearbeiteten Innentäschchen, ist die »Einlage« leichter zu integrieren. Der Spezial-BH rutscht nicht so leicht nach oben, wie das bei normalen BHs, die auf einer Seite nur leicht gefüllt werden, lästigerweise oft der Fall ist. Der Arzt kann eine Spezialhalterung verschreiben.

Es muss nicht immer eine Prothese sein: Viele Frauen, denen eine Brust abgenommen wurde, legen sich einfach etwas Watte in ein BH-Körbchen und sind damit fürs Erste zufrieden. Andere bemühen sich überhaupt nicht, ihre Figur in irgendeiner Form auszugleichen, und fühlen sich mit dieser Entscheidung am wohlsten. Es handelt sich dabei häufig um Frauen mit kleiner bis mittelgroßer Brust, bei denen der Unterschied nicht so stark auffällt. Wie auch immer Sie sich entscheiden: Bevor Sie das Krankenhaus verlassen, sollte zumindest jemand mit Ihnen über die verschiedenen Möglichkeiten gesprochen haben.

Das Gespräch über die Prothese, auf das eventuell eine Anprobe folgt, hat über den bloßen Informationswert hinaus noch eine tiefere Bedeutung: Sie zeigen dabei möglicherweise zum ersten Mal einem anderen Menschen Ihre operierte Brust. Es kann sein, dass Sie sich die Narbe auch selbst noch nicht angesehen haben. Ihre Scheu davor ist verständlich. Manche Frauen fürchten sich so sehr vor dem Anblick, dass sie es jahrelang vermeiden, sich im Spiegel zu betrachten oder andere die Narbe sehen zu lassen: Sie sind ständig auf der Flucht vor sich selbst.

Wenn Sie das nicht wollen, schauen Sie sich die amputierte Seite möglichst bald nach der Operation an – in einem entspannten Moment vielleicht, in dem Sie sich nicht allzu sehr dazu zwingen müssen. Es kann helfen, wenn eine Freundin dabei ist oder eine Ihnen sympathische Krankenschwester oder auch Ihr Mann, wenngleich genau das vielen Frauen zunächst sehr schwer fällt. Bedenken Sie bei der Prothesenberatung, dass die Bandagistin oder die Krankenschwester solche Narben schon häufig gesehen hat und deshalb nicht mehr darüber erschrecken werden. Allerdings sollte dieses Gespräch diskret ablaufen können, sodass Sie sich dabei wohl fühlen.

Wenn die Operationswunde genügend verheilt ist, können Sie eine »richtige« Brustprothese tragen. Das ist frühestens sechs bis acht Wochen nach der Entlassung aus dem Krankenhaus der Fall. Schließt sich allerdings eine Strahlentherapie an den chirurgischen Eingriff an, kann bis zu einem halben Jahr Wartezeit nach dem letzten Termin beim Radiologen erforderlich sein. Die Haut muss sich so weit beruhigt haben, dass sie den Kontakt mit einer so genannten Dauerprothese verträgt.

Diese besteht heute fast immer aus einer Silikonform mit einem hauchfeinen Überzug aus Polyurethanfolie. Das Silikon wird so weich verarbeitet, dass es sich anfühlt wie eine natürliche Brust. Die Folie ist zum Schutz des empfindlichen Füllmaterials da. Beide Substanzen sind hautfreundlich und nehmen ganz schnell die Körperwärme an. Bei Berührungen oder Umarmungen spürt der andere keinen »kalten, harten Fremdkörper«. Die Prothesen riechen nicht nach Plastik und geben auch keine Geräusche von sich. Die Materialien sind ziemlich widerstandsfähig: Weder Öl noch Fett, weder Chlor- noch Salzwasser können ihnen etwas anhaben. Deshalb können Sie die Prothesen auch unbesorgt im Badeanzug tragen.

Es gibt mittlerweile eine riesige Auswahl an Größen und Passformen von unterschiedlichen Herstellern, sodass für fast jede Frau etwas Passendes darunter ist. Sie kann zum Beispiel unter annähernd dreieckigen, seitlich volleren, seitlich flachen oder leicht hängenden Brustformen wählen. Die Prothese soll der abgenommenen Brust möglichst genau gleichen und gut zu der noch verbliebenen Brust passen oder – falls beide Brüste amputiert wurden – den Körperproportionen entsprechen.

Auch für Frauen nach einer radikalen Mastektomie gibt es passende »Konfektionsmodelle«, welche die Einwölbung am Oberkörper ausgleichen. Das Gleiche gilt für Frauen, bei denen nach Brust erhaltender Operation ein deutlicher Defekt im Gewebe entstanden ist: Für sie wurden spezielle Teilprothesen entwickelt. Manche Modelle bestehen aus textilen Materialien und werden in den BH eingelegt. Andere sind aus Silikon und können direkt auf der Haut getragen werden. Wenn ein solcher »Ausgleich« oder »Teilausgleich« – in manchen Sanitätshäusern spricht man auch von einer »Ausgleichsschale« – richtig angepasst ist, sieht man einer Frau nicht an, dass ein Teil der Brust entfernt wurde, selbst dann nicht, wenn sie einen engen Pulli trägt. Ein Ausgleich dient aber nicht nur der schöneren Optik: Er hilft auch, den Gewichtsunterschied auszugleichen, der durch die Operation zwischen den beiden Brüsten entstanden ist. Teilausgleiche gibt es in vielen Größen und Formen – ebenso wie die übrigen Brustprothesen.

»Wenn wir tatsächlich einmal kein passendes Modell finden können, ist immer noch eine Maßanfertigung direkt beim Hersteller möglich«, sagt Sibylle von Schlieben, Chefin eines Sanitätsfachgeschäfts in München. Dafür muss die Frau dann allerdings an einem vereinbarten Termin zur Fabrik fahren, um dort Maß nehmen zu lassen.

Vom Gewicht her soll die »neue Brust« der alten entsprechen. Dies ist ein ganz wesentlicher Punkt. Denn das durch die Amputation bedingte Gewichtsdefizit am Brustkorb kann auf längere Sicht zu Verspannungen der Nacken-, Schulter- und Rückenmuskulatur und zu Fehlhaltungen führen – eine Folge, von der vor allem Frauen mit schweren Brüsten betroffen sind. Eine Prothese kann einen Ausgleich schaffen. Wenn Sie sich für ein Modell entschieden haben, sollten Sie dieses, so raten Experten, tagsüber möglichst immer tragen und nicht nur zu »besonderen« Anlässen.

Deutlich leichter konstruiert sind Spezialprothesen für Frauen mit Lymphödem. Dadurch wird der Schulter-Arm-Bereich der betroffenen Seite erheblich entlastet. Ein weiterer Vorteil: Beim Schwimmen ziehen die Leichtprothesen den Badeanzug im Wasser nicht so stark nach unten. Der Nachteil im Alltag: Weil sie so leicht sind, bieten sie keinen ausreichenden Gewichtsausgleich.

Viele Prothesen haben innen eine Höhlung, die mal mehr, mal weniger stark ausgeprägt ist. Dadurch kann die Brusthaut besser atmen und schwitzt nicht mehr so, wie das früher bei den flächig aufliegenden Prothesen oft vorkam. Die Ränder sind so fein, dass der Übergang zur Haut kaum noch spürbar ist.

Neu auf dem Markt ist die so genannte Kontaktprothese, die direkt auf der Haut haftet. Diese weiche Silikonprothese hat einen etwa zwei Zentimeter breiten Rand, auf dem eine Art Haftsilikon aufgetragen ist. Die Protheseninnenseite ist frei von diesem »Klebemittel«. Fest auf die Haut gedrückt, bleibt die Prothese stundenlang an Ort und Stelle; »sie macht jede Bewegung mit, klappt nicht nach vorn und verrutscht nicht«, verspricht die Herstellerfirma. Auch Ausgleichsschalen für Frauen, die Brust erhaltend operiert wurden, gibt es als selbsthaftende Modelle. Allerdings muss eine Frau, die sich für eine Kontaktprothese entscheidet, viel in die Pflege investieren. Dazu gehört nicht nur die regelmäßige Reinigung der Prothese mit einem Spezialmittel, auch die Haut sollte vor dem Anbringen mit besonderen Präparaten entfettet und gepflegt werden. Viele Frauen tragen die Kontaktprothesen jeden Tag und legen sie nachts ab. Andere behalten sie manchmal rund um die Uhr an und nehmen sie zur Reinigung ab, wenn die Haftung nachlässt. Bei täglicher Beanspruchung ist die Haftkraft nach durchschnittlich einem Jahr erschöpft, und eine neue Prothese ist fällig. »Viele Frauen kommen sehr gut mit der Kontaktprothese zurecht«, berichtet Sibylle von Schlieben. »Ihre Schultern werden entlastet, weil das Gewicht der Prothese nicht mehr vollständig von den BH-Trägern gehalten wird.« Manche Frauen klagen allerdings über Hautreizungen durch die Haftränder. Sie verwenden die Kontaktprothese dann häufig im Wechsel mit einem der herkömmlichen Prothesenmodelle, die in den BH eingelegt werden.

Die seit etwa 1998 angebotenen Kontaktprothesen lösen allmählich die so genannten Haftprothesen ab. Diese haben auf der Rückseite einen Klettverschluss, der auf einem Haftstreifen befestigt wird, den die Frau sich vorher auf die Haut geklebt hat. Die Streifen nutzen sich mit der Zeit ab und müssen regelmäßig erneuert werden. Manche Frauen stört das Ritsch-Ratsch beim Abnehmen der Haftprothese. Andere kommen mit dieser Prothesenvariante nicht so gut zurecht, sei es, weil der Haftstreifen sich bei ihnen zwischendurch immer wieder ablöst, sei es, weil sie ihre Prothese immer wieder einmal abnehmen wollen.

Diesem Bedürfnis kommen die »normalen« Brustprothesen entgegen, die mit Hilfe eines Büstenhalters am Brustkorb gehalten werden. Einige Frauen tragen die Prothesen direkt auf der Haut, aber die meisten bevorzugen es, eine dünne Stoffschicht zwischen sich und dem Silikonteil zu spüren. Die meisten Hersteller liefern ihre Produkte mit passenden Baumwolltäschchen. Beides zusammen in einen BH eingelegt, ist für viele Frauen ausreichend. Praktisch ist es, das Täschchen in einen BH einzunähen, damit die Prothese nicht so leicht verrutschen kann. Sie können auch nach speziellen Patten fragen, in die die Silikonform ohne Hülle eingelegt werden kann. Das Einnähen können Fachkräfte in Sanitätshäusern besorgen.

Über Neuentwicklungen auf dem Prothesenmarkt können Sie sich unter anderem in den Kundenmagazinen der Hersteller informieren, die zur kostenlosen Mitnahme in Sanitätshäusern auslegen.

Viele Frauen fühlen sich sicherer mit einem Spezial-BH, der eigens für Frauen, die äußere Prothesen tragen, entwickelt wurde. Diese »Spezialhalterungen« haben eingearbeitete Taschen und sind bezüglich Schnittform, Material und Ausführung auf das Tragen der Brustprothese abgestimmt. Häufig sind die Träger etwas breiter als bei normalen BHs, das Dekolleté ist so geschnitten, dass die Prothese auf keinen Fall herausragt, die Körbchen passen zu der Silikonform, und nach unten gibt ein spezielles Unterbrustband guten Halt. Es gibt durchaus »sexy« wirkende Modelle darunter, in verschiedenen Farben, aus seidigem Material und mit Spitze. Auch manche der Badeanzüge mit beidseits eingearbeiteten Prothesentaschen sind wirklich schick. Es gibt überdies Bikinis – mit entsprechend verstärktem Unterbrustband, damit nichts hochrutschen kann.

Silikonprothesen sind im Allgemeinen sehr widerstandsfähig, reagieren aber äußerst empfindlich auf Verletzungen durch scharfe, spitze Gegenstände. Unbedachtes Hantieren mit einer Brosche zum Beispiel kann die Prothese ruinieren. Eine solide Reparatur ist nicht möglich, allerdings kann der Defekt behelfsmäßig mit einem Heftpflaster zugeklebt werden. Prothesenhersteller warnen aber davor, dieses Provisorium längere Zeit zu tragen. Schließlich sei das Silikon ölig und könne die Kleidung stark verschmutzen. Besser sei es, so schnell wie möglich für Ersatz zu sorgen. Die Krankenkassen kommen für das Missgeschick, sprich: für die neue Prothese, meistens nicht auf, sodass der Ersatz aus eigener Tasche bezahlt werden muss.

Ansonsten ist die Silikonform pflegeleicht, wenngleich sie immer sanft behandelt werden will. Sie darf zum Beispiel niemals mit scharfen Mitteln wie Aceton oder Nagellackentferner in Berührung kommen. Fachleute empfehlen eine tägliche Reinigung mit mildem Seifenwasser oder Feinwaschmittel.

Auch bei bester Pflege machen sich mit der Zeit Abnutzungserscheinungen bemerkbar: Die Folie auf der Innenseite beginnt Blasen zu werfen und sich abzulösen, und die Prothese nimmt insgesamt eine dunklere Färbung an. Das passiert häufig nach etwa zwei Jahren Tragezeit; bei Kontaktprothesen meist schon nach einem Jahr. Sobald die Defekte auftreten, ist auf jeden Fall eine neue Prothese fällig.

Wie kommen Sie an eine Brustprothese plus »Zubehör«? Erhältlich sind diese Produkte in Sanitätsfachgeschäften. In großen Städten gibt es Läden, die ein reichhaltiges Sortiment zur Ansicht und Anprobe bereithalten. Im Prinzip können Sie alles direkt im Geschäft kaufen, aber das ist nicht gerade billig. In Deutschland »übernehmen die Krankenkassen grundsätzlich die Kosten für die Brustprothese, für das notwendige Zubehör und für eventuell erforderliche Anpassungen und Änderungen bei handelsüblichen Produkten«, teilt der Bundesverband der AOK in Bonn mit. Voraussetzung ist, dass der behandelnde Arzt ein entsprechendes Rezept ausgestellt hat. Damit Sie auch das Richtige im Geschäft bekommen, ist es wichtig, dass die Verschreibung korrekt formuliert ist. Leider wissen das viele Ärzte nicht, wodurch oft unnötiges Hin und Her entsteht. Sie haben weniger Probleme, wenn der Arzt folgende Formulierungen wählt:

- eine »Erstversorgungsprothese« (im ersten Jahr nach der Operation)
- eine »Silikonbrustprothese« oder eine »Silikonteilprothese«, jeweils »mit Anpassung« (nur wenn der Zusatz »mit Anpassung« auf dem Rezept steht, wird dem orthopädischen Fachgeschäft der Zeitaufwand honoriert)
- zwei »Spezialhalterungen mit Prothesentasche« (entweder rechts, links oder beidseits)

Erholung und Rehabilitation

- unter bestimmten Voraussetzungen, zum Beispiel nach einer beidseitigen Mastektomie, kann auch ein langer BH verordnet werden
- ein »Spezialbadeanzug mit Prothesentasche«

Auch später notwendige Änderungen können die Kassen ganz oder teilweise übernehmen. Das Rezept sollte dann folgendermaßen lauten:

- Einarbeitung einer Prothesentasche in eine Halterung oder in einen Badeanzug
- Verbreiterung des Trägers der Halterung (das ist wichtig bei einem Armödem oder wenn der Träger einschneidet)

Außerdem muss auf dem Rezept die korrekte Diagnose eingetragen sein.

Bei Badeanzug und BHs übernehmen die gesetzlichen Krankenkassen in der Regel nur die Mehrkosten, die im Vergleich zu einem normalen BH entstehen. Das heißt, Sie müssen mit einer gewissen Eigenbeteiligung rechnen, deren Höhe Sie vor dem Kauf bei Ihrer Krankenkasse erfragen können. Bei den privaten Versicherungen hängt es ganz vom Vertrag ab, ob die Aufwendungen für diese »Accessoires« erstattet werden oder nicht.

Die Kosten für Brustprothesen übernehmen alle Kassen voll, allerdings in unterschiedlichen Zeitabständen. Ein Grund für einen »außerplanmäßigen« Austausch ist, wenn die verbliebene Brust durch Gewichtsschwankungen deutlich größer oder kleiner geworden ist. Dann kann der Arzt eine neue Prothese verordnen. Wichtig ist, dass er den Grund genau auf dem Rezept vermerkt, zum Beispiel folgendermaßen: »Zustand nach Mastektomie re. deutlich größere Brust durch Gewichtszunahme«.

Die Aufwendungen für die Haftstreifen für die Haftprothesen werden nur von einigen Versicherungen komplett bezahlt. Manchmal können Sie die »Leistungsbereitschaft« erhöhen, wenn Sie rechtzeitig mit ihrer Geschäftsstelle darüber verhandeln.

Vom Ablauf her ist folgendes Vorgehen zu empfehlen: Sobald Sie das Rezept Ihres Arztes in Händen halten, legen Sie dieses am besten zunächst Ihrer Krankenkasse vor. Dort erfahren Sie, ob das Rezept so anerkannt wird und in welcher Höhe die Kosten übernommen werden. Anschließend machen Sie telefonisch einen Termin im Sanitätshaus Ihrer Wahl aus (Adressen finden Sie in den Gelben Seiten des Telefonbuchs, zum Beispiel unter »Orthopädietechnik« oder unter »Sanitätsartikel und -bedarf«; Empfehlungen besonders »guter Adressen« können Sie zum Beispiel in Selbsthilfegruppen erhalten).

Für eine Erstausstattung sollten Sie etwa eine Stunde einplanen, später entsprechend weniger. Nach Vorlage des Rezepts bekommen Sie im Fachgeschäft – falls alles auf Lager ist – die gewünschten Produkte. Die Verkäuferinnen in solchen Läden sind speziell ausgebildet, ihre Kundinnen einfühlsam und diskret zu beraten. Für die Anprobe stehen meist separate Kabinen zur Verfügung. Das Ausgesuchte können Sie häufig direkt mit nach Hause nehmen. Wenn alles glatt läuft, ist die Angelegenheit damit für Sie beendet. Nur wenn der Kostenvoranschlag, den das Sanitätshaus zusammen mit dem Rezept weiterleitet, Ihrer Krankenkasse zu hoch erscheint, wird diese bei Ihnen nachfragen. Meistens gibt es jedoch keine Probleme.

Erholung und Rehabilitation

Nach den Anstrengungen des ersten Behandlungsabschnitts und vor der Rückkehr in den Alltag tut eine Erholungspause gut. Dafür eignet sich zum Beispiel eine von der Rentenversicherung oder der Krankenkasse bezahlte Rehabilitation in einer speziell dafür eingerichteten Klinik, irgendwo an einem schönen, ruhigen Ort in Deutschland. Manche Frauen bevorzugen stattdessen einen Urlaub auf eigene Faust (und Rechnung), weit weg von allem, was mit Krankenhaus zu tun hat. Anderen wiederum ist weder das eine noch das andere möglich, weil sie nicht noch länger, als es ohnehin schon nötig war, von ihrer Familie getrennt sein wollen. Manchmal lässt sich beides miteinander kombinieren, etwa, indem Familienmitglieder zur Kur mitfahren. Es ist auch möglich, die Rehabilitation erst einmal zu verschieben und später nachzuholen (vgl. weiter unten).

Was bieten Rehabilitationskliniken?

Der Alltag in modernen Rehabilitationskliniken (Rehakliniken) hat wenig mit den überkommenen Vorstellungen von einem Kuraufenthalt zu tun, in denen Patienten sich von Quarkbroten und Mineralwasser ernähren müssen, von einer »Anwendung« zur nächsten eilen und abends um zehn matt in die Federn sinken.

In fast allen Häusern geht es heute sehr viel freundlicher und individueller zu. Viele Kliniken nehmen Männer und Frauen mit allen möglichen Erkrankungen auf (»Mischbelegung«), manche Kliniken haben sich ganz auf die Betreuung von Krebskranken spezialisiert (vgl. weiter unten). Neben den medizinischen Behandlungen stehen dort zum Beispiel Seminare über Entspannungstechniken und Yoga oder über Selbsthilfe bei Schmerz auf dem Programm. Da gibt es Vorträge, in denen es um gesunde Ernährung, Krebsursachen oder neue Ansätze in der Krebstherapie geht. In vielen Kliniken können die Patientinnen sich auch bei Fragen über ihre berufliche Zukunft beraten lassen.

Zum Angebot gehören oft »Mamma-Sportgruppen« mit Übungen speziell für Frauen nach einer Brustkrebsbehandlung. Wenn eine Frau es wünscht, knüpfen die Sporttherapeuten für sie Kontakte zu Rehabilitationssportgruppen am Heimatort.

In onkologischen Rehakliniken können Frauen mit Brustkrebs sich von Fachkräften bei der Auswahl der richtigen Prothese beraten lassen und darüber, was vorbeugend gegen ein Lymphödem getan werden kann. Wer bereits ein Lymphödem im Arm hat, wird gezielt behandelt. Oft gibt es auch einen Psychotherapeuten in der Klinik, der Einzelgespräche und/oder psychologische Gruppenarbeit anbietet.

Eine Reihe von Kurkliniken ist naturheilkundlich ausgerichtet. Oft haben diese Häuser keine Verträge mit den Rentenversicherern, sondern nur mit den Krankenkassen. Wenn Sie Ihre Kur speziell in einer solchen Einrichtung machen wollen, kann Ihnen der behandelnde Arzt eine entsprechende Verordnung ausstellen. Sie können auch selbst einen Antrag auf eine Rehabilitation bei der Krankenkasse stellen. Erfahrungsgemäß ist es nicht immer einfach, einen solchen Antrag durchzubekommen. Lassen Sie sich vom Sozialdienst Ihrer Klinik oder in einer

Selbsthilfgruppe beraten, wenn es Probleme gibt. Bei der Auswahl der Kuranstalt hilft das Buch »Bio-Kliniken und Kur« von Norbert Messing, in dem rund 700 Einrichtungen in Deutschland in Kurzporträts vorgestellt werden (vgl. Anhang). Der Band enthält auch Informationen zur Kostenerstattung.

In den Kurkliniken arbeiten neben Ärzten, Krankenschwestern und Psychotherapeuten eine ganze Reihe von weiteren Fachkräften, die gemeinsam mit der betroffenen Frau – so die Zielvorstellung – ein großes Behandlungsteam bilden sollen: Sozialpädagogen/Sozialarbeiter, Beschäftigungstherapeuten, Ernährungsberater, Physiotherapeuten und Masseure. Es geht in der onkologischen Rehabilitation nicht in erster Linie um die Wiederherstellung der Erwerbsfähigkeit, sondern um eine Linderung von körperlichen, seelischen, sozialen oder beruflichen Problemen. Eine stationäre Nachbehandlung kommt also auch dann in Betracht, wenn die Erwerbsfähigkeit voraussichtlich nicht wiederhergestellt werden kann.

Welche Kuren gibt es?

Vorsicht, wenn Sie sich gerade mit der Idee anfreunden sollten, eine Kur zu beantragen! Der im Alltag übliche Begriff »Kur« ist fast komplett aus dem Sprachgebrauch der Rentenversicherungsträger und Krankenkassen verschwunden. Er wurde durch so unattraktive Bezeichnungen wie »onkologische Nachsorgeleistungen« oder »stationäre Rehabilitationsmaßnahmen« ersetzt. Kur klingt ein bisschen nach Luxus, nach gepflegtem Nichtstun: Vielleicht waren auch das Gründe, sich von dem einfachen Begriff zu verabschieden. Da ich nichts gegen die Kur habe, verwende ich das Wort synonym zu den oben genannten Begriffen.

Grundsätzlich gibt es zwei verschiedene Wege mit unterschiedlichen Antragsverfahren: zum einen die so genannte Anschlussheilbehandlung (abgekürzt: AHB), zum anderen eine »onkologische Nachsorgeleistung«, die im allgemeinen Sprachgebrauch auch als »Festigungskur« oder »Nachsorgekur« bezeichnet wird. Bei beiden dauert der Aufenthalt im

Allgemeinen drei Wochen. Der Kurarzt kann jedoch eine Verlängerung beim Versicherungsträger beantragen – meist handelt es sich dabei um ein bis zwei Wochen.

Eine Anschlussheilbehandlung – fachsprachlich »stationäre Nachbehandlung im AHB-Verfahren« genannt – schließt sich oft direkt an den Krankenhausaufenthalt an. Sie sollte jedoch spätestens fünf Wochen nach der Entlassung aus der Klinik angetreten werden. Falls eine Frau sich im Anschluss an die Operation noch einer ambulanten Strahlentherapie unterzieht, gilt die letzte Behandlung beim Radiologen als Tag der Entlassung. Innerhalb von 14 Tagen nach der letzten Bestrahlung sollte die AHB beginnen.

Die Anschlussheilbehandlung muss von der Klinik, in der die Frau behandelt wurde, beantragt werden. Die Initiative geht von einem Krankenhausarzt aus, den »Papierkram« erledigt in der Regel ein Sozialarbeiter der Klinik.

Im Unterschied zur Strahlentherapie kann eine Chemotherapie in vielen AHB-Kliniken fortgeführt werden, sofern der behandelnde Arzt sie mit einer ersten Behandlung eingeleitet hat. Die Zusammenstellung der Medikamente und die Dauer der Chemotherapie müssen klar sein. Nur so können die Ärzte in der Nachsorgeklinik die »Therapiestafette« aus der Hand ihrer Kollegen im Krankenhaus übernehmen und den Behandlungsplan ohne Unterbrechung und Veränderung weiterführen. Bei manchen Chemotherapien ist es jedoch erforderlich, dass die Frau immer wieder für einige Tage stationär im Krankenhaus aufgenommen wird. Unter diesen Umständen ist eine Anschlussheilbehandlung nicht möglich.

Damit die Verlegung von einer Klinik in die andere reibungslos klappt, muss der zuständige Arzt im Krankenhaus oder die Krankenkasse den Kontakt zu einer entsprechenden Rehabilitationsklinik möglichst frühzeitig herstellen. Wer die Kosten für den Aufenthalt dort trägt, haben Rentenversicherung und Krankenversicherung meist schon unter sich geklärt, bevor die Frau in der Klinik ist. Sie wird bei diesem Verfahren verhältnismäßig wenig mit bürokratischen Fragen belastet; das meiste spielt sich »hinter den Kulissen« zwischen den Ärzten, Klinikverwaltungen und Versicherern ab. In Deutschland kann jede Frau mit

Brustkrebs, deren Arzt eine Rehabilitationsmaßnahme für notwendig erachtet, sicher sein, dass Sie – unabhängig von der Art ihrer Versicherung – zumindest eine Anschlussheilbehandlung erhält.

Die AHB findet meistens in der Nähe des Wohnorts statt – etwa in einem Radius von 200 Kilometern. Das erleichtert den Kontakt zu Familienangehörigen und Freunden. Es ist oft so, dass Krankenhäuser »ihre« Kliniken für die stationäre Nachbehandlung haben, mit denen sie regelmäßig zusammenarbeiten.

Die zweite Möglichkeit, sich eine Atempause zwischen Therapie und Alltag zu verschaffen, ist die Nachsorgekur zu einem späteren Termin – üblich ist es, diese Kur innerhalb eines Jahres nach dem Ende der Erstbehandlung im Krankenhaus zu machen. Zweit- und Drittkuren werden mittlerweile nur noch »im Einzelfall« von den Kostenträgern bezahlt, etwa »wenn erhebliche Funktionsstörungen entweder durch die Tumorerkrankung selbst oder durch Komplikationen beziehungsweise Therapiefolgen vorliegen«, schreibt die BfA in ihrer Broschüre »Onkologische Nachsorgeleistungen«.

Auch teilstationäre Rehabehandlungen sind möglich. Dabei sucht die Patientin meist ganztags eine entsprechende Einrichtung in der Nähe ihres Wohnorts auf; abends, nachts und am Wochenende ist sie aber zu Hause.

Der Papierkrieg für die Betroffenen ist bei nachträglichen Rehakuren unter Umständen größer als beim Anschlussheilverfahren, weil man sich häufig selbst um die Zusammenstellung des Antrags kümmern muss. Andererseits ist eine Frau nicht daran gebunden, unmittelbar nach der Erstbehandlung eine Nachkur anzutreten. Außerdem hat sie die Möglichkeit, in eine weiter entfernte Kurklinik zu reisen und die Auswahl zu beeinflussen. Wenn eine Frau wegen eines Rückfalls erneut behandelt wird, kann sie anschließend wieder eine Kur beantragen.

Wer zahlt?

Die Kostenträger sind bei Kuren längst nicht mehr so spendabel, wie sie es noch vor einigen Jahren waren. Das zeigt sich daran, dass mehr Anträge abgelehnt werden als früher; auch sind die Kuren kürzer, die Zuzahlungen höher.

Zum überwiegenden Teil übernimmt der Rentenversicherungsträger, an den die letzte Beitragszahlung gegangen ist, die Kosten für eine Nachbehandlung nach Krebs. In den meisten Fällen ist das entweder die Bundesversicherungsanstalt für Angestellte in Berlin oder eine der Landesversicherungsanstalten in den einzelnen Bundesländern. Beamtinnen und andere Arbeitnehmerinnen im öffentlichen Dienst haben Anspruch auf Beihilfe nach den jeweils geltenden Beihilferichtlinien. Als Versicherte gelten auch Rentner sowie Ehegatten, Kinder und Hinterbliebene von Versicherten.

Die Rentenversicherer können die Kosten für eine Nachbehandlung übernehmen, aber sie müssen es nicht. Ein Ablehnungsgrund wäre zum Beispiel, dass die versicherungsrechtlichen Voraussetzungen nicht erfüllt sind – etwa wenn eine Frau noch nicht lange genug Beiträge bezahlt hat. In diesem Fall springt meistens die zuständige Krankenkasse ein. Privat Versicherte müssen in der Regel einen Antrag auf klinische Behandlung stellen, und zwar zusammen mit einer medizinisch begründeten stationären Einweisung vom Hausarzt oder Krankenhausarzt. Falls eine Frau Sozialhilfe empfängt, kann das zuständige Sozialamt die Kur beantragen.

Auch wenn die Kosten im Wesentlichen von einem der Sozialversicherungsträger übernommen werden – eine gewisse Zuzahlung ist obligatorisch. Bei einer Nachsorgekur müssen Versicherte jeden Tag 9 Euro beisteuern. Bei einer Anschlussheilbehandlung ist die Zuzahlung von täglich 9 Euro auf 14 Tage begrenzt. Dabei zählen auch schon die Tage vorher im Krankenhaus (Stand: Frühjahr 2002). Von Personen, deren Einkommen unterhalb einer bestimmten Bemessungsgrenze liegt, wird keine Zuzahlung erwartet. Die Reisekosten übernimmt der Versicherungsträger bis auf einen kleinen Eigenanteil, wobei immer eine Bahnfahrt zweiter Klasse zu Grunde gelegt wird.

Einen Antrag stellen

Konkret läuft das Antragsverfahren folgendermaßen ab: Zunächst besorgen Sie sich ein Antragsformular für »Onkologische Nachsorgeleistungen« bei Ihrer Krankenkasse oder der zuständigen Auskunfts- und Beratungsstelle Ihrer Rentenversicherungsanstalt am Wohnort oder direkt bei der Zentralverwaltung der Versicherungsanstalt.

Sollten Sie bestimmte landschaftliche Vorlieben haben, so notieren Sie diese im Antrag. Es genügt ein kurzer Hinweis, zum Beispiel »Klinik an der Küste erwünscht«. Damit ersparen Sie sich unter Umständen eine große Enttäuschung.

Wenn Sie den Antrag ausgefüllt haben, stehen Ihnen mehrere Wege offen: Sie können das Formular direkt an den Versicherungsträger schicken, der dann von sich aus alle zusätzlichen Informationen einholt. Die Bewilligung dauert dann in der Regel wesentlich länger, als wenn Sie selbst die Unterlagen beschaffen.

Bei der Do-it-yourself-Methode müssten Sie sich selbst um ein Gutachten Ihres behandelnden Arztes bemühen. Auf einem speziellen Formular sollte der Mediziner so ausführlich wie möglich Ihren tatsächlichen Gesundheits- beziehungsweise Krankheitszustand beschreiben und die Notwendigkeit der Rehamaßnahme begründen. Sie sollten stabil genug sein, allein zu reisen und die Kurbehandlungen mitzumachen. Auch das sollte der Arzt Ihnen attestieren. Den ausgefüllten Antrag plus Gutachten bringen Sie anschließend zur Krankenkasse. Dort soll man Ihnen bestätigen, dass die versicherungsrechtlichen Voraussetzungen vorliegen. In vielen Fällen schickt die Krankenkasse solche Anträge nach Begutachtung an die Adresse des Rentenversicherers.

Welche Klinik?

Die Versicherungsträger haben häufig ihre eigenen Kurkliniken, oder sie haben Belegungsvereinbarungen mit bestimmten Häusern getroffen. Nur diese Kliniken stehen der versicherten Frau offen. Grundsätzlich bestimmt der »Leistungsträger«, in welcher Klinik die Nachbehandlung vorgenommen wird. Nach Möglichkeit werden besondere Wünsche einer Frau jedoch berücksichtigt, heißt es beispielsweise bei der BfA in Berlin. Wer ausschließlich in eine bestimmte »Wunschklinik« will, muss unter Umständen länger warten.

Es gibt Kureinrichtungen nur für Krebskranke – in manchen Häusern sind es sogar überwiegend brustkrebskranke Frauen – und solche, die »gemischt« belegt sind, wo also auch Herzkranke, Rheumapatienten und Bandscheibengeplagte hinkommen. Die meisten Kliniken haben Mischbelegung. Der Vorteil von Häusern, die sich ganz auf Krebskranke spezialisiert haben, ist das möglichst genau auf deren Bedürfnisse zugeschnittene Angebot. Als Nachteil empfinden es manche Frauen, dass sie dort vielleicht nur noch an ihre Krankheit denken könnten und ständig mit anderen Krebskranken konfrontiert sind.

Einen Überblick über stationäre Rehabilitationseinrichtungen in Deutschland bietet das Buch des Arbeitskreises Gesundheit »Rehabilitationskliniken stellen sich vor«. Das Nachschlagewerk wird regelmäßig aktualisiert und informiert mit Bildern und stichwortartigen Beschreibungen über die speziellen Angebote der Häuser (vgl. Anhang). Beim »Arbeitskreis Gesundheit e.V.«, der den Band herausgibt, kann man sich auch unter einer kostenlosen Telefonnummer beraten lassen (Tel. 0800-130 21 77). Bei der Auswahl einer geeigneten Kurklinik helfen Ihnen zudem die Krankenkassen und der Sozialdienst Ihres Krankenhauses. Dort können Sie zudem Informationen über die Spezialangebote der einzelnen Häuser einholen. Tipps geben häufig auch Selbsthilfegruppen (vgl. Kapitel 7). Dort finden sich fast immer Frauen, die ihre Erfahrungen mit unterschiedlichen Kurkliniken gern mitteilen. Adressen von Rehakliniken vermittelt Ihnen auch der Informationsdienst der Deutschen Krebshilfe. Dort erhalten Sie bei Bedarf auch Unterstützung, wenn es um die Vermittlung von Plätzen geht.

Und was ist mit Kind und Mann?

Wenn Sie ein **Kind** haben, das sein zwölftes Lebensjahr noch nicht vollendet hat oder behindert und auf Hilfe angewiesen ist, können Sie bei der Rentenversicherung oder bei der Krankenkasse eine Haushaltshilfe beantragen. Viele Krankenkassen, darunter auch die AOK, kommen auch in anderen Fällen für eine Haushaltshilfe auf. Sie erbringen dann also eine so genannte Mehrleistung im Unterschied zur gesetzlich vorgeschriebenen »Regelleistung«. Experten vom Bundesverband der AOK raten, auch in dieser Frage mit der zuständigen Kasse zu verhandeln. Falls Ihre Kur vom Rentenversicherer bezahlt wird, ist der Antrag an diesen Kostenträger zu richten; kommt die Krankenversicherung für die Kosten der Kur auf, dann trägt sie in der Regel auch die Ausgaben für die Haushaltshilfe. Voraussetzung ist, dass keine in Ihrem Haushalt lebende Person den Nachwuchs in der Zeit Ihrer Abwesenheit betreuen kann. In den meisten Fällen gewähren die Versicherungsträger eine Hilfe, und zwar meistens für acht Stunden pro Tag.

Das Angebot an Mutter-Kind-Kuren, bei denen Mütter ihre Kinder zur Rehabilitation mitnehmen können, ist in den Häusern der Rentenversicherungsträger noch eher mager. Das Deutsche Müttergenesungswerk (Adresse im Anhang) bietet in mehreren Häusern psychosoziale Nachsorgekuren für an Krebs erkrankte Frauen und ihre Kinder. Wie das Müttergenesungswerk mitteilt, will man dort sowohl der Frau als auch ihrem Kind beziehungsweise ihren Kindern in Gesprächen, durch kreatives Gestalten und im Spiel helfen, die Krankheit zu verarbeiten und zu akzeptieren.

Erkundigen Sie sich am besten beim Sozialdienst in Ihrer Klinik, bei der Krankenkasse oder Ihrem Versicherungsträger nach weiteren Möglichkeiten.

Häufig ist es möglich, dass der **Ehepartner** oder sonst jemand aus der Familie mit zur Kur fährt. »Soweit aus medizinischen Gründen erforderlich, kann die BfA Kosten für eine Begleitperson übernehmen«, heißt es etwa in einer Broschüre der Bundesversicherungsanstalt für Angestellte. Einen Teil der Kosten kann auch die Krankenkasse übernehmen; die Höhe der Beteiligung ist oft Verhandlungssache. In Ausnahmefällen wird die Krankenkasse sich auch an den Kosten für den nicht angetrauten Lebenspartner beteiligen, zum Beispiel, wenn eine Frau auf bestimmte Hilfeleistungen angewiesen ist. Beim »Einfädeln« einer individuell passenden Lösung kann der Sozialdienst Ihres Krankenhauses behilflich sein.

Weitere Informationen

Eine Zusammenfassung der neuesten sozialrechtlichen Regelungen über Nach- und Festigungskuren gibt die Frauenselbsthilfe nach Krebs alljährlich heraus. Die Broschüre heißt »Soziale Informationen« und ist kostenlos beim Mannheimer Büro erhältlich (vgl. Anhang). Allgemein auf die Rehabilitation nach Krebserkrankungen bezieht sich eine umfassende Broschüre der Bundesarbeitsgemeinschaft für Rehabilitation in Frankfurt (Adresse im Anhang).

Ambulante Rehabilitation

Manche Frauen bräuchten dringend eine Kur, aber sie schaffen es einfach nicht, sich für drei Wochen von zu Hause zu verabschieden. Dazu gehören allein erziehende Mütter mit schulpflichtigen Kindern, Migrantinnen, junge Berufstätige und Frauen, die daheim jemanden pflegen. Für diese große Gruppe hat das Tumorzentrum Berlin-Moabit ein Konzept zur ambulanten Rehabilitation entwickelt. »Die Schwerpunkte sollen dabei auf psychosozialer Beratung, klassischer Naturheilkunde und Physiotherapie liegen«, berichtet der Arzt und Gesundheitswissenschaftler Armin Schafberger, einer der »Väter« des Projekts. Die ambulante Rehabilitation soll sechs bis acht Wochen dauern. Schafberger: »Aber auch danach können die Patienten bei Bedarf weitere Beratungsstunden oder Kurse hier im Krankenhaus in Anspruch nehmen.« Frauen, die eine Chemotherapie machen, können während dieser Zeit mit der ambulanten Reha anfangen. Noch ist nicht geklärt, ob die Kostenträger, also vor allem die Rentenversicherungsanstalten, dem

Konzept zustimmen und für die Finanzierung sorgen. Bisher gibt es in Deutschland nur wenige Initiativen in dieser Richtung. Doch Armin Schafberger ist zuversichtlich, dass sich die Idee durchsetzen wird. Nicht zuletzt, weil der Gesetzgeber schon seit langem den Ausbau der ambulanten Rehabilitation fordert.

10. Biologische Behandlungen

Der Stellenwert biologischer Therapien

Habe ich auch wirklich alles versucht? Was kann ich selbst für meine Heilung tun? Fast alle Frauen stellen sich diese Fragen zu irgendeinem Zeitpunkt ihrer Krebsbehandlung, oft verstärkt, nachdem sie Operation, Strahlentherapie und eventuell eine Chemotherapie hinter sich haben. Neben diesen klassischen Therapieformen der Schulmedizin steht ein fast unübersehbar großes Angebot biologischer Heilverfahren, für die sich immer mehr Frauen mit Brustkrebs interessieren.

Die Zeit der großen Glaubenskämpfe zwischen Schulmedizin und Alternativmedizin ist zum Glück vorbei. Zwar gibt es immer noch »Hardliner« auf der einen wie auf der anderen Seite, aber zunehmend versuchen Vertreter beider Medizinrichtungen, voneinander zu lernen. Im Unterschied zur Situation vor einigen Jahrzehnten geraten »Abweichler« vom geraden Weg der klassischen Therapie – sowohl auf Patienten- wie auf Ärzteseite – nicht mehr automatisch in Scharlatanerieverdacht.

Der Grund: Sowohl schulmedizinische Onkologen als auch seriöse Vertreter der biologischen Krebstherapie haben ihre relative Hilflosigkeit gegenüber der Krankheit Krebs erkannt. Keine der beiden Therapieformen kann die Ursachen der Krankheit im Einzelfall überzeugend erklären, keine hat Patentrezepte für die Heilung anzubieten. Aber beide haben bestimmte Vorzüge, die der jeweils anderen Richtung fehlen. So kann die Schulmedizin sich auf die wissenschaftliche Überprüfbarkeit ihrer Behandlungen berufen, während die Alternativmedizin ihren individuellen, ganzheitlichen Ansatz betont. Nicht nur Patienten, sondern zunehmend auch Ärzte sehen darin eine Ergänzung.

Das heißt nun nicht, dass alle Schulmediziner mit freudiger Aufgeschlossenheit auf Ihren Wunsch nach einem Behandlungsversuch mit unkonventionellen Verfahren reagieren werden. Auf einem unübersichtlichen Markt die Übersicht zu behalten, fällt ihnen oft ebenso schwer wie ihren Patientinnen. Wie diese sind sie ambivalent: Einerseits muss an manchen Methoden »etwas dran« sein, sonst hätten sie sich schwerlich über lange Zeit halten können. Andererseits: Wären damit überzeugende Heilerfolge zu erzielen, hätten sie sich längst allgemein durchgesetzt.

Hinter einer reservierten und ablehnenden Haltung gegenüber unkonventionellen Therapien können verschiedene Beweggründe stehen: die Sorge, dass ihre Patientin dadurch eventuell Erfolg versprechende Behandlungsmöglichkeiten versäumt, berechtigte Skepsis gegenüber den vollmundigen Versprechungen mancher »Wunderheiler« oder die Befürchtung, dass die Patientin auf Geschäftemacher hereinfällt. Manche Mediziner tendieren allerdings zur Überfürsorglichkeit: Sie schildern die möglichen Gefahren alternativer Praktiken ähnlich abschreckend, wie manche Eltern ihre Kinder vor dem Gebrauch von Haschisch warnen.

Aber sei es aus Pragmatismus (weil ihre Patientinnen darauf bestehen), sei es aus Überzeugung: Viele niedergelassene Ärzte sind heute bereit, bestimmte biologische Mittel zu verschreiben. Und die meisten begrüßen es, wenn ihre Patientin etwas zu ihrer Gesundung beitragen will.

Welche biologischen Verfahren haben sich nun in der Praxis bewährt, und wie kann man seriöse Therapiemethoden von weniger seriösen unterscheiden? Nach welchen Kriterien können Sie eine passende Methode für sich auswählen? Das Angebot ist in der Tat riesig. Es reicht von Vitaminpillen, Enzymen, Mistelpräparaten und Thymusextrakten über Visualisierungsübungen bis hin zu »Krebsdiäten« und Geistheilmethoden. Während etliche Verfahren speziell zur Behandlung von Tumorerkrankungen konzipiert sind, richten sich manche, zum Beispiel Entspannungsübungen, an jedefrau und jedermann. Manches ist der Schulmedizin verwandt, etwa die Kneipp-Therapie oder andere Naturheilweisen, anderes fremdartig wie die indische Ayurveda-Medizin.

Vielfältig ist auch die berufliche Qualifikation der Therapeuten: Neben schulmedizinisch ausgebildeten Ärzten mit naturheilkundlicher, homöopathischer oder anthroposophischer Orientierung arbeiten Heilpraktiker, Psychologen, Physiotherapeuten, Sozialarbeiter und andere Berufsgruppen auf diesem Gebiet.

Ein Maßstab zur Beurteilung ist meiner Meinung nach die Einstellung des alternativen Therapeuten zur Schulmedizin. Ein Anbieter unkonventioneller Verfahren, der den Verzicht auf eine schulmedizinische Behandlung fordert, ist unseriös. Ein solches Ansinnen grenzt an Freiheitsberaubung, und ihre Freiheit, zu wählen, sollte eine Frau sich bei ihrer Suche immer bewahren. Der Anspruch ist auch deshalb verwegen, weil es keine alternativmedizinische Methode gibt, die Heilung garantieren könnte. (Dieses Verdikt gilt natürlich umgekehrt auch für schulmedizinische Therapeuten.)

Die meisten Therapeuten vertreten heute die Ansicht, dass biologische Verfahren keine wirkliche Alternative im Sinne eines Entweder-oder zur Schulmedizin darstellen, sondern als deren Ergänzung gute Dienste leisten. Entsprechend werden diese Verfahren auch oft als »zusätzliche« Therapien apostrophiert.

Was die berufliche Qualifikation Ihres Therapeuten anbelangt, so werden Sie in vielen Fällen bei einem schulmedizinisch ausgebildeten Arzt mit der Zusatzbezeichnung »Naturheilkunde« und/oder »Homöopathie« an der besten Adresse sein. Auch unter Heilpraktikern gibt es gute Therapeuten mit viel Erfahrung. Es gibt jedoch auch solche, die ihre Fähigkeiten überschätzen und ihre Patienten nicht früh genug zum Arzt schicken. Deshalb empfiehlt sich Vorsicht bei der Auswahl. Sie könnten sich in Selbsthilfegruppen nach qualifizierten Heilpraktikern erkundigen.

Eine Richtschnur bei der Auswahl und Beurteilung der einzelnen Angebote könnte auch sein, sich bewusst zu machen, welche eigenen Bedürfnisse hinter dem Wunsch stehen, dieses oder jenes Verfahren auszuprobieren.

Den allermeisten Frauen geht es darum, zusätzlich etwas für ihre Heilung zu tun und ihr Immunsystem zu stärken. Wochen- oder gar monatelang waren sie Behandelte, jetzt wollen sie endlich selbst handeln. Viele Frauen verbinden damit auch die Absicht, sich gezielt zu regenerieren nach all den körperlichen und seelischen Strapazen, die Diagnose und Therapie mit sich gebracht haben. Wenn es um die Anregung der körpereigenen Abwehr geht, ist es sinnvoll, die Methoden mit den geringsten vorhersehbaren Nebenwirkungen auszuwählen.

Bevor Sie sich für ein Verfahren entscheiden, sind umfassende Informationen über Wirkweise, ihre Grundlagen, den Therapeuten und die Kosten nützlich. Wer sich in diesem Punkt lediglich auf die Empfehlungen von Freundinnen, Verwandten und Kollegen verlässt, die dazu drängen, doch unbedingt dieses oder jenes Mittel auszuprobieren, läuft möglicherweise in die falsche Richtung. Auf etliche Informationsquellen weise ich weiter unten hin.

Nach so viel Reflexion und Information bleibt noch die praktische Erprobung. Sie könnten dabei verschiedene Methoden testen und es Ihrer Intelligenz und Intuition überlassen, den richtigen Weg zu finden.

Die eigenen Motive klären

Es kann sein, dass sich hinter dem Wunsch nach einer anderen Medizin Bedürfnisse ganz anderer Art verbergen, die Sie sich möglicherweise direkter erfüllen können. Ob dem so ist, kann jede Frau mit einigen Fragen für sich selbst herausfinden. Ist mein Verlangen nach »anderen« Medikamenten eigentlich das Verlangen nach einer anderen Beziehung zum Arzt? Oder drückt sich darin der Hunger nach befriedigenden Beziehungen zu anderen Menschen überhaupt aus? Sollen die Mittel und Methoden von meinen Ängsten ablenken: der Angst vor einem Rückfall oder vor dem Verlust meines Partners zum Beispiel?

Bei der Klärung solcher Fragen können Partner und Freunde eine große Hilfe sein. Auch das Gespräch mit anderen Frauen in der Selbsthilfegruppe liefert möglicherweise Aufschluss. Ein »Behandlungsteam«, wie in Kapitel 7 beschrieben, kann davor bewahren, in die Irre zu laufen und beispielsweise einem Scharlatan in die Hände zu fallen. Vielleicht stellt sich bei diesen Gesprächen heraus, dass Ihr Vertrauen in Präparate und Methoden Ausdruck des Wunsches ist, zwischendurch auch mal die Entscheidung abgeben, sich psychisch »fallen lassen« zu können. Oder könnte es sein, dass eine besonders strenge Behandlung, etwa eine Fastenkur, ein Schuldgefühl betäuben soll, das Gefühl nämlich, bis zum »Ausbruch« der Krebskrankheit falsch gelebt zu haben?

Beziehen Sie auch Ihren Arzt in solche Klärungsprozesse mit ein. Er sollte ohnehin über zusätzliche Behandlungen informiert sein. Nicht zuletzt deshalb, weil bestimmte Mittel Laborwerte verändern können, was zu Fehlinterpretationen, überflüssigen Untersuchungen und unnötigen Sorgen führen kann. Sollten Sie jedoch merken, dass Sie dem Arzt gegenüber manches lieber verschweigen, dann stimmt etwas nicht in der Beziehung.

Dass sich hinter der Suche nach einer alternativen Medizin sehr viel Kummer verbergen kann, zeigte eine amerikanische Studie an 480 Brustkrebspatientinnen. Die Untersuchung von H. J. Burstein und seinen Kollegen erschien 1999 im renommierten »New England Journal of Medicine« und sorgte in Fachkreisen für erhebliches Aufsehen. Etwa ein Drittel der Frauen hatte sich gleich nach der Diagnose Brustkrebs im Frühstadium dafür entschieden, nicht nur die konventionelle Therapie zu nutzen, sondern auch mindestens zwei zusätzliche Methoden – darunter alles Mögliche, von Naturheilverfahren über Psychotherapie bis hin zur Geistheilung. Bereits nach drei Monaten und noch stärker nach einem Jahr zeigte sich folgender Trend ganz deutlich: Die Frauen, die nach der Diagnose zum ersten Mal in ihrem Leben Hilfe bei alternativen Verfahren gesucht hatten, waren psychisch deutlich schlechter dran als Patientinnen, die sich entweder ganz der Schulmedizin anvertraut oder die auch vorher schon Erfahrungen mit alternativen Verfahren gesammelt hatten.

»Warum erhalten unsere Patientinnen nicht die psychotherapeutische Hilfe, die sie brauchen?«, fragt ein Kommentator, der Mediziner Jimmie Holland, in derselben Ausgabe der Zeitschrift. Er hat die Antwort auch gleich parat: »Weil die Ärzte im geschäftigen onkologischen Betrieb befürchten, mit der Frage ›Haben Sie Kummer‹ Pandoras Büchse zu öffnen. Und die Patientinnen verschweigen ihren Zustand, weil sie den Arzt nicht mit ihren seelischen Problemen belästigen wollen.« In Zukunft müsse es selbstverständlich werden, dass Ärzte ihre Krebspatienten nicht nur befragten, ob sie alternative Methoden verwenden, sondern auch danach, wie es ihnen psychisch geht. Und falls benötigt, so Holland, muss der Arzt eine Überweisung an einen psychotherapeutisch geschulten Experten veranlassen.

Biologische Medizin – Schulmedizin

Biologische Therapien haben, bei aller Unterschiedlichkeit, ein gemeinsames Prinzip: Sie sollen die Selbstheilungskräfte des Organismus anregen. Dafür werden überwiegend schwach wirkende natürliche Reize eingesetzt, die den Heilungsprozess indirekt fördern. Schulmedizinische Behandlungen zielen demgegenüber auf die direkte Beseitigung der Krankheit, sei es durch eine Operation, sei es durch Medikamente. Die eingesetzten Mittel sind möglichst spezifisch und gezielt.

Die Unterschiedlichkeit der beiden Medizinrichtungen zeigt sich deutlich im Verständnis des Immunsystems. Für Vertreter der biologischen Medizin sind die Abwehrkräfte die zentrale Instanz im Krebsgeschehen: Weil sie zu schwach waren, konnte der Tumor sich bilden. Umgekehrt, so argumentieren die »Unkonventionellen«, führe Abwehrstärkung zur Heilung. Dazu seien unspezifische Reize geeignet – zum Beispiel pflanzliche Mittel, Ernährung, Bewegung etc. –, die das Immunsystem und damit die inneren Heilungskräfte stimulierten. Labortests, die eine Vermehrung von Immunzellen nach Stimulation mit einem bestimmten Mittel zeigen, gelten deshalb als wichtiges Indiz für die Wirksamkeit des geprüften Verfahrens.

Für Schulmediziner spielt das Immunsystem zwar auch eine Rolle bei der Entwicklung und Heilung von Krebs, aber was im Einzelnen passiert und wie die Wechselwirkungen der Abwehrfaktoren sind, ist ihrer Einschätzung nach sehr kompliziert und bisher nur wenig erforscht (vgl. Kapitel 8, Immuntherapie). Unspezifische Eingriffe in das Immunsystem, auch wenn sie in bester Absicht zur Steigerung der Abwehrkräfte geschehen, seien deshalb in ihrer Wirkung schwer abzuschätzen. Schlimmstenfalls könnten sie sogar das Gegenteil des Gewünschten bewirken, nämlich ein Wachstum des Tumors. Laborergebnisse, bei denen sich unter Zugabe eines bestimmten Mittels Abwehrzellen im Reagenzglas vermehren, sind demnach kein Beweis dafür, dass dieses Präparat oder diese Methode auch im Organismus spezifisch gegen den Tumor wirkt.

Krebs ist im Verständnis der biologischen Therapien eine Krankheit des ganzen Menschen: Der Tumor konnte sich bilden, weil der Organismus durch bestimmte Einflüsse von innen oder außen aus dem Gleichgewicht geraten ist. Dabei ist es zweitrangig, wo der Tumor wächst, entscheidend ist die Schwäche des Immunsystems, die dazu geführt hat. Vor dem Hintergrund dieser Entstehungstheorie wird erklärlich, warum biologische Therapien die verschiedenen Krebsformen im Allgemeinen als eine Krankheit ansehen, die mit einer Methode zu behandeln sei. Im Unterschied dazu begreift die Schulmedizin die Krebserkrankung als ursprünglich lokales Geschehen, das erst im zweiten Schritt den ganzen Organismus betrifft.

In den Kommentaren von Schulmedizinern zu Behandlungen der Alternativmedizin heißt es in stereotyper Gleichförmigkeit: Die Wirkung gegen Krebs ist bisher nicht bewiesen. Entsprechend werden die Verfahren auch oft als Methoden mit unbewiesener oder – freundlicher – als solche mit (noch) nicht erwiesener Wirksamkeit tituliert. Mal insgeheim, mal offen ausgesprochen, herrscht unter Hochschulmedizinern die Meinung vor, dass es sich ohnehin höchstens um eine Placebowirkung handeln könne. Niedergelassene Ärzte, von denen etwa 80 Prozent zumindest ab und zu Mittel und Methoden aus der unkonventionellen Medizin anwenden, sind da oft anderer Ansicht. Manche argumentieren, dass die Wirkung dieser Verfahren zwar nicht statistisch, aber durch positive Erfahrung belegt sei.

Gemessen an schulmedizinischen Kriterien, gibt es bisher tatsächlich nur ganz wenige methodisch gut gesicherte Studien zu Verfahren der unkonventionellen Medizin. Im Einzelnen bemängelt die naturwissenschaftlich orientierte Medizin folgende Defizite:

- Es fehlen überzeugende Wirksamkeitsnachweise
- Es gibt kaum Untersuchungen, die Vor- und Nachteile, Nutzen und Risiken herausarbeiten
- Klare Indikationen, also Anwendungsbereiche, fehlen
- Die Dosierung ist unklar
- Behandlungsdauer und Rhythmus der Behandlungen sind nicht definiert

Derartige Probleme löst die Schulmedizin gemeinhin mit Untersuchungen an Patienten, die nach einem international gültigen Kodex für klinische Prüfungen ablaufen (vgl. Kapitel 8, An einer Therapiestudie teilnehmen?). Dabei werden zum Vergleich oft Scheinmedikamente eingesetzt, und bei den so genannten Doppelblindstudien weiß weder der Arzt noch die Probandin, ob sie jetzt ein Placebo oder das zu testende Medikament schluckt.

Solche Studienbedingungen lehnen viele »Unkonventionelle« für ihre Therapien ab. Sie argumentieren zum Beispiel, dass die Beziehung zwischen Therapeut und Patient eine überaus wichtige Rolle im Heilungsprozess spiele. Gerade die Auseinandersetzung mit der psychosozialen Individualität sei ein Element ihrer Behandlung, das man nicht einfach herausfiltern könne. Außerdem werfen sie der Schulmedizin vor, dass alles, was sich mit deren Elle nicht messen lasse, als nicht existent unter den Tisch falle, und verweisen auf Sammlungen von Fallbeispielen, die Wirksamkeit und Risikolosigkeit ihrer Methoden hinreichen dokumentieren sollen.

Trotz dieser Probleme sind zahlreiche Vertreter unkonventioneller Methoden grundsätzlich zu einer Überprüfung ihrer Verfahren bereit. Denn auch ihnen geht es darum, seriöse Methoden von unseriösen Praktiken zu trennen. Sie wollen sich auch damit von »schwarzen Schafen« im alternativmedizinischen Umfeld distanzieren.

Mit den methodischen Problemen solcher Studien hat sich fast 15 Jahre lang die Arbeitsgruppe »Unkonventionelle Methoden der Krebsbekämpfung« an der Universität Witten/Herdecke auseinander gesetzt. Die Gruppe entstand Mitte der achtziger Jahre auf Initiative des Bundesforschungsministeriums, das einen Förderschwerpunkt eingerichtet hatte, um die wissenschaftliche Untersuchung unkonventioneller Heilverfahren – zum Beispiel anthroposophischer, homöopathischer oder phytotherapeutischer Prägung – anzuregen. In diesem Zusammenhang sind bisher verschiedene Forschungsprojekte mit einem Spektrum von der Misteltherapie bis zur Psychoneuroimmunologie gefördert worden.

Dabei haben sich einige Untersuchungsmethoden herauskristallisiert, die sowohl den Ansprüchen der Schulmedizin als auch den Wünschen der Alternativmedizin gerecht werden und vor allem für chronische Erkrankungen (wie Krebs) geeignet erscheinen. Darunter sind Verfahren zur langfristigen Dokumentation einzelner Fälle, etwa Fragebögen oder

Tagebücher, zu deren statistischer Auswertung es mittlerweile akzeptierte Verfahrensweisen gibt. Ein Vorteil dieser Art von Beweisführung: Der Arzt ist nicht an ein starres Behandlungskonzept gebunden, sondern kann zwischendurch auch mal die Dosierung ändern.

Im Lauf der Zusammenarbeit haben Vertreter beider Medizinrichtungen Vorbehalte gegenüber dem jeweils anderen Ansatz abgebaut und sich gegenseitig akzeptieren gelernt, berichtet Professor Peter Matthiessen als wissenschaftlicher Koordinator des Förderschwerpunkts, der 1999 geschlossen wurde. Der Dialog habe zu beiderseitigem Nutzen deutlich zugenommen. Die Verfechter der »anderen Medizin« hätten gelernt, wie Forschungsprojekte zu unkonventionellen Methoden nach wissenschaftlichen Kriterien – und damit mit Aussicht auf Erfolg – durchgeführt werden können. Und die Vertreter der Schulmedizin hätten in der Auseinandersetzung mit unkonventionellen Methoden erfahren, dass diese nicht nur ein unübersichtliches Gewirr ideologisierter Ansätze sind, die nicht rational überprüft werden können. Matthiessen: »Dass davon unmittelbar auch die Patienten profitieren, liegt auf der Hand.«

Mit dem Projekt war von vornherein auch die Absicht verbunden, die biologische Medizin stärker an den Hochschulen zu etablieren. Etliche Initiativen gibt es bereits: Dazu gehört ein Lehrstuhl für Naturheilkunde an der Freien Universität Berlin, den Professor Malte Bühring innehat und ein weiterer an der Medizinischen Fakultät der Universität Rostock. An der Universität Köln wurde im Herbst 1999 ein Institut zur wissenschaftlichen Evaluation naturheilkundlicher Verfahren unter der Leitung von Professor Josef Beuth gegründet. Und an der Universität München läuft ein Modellversuch zur Integration von Naturheilverfahren in Forschung und Lehre. In den Prüfungskatalog für Ärzte sind inzwischen auch Fragen zum Thema »Möglichkeiten und Grenzen von Naturheilverfahren und Homöopathie« aufgenommen worden.

Einige Testfragen

Bevor Sie ein Verfahren auswählen, könnten Sie es einem kurzen Test unterziehen. Versuchen Sie, bei der Auswahl ähnlich kritisch vorzugehen wie bei der Entscheidung für schulmedizinische Behandlungen (vgl. Kapitel 7). Denn auch biologische Therapien sind nicht generell risikofrei. Bei manchen sind kaum Nebenwirkungen zu erwarten, bei anderen ist Skepsis angebracht. Die Deutsche Krebsgesellschaft empfiehlt Patienten, folgende Fragen zu klären:

- Ist die Methode eigenartig, unverständlich, geheimnisvoll, an bestimmte Personen oder Orte gebunden? (Je geheimnisvoller, desto unwahrscheinlicher ist die Wirksamkeit der Methode)
- Versprechen die Vertreter dieser Methode überwiegend »Erfolg«, oder nennen sie auch Misserfolge? (Falls nur Erfolge versprochen werden, ist Misstrauen am Platz)
- Hat die Behandlung auch Nebenwirkungen? Wie äußern sich diese genau?
- Werden strikte Diäteinschränkungen verlangt? (Unbegründete und einschneidende Verbote sind abzulehnen)

Folgende Fragen an den Behandler können zur weiteren Absicherung beitragen:

- Worin besteht der wesentliche Unterschied dieser Behandlung zu der, die die Schulmedizin vorschlägt?
- Woran würden Sie erkennen, wenn meine Krankheit sich verschlimmert?
- Was tun Sie bei einer Verschlimmerung?
- Kann man diese Behandlung mit schulmedizinischer Behandlung kombinieren?
- Eventuell: Was soll mit den bisher eingenommenen Medikamenten geschehen?
- Was geschieht mit den Krankenunterlagen und anderen Dokumenten nach Abschluss der Behandlung?

(Nach: Stiftung Warentest: »Die andere Medizin«, vgl. Anhang)

Und last but not least empfiehlt es sich, vor Beginn einer biologischen Therapie nach den Kosten und nach deren möglicher Erstattung durch die Krankenkasse zu fragen.

Informationen und Therapieeinrichtungen

Für individuelle Fragen über biologische Verfahren ist der Krebsinformationsdienst in Heidelberg ein geeigneter Ansprechpartner. Die ebenfalls in Heidelberg ansässige Gesellschaft für Biologische Krebsabwehr bietet Informationen und Ratschläge für Patienten und Angehörige an. Diese Mitgliederorganisation setzt sich für eine Etablierung unkonventioneller Heilverfahren in der Krebstherapie ein. Zugunsten unkonventioneller Verfahren argumentiert Dietrich Beyersdorff in seinen Ratgeberbüchern »Biologische Wege der Krebsabwehr« und »Der große Ratgeber zur ganzheitlichen Krebsbehandlung«. Einen Überblick über das Spektrum zusätzlicher Behandlungen – nicht nur für die Tumortherapie – bietet das Buch der Stiftung Warentest, »Die andere Medizin«. Die »Krebsliga Schweiz« in Bern verschickt kostenlos die Broschüre »Linderung, Wohlbefinden und Entspannung – Komplementäre Methoden«. In ihrer Broschüre »Alternative Behandlungsmethoden« setzt sich auch die Deutsche Krebsgesellschaft mit dem Thema auseinander (Adressen und Literaturangaben im Anhang).

Wenn es Ihnen um die Beurteilung eines bestimmten Verfahrens der Alternativmedizin geht, kann eine Nachfrage bei der Arbeitsgruppe »Biologische Krebstherapie« an der 5. Medizinischen Klinik und Institut für Medizinische Onkologie und Hämatologie am Klinikum der Stadt Nürnberg helfen. Die Arbeitsgruppe um Professor Walter Gallmeier hat Daten über Hunderte von biologischen Therapien zusammengetragen. Die Nürnberger Wissenschaftler gehen Hinweisen auf neue Behandlungsformen nach und versuchen, beim Anbieter darüber Informationen zu bekommen. Manche Therapeuten seien aber noch nicht einmal bereit, ihre Methode zu schildern, berichten die Forscher.

In Sanatorien und Rehabilitationskliniken haben biologische Verfahren bereits vor etlichen Jahren Eingang gefunden (vgl. Kapitel 9). Jetzt machen auch Akutkrankenhäuser vermehrt Angebote. An der Klinik für Tumorbiologie in Freiburg versuchen Wissenschaftler und Ärzte unter der Leitung von Professor Gerhard Nagel den Brückenschlag zwischen unkonventioneller und konventioneller Medizin. Die Freiburger Ärzte bemühen sich um eine »offene Medizin«: Sie arbeiten auf schulmedizinischer Grundlage, beziehen aber Naturheilverfahren und Konzepte der Psychoonkologie und der Pflegeforschung in ihre Arbeit mit ein (vgl. Kapitel 7, Informationen sammeln).

Krankenbetreuung und wissenschaftliche Tätigkeit verbinden auch einige andere Krankenhäuser. Dazu gehört etwa das Münchner Krankenhaus für Naturheilweisen und das Immanuel-Krankenhaus in Berlin-Wannsee. Seit 1993 gibt es an der Universitäts-Frauenklinik in Heidelberg eine Ambulanz für Naturheilkunde und Homöopathie. Und die Klinik für Innere Medizin I an der Medizinischen Poliklinik Erlangen bietet eine Sprechstunde für »traditionelle Medizin und Naturheilverfahren« an. Die Patienten, darunter viele Krebskranke, werden dort über erprobte Formen zusätzlicher Behandlung beraten, zum Beispiel über die Anwendung von Kneipp-Verfahren oder pflanzlichen Medikamenten. Weitere naturheilkundliche Ambulanzen befinden sich an den Universitätskliniken in Freiburg, Essen, Witten/Herdecke, Bonn und in der Schweiz in Zürich und Bern.

Wer übernimmt die Kosten?

Rein juristisch sind die Kassen nicht verpflichtet, für die Behandlung nach unbewiesenen Methoden zu zahlen. Die Bereitschaft zur Kostenübernahme ist je nach Verfahren unterschiedlich ausgeprägt. Für eine Mistelbehandlung zum Beispiel kommen die gesetzlichen Krankenkassen in der Regel auf. Damit die Kassen die Kosten für unkonventionelle Verfahren übernehmen können, müssen bestimmte Voraussetzungen erfüllt sein, wie aus mehreren Urteilen des Bundessozialgerichts hervorgeht:

- Es liegt eine schwere Krankheit vor
- Schulmedizinische Behandlungsmöglichkeiten gibt es entweder überhaupt nicht oder sie sind bereits ausgeschöpft worden, ungeeignet oder nicht zumutbar
- Die alternative Methode hat nach dem Stand der medizinischen Wissenschaft eine gewisse Erfolgsaussicht. Dafür genügt es, wenn eine Behandlungsform dem allgemein anerkannten Stand der medizinischen Forschung entspricht und sich nicht bloß auf vereinzelte Außenseitermeinungen stützt

Wenn ein Kassenarzt biologische Mittel verordnet, müssen diese, so die Forderung der gesetzlichen Krankenkassen, nicht nur notwendig und zweckmäßig, sondern auch wirtschaftlich sein. Das verlangt den im konkreten Fall oft schwer zu erbringenden Nachweis, dass die Alternative bei gleicher Wirksamkeit nicht teurer ist als die herkömmlichen Mittel und Methoden. Manche Ärzte sind, bedingt durch den Spardruck im Gesundheitswesen, mit Kassenrezepten für unkonventionelle Heilverfahren eher knauserig geworden.

Im Unterschied dazu werben die gesetzlichen Krankenkassen vermehrt mit ihrer positiven Einstellung zur alternativen Heilkunde und der Bereitschaft, unter gewissen Voraussetzungen für entsprechende Kosten aufzukommen. Dies hat in erster Linie mit dem wachsenden Wettbewerbsdruck unter den Versicherern zu tun, die nun mit populistischen Aktionen um Kundschaft werben.

Wenn Sie unsicher sein sollten, ob Ihre Krankenkasse oder Privatversicherung für die Kosten einer biologischen Behandlung einstehen wird, erkundigen Sie sich am besten direkt bei der zuständigen Geschäftsstelle.

Bei Rechtsstreitigkeiten mit Versicherungen bietet die Gesellschaft für Biologische Krebsabwehr ihren Mitgliedern kostenlos Unterstützung an (Adresse vgl. Anhang). Eine Patientenberatung bei rechtlichen Fragen im Kontakt mit Krankenkassen und Versicherungen gibt es auch bei der Verbraucherzentrale Hamburg unter der Telefonnummer 040-24 83 22 30.

Ich werde auf den folgenden Seiten auf einige der biologischen Mittel eingehen, die Frauen während oder nach einer Brustkrebsbehandlung häufig nutzen. Im Anschluss daran stelle ich eine Reihe von bewährten, nebenwirkungsarmen oder viel versprechenden Verfahren vor – darunter klassische Ansätze aus der Naturheilkunde ebenso wie östliche Heilmethoden –, die Sie zur Steigerung Ihres Wohlbefindens und zur Anregung Ihrer Selbstheilungskräfte nutzen können.

Biologische Medikamente

Mistelpräparate

Die hier zu Lande am häufigsten angewandte biologische Therapiemethode für Krebskranke ist die Behandlung mit Mistelpräparaten. Diese sollen das Immunsystem stärken und Krebsrückfälle verzögern oder gar ganz verhindern. Viele Frauen, die sich diese Mittel während oder nach einer Brustkrebsbehandlung spritzen, berichten von positiven Auswirkungen auf ihr Wohlbefinden. Dass Mistelpräparate die Lebensqualität steigern, wurde in Studien nachgewiesen. Dass sie das Leben von Brustkrebspatientinnen verlängern oder einen Tumorrückgang bewirken, ist noch nicht ausreichend belegt.

Die naturwissenschaftliche Mistelforschung konzentriert sich auf einen bestimmten Inhaltsstoff der Pflanze, der immunstimulierende Eigenschaften hat. Ob diese Substanz tatsächlich die Heilungschancen krebskranker Menschen erhöht, muss sich erst noch in klinischen Studien erweisen.

Die Behandlung von Tumorpatienten mit Extrakten der Mistel, einer immergrünen Schmarotzerpflanze, die auf Laub- und Nadelbäumen wächst, geht auf eine Anregung des Begründers der Anthroposophie, Rudolf Steiner (1861–1925), zurück. Heute gehört die Mistel ebenso zum Repertoire der anthroposophischen wie der naturheilkundlichen Medizin.

Mistelpräparate werden allesamt aus einer bestimmten Mistelart mit der botanischen Bezeichnung »Viscum album« hergestellt. Je nach Wirtspflanze unterscheidet man Viscum album A von der Tanne, Viscum album M vom Apfel, Viscum album P von der Kiefer usw. Für Präparate zur Brustkrebstherapie bevorzugen manche Arzneimittelhersteller die Apfelmistel.

Häufig handelt es sich dabei um Extrakte aus der ganzen Pflanze. Bekannte Präparate sind etwa Iscador, Helixor oder Vysorel. Diese meist wässerigen Auszüge enthalten Hunderte von Wirkstoffen, deren Konzentration von Charge zu Charge erheblich schwanken kann. Die Unterschiede hängen ab von den verwendeten Pflanzenteilen, vom Erntezeitpunkt und vom Wirtsbaum. Welche Inhaltsstoffe in welcher Konzentration enthalten sind, wird bei den meisten Gesamtextraktpräparaten bisher nicht deklariert.

Mistelpräparate sind in verschiedenen Stärken erhältlich, die jeweils in einer Serie gegeben werden sollen. Zu Beginn der Therapie verordnen Ärzte meist die niedrigste Stärke und gehen dann allmählich zu höheren Konzentrationen über. Nach Abschluss jeder Serie soll eine Behandlungspause eingelegt werden. Die Patientin kann sich die Präparate selbst unter die Haut spritzen, muss also für die Injektion nicht zum Arzt.

Als Nebenwirkungen können entzündliche Reaktionen an der Einstichstelle und leichtes Fieber auftreten (beide Symptome deuten viele Therapeuten als Zeichen, dass die Behandlung anschlägt). Von der Anwendung abgeraten wird in manchen Fällen bei Schilddrüsenüberfunktion und bei erhöhtem Hirndruck. Hirnmetastasen gelten aber nicht generell als Hinderungsgrund für eine Misteltherapie. Naturheilkundlich orientierte Ärzte raten jedoch zur Vorsicht; die Dosis sollte in diesem Fall nur ganz allmählich gesteigert werden. Bei fieberhaften Erkrankungen wird von einer Mistelbehandlung abgeraten.

Nach Ansicht von Vertretern dieser Therapierichtung können Mistelpräparate in verschiedenen Stadien einer Krebserkrankung helfen:

- bei fortgeschrittenen Tumorerkrankungen, wenn bereits Rezidive und Metastasen aufgetreten sind, auch als Alternative zu einer Chemotherapie. Ziel: Verlängerung der Lebenszeit bei relativem Wohlbefinden
- zur unterstützenden Behandlung vor, während und nach Operation, Strahlen- und Chemotherapie mit dem Ziel, Nebenwirkungen (vor

allem Schäden an den Blut bildenden Zellen des Knochenmarks) zu mindern, Infektionen zu verhindern und das Immunsystem zu stärken
- zur Behandlung von Krebsvorstufen

Lange Zeit betrachteten naturwissenschaftlich orientierte Mediziner die Misteltherapie mehr oder weniger als Hokuspokus. Das änderte sich zumindest tendenziell vor einigen Jahren, als nachgewiesen wurde, dass ein bestimmter Inhaltsstoff Immunzellen anzuregen vermag. Es handelt sich dabei um ein Zucker bindendes Eiweiß, das so genannte galaktosidspezifische Mistellektin, das häufig auch als Mistellektin I bezeichnet wird. Der immunstimulierende Effekt zeigte sich sowohl in Laborversuchen, bei denen unter Zugabe von Mistellektin vermehrt Botenstoffe des Immunsystems (Zytokine) und so genannte natürliche Killerzellen im Blut gebildet wurden, als auch bei Versuchen an Mäusen, bei denen sich unter Mistellektin-Einfluss künstlich erzeugte Krebsgeschwulste und Metastasen zurückbildeten. Aus ersten Untersuchungen an gesunden Probanden wissen die Forscher, dass die Produktion von Immunzellen anstieg.

Auf der Basis dieser Forschungsarbeiten ist in den vergangenen Jahren eine neue Klasse von Mistelpräparaten entstanden, die das isolierte Mistellektin 1 in immer gleicher Konzentration enthalten. Dazu zählen etwa die Präparate Eurixor, Iscador spezial und Lektinol. Patientinnen erhalten diese Medikamente in konstanter Dosierung.

Die beiden Therapierichtungen – auf der einen Seite die »Gesamtextrakt-Fraktion« und auf der anderen Seite die »Lektin-Fraktion« – streiten nun über den Königsweg in der Mistelbehandlung. Für die einen beruht die heilende Wirkung der Mistel auf den komplexen und nicht genau definierbaren Wechselwirkungen hunderter Inhaltsstoffe. Die anderen schwören auf das experimentell geprüfte Lektin 1, das eine im schulmedizinischen Sinne voraussehbare, wiederholbare, überschaubare und kontrollierbare Wirkung habe. Die Diskussion ist noch längst nicht beendet.

Was bedeutet all das für die Krebstherapie mit Mistelpräparaten? »Zweierlei«, antwortet darauf Professor Hans-Joachim Gabius von der

Ludwig-Maximilians-Universität München, einer der Wortführer unter den Gegnern der Misteltherapie. Zum einen erlaubten die bisherigen Ergebnisse, so Gabius, keinesfalls den Schluss, dass Mistelpräparate tatsächlich Krebsrückfälle verhindern können. Denn Ergebnisse aus Labor- und Tierversuchen dürften nicht eins zu eins auf den Menschen übertragen werden. Darüber hinaus könne eine Steigerung der Immunfunktionen auch gegenteilige Wirkungen haben, sprich: das Wachstum eines bereits vorhandenen Tumors anheizen. Gabius weist darauf hin, dass Lektine diese Wirkung im Laborexperiment nicht nur auf Eierstockkrebszellen, sondern auch auf Brustkrebszellen hatten. Seiner Ansicht nach ist die Therapie mit jedweden Mistelpräparaten nach wie vor eine Methode mit unbewiesener Wirksamkeit, über deren Nebenwirkungen keine ausreichenden Erkenntnisse vorliegen.

Das wiederum bestreiten Forscher wie Professor Josef Beuth von der Universität Köln und auch zahlreiche naturheilkundlich orientierte Ärzte. In keiner Veröffentlichung sei bisher nachgewiesen worden, dass Mistellektine oder der Gesamtextrakt der Pflanze Tumoren tatsächlich zum Wachstum angeregt hätten. Stattdessen weisen manche Misteltherapie-Befürworter auf ihrer Ansicht nach positive Ergebnisse von Forschungsarbeiten hin, die sich seit einigen Jahren auf die Wirkung des Mistellektins 1 konzentrieren.

Dr. Matthias Rostock von der Freiburger Klinik für Tumorbiologie beurteilt die Ergebnisse aus experimentellen Untersuchungen zur Mistel als Erfolg versprechend. Allerdings reichten die Daten derzeit noch nicht für einen eindeutigen Beweis ihrer antitumoralen Wirksamkeit aus. Es sei also noch nicht zweifelsfrei geklärt, ob die Präparate tatsächlich eine Rezidiv- oder Metastasenbildung verhindern oder die Überlebenszeit verlängern können. Zwar lägen ungefähr 50 klinische Studien zur Misteltherapie vor, die überwiegend positive Ergebnisse erbracht hätten. Häufig lasse die methodische Qualität dieser Studien aber zu wünschen übrig. Deshalb sollte die Forschung unbedingt weiter vorangetrieben werden.

»Viele Patienten berichten, dass die Mistel ihnen zu einer seelisch-geistigen Stabilisierung verhilft«, sagt Matthias Rostock. Die Heilpflanzenpräparate trügen dazu bei, Ängste abzubauen und ein anderes Verhältnis zur Erkrankung zu entwickeln. Rostock: »Die Patienten fühlen sich der Krankheit nicht mehr so ausgeliefert.« All das verbessere die Lebensqualität.

Thymuspräparate

Die Inhaltsstoffe der Thymusdrüsen von Kälbern, aber auch von jungen Schafen sollen die Abwehrkräfte während oder nach einer schulmedizinischen Krebsbehandlung stärken. Die Methode ist von vornherein nicht als alleinige Tumortherapie, sondern als zusätzliches Verfahren konzipiert – sowohl zu Verfahren der Schulmedizin als auch zu anderen biologischen Mitteln. Die Präparate sollen nicht nur gegen Krebs helfen, sondern ebenso gegen viele andere Krankheiten und Beschwerden, zum Beispiel bei Arthrosen, Allergien und Asthma.

Die 1938 von dem schwedischen Tierarzt Ellis Sandberg entwickelte Therapie mit Thymusextrakten gehört zu den bekanntesten zusätzlichen Behandlungen. Thymusextrakte werden häufig als Lösung zum Spritzen unter die Haut oder in die Muskulatur angeboten. Außerdem gibt es Thymusdragees, die gefriergetrocknete Bestandteile der ganzen Drüse enthalten. Thymusextrakte werden als Vollthymusextrakte mit allen Inhaltsstoffen der Drüse angeboten oder als Teilextrakte, aus denen bestimmte Eiweiße, die Allergien auslösen könnten, herausgefiltert werden.

Darüber hinaus sind so genannte Peptidpräparate vom Thymus im Handel. Diese Produkte haben standardisierte Gehalte an bestimmten Aminosäuren aus der Drüse, eben jenen, denen eine besondere Wirkung gegen Krebs zugesprochen wird.

Die Thymusdrüse ist ein wichtiges Organ des Immunsystems. Dorthin gelangen Vorläuferzellen aus dem Knochenmark und reifen zu so genannten T-Zellen (T wie Thymus) heran. Die Thymusdrüse – sie liegt beim Menschen hinter dem Brustbein – gilt als »Schule der immunologischen Abwehr«. Die dort ausgebildeten T-Zellen werden über den Blutkreislauf im Körper verteilt, wo sie eine überaus wichtige Rolle in der körpereigenen Abwehr spielen.

Vertreter biologischer Therapien führen Krebs auf eine Störung des Immunsystems zurück. Diesen Mangel sollen die Thymuszellen frisch geborener Tiere ausgleichen – so die ursprüngliche Theorie. Heute argumentieren die Anhänger der Thymustherapie allerdings eher damit, dass die körperfremden Eiweiße das Immunsystem unspezifisch anregen und menschliche Vorläuferzellen zur Reifung und Differenzierung veranlassen.

Bis 1986 wurden auch injizierbare Fertigarzneimittel aus ganzen Thymuszellen eingesetzt. Dann hat das ehemalige Bundesgesundheitsamt diese Mittel aufgrund ihrer zum Teil schweren Nebenwirkungen – lebensbedrohliche allergische Schocks sowie Infektionen mit Tierviren – verboten. Die staatlichen Zulassungsbehörden sind jedoch nur für fertige Arzneimittel zuständig; frische Arzneien, zum Beispiel Zellen aus dem gerade geschlachteten Tier, können sie deshalb nicht verbieten. In einigen Bundesländern ist die so genannte Frischzellentherapie weiterhin möglich und wird in Privatkliniken angeboten. In Zeiten der Rinderseuche BSE dürfte dieses Verfahren jedoch nicht ohne Risiko sein.

Von den anderen Thymuszubereitungen, etwa den Extrakten, sind bei sachgerechter Anwendung keine massiven Nebenwirkungen bekannt. Allerdings treten manchmal unerwünschte Wirkungen auf: Neben Juckreiz und Ödemen wurden vereinzelt leichte allergische und entzündliche Reaktionen beobachtet. Am seltensten werden solche Reaktionen bei den Peptidpräparaten festgestellt.

Ob die Mittel helfen, ist umstritten. Anhänger dieser Methode behaupten, dass Krebskranke länger ohne Rückfall lebten und dass die Nebenwirkungen schulmedizinischer Behandlungen dadurch erträglicher würden. Als Beweise dafür werden vor allem Fallbeispiele angeführt, daneben auch Ergebnisse von klinischen Studien. Die Frage, was besser hilft – Extrakt oder standardisierter Thymuswirkstoff –, diskutieren Anhänger der Thymustherapie kontrovers. Parallelen dazu gibt es bei der Misteltherapie.

Neben Thymuspräparaten sind weitere Organtherapeutika auf dem Markt. Dabei handelt es sich um Aufbereitungen von Milz, Leber, Bindegewebe und anderen Organen vor allem von Lämmern und Kälbern.

Enzyme

Viele biochemische Vorgänge im Körper werden durch Enzyme in Gang gesetzt, gesteuert und gestoppt. Als Bestandteile der Verdauungssäfte bewirken sie zum Beispiel, dass die Nahrung in verwertbare Komponenten aufgespalten wird. Enzympräparate sollen Stoffwechselprozesse ankurbeln. Eines davon, ein Mittel namens »Wobe-Mugos«, wird mit dem Anspruch vermarktet, in jeder Situation der Krebstherapie zu helfen und vor allem die Metastasenbildung zu hemmen. Das Präparat besteht aus einer Mischung von Enzymen aus Pflanzen und Tieren und wird in Tabletten zum Einnehmen sowie als Mittel für Darmeinläufe angeboten. Empfohlen wird eine Langzeitbehandlung.

Wobe-Mugos und ähnliche Präparate sollen folgendermaßen wirken: Eine Krebszelle umhüllt sich mit einer Art winzigem Blutgerinnsel. Das Mittel reißt, so heißt es, diese Hülle auf, sodass die körpereigene Abwehr die Zelle unschädlich machen kann. Außerdem soll das Mittel die Oberfläche von Krebszellen so verändern, dass wiederum die körpereigene Abwehr gegen sie vorgehen kann. Darüber hinaus sollen manche Enzympräparate die Aktivität bestimmter Abwehrzellen steigern. Als Nebenwirkungen wurden allergische Reaktionen beobachtet. Noch existieren keine anerkannten wissenschaftlichen Studien, die eine Antikrebswirkung von Enzympräparaten nachweisen könnten. Einige kleinere Studien weisen auf einen gewissen schützenden Effekt bei der Strahlentherapie hin.

Zusätzlich zu den drei hier vorgestellten, sehr häufig angewandten Verfahren der biologischen Therapie gibt es noch eine Reihe anderer Mittel, die Frauen nach einer Brustkrebsbehandlung zur Stärkung ihrer Abwehrkräfte anwenden. Zum Beispiel pflanzliche Immunstimulanzien, etwa Extrakte aus dem Roten Sonnenhut (Echinacea) oder aus der Taigawurzel. Inwiefern die nachgewiesene Aktivierung von Immunzellen sich wirklich positiv auf die Heilung auswirkt, ist noch nicht hinreichend belegt. Auch die Homöopathie bietet Mittel für eine zusätzliche Therapie an. Manche Ärzte raten nach einer schulmedizinischen Krebsbehandlung zu einer mikrobiologischen Darmsanierung, um die natürliche

Keimbesiedlung des Intestinaltrakts wiederherzustellen. Durch eine so genannte Symbioselenkung, unter anderem mit Hilfe von Bakterienpräparaten zum Einnehmen, soll die für ein intaktes Immunsystem wichtige Darmflora regeneriert werden. Um die Erfolge dieser Behandlung längerfristig zu sichern, raten alternativmedizinische Therapeuten häufig zu Ernährungsumstellungen. Viele Frauen nehmen Vitaminpräparate ein, um ganz sicher zu sein, dass sie ausreichend mit diesen essenziellen Nährstoffen versorgt sind. Auf diese Präparate werde ich auf den nächsten Seiten im Zusammenhang mit Ernährungsfragen eingehen. Detaillierte Auskünfte über weitere Mittel der biologischen Krebstherapie finden Sie in den bereits genannten Büchern.

Ernährung

»Essen Sie, was Ihnen schmeckt, am besten eine gesunde Mischkost«, rät ein Arzt. Die Freundin empfiehlt Rote-Bete-Saft und Vitamine in Megadosen. Die Kollegin meint, eine Fastenkur könne helfen. Der Ehemann hat etwas von einer Spezialdiät gehört, die schon viele geheilt haben soll. Der Arzt dagegen vertritt strikt die Meinung, dass solche Wunderdiäten nur Bluff seien und nichts taugten.

Die Orientierung im Dschungel der Meinungen, der alten und neuen Erkenntnisse ist für eine Frau, die nach ihrer Brustkrebsoperation eine gesündere Ernährungsform sucht, die einen Krankheitsrückfall verhindern hilft, nicht einfach. Die Ernährungswissenschaft hat keine Patentlösungen zu bieten, etwa in Form einer Heildiät, und auch die so genannten Krebsdiäten sind, wie wir weiter unten noch sehen werden, mit Vorsicht zu genießen. Aber immerhin: Wissenschaftler können heute eine bestimmte Form der Ernährung empfehlen, die den Organismus stärkt und vielleicht sogar – definitiv bewiesen ist das noch nicht – das (erneute) Auftreten der Krebserkrankung hinauszögern oder vermeiden hilft.

Gemeint ist eine Ernährungsform, in der Gemüse, Obst und Vollkornprodukte die Hauptrolle und Fisch, Fleisch und Eier höchstens Nebenrollen spielen. Wichtig ist, wie weiter unten noch detailliert erläutert wird, dass die verwendeten Lebensmittel weitgehend naturbelassen sind und vieles davon roh verzehrt wird. Das klingt im Vergleich zu den strengen Vorschriften mancher so genannter Krebsdiäten eher unspektakulär. Spektakulär sind allerdings die wissenschaftlichen Erkenntnisse, die in jüngster Zeit darüber zusammengetragen wurden. Mit naturwissenschaftlichen Methoden wird dabei häufig bestätigt, was als Erfahrungswissen seit Jahrhunderten kursiert. Sowohl der Hippokrates zugeschriebene Satz: »Eure Nahrungsmittel sollen eure Heilmittel und eure Heilmittel eure Nahrungsmittel sein«, wird dadurch bekräftigt wie auch die Empfehlungen für Krebspatienten, pflanzliche Kost zu bevorzugen.

Der Fürther Gynäkologe Dr. Bernd Kleine-Gunk ist überzeugt davon, dass sich durch eine Ernährung, die reich an Gemüsen, Soja und Seefisch ist, ein Großteil der Brustkrebsfälle vermeiden lässt. In seinem Buch »Brustkrebs vorbeugen« (vgl. Anhang) stellt er ein aus den USA kommendes Präventionsprogramm vor, genannt NCP (Nutritional Cancer Prevention), das keine allzu großen Verrenkungen im Alltag erfordert. Wer sich nach Rezepten der »pharmakologischen Küche« ernährt, kann, so Kleine-Gunk, sowohl die Krebsentstehung vermeiden (durch Absenken der Konzentration Krebs erzeugender Stoffe) als auch mögliches Krebswachstum hemmen (durch Senken des Östrogenspiegels in der Brustdrüse).

Dass eine überwiegend pflanzliche Nahrung vor Krebs schützt, haben mehrere große Untersuchungen an Vegetariern gezeigt. Bei einem Vergleich zwischen über 6000 Vegetariern und über 5000 Fleischessern in England stellte sich heraus, dass die Pflanzenköstler ein um 40 Prozent vermindertes Risiko hatten, an Krebs zu sterben. In einer großen deutschen Vegetarierstudie, deren Ergebnisse vor ein paar Jahren präsentiert wurden, erwiesen sich diejenigen Männer und Frauen, die neben Pflanzenkost auch Milch und Milchprodukte sowie Eier essen – so genannte Ovo-lakto-Vegetarier –, als besonders gesund. Insbesondere diejenigen, die es nicht ganz so genau nahmen und ab und zu auch kleine Portionen Fleisch oder Fisch verzehrten, waren besonders widerstandsfähig gegen Krankheiten.

Gute Gesundheit und Resistenz gegen Tumorkrankheiten muss also nicht mit dem kompletten Verzicht auf Fleisch erkauft werden. Entscheidend für das bessere Abschneiden von Vegetariern ist vielmehr der hohe Anteil von frischem Obst, Gemüse und von Vollkornprodukten in ihrer Nahrung. Dadurch kommen sie automatisch in den Genuss zahlreicher Substanzen, die vor Krebs schützen können. Ausgeprägte Fleisch- und Wurstesser haben davon wenig: Wenn sie ihr Steak oder ihr Kassler verzehrt haben, bleibt kaum noch Hunger für die Beilagen übrig. Vegetarier haben zudem häufiger ein ideales Körpergewicht, was ebenfalls ihr Krebsrisiko senkt. Besonders für Frauen nach den Wechseljahren gilt Übergewicht als Risikofaktor für Brustkrebs (vgl. Kapitel 3, Ernährung).

Die gesundheitsfördernden Eigenschaften von Gemüse und Obst veranlassen Ernährungswissenschaftler zu der Empfehlung, mindestens fünf Portionen aus frischen Obstsorten und verschiedenen Gemüsearten täglich zu verzehren. Eine Portion könnte zum Beispiel ein Apfel oder ein Schüsselchen Salat oder ein Glas Fruchtsaft sein. »Diese Empfehlung ist eine zentrale Forderung an die tägliche Ernährung und wird als einzelne Maßnahme den größten präventiven Effekt erzielen«, heißt es in der Ende 1999 erschienenen Broschüre »Krebsprävention durch Ernährung«. Herausgeber ist das Deutsche Institut für Ernährungsforschung in Potsdam-Rehbrücke (vgl. Anhang). Die Broschüre fasst die Ergebnisse aller großen internationalen Studien zusammen und bezieht sie auf die Situation in Deutschland. Die Potsdamer Ernährungsforscher geben unter anderem folgende Empfehlungen:

- Während des ganzen Jahres sollten täglich 400 bis 800 Gramm, beziehungsweise fünf oder mehr Portionen verschiedener Obst- und Gemüsesorten verzehrt werden
- Täglich sollten 600 bis 800 Gramm oder mehr als sieben Portionen an Getreideprodukten, Hülsenfrüchten, Kartoffeln oder anderen pflanzlichen Nahrungsmitteln verzehrt werden
- Der Konsum von Alkohol wird aus onkologischer Sicht nicht empfohlen. Wenn Alkohol getrunken wird, sollte der Konsum bei Frauen auf ein Getränk pro Tag beschränkt werden
- Wenn Fleisch gegessen wird, sollte der mittlere tägliche Verzehr auf 80 Gramm beschränkt werden. Fisch, Geflügel oder Wild ist dem Verzehr von Schweine-, Rind- und Lammfleisch vorzuziehen

- Der Verzehr fetthaltiger Lebensmittel, insbesondere solcher tierischen Ursprungs, sollte eingeschränkt werden. Es sollten vorzugsweise pflanzliche Öle verwendet werden

Offensichtlich gibt es bestimmte Inhaltsstoffe in der Nahrung, die vor Krankheiten schützen. Andere wiederum scheinen den Körper langfristig gesehen eher zu schwächen. Auf der Suche nach diesen Bestandteilen zerlegen Ernährungswissenschaftler Lebensmittel in immer kleinere »Portionen«. Indem sie bis in die molekularen Strukturen der Nahrung vordringen, erfassen sie zunehmend feinere Wirkungen des Essens.

Fett: Wie es schadet, wie es schützt

Unter den Makronährstoffen – das sind Fett, Eiweiße und Kohlenhydrate – könnte insbesondere das Fett eine Rolle bei der Entstehung von Brustkrebs spielen. Allerdings ist die Datenlage sehr widersprüchlich. Es gibt Studien, die einen schädlichen Einfluss von Fett nachweisen. In anderen ergab sich überhaupt kein Zusammenhang, etwa in einer großen zusammenfassenden Untersuchung, die 1996 im »New England Journal of Medicine« veröffentlicht wurde. Selbst Frauen, die sich sehr fettarm ernährten, erkrankten nicht seltener an Brustkrebs. Die Autoren um David J. Hunter schließen daraus, dass selbst eine Fettreduktion auf weniger als 20 Prozent an der gesamten täglichen Energieaufnahme das Risiko nicht senkt. Tragfähige Ergebnisse in dieser Frage erwarten Wissenschaftler von einer derzeit in den USA laufenden groß angelegten Studie, der »Women's Health Initiative«.

Aus den Studien, die einen Zusammenhang zwischen Fettaufnahme und Brustkrebs fanden, lassen sich unterschiedliche Schlüsse ziehen. Demnach könnte sowohl der Fettanteil der täglichen Nahrung als auch die Art der gegessenen Fette ausschlaggebend für den Effekt sein. Es gibt Hinweise, dass eine fettarme Nahrung, die zugleich einen hohen Anteil einfach ungesättigter Fettsäuren enthält, Krebs hemmend wirkt. Bei einer Studie in Griechenland stellte sich heraus, dass Frauen, die im Vergleich zu anderen am meisten Olivenöl (enthält einfach ungesättigte

Fettsäuren) zu sich nahmen, ein deutlich geringeres Brustkrebsrisiko hatten. Der Effekt zeigte sich noch deutlicher, wenn Frauen zusätzlich mehrmals am Tag Gemüse und Obst aßen.

Auch das Risiko, einen Krebsrückfall zu erleiden, hat womöglich mit dem Fettanteil der Ernährung zu tun. So erklärt man sich die Tatsache, dass Japanerinnen nach einer Brustkrebsbehandlung länger leben als Patientinnen im Westen, unter anderem mit ihrem traditionell erheblich geringeren Fettverzehr. Der Anteil liegt in der typisch japanischen Küche nicht über 20 Prozent gegenüber durchschnittlich rund 40 Prozent hier zu Lande.

Mehrere Studien zeigen, dass ein »Leben auf der Speckseite« nach einer Brustkrebsoperation riskant sein kann. Dies scheint insbesondere für Frauen mit hormonrezeptorpositiven Tumoren zu gelten, wie Studien an der Stockholmer Karolinska Universität und der amerikanischen Harvard Medical School belegen. Je höher der Fettanteil in der täglichen Nahrung der untersuchten Frauen war, desto häufiger traten Rückfälle durch Metastasenbildung auf. Auf Frauen mit weniger Östrogenrezeptoren scheint diese Regel allerdings nicht so ausgeprägt zuzutreffen. Die Ergebnisse werden damit erklärt, dass der Körper aus Nahrungsfetten Hormone aufbauen kann und sich in Fettzellen überdies Hormone anreichern. Vor allem Östrogene können jedoch das Tumorwachstum in der Brust beschleunigen. Überdies scheint ein hoher Fettanteil in der Nahrung die Funktion des Immunsystems zu beeinträchtigen.

Wie viel Fett darf eine Frau nach Brustkrebs gefahrlos zu sich nehmen? Genaue Angaben dazu gibt es nicht und kann es eigentlich auch nicht geben, weil jede Frau andere Voraussetzungen mitbringt. »Vermeiden Sie Fett, so gut es geht – mit fettarmer Milch, Fett reduziertem Käse und viel Gemüse und Obst«, rät Professor Heinrich Kasper, Ernährungsmediziner an der Universität Würzburg. Auf diese Weise gelingt es seiner Ansicht nach, den Anteil des riskanten Nährstoffs auf 20 bis 25 Prozent zu senken, was allem Anschein nach nicht nur das Rückfallrisiko senkt, sondern auch die Gefährdung, andere Krankheiten zu entwickeln. Andere Experten raten zu einer »Drittellösung«, also je ein Drittel Fett, Eiweiß und Kohlenhydrate. Denn allzu wenig Fett scheint sich negativ auf das Immunsystem auszuwirken.

Außer dem Olivenöl gibt es übrigens noch andere Öle, etwa Rapsöl, und Fettarten, die Krebs hemmend wirken können. Darunter sind vor allem die mehrfach ungesättigten Omega-3-Fettsäuren zu nennen, die in großen Mengen in fettem Seefisch enthalten sind, zum Beispiel in Makrelen und Heringen. Die Linolensäure, enthalten etwa in Nachtkerzenöl, scheint das Metastasierungsrisiko zu senken. Darauf deuten die Ergebnisse einer französischen Studie hin, bei der die Zusammensetzung der Fettsäuren im Brustgewebe untersucht wurde. Diejenigen Frauen, die nach einer Brustkrebsbehandlung die geringsten Konzentrationen an Linolensäure aufwiesen, entwickelten deutlich häufiger Metastasen. Bei diesen Befunden handelt es sich allerdings um erste Hinweise, die noch durch andere Experimente bestätigt werden müssen.

Vitamine, Mineralien, Spurenelemente

Auch unter den Mikronährstoffen, also den Vitaminen, Mineralien und Spurenelementen, sind einige von besonderer Bedeutung für Frauen mit Brustkrebs. Diese Substanzen wirken als Schutzstoffe, die schädliche und möglicherweise krebserzeugende Stoffe neutralisieren und die Krebsentstehung hemmen können. Dazu zählen zum Beispiel die Vitamine E und C sowie das Beta-Carotin, die allesamt zu den Antioxidantien zählen. Sie schützen den Organismus, indem sie so genannte freie Radikale abfangen und entschärfen.

Freie Radikale sind aggressive Materieteilchen, die Zellen und Gewebe nachhaltig schädigen können. Sie sind in der Lage, direkt in die Erbsubstanz einzugreifen und dort Mutationen auszulösen, die vielleicht später einmal zu Krebs führen. Die aggressiven Moleküle bilden sich vor allem dann, wenn der Organismus großen Belastungen ausgesetzt ist, sei es durch »endogene Faktoren«, also von innen wirkende Faktoren, wie starke Medikamente (etwa Chemotherapeutika), sei es durch exogene Faktoren, etwa starke Sonnenbestrahlung oder Umweltgifte. Auch beim Zigarettenrauchen entstehen viele freie Radikale. Diese schädlichen Einflüsse versetzen den Körper in »oxidativen Stress«.

Vitamine zählen zu den essenziellen Nährstoffen, das heißt, der

Körper kann sie nicht selbst herstellen, sondern ist dabei auf die Nahrung angewiesen. Die im Folgenden angegebenen Tagesdosen, wie sie die Deutsche Gesellschaft für Ernährung empfiehlt, gelten für gesunde Erwachsene. Richtlinien für Kranke, die oftmals einem größeren oxidativen Stress ausgesetzt sind, gibt es bisher nicht. Auf diese Problematik werde ich weiter unten noch eingehen.

Beta-Carotin ist eine Vorstufe (Provitamin) von Vitamin A, die im Körper – je nach Bedarf – in das Vitamin umgewandelt wird. Es gilt als besonders effektive Krebsbremse, weil es eine ganze Reihe von Abwehrreaktionen im Körper auszulösen vermag. In Laboruntersuchungen hat sich zum Beispiel gezeigt, dass das Provitamin Zellen regelrecht dazu zwingt, Verbindungen zu umliegenden Zellen aufzubauen, mit ihnen zu kommunizieren – Fertigkeiten, die im Zuge der Verwandlung in Krebszellen verloren gehen. Beta-Carotin kommt vor allem in intensiv gefärbten grünen Gemüsen vor, etwa in Spinat, Grünkohl, grüne Bohnen, Broccoli und Feldsalat. Auch Karotten enthalten Beta-Carotin, aber für den Körper ist das Vitamin darin nur verfügbar, wenn die Früchte entweder kurz blanchiert oder entsaftet wurden.

Vitamin A, das reichlich in Leber, Eigelb und Milch zu finden ist, fördert die Zelldifferenzierung, wirkt also der Entwicklung von Tumorzellen entgegen; es fördert außerdem die Fähigkeit der Zellen, sich selbst zu reparieren, und hemmt im Reagenzglas das Wachstum von Brustkrebszellen. Bei Vitamin A besteht die Gefahr einer Überdosierung, wenn es über einen längeren Zeitraum in großen Mengen konsumiert wird. Bei Beta-Carotin gibt es dieses Risiko nicht. Damit der Körper die beiden fettlöslichen Substanzen verarbeiten kann, sollten Sie sie zusammen mit etwas Fett, zum Beispiel ein paar Tropfen Olivenöl, verzehren. Der Tagesbedarf an Vitamin A liegt nach Angaben der Deutschen Gesellschaft für Ernährung (DGE) bei 0,9 Milligramm – so viel ist in 60 Gramm Karotten enthalten, die gedünstet oder zu Saft gepresst wurden. Auf diese Weise »aufbereitet« kann der Körper das Vitamin am besten aufnehmen. Bei Beta-Carotin sollten es nach Auskunft der DGE zwei bis vier Milligramm pro Tag sein – so viel ist in 50 Gramm roter Paprika, 100 Gramm Karotten oder in 50 Gramm Spinat enthalten.

Vitamin C, auch unter dem Namen Ascorbinsäure bekannt, hat seinen Ruf als Krebs hemmendes Antioxidans in mehreren Untersuchungen behaupten können. Bei Brustkrebs sind die Ergebnisse aus Studien widersprüchlich (vgl. Kapitel 3, Ernährung). Das Vitamin stärkt die Infektabwehr und ist an elementaren Stoffwechselprozessen in Zellen und Geweben beteiligt. Es kommt vor allem in Obst und Gemüse und in den daraus hergestellten Säften vor, insbesondere in Sanddorn, schwarzen Johannisbeeren, Paprika, Fenchel und Petersilie; Zitrusfrüchte haben also entgegen landläufiger Meinung keineswegs den höchsten Gehalt an Vitamin C (dennoch sind sie eine hervorragende Vitamin-C-Quelle). Als tägliche Dosis empfiehlt die DGE 100 Milligramm, eine Menge, die in ein bis zwei Gläsern Orangensaft enthalten ist. Raucherinnen verbrauchen mehr Vitamin C; ihnen rät die DGE zu einer Tagesdosis von 150 Milligramm. Als unbedenklich, auch über längere Zeit, gelten nach derzeitigem Kenntnisstand 500 Milligramm pro Tag. Allerdings ist die Gefahr einer Überdosierung – auch bei erheblich höheren Mengen – nach jetzigem Wissen sehr gering.

Vitamin E hilft, die gesunde Zellfunktion zu erhalten, und vermag aggressive Materieteilchen abzufangen. Es kommt vor allem in Ölen mit mehrfach ungesättigten Fettsäuren (Weizenkeim-, Maiskeim- und Sojaöl) vor, aber auch in Haselnüssen und Weizenkeimen. Die DGE rät zu einem täglichen Verzehr von 15 Milligramm Vitamin E, wie sie in 25 Gramm Maiskeimöl enthalten sind. Schädliche Nebenwirkungen sind nicht bekannt, auch dann nicht, wenn das Vitamin in größeren Mengen eingenommen wird. Bezogen auf Krebs allgemein gibt es zahlreiche Hinweise auf eine schützende Wirkung des Vitamins. Speziell zu Brustkrebs sind die Ergebnisse wissenschaftlicher Untersuchungen nicht einheitlich: Einmal wurde ein schützender Effekt gefunden, dann wieder nicht.

Vitamin D ist nach neuen Erkenntnissen ebenfalls ein Brustkrebs-Gegenspieler. So zeigte sich in epidemiologischen Studien, dass Frauen, die nicht ausreichend mit diesem Vitamin versorgt waren, häufiger an Brustkrebs erkrankten. Und im Tierexperiment wurde nachgewiesen, dass Brusttumoren langsamer wuchsen, wenn die Tiere mit der Nahrung Vitamin D erhielten. Eine endgültige, biochemisch fundierte Erklärung für diese Beobachtung liegt bisher noch nicht vor. Seit langem bekannt ist jedoch die Bedeutung, die das Vitamin, das nicht zur Gruppe der

Antioxidantien gehört, für gesunde Knochen hat. Es wird zum großen Teil vom Körper selbst gebildet, der dazu jedoch auf ausreichend Sonnenbestrahlung angewiesen ist. Aus der Nahrung wird meist nur eine geringe Menge des Vitamins benötigt. Gute Vitamin-D-Quellen sind vor allem fettreiche Seefische, wie Aal, Makrelen, Sardinen und Heringe, aber auch Lebertran. Pro Tag sind gemäß den Empfehlungen der DGE fünf Mikrogramm (millionstel Gramm) erforderlich. Eine Überdosierung über längere Zeit schadet dem Körper.

Folsäure: Nach einer Strahlen- oder Chemotherapie haben viele Patienten einen Folsäuremangel. Ob dies bei Ihnen so ist, lässt sich – im Unterschied zur Statusbestimmung bei anderen Vitaminen – durch eine einmalige Messung beim Arzt feststellen. Folsäure ist ein wasserlösliches Vitamin und erfüllt wichtige Funktionen im Stoffwechsel. Es fördert die Reifung der roten Blutkörperchen und die Fähigkeit zur Zellteilung. Enthalten ist es insbesondere in Leber, Blattgemüsen und Hülsenfrüchten. Der Arzt kann Ihnen Folsäuretabletten verschreiben. Die DGE-Empfehlung für Folsäure: 400 Mikrogramm pro Tag; Schwangere sollten 600 Mikrogramm zu sich nehmen.

Spurenelemente: Von diesen Substanzen, die der Körper täglich nur in Mengen von tausendstel oder gar nur millionstel Gramm benötigt, sind einige für die Funktion des Immunsystems und für den Schutz gegen freie Radikale bedeutsam. Wenn der Körper nicht genug dieser Stoffe, darunter Zink, Kupfer, Eisen und Jod, erhält, entstehen Mangelkrankheiten. Für die Krebsvorbeugung scheint insbesondere Selen wichtig zu sein. Es hilft ebenso wie die antioxidativen Vitamine dabei, aggressive Moleküle zu entschärfen, und unterstützt dadurch den natürlichen Zellschutz. Dies gelingt ihm besonders gut in Kombination mit Vitamin E. Ein Mangel an Selen soll das Krebswachstum in allen Organen fördern. Epidemiologische Studien haben gezeigt, dass dort, wo viel Selen mit der Nahrung aufgenommen wird, Krebserkrankungen seltener auftreten. So wurden bei japanischen Brustkrebspatientinnen deutlich niedrigere Blutselenwerte gemessen als bei gesunden Japanerinnen. Diese Ergebnisse könnten allerdings auch mit anderen Nahrungskomponenten zusammenhängen. Das Spurenelement kommt natürlicherweise in Fleisch, Fisch und Hühnereiern sowie in Linsen und

Spargel vor. Manche Fachleute sagen allerdings, dass aufgrund des niedrigen Selengehalts unserer Ackerböden keine ausreichende Versorgung mit diesem Spurenelement durch Feldfrüchte und Fleisch mehr gewährleistet sei. Mengenempfehlungen für die optimale Versorgung sind nicht einfach, weil die Grenze zwischen zu wenig und zu viel gerade bei Selen recht schmal ist. Die DGE rät zu 30 bis 70 Mikrogramm (millionstel Gramm), manche Ernährungswissenschaftler empfehlen bis zu 250 Mikrogramm täglich.

Exkurs:
Vitaminpillen: ja oder nein?

Wer regelmäßig viel frisches Obst und Gemüse isst, dazu Getreideprodukte aus Vollkorn und Pflanzenöle mit viel Vitamin E zu sich nimmt, braucht keine Vitaminpillen, sagen Ernährungswissenschaftler von der Kontra-Pillen-Fraktion. Im Prinzip richtig, antworten ihre Kollegen von der Pro-Fraktion, aber wer ernährt sich schon stets so gesund, und wer garantiert, dass in dem vielen Grünzeug auch immer die benötigte Vitaminmenge enthalten ist? Gerade für Tumorpatienten, die in der Behandlungsphase und in der Zeit ihrer Genesung mehr Mikronährstoffe als Gesunde benötigten, sei es daher sinnvoll, Ergänzungspräparate einzunehmen. Insbesondere gelte das für die Zeit der Chemotherapie, in der viele Patienten kaum Appetit haben und deshalb schnell in ein Nährstoffdefizit geraten. Von Experten ist derzeit kein einheitliches Votum zu erwarten. Es gilt also, Vor- und Nachteile für sich selbst abzuwägen. Zu den Vorteilen einer »Nahrungssupplementierung« – so heißt es in der Fachsprache – zählt die Gewissheit, täglich mit einer bestimmten Menge versorgt zu sein. Als Nachteil empfinden viele Frauen die unnatürliche Art der Nährstoffversorgung. Außerdem sind die Präparate auf Dauer ziemlich teuer. Dies gilt insbesondere für biologische Vitamine, die im Unterschied zu synthetischen Produkten aus Pflanzen gewonnen werden. Nebenwirkungen durch Überdosierung sind vor allem bei den fettlöslichen Vitaminen A und D zu bedenken, ebenso bei manchen Mineralien und Spurenelementen, etwa bei Selen.

Exkurs: Vitaminpillen: ja oder nein?

Wie hoch die Mikronährstoffmengen ausfallen müssen, die eine Frau braucht, um während und nach einer Brustkrebsbehandlung optimal versorgt zu sein, ist nicht klar. Die Empfehlungen internationaler Fachgesellschaften richten sich an Gesunde und weichen von Land zu Land zum Teil erheblich voneinander ab. Bei den Dosisangaben handelt es sich keineswegs um exakte Messwerte, sondern eigentlich nur um Schätzwerte. Auf eine Basisdosis, die Mangelerkrankungen verhindert, werden, je nach Institution unterschiedlich, bestimmte Mengen »draufgeschlagen«. Die Empfehlungen der Deutschen Gesellschaft für Ernährung liegen im internationalen Vergleich im Mittelfeld. Dosisangaben für Krebspatienten während und nach der Behandlungsphase gibt unter anderem die Gesellschaft für Biologische Krebsabwehr in Heidelberg heraus (Adresse vgl. Anhang).

Wasserlösliche Vitamine und Vitamin E sind nach derzeitigem Wissen wahrscheinlich auch in hohen Dosen nicht gefährlich, denn was zu viel ist, scheidet der Körper aus. In Anspielung auf die Gesundheitsbesessenheit mancher Amerikaner heißt es deshalb, die New Yorker hätten den teuersten Urin der Welt.

Wer viele Jahre lang Vitamin-C-Megadosen einnimmt, soll ein erhöhtes Risiko für Harnsteine haben. Diese Vermutung bezieht sich auf Mengen, wie sie der amerikanische Biochemiker Linus Pauling im Rahmen einer »Orthomolekularen Medizin« propagierte – einer Heilkunst also, in der die richtigen Moleküle in richtigen Mengen gegeben werden sollen. Pauling empfahl bis zu 20 000 Milligramm pro Tag; er selbst nahm nach eigenen Angaben jahrzehntelang 12 000 Milligramm täglich ein.

Bisher weiß man wenig über die Wechselwirkungen der verschiedenen Vitaminpräparate. Noch steht die Forschung über diese Zusammenhänge ganz am Anfang. Das gilt auch für die grundsätzliche Frage, ob Pillen mit antioxidativen Vitaminen nach einer Krebsdiagnose die Heilungschancen wirklich verbessern. Derzeit sind einige Studien darüber im Gange; Ergebnisse sind aber erst in etlichen Jahren zu erwarten. Aber angesichts der insgesamt geringen Risiken ist es sicher nicht verkehrt, sich zusätzlich mit Vitaminen zu versorgen, vor allem in der Behandlungsphase.

Die Krankenkassen erstatten die Kosten für solche Präparate nur dann, wenn ein nachgewiesener Mangel besteht. Wenn es »nur« um eine Steigerung des persönlichen Wohlbefindens geht, müssen sie aus eigener Tasche bezahlt werden. Um die Versorgungslage zu ermitteln, sind mehrere teure und aufwendige Analysen in Spezialabors fällig, die der Arzt veranlassen kann. Die immer wieder angepriesene

Haaranalyse zur Ermittlung des Vitaminstatus ist nach Meinung von Experten höchst unzuverlässig.

Sekundäre Pflanzenstoffe

Noch mehr Argumente für eine überwiegend vegetarische Ernährungsform liefern die aktuellen Erkenntnisse der Ernährungswissenschaftler über heilkräftige Substanzen in pflanzlichen Lebensmitteln. Die Forschungsbefunde zeigen auch die besonderen Vorteile von Obst und Gemüse gegenüber Vitamintabletten auf. Tausende dieser Substanzen wurden bereits identifiziert und in Laborversuchen und Tierexperimenten auf ihre Wirkungen hin untersucht. Die so genannten sekundären Pflanzenstoffe tragen, darauf deutet sehr vieles hin, auch beim Menschen entscheidend zur Krebsvorbeugung bei. Einer der Pioniere dieser neuen Forschungsrichtung, der amerikanische Wissenschaftler Dr. John Potter von der Universität von Minnesota, vertritt die Überzeugung: »In Gemüse und Obst gibt es Wirkstoffe, die eine Krebsentwicklung verhindern, verlangsamen oder gar umkehren können.«

»Sekundär« heißen die Substanzen, weil sie im Unterschied zu den Hauptnährstoffen erst an zweiter Stelle des pflanzlichen Stoffwechsels gebildet werden, im so genannten sekundären Stoffwechsel – sie sind also für die Pflanze sekundär. Die Pflanzen produzieren sie als Schutz gegen Schädlinge und Krankheiten, als Wachstumsregulatoren oder als Farben. In den bisherigen Experimenten mit Zellkulturen und Versuchstieren erwiesen sie sich nicht nur als effektive »Tumorbremsen«, sie setzten auch Mikroben zu, senkten den Cholesterinspiegel und den Blutdruck und regten das Immunsystem an. Viele von ihnen wirken antioxidativ, häufig genauso stark wie die antioxidativen Vitamine, zum Teil noch intensiver.

Die meisten essbaren Pflanzen enthalten Hunderte solcher »bioaktiven« Wirkstoffe. Meistens befinden sich die sekundären Pflanzenstoffe in den äußeren Randschichten der Pflanzen. Um in den Genuss ihrer Wirkungen zu kommen, sollte man Obst und Gemüse daher möglichst nicht schälen, sondern durch Waschen, Bürsten und Abrubbeln so gut es geht reinigen. Viele dieser Wirkstoffe sind hitzeempfindlich und überstehen langes Kochen nicht – ein weiteres Argument dafür, einen möglichst großen Anteil der täglichen Gemüseration roh zu verspeisen. Die auch als Phytochemikalien bezeichneten Substanzen sind in winzig kleinen Mengen in Pflanzen enthalten. Mit einer gemischten Kost nimmt der Mensch pro Tag lediglich 1,5 Gramm zu sich.

Doch diese Miniration hat es in sich. Vorbeugend gegen Brustkrebs scheinen zum Beispiel die »Indole« und ihnen verwandte Substanzen zu wirken. Diese Phytochemikalien – sie kommen in Brokkoli und Weißkohl reichhaltig vor – sorgen dafür, dass überschüssiges Östrogen in eine für den Körper eher harmlose Variante umgewandelt wird. Besonders die verschiedenen Kohlsorten enthalten viele potente Antikrebswirkstoffe, darunter »Sulforaphan«. Dieser Stoff kann, so hat sich in Laborexperimenten gezeigt, Krebs erregende Substanzen entschärfen und für den Körper ungefährlich machen. »Bioflavonoide« kommen in fast allen essbaren Pflanzen vor. Sie können Enzyme hemmen, die für die Östrogenproduktion im Körper wichtig sind, wirken also einer für die Brustzellen potenziell gefährlichen Hormonüberflutung entgegen. Bioflavonoide können das Immunsystem gegen Krebs erregende Stoffe aktivieren, die über die Nahrung oder die Atemluft in den Körper gelangen. Überaus zahlreich sind auch die »Carotinoide« vertreten, von denen der Körper etwa zehn Prozent als Vorstufen von Vitamin A nutzt und nach Bedarf in diesen Mikronährstoff umsetzt. Die Übrigen haben keine Funktion als Nährstoff. Es sind jedoch zahlreiche Schutzwirkungen dieser in Brokkoli, Tomaten, Rosenkohl und Erbsen zu findenden Pflanzenfarbstoffe bekannt, beispielsweise als hochwirksame Antioxidantien.

Sekundäre Pflanzenstoffe können in mehreren Phasen der Krebsentwicklung ansetzen und gegensteuern. Verschiedene Carotinoide, Polyphenole und Sulfide (dieser Stoff ist in Zwiebeln und Knoblauch reichlich enthalten) greifen bereits sehr früh in das Tumorgeschehen ein. Sie verhindern, dass ein Krebs erregender Stoff aktiv werden kann, indem sie die dafür notwendigen Enzymsysteme blockieren. Sie können im Gegenzug aber auch Enzyme aktivieren, die bereits entstandene Karzinogene unschädlich machen. Phytosterine – sie sind in fettreichen

Pflanzenteilen wie Sesam- oder Sonnenblumenkörnern und Nüssen sowie in naturbelassenen Pflanzenölen zu finden – bremsen das ungezügelte Wachstum bereits entstandener Tumoren, während die in Getreide und Sojaprodukten enthaltenen Phytoöstrogene den Hormonhaushalt beeinflussen und auf diese Weise der Entwicklung hormonabhängiger Krebsarten wie Brustkrebs einen Riegel vorschieben können.

Übrigens wirken die Pflanzenhormone auf ähnliche Weise wie das Medikament Tamoxifen (vgl. Kapitel 3, Der Einfluss der Hormone, und Kapitel 8, Hormontherapie). Sie gelten ebenso wie Tamoxifen, Raloxifen und viele andere experimentelle Wirkstoffe als »selektive Östrogen-Rezeptor-Modulatoren« (Serm). Diese Stoffe entfalten ihre Östrogenwirkung nur an den Organsystemen, an denen sie auch erwünscht sind, zum Beispiel an den Knochen, am Herzen und an den Gefäßen, nicht jedoch an der Brustdrüse und an der Gebärmutterschleimhaut, wo sie Krebs fördern können. Einige Wissenschaftler suchen bereits nach Wegen, wie sie diese Pflanzenstoffe als Grundlage für Medikamente nutzen können.

Auf die besondere Bedeutung der Sojabohne für die Brustkrebsprävention weisen auch einige andere Experimente hin. Ratten, denen man ein Krebs erzeugendes Mittel gespritzt hatte und die danach eine sojareiche Kost erhielten, entwickelten um bis zu 60 Prozent weniger Brusttumoren als andere Nager, die nach der Krebsspritze diesen Nahrungszusatz nicht bekamen. Die Forscher konnten sogar nachweisen, dass die Brustkrebsrate sank, je mehr Soja die Tiere gefressen hatten. Weiterhin zeigte sich, dass junge Frauen, die versuchsweise zusätzlich zu ihrer normalen westlichen Ernährung täglich 60 Gramm Tofu aßen, einen um zweieinhalb Tage längeren Menstruationszyklus als vorher entwickelten. Dadurch verringert sich der Einfluss der Hormone Östrogen und Progesteron auf die Brustzellen. Japanerinnen, die sich nach alter Landessitte mit viel Sojaprodukten – Sojabohnen, Miso, Tempeh, Tofu und Sojamilch – ernähren (und auch sonst den traditionellen Lebensstil pflegen), haben im Schnitt um vier Tage längere Zyklen als westliche Frauen – und ein fünffach vermindertes Brustkrebsrisiko. Eine Erklärung dafür dürfte der hohe Sojaverzehr sein, vermuten Wissenschaftler jetzt.

Der bereits erwähnte sekundäre Pflanzenstoff Genistein in der Sojabohne gilt als einer der interessantesten Funde unter den Phytochemikalien. Wie sich im Tierversuch zeigte, kann dieser äußerst wirksame Krebshemmer Tumoren bis zu einigen Millimetern Durchmesser zusetzen. Genistein verhindert den Prozess der »Angiogenese«, dass also die winzige Geschwulst Blutgefäße entwickelt, um sich aus dem Blutstrom mit Nährstoffen und Sauerstoff zu versorgen. Folge: Der Tumor verkümmert. Noch stehen diese Forschungsarbeiten ganz am Anfang. Aber schon hoffen Wissenschaftler, aus Genistein einmal ein wirksames Krebsmittel entwickeln zu können. Ein Mittel, das möglicherweise kaum Nebenwirkungen hat.

Auch die Lebensmittelindustrie zeigt bereits großes Interesse an diesen Erkenntnissen. Möglicherweise gibt es demnächst mit Phytoöstrogenen angereicherte Tiefkühlpizza, Tütensuppen oder Milchprodukte mit einem Phytochemikalien-Cocktail.

Aber gelten die überaus zahlreichen Wirksamkeitsnachweise aus der präklinischen Forschung auch für den Menschen? (Bevor dies nicht innerhalb einer klinischen Studie nachgewiesen ist, werden sich vorsichtige Wissenschaftler mit Empfehlungen zurückhalten.) Daran schließen sich weitere Fragen an: Sind die bioaktiven Wirkstoffe auch wirklich gesundheitsfördernd, wenn sie isoliert gegeben werden? Welche Wechselwirkungen haben sie mit anderen Substanzen? Und überhaupt: Welche Stoffe unter den Tausenden von Substanzen verhindern Krebs am besten?

Das National Cancer Institute der USA, das sich maßgeblich an den Forschungsarbeiten über Phytochemikalien beteiligt, hat derweil eine »Pflanzenhitliste« zusammengestellt. Die darin genannten Gemüse- und Obstsorten sind besonders reich an allgemein Krebs vorbeugenden Substanzen. Ihre Wirkung wird in einer groß angelegten Untersuchung an Frauen und Männern überprüft:

- Brokkoli
- Tomaten
- Soja
- Zitronen
- Zwiebeln/Knoblauch
- Karotten

Auch wenn die Forschung über sekundäre Pflanzenstoffe noch am Anfang steht, reichen die bis jetzt vorgelegten Befunde aus, um sie risikolos zum eigenen Vorteil zu nutzen. Wer jeden Tag mindestens fünf Portionen Obst und Gemüse isst, so wie es zur Krebsvorbeugung empfohlen wird, nimmt genügend von diesen wertvollen Substanzen zu sich, sagen Ernährungsexperten. Das Gute daran ist: Diese wirkungsvollen Stoffe haben keine Nebenwirkungen, und sie schützen nicht nur vor Krebs, sondern wirken sich insgesamt günstig auf die Gesundheit aus.

Eine Alternative fürs Leben: die Vollwerternährung

Die Prinzipien der Vollwerternährung sind einfach und leicht umzusetzen. Im Vordergrund steht pflanzliche Kost, die möglichst naturbelassen und möglichst frisch auf den Tisch kommen soll. Wer nach dieser Ernährungsform lebt, kann auf Kalorientabellen verzichten und wird auch sonst nicht von rigiden Vorschriften gegängelt. Es geht vielmehr darum, den eigenen Bedarf intuitiv zu erfassen, sowohl was die Menge an Nahrungsenergie als auch was die Lebensmittelauswahl angeht. In dieses Konzept lassen sich neue Erkenntnisse, etwa über die sekundären Pflanzenstoffe, leicht integrieren: Sie können also ohne weiteres bestimmten Lebensmitteln, etwa Sojabohnen oder Kohlgerichten, einen Vorzugsplatz auf Ihrem Speisezettel geben.

Orientierungshilfen für die Auswahl von Lebensmitteln, zumal in der Vollwerternährung nach Professor Claus Leitzmann, bieten Einteilungen von Lebensmitteln nach ihrem ernährungsphysiologischen Wert. Dabei werden Nahrungsmittel in vier Kategorien – von »sehr empfehlenswert« bis »nicht empfehlenswert« – aufgegliedert. Stark verarbeitete Lebensmittel sollten demnach nur selten verwendet werden. Als sehr empfehlenswerte Frischkost gelten auch Tiefkühlprodukte und sachgerecht gelagerte Lebensmittel. Als Zubereitungsart für Gemüse wird kurzes Dünsten mit wenig Wasser empfohlen, weil das den Nährstoffen noch am wenigsten zusetzt.

Die Regeln der Vollwerternährung lassen sich in vier Punkten zusammenfassen:

1. Bevorzugen Sie pflanzliche Lebensmittel. Obst, Gemüse und Getreideprodukte sollten etwa zwei Drittel der täglichen Nahrung ausmachen. Dazu kommen Milch und Milchprodukte. Versuchen Sie, so wenig Fett wie möglich und wenn, dann vor allem pflanzliche ungesättigte und mehrfach ungesättigte Fette zu verzehren. Fleisch und Wurstwaren sollten Beigabe, nicht das Hauptgericht sein.
2. Etwa die Hälfte der pflanzlichen Lebensmittel sollte als nicht erhitzte Frischkost verzehrt werden, zum Beispiel als Salat, Müsli, Obst oder in Form milchsauren Gemüses.
3. Alle Speisen sind am wertvollsten, wenn sie so naturbelassen wie möglich gegessen werden. Ausnahme ist die Milchsäuregärung bei Milch und Gemüse, aus der Sauerkraut und Sauermilch entstehen.
4. Versuchen Sie, Ihre Lebensmittel möglichst frisch und schonend zuzubereiten, also auch mit wenig Fett. Und vermeiden Sie Nährstoffverluste durch unzweckmäßige Lagerung.

Detaillierte Informationen über die theoretischen Grundlagen dieser Ernährungsform mit Hinweisen für die Praxis sind in dem Buch »Vollwert-Ernährung« der Autoren von Koerber, Männle und Leitzmann zu finden (vgl. Anhang). Für die tägliche Küchenpraxis sind zahlreiche Kochbücher auf dem Markt. Wenn Sie Theorie und Praxis unter fachkundiger Anleitung verbinden wollen, könnte ein Wochenend- oder Wochenseminar an einer Akademie Sie interessieren, zum Beispiel an der UGB-Akademie für unabhängige Ernährungsberatung in Gießen oder an der Reformhaus-Fachakademie in Oberursel (Adressen vgl. Anhang). Rat und Hilfe in Ernährungsfragen können Sie sich auch in den Verbraucherzentralen der Bundesländer holen, die in vielen Städten vertreten sind.

Krebsdiäten

Die Vorstellung, man könne Tumorleiden mit bestimmten Formen der Ernährung behandeln, ist alt. Aus dem Altertum und dem Mittelalter sind zahlreiche Empfehlungen überliefert, deren gemeinsamer Nenner der Verzicht auf Fleisch ist, die aber ansonsten sehr unterschiedlich sind. So wurde im Mittelalter speziell bei gynäkologischen Tumoren dazu geraten, möglichst viele Gurken und Kürbisse zu verzehren. Die meisten der heute propagierten Krebsdiäten sind vegetarisch und enthalten zum Teil sehr strenge Vorschriften über die Auswahl und Zubereitung der Lebensmittel. Insgesamt sind etwa 60 solcher Tumordiäten bekannt.

Entstanden sind sie häufig aus der persönlichen Leidensgeschichte ihrer Begründer, die damit ihre eigene Krankheit kuriert haben. Ihre Anhänger führen als Wirksamkeitsnachweise meist Sammlungen von spektakulären Fällen ins Feld, die mit dieser Methode angeblich geheilt wurden. Beweise, wie sie in der modernen Medizin üblich sind, nämlich durch vergleichende Therapiestudien, fehlen bei allen.

Bei manchen dieser Ernährungskonzepte handelt es sich nicht um Kostformen, die speziell für Tumorkranke geschaffen wurden. Es wird aber behauptet, dass die Diät auch Krebs heilen könne. Das ist zum Beispiel bei der Makrobiotik der Fall. Oder auch bei bestimmten Fastenkuren, die den Krebs »aushungern« sollen.

Das Konzept des Aushungerns gehört zu den typischen Vorstellungen darüber, wie dem Krebs am besten beizukommen sei. Ein weiteres Charakteristikum ist die Idee, den Krankheitsverlauf durch die Beseitigung von »Tumorgiften« positiv beeinflussen zu können. Nicht selten werden Einläufe und verdauungsfördernde Mittel verordnet, um die Ausscheidung dieser Gifte anzukurbeln. Bestimmte Mittel sollen der Leber helfen, ihre Entgiftungsfunktion optimal zu erfüllen. Häufig schwächen die Diäten den Körper jedoch und senken seine Abwehrbereitschaft.

Dass irgendeine Diät einen bereits entstandenen Krebs heilen könnte, ist also nicht nachgewiesen. Dennoch versprechen sich manche das Unmögliche gerade von sehr rigiden Ernährungskonzepten. Das Essen gewinnt damit eine religiöse, fast magische Bedeutung: Je größer die Entbehrungen, desto stärker ist der Glaube an die Erlösung. Frauen, die ihre Krebskrankheit als Sühne für eine Schuld empfinden, könnten eine entbehrungsreiche Diät als Möglichkeit der Läuterung sehen. Dazu passen die Vorstellungen der Reinigung und der Befreiung von Giften, Schlacken etc. in diesen Diätkonzepten.

Die »Krebsliga Schweiz« hat eine Broschüre für Krebskranke und Angehörige zusammengestellt, in der einige der so genannten Heildiäten vorgestellt und kritisch kommentiert werden. Sie erhalten die Schrift »Linderung, Wohlbefinden und Entspannung – komplementäre Methoden«, auf Anfrage zugeschickt (Adresse im Anhang). Speziell Interessierte können bei der Krebsliga Schweiz Informationen zu einzelnen unbewiesenen Methoden beziehen, die von der »Schweizerischen Studiengruppe für Komplementäre und Alternative Methoden bei Krebs« (SKAK) untersucht und bewertet worden sind.

Aus den zahlreichen Konzepten seien hier nur einige Beispiele für Krebsdiäten genannt, die immer wieder als »Geheimtipps« gehandelt werden.

Krebskur total nach Breuss: Bei dieser mit am weitesten verbreiteten Kur sollen 42 Tage lang nur Saft aus Wurzelgemüse und Kräutertee getrunken werden. Die Idee dahinter: Krebs lebt von festen Speisen und kann ausgehungert werden, wenn die Kranke nur Flüssigkeiten zu sich nimmt. Dass Geschwulste durch eine solche Radikalkur verschwinden, ist nicht bewiesen. Erwiesen ist jedoch, dass die Patienten danach erheblich geschwächt und mangelernährt sind. Die Gesellschaft für Biologische Krebsabwehr in Heidelberg bezeichnet diese Diät sogar als »lebensgefährlich«.

Makrobiotik: Die Begründer dieser Ernährungs- und Lebensform, die Japaner George Oshawa und Michio Kushi, berufen sich auf die Prinzipien des Zen-Buddhismus. Bei der Ernährung gibt es mehrere Stufen, deren Basis jeweils Getreideprodukte bilden, darunter vor allem brauner Reis. Auf den höheren Stufen fehlen Eiweiß, Eisen, Kalzium und Vitamine, was nach einiger Zeit zu Mangelerscheinungen führt und Krankheiten hervorrufen kann. Einige der unteren Stufen kommen einer Vollwerternährung recht nahe. Krebs gilt in der Makrobiotik-Lehre als natürliche Abwehrreaktion des Körpers auf eine lang anhaltende Vergiftung durch falsche Ernährung. Mit einer Operation sowie Strahlen- und Chemotherapie sei dieser Vergiftung nicht beizukommen. Ein makrobiotischer Lebensstil ist demgegenüber nach Auffassung seiner Anhänger geeignet, Krebs zu heilen. Überzeugend nachgewiesen werden konnte das bisher nicht.

Gerson-Diät: Bei dieser von dem Deutsch-Amerikaner Max Gerson begründeten Diät geht es vor allem darum, frisches Obst und Gemüse zu essen. Charakteristisch für die Gerson-Diät sind tägliche Kaffee-Einläufe mit Rizinusöl, die unter der Vorstellung gegeben werden, Giftstoffe über den Darm auszuleiten. Die Patienten erhalten zudem hoch dosierte Präparate mit Bio-Hefe, Gallensalze, Leber- und Schilddrüsenextrakte, Jod und Vitamin B12. Die Gerson-Diät gehört nicht zu den gefährlichen Krebsdiäten. Sie bietet genug Freiraum, um sie im Sinne einer vollwertigen vegetarischen Ernährung zu gestalten. Als Hokuspokus sehen viele Kritiker jedoch die Einläufe und Zusätze an. Gerson hat eine Zusammenstellung von Fallberichten veröffentlicht, in der über 50 Dauerheilungen berichtet wird. Eine vergleichende Therapiestudie wurde jedoch nie vorgenommen.

Weitere Ernährungsregeln: Der Begründer der Anthroposophie, Rudolf Steiner, hat zwar keine komplette Krebsdiät propagiert, er hat jedoch vor bestimmten Lebensmitteln bei Krebs gewarnt. Dazu gehören Nachtschattengewächse, wie Tomaten, Kartoffeln oder Auberginen, die dem Körper angeblich Wärme entziehen und dadurch die Krebsentwicklung fördern. Umgekehrt sollen bestimmte »Antikrebslebensmittel«, vor allem Rote Bete, das Tumorwachstum bremsen. Es handelt sich dabei um Empfehlungen, die auf religiös-mystischen Vorstellungen beruhen. Im Hinblick auf die neuen Erkenntnisse über sekundäre Pflanzenstoffe nimmt sich zum Beispiel das Verbot von Tomaten seltsam aus. Die Bevorzugung von Roter Bete und ihrem Saft geht auf die inzwischen widerlegte Vorstellung zurück, dass ein Sauerstoffmangel die Ursache für das Tumorwachstum sei und dass die gestörte Zellatmung durch den Verzehr dieser Pflanzen aktiviert werden könnte. Es hat sich vielmehr gezeigt, dass der Sauerstoffmangel Folge der Tumorentwicklung ist, die auch Rote Bete nicht rückgängig machen kann.

Bewegung, Atem, Berührung

Nach dem besten Rezept für eine schnelle Erholung nach einer Brustkrebsbehandlung befragt, empfahlen die meisten Ärzte vor einigen Jahren noch ihren Patientinnen: »Schonen Sie sich, ruhen Sie sich aus.« Mittlerweile hat sich jedoch gezeigt, dass regelmäßige, wohl dosierte Bewegung vielen Frauen besser »auf die Beine hilft« als ständige Schonung. Denn zu viel Ruhe senkt den Energiepegel, wodurch es immer schwerer wird, sich zu irgendetwas aufzuraffen. Das wiederum schwächt den Körper auf Dauer erheblich, ganz im Sinne des Sprichworts »Wer rastet, der rostet«.

Wie immer mehr wissenschaftliche Untersuchungen zeigen, können Frauen mit Brustkrebs enorm von gezielter körperlicher Aktivität profitieren, und zwar sowohl nach Abschluss der Erstbehandlung als auch schon während einer Strahlen- und Chemotherapie. Sie sind körperlich leistungsfähiger, leiden seltener unter Depressionen, Angst oder Müdigkeit und fühlen sich entspannter und ausgeglichener als Frauen, die nach einer Brustkrebstherapie kaum aktiv sind. Sportliche Übungen können auch die Übelkeit während einer Chemotherapie dämpfen und die Nebenwirkungen im Verlauf einer Strahlentherapie reduzieren. Und manche Frau, die sich für Gruppensport entscheidet, hat dort schon Freundinnen fürs Leben gefunden. Erfahrungsgemäß entwickelt sich gerade in speziellen Brustkrebs-Nachsorgegruppen oft eine sehr persönliche, vertraute Atmosphäre unter den Teilnehmerinnen.

Um in den Genuss dieser positiven Auswirkungen zu kommen, ist eine gewisse Disziplin notwendig. Diese sollte aber niemals in Verbissenheit oder Rekordgier ausarten, weil dann ein ganz wesentliches Ziel der Übungen verfehlt würde: ein feines Gefühl für den eigenen Körper zu entwickeln, seine Signale besser verstehen zu lernen. Das ist wichtig, um den nach einer längeren Behandlung geschwächten Organismus nicht zu überfordern. Vorsicht ist insbesondere bei Bewegungen des Schulter-Arm-Gelenks der betroffenen Seite geboten, denn schwungvolles Armschleudern und jede Überanstrengung des Arms erhöhen die Gefahr eines Lymphödems. Auch Schonhaltungen (vgl. Kapitel 9, Krankengymnastik), wie sie manche Frauen nach einer Brustkrebsoperation entwickeln, lassen sich am besten durch gezielte und sanfte gymnastische Übungen auflösen.

Regelmäßige Bewegungsübungen helfen auch, andere »Schwachstellen« zu beheben, die häufig bei Frauen nach der Brustkrebsbehandlung beobachtet werden: Sie kräftigen die Schultermuskulatur, stabilisieren die Rückenmuskulatur und verbessern die Dehnfähigkeit im Brust- und Armbereich.

Bestimmte Bewegungsarten eignen sich besonders gut für diese Zwecke, andere sind weniger zu empfehlen. Zu den günstigen Sportarten gehören Schwimmen, Gymnastik, Tanzen, Wandern, Walking, Joggen und Fahrradfahren. Auch leichte Gartenarbeit und regelmäßiges Spazierengehen können sehr wohltuend sein. Daneben gibt es eine ganze Reihe von speziellen Körperübungen, die langsam und mit viel Aufmerksamkeit ausgeführt werden, etwa Yoga oder Feldenkrais-Übungen. Viele Frauen haben nach ihrer Brustkrebsbehandlung mit diesen Verfahren gute Erfahrungen gemacht. Eine Auswahl solcher Methoden stelle ich weiter unten kurz vor.

Für welche Richtung eine Frau sich auch entscheidet – es ist immer wichtig, dass auf die körperliche Anspannung eine Phase der Entspannung folgt und dass die Bewegung auch auf Dauer Freude macht. Viele Frauen haben in der Gruppe am meisten Spaß am Sport, anderen geht es besser, wenn sie allein oder mit wechselnden Partnern üben.

Zu den Sportarten, die für Frauen nach Brustkrebs nicht so gut geeignet sind, gehören Rudern, Klettern, Oberkörper-Bodybuilding und leistungsbetontes Tennisspielen. Aber im Grunde sind nur wenige Bewegungsformen ungeeignet. Die meisten Disziplinen können nach wie vor – nötigenfalls mit kleinen Abänderungen – ausgeübt werden.

Bevor Sie mit dem Training beginnen, sollten Sie sich von Ihrem Arzt untersuchen lassen – ebenso wie jeder andere nicht krebskranke Patient auch, der mit sportlicher Aktivität beginnen will. Der Arzt wird überprüfen, wie viel Sie sich dabei zumuten können. Möglicherweise testet er dazu die Herzfunktionen mit Hilfe eines Ruhe- sowie eines Belastungselektrokardiogramms, misst den Blutdruck und nimmt vielleicht einige Blutuntersuchungen vor, wozu etwa eine Bestimmung des Cholesterinspiegels gehört. Bestimmte Risikofaktoren sollten ausgeschlossen werden: Schmerzen mit unklaren Ursachen etwa könnten auf ein Wiederauftreten der Krankheit hindeuten. Knochenmetastasen sind übrigens kein genereller Hinderungsgrund, Sport zu treiben. Es ist lediglich Vorsicht geboten, damit es nicht zu Knochenbrüchen kommt.

Nur in einigen Ausnahmefällen ist es besser, nicht mit dem Training zu beginnen. Dazu zählen vor allem Herzschäden, Fieber, akute Infektionen, Mangelernährung sowie eine zu geringe Anzahl von weißen Blutkörperchen und/oder Blutplättchen.

Bei den allermeisten Patientinnen spricht nichts gegen die Aufnahme eines Körpertrainings – selbst dann nicht, wenn sie sich anfangs sehr schlapp und steif fühlen. Worauf es ankommt, ist die richtige Dosis und deren allmähliche Steigerung. Dies haben Sportmediziner zunächst am Tumorzentrum Freiburg und danach an der Freien Universität Berlin eindrucksvoll belegt. In Berlin haben Frauen und Männer jeder Altersstufe die Gelegenheit, an einem ambulanten Übungsprogramm teilzunehmen, dem »Sportmedizinischen Leistungstraining für Krebspatienten«.

Die Teilnehmer und Teilnehmerinnen steigern ihre Leistung innerhalb weniger Wochen um das Dreifache, wie die Initiatoren des Programms, die Sportmediziner Professor Joseph Keul und Dr. Fernando Dimeo sowie der Onkologe Professor Roland Mertelsmann, berichten. »Nicht Ruhe, sondern richtig dosierte Bewegung ist das, was Tumorpatienten benötigen, um wieder fit zu werden und ihr Wohlbefinden zu verbessern«, folgert Professor Keul.

Im Einzelnen sieht das Programm Folgendes vor: Die Teilnehmer kommen sechs Wochen lang täglich von Montag bis Freitag in die Klinik und machen dort eine Art Intervalltraining auf einem Laufband. Jeder übt nach einem vorher individuell ausgearbeiteten Plan. Anfangs dauern die Laufphasen nur drei Minuten, unterbrochen von ebenfalls dreiminütigen Pausen. Das Ganze wiederholt sich fünfmal, dann ist die Übungsphase beendet. Bereits nach einer Woche können fast alle Teilnehmer länger und schneller laufen. »Unserer Erfahrung nach fühlen sich die Patienten schon nach einigen Tagen wohler als vorher, und nach drei bis vier Wochen können Frauen und Männer, die vorher nicht weiter als 160 Meter am Stück gehen konnten, 2,5 bis drei Kilometer durchhalten«, berichtet Fernando Dimeo, der heute am Institut für Sportmedizin der Freien Universität Berlin tätig ist und am Universitätsklinikum Benjamin Franklin das Leistungstraining für Krebspatienten anbietet.

Wichtig für den Erfolg seien die richtige Intensität und die Dauer der Übungen. Es gelte, eine Balance zu finden zwischen allzu geringer Belastung, die nur eine sehr langsame Leistungssteigerung ermöglicht, und allzu hoher Belastung, die rasch überfordern kann. So sei Spazierengehen für die meisten auf Dauer zu wenig. Joggen aber, vor allem am Anfang, sei zu viel des Guten. Für den Zeitraum, in dem das Leistungstraining stattfindet, tüfteln die Mediziner um Fernando Dimeo die individuell richtige Belastung für jede Frau aus. Danach empfehlen sie den Programmteilnehmerinnen, mit Freizeitsport weiterzumachen.

Die Berliner Mediziner bieten ihr Trainingsprogramm auch Frauen an, die gerade eine Chemo- oder eine Strahlentherapie erhalten. Allerdings sollte der Tag, an dem eine Frau mit Chemotherapeutika behandelt wird, sportfrei sein. Selbst Frauen mit Knochenmetastasen haben das Programm absolviert und waren nach dessen Abschluss außerhalb des Krankenhauses weiterhin sportlich aktiv. Auch Patientinnen mit zusätzlich zu ihrer Brustkrebserkrankung vorhandenen Herzproblemen haben bei dem Training schon mitgemacht: »Da muss man sich eben genau an die vorher ermittelte Belastungsgrenze halten«, sagt Fernando Dimeo.

Für besonders erschöpfte Patienten, die eine Chemotherapie absolvieren, haben Dimeo und seine Kollegen ein spezielles Fahrrad entwickelt, das im Bett benutzt werden kann. Damit trainierten unter anderem Frauen mit Brustkrebs, die gerade eine Hochdosischemotherapie mit Stammzelltransplantation erhalten. Wie die Wissenschaftler berichten, fühlten sich die Teilnehmerinnen, die jeweils 30 Minuten am Tag übten, weniger müde und ängstlich als andere Frauen, die nicht an dem Programm teilgenommen hatten.

Die große Bedeutung von Sport und Bewegung in der Brustkrebsnachsorge bestätigen Forschungsergebnisse, die aus der Universität Köln kommen. In einer von dem Immunbiologen Professor Gerhard Uhlenbruck initiierten Studie wurden Frauen während einer sechswöchigen Kur nach der Erstbehandlung im Krankenhaus untersucht. Die Frauen machten unter Anleitung eines Sportlehrers täglich etwa eine Stunde lang leichten Ausdauersport: Fahrrad fahren, Schwimmen und Fitnesstraining. Dadurch verbesserten sich binnen kurzer Zeit Leistungsfähigkeit und Stimmungslage der Teilnehmerinnen. »Sie haben weniger Angst, sind widerstandsfähiger gegen Stress und brauchen nicht so viele Schmerztabletten, Schlaf- und Beruhigungsmedikamente wie vorher«, berichtet Gerhard Uhlenbruck.

Es gibt auch Hinweise darauf, dass die Funktion des Immunsystems durch behutsamen Sport positiv beeinflusst wird. Ob sich dadurch die Heilungschancen verbessern und Krebsrückfälle vermeiden oder verzögern lassen, ist noch nicht bewiesen. Zwar deuten Versuche an Mäusen in diese Richtung, auf den Menschen übertragen lässt sich das jedoch nicht ohne weiteres. Um dies beurteilen zu können, müssen aufwendige Langzeituntersuchungen über mehrere Jahre folgen. Hinweise, dass Sport und Bewegung das Brustkrebsrisiko senken können, gibt es aber durchaus (vgl. Kapitel 3).

Eines ist bereits klar: Nur moderates Training hat günstige Auswirkungen auf das Immunsystem, überzogene Anstrengungen schwächen es dagegen. Was moderat und was zu viel ist, kann jede Frau nach Ansicht der Kölner Forscher »aus dem Bauch heraus« entscheiden. Als Richtwert empfehlen sie zweimal, besser dreimal die Woche eine Trainingsstunde, am besten in der Gruppe.

Mittlerweile gibt es bundesweit etwa 500 »Krebsnachsorge-Sportgruppen«. Diese Gruppen werden von örtlichen Sportvereinen organisiert und von speziell fortgebildeten Übungsleiterinnen und -leitern betreut. Für die Krebsnachsorgegruppen ist nach Auskunft des Deutschen Sportbunds immer ein Arzt zuständig, der gelegentlich auch zu den Übungsstunden kommt und die Teilnehmer berät.

Etliche Vereine bieten spezielle Gruppen für Brustkrebspatientinnen an. Neben gezielter Funktionsgymnastik, bei der ganz besonders auf die Schulter-Arm-Beweglichkeit geachtet wird, geht es in den wöchentlichen Übungsstunden vor allem um Spiel, Spaß und Entspannung. Manche Frauen bleiben jahrelang in einer der Gruppen, für andere ist dieses Nachsorgeangebot eine Art Durchgangsstation, um anschließend wieder in ihre frühere Sportgruppe zurückzukehren oder das gewohnte Training aufzunehmen.

Der Arzt kann Ihnen übrigens Sport verordnen. Dann trägt die Krankenkasse zumindest einen Teil der Mitgliedsgebühren, die ohnedies in Sportvereinen vergleichsweise niedrig sind. Das Rezept sollte auf einem gesonderten Formular »Verordnung der Teilnahme am ambulanten Rehabilitationssport« ausgeschrieben sein. Üblich ist zunächst eine Rezeptierung über ein halbes Jahr.

In Nordrhein-Westfalen, Baden-Württemberg, Niedersachsen und Bremen bieten recht viele Sportvereine solche Gruppen an. Auch in Sachsen-Anhalt zeigen die Vereine besonderes Engagement. In anderen Bundesländern mangelt es leider vielerorts an entsprechenden Angeboten. Adressen und weitere Informationen erhalten Sie über den Deutschen Sportbund (Adresse vgl. Anhang).

Ob in der Gruppe oder allein ausgeführt: Es gibt eine Reihe von Übungen und Bewegungsarten, die Frauen nach einer Brustkrebsbehandlung als besonders angenehm und nützlich empfinden. Dabei handelt es sich sowohl um Methoden aus dem westlichen als auch aus dem östlichen Kulturkreis. Hier eine Auswahl, die Ihnen vielleicht Lust auf eine eigene Entdeckungsreise macht, bei der Ihnen die im Anhang genannte Speziallteratur nützlich sein kann. Nähere Informationen vermitteln die ebenfalls aufgelisteten Fachverbände.

Atemtraining: Viele Menschen atmen nicht tief genug. Ihr Luftholen reicht meistens nur bis in den Brustraum und schließt selten einmal das Zwerchfell und den Bauchraum ein – Stationen, die für einen vollständigen Atemzyklus wichtig sind. Die Fähigkeit zum natürlichen Atmen ist zwar angeboren, kann sich aber durch eine ungesunde Lebensweise (zu viel Stress, zu wenig Bewegung, Übergewicht und verkrampftes Sitzen) zurückbilden. Langfristig führt ständiges oberflächliches Atmen häufig zu Fehlfunktionen der Organe und beeinträchtigt damit den ganzen Organismus. Auch die Psyche wird in Mitleidenschaft gezogen: Die Fähigkeit, Gefühle zu empfinden, nimmt ab, und es fällt schwer zu entspannen.

Vor allem in asiatischen Meditations- und Bewegungslehren wird der Atem als Brücke zwischen Körper und Geist angesehen und genutzt. Aber auch die modernen Körpertherapien unseres Kulturkreises berücksichtigen diese besondere Bedeutung des Atmens. Durch gezieltes Üben nach bestimmten Techniken lässt sich die Atemfunktion verbessern. Mittlerweile haben sich eine Reihe von speziellen Therapierichtungen mit unterschiedlichen Schwerpunkten herausgebildet. Eine der bekanntesten geht auf Professor Ilse Middendorf zurück und wird an dem nach ihr benannten Institut in Berlin gelehrt. Die nach diesem Konzept ausgebildeten Therapeuten stellen die Stärkung der unwillkürlichen, unbewussten Atmung in den Vordergrund. Eine Atemtherapie können Sie in Einzelsitzungen oder in einer Gruppe, zum Beispiel als Wochenendkurs, machen.

Feldenkrais: Bei dieser Methode geht es darum, alltägliche Bewegungen bewusst wahrzunehmen, in den Körper hineinhorchen zu lernen. Dadurch ist es möglich, Verspannungen aufzulösen und gesundheitsschädliche Bewegungsmuster zu verändern. Die Übungen sind einfach und können mühelos ausgeführt werden. Sie erfordern keine Vorkenntnisse und wirken auch, wenn sie nicht diszipliniert jeden Tag ausgeführt werden. Die unspektakulär wirkende Methode zur Selbsterziehung geht zurück auf den israelischen Physiker Moshé Feldenkrais, der sie nach einer schweren Knieverletzung entwickelte und sich tatsächlich damit helfen konnte. Seine Ideen und zahlreiche Übungen hat er unter anderem in dem Buch »Bewusstheit durch Bewegung« beschrieben. Er macht darin deutlich, dass seine Methode nicht nur auf körperliche Veränderungen, sondern ebenso auf die Befreiung des Geistes von Denkschablonen ausgerichtet ist. Nach einer Brustkrebsoperation können die Feldenkrais-Übungen einer Frau helfen, das gestörte Körperbild (vgl. Kapitel 9) wieder zu harmonisieren und die Wahrnehmungsfähigkeit für den Körper zu verbessern. Mittlerweile haben zahlreiche Krankengymnasten, Heilpraktiker und Masseure hier zu Lande das Verfahren in ihr Behandlungsspektrum integriert. Volkshochschulen sowie Gesundheitszentren bieten Feldenkrais-Seminare an. Adressen und weitere Informationen erhalten Sie bei der Feldenkrais-Gilde (vgl. Anhang).

Massage: Eine gekonnte und einfühlsame Massage kann Stress abbauen, Muskelverspannungen lösen, die Durchblutung verbessern, Kopf- und andere Schmerzen vertreiben, die Atemfunktion verbessern und erholsamen Schlaf herbeiführen. Man vermutet, dass Massagen das Immunsystem positiv beeinflussen. Die heilsame Berührung wird Ihnen in der anstrengenden Zeit während Ihrer Behandlung möglicherweise besonders gut bekommen. Wichtig ist dabei das Engagement des Masseurs, was bei den üblicherweise kurzen »Kassenterminen« längst nicht immer gegeben ist. Ihre Chancen, wirklich entspannen und genießen zu können, stehen besser, wenn Sie eine längere, intensivere Behandlung erhalten – allerdings müssen Sie diese meist aus eigener Tasche bezahlen. Wenn Sie an regelmäßiger Massage Gefallen finden, wäre zu überlegen, ob Sie vielleicht zusammen mit einem nahe stehenden Menschen einen Massagekurs besuchen. Es gibt verschiedene Arten der Massage. Am weitesten verbreitet ist die Klassische oder Schwedische Massage. Deren Grund(be)griffe sind relativ einfach zu erlernen, der Rest ist Interesse und Übung. Achten Sie darauf, dass Arm und Schulterbereich der operierten Seite nicht geknetet oder sonstwie »tief greifend« behandelt werden – das erhöht das Risiko eines Lymphödems. Im Buchhandel finden Sie einige gute, bebilderte Einführungen in die Kunst der heilsamen Berührung. Sehr angenehm und entspannend kann eine kurze Fußmassage sein, die Sie sich selbst geben oder von jemand anderem – der kein Masseur sein muss – erhalten können. Sie hilft gegen schlecht durchblutete Füße und kann sogar Schmerzen in anderen Körperteilen lindern.

Östliche Methoden: In Indien, China, Japan und Tibet wurden im Laufe der Jahrtausende Formen der Meditation in Bewegung entwickelt, die Aufmerksamkeit, Konzentrationsfähigkeit und Gelassenheit schulen. Im Westen interessieren sich immer mehr Menschen für diese östlichen Methoden, und zahlreiche Elemente daraus sind in Bewegungslehren und Psychotherapiekonzepte integriert worden. Es gibt viele Bücher über solche Bewegungskünste und ihre spirituelle Bedeutung.

Ich stelle im Folgenden einige auch bei uns weit verbreitete Möglichkeiten vor, mit denen Frauen nach ihrer Brustkrebsbehandlung gute Erfahrungen gemacht haben. Die Übungen können den nach Operation und weiteren Behandlungen geschwächten Organismus stärken und gleichzeitig zur Selbsterfahrung beitragen. Wenn Sie noch keine Erfahrung in dieser Richtung haben, probieren Sie am besten einige Formen aus, um das für Sie Passende herauszufinden.

Hatha Yoga: Diese aus Indien stammenden, uralten Übungen wirken entspannend, harmonisierend und kräftigend auf Körper und Geist. Sie bestehen aus bestimmten Körperhaltungen, die mit speziellen Atemtechniken und mit Entspannungsphasen kombiniert werden. Wer Yoga lernen will, braucht zwei Tugenden: Geduld, um abzuwarten, bis der anfänglich vielleicht steife Körper allmählich beweglicher wird, und Disziplin, um regelmäßig, am besten täglich, zu üben. Yogalehrer empfehlen mindestens zehn bis fünfzehn Minuten »Training« am Tag. Die Schmerzgrenze sollte bei den teilweise akrobatisch anmutenden Positionen niemals überschritten werden. Es geht vielmehr darum, in sich hineinzuhorchen und den Körper im Einklang mit dem Atemrhythmus allmählich aufzulockern. Dadurch entsteht mit der Zeit ein feines Gespür für die Signale des Organismus – auch außerhalb der Übungsstunden. Menschen, die schon längere Zeit Yoga betreiben, loben die vielen positiven Effekte, zum Beispiel die Schlaf fördernde und beruhigende Wirkung. Für Yoga gibt es keine Altersbegrenzung – manche »Meisterschülerinnen« haben als Sechzigjährige angefangen. Es gibt zahlreiche Institute, in denen Sie Yoga innerhalb einer Gruppe oder im Einzelunterricht lernen können. Auch Volkshochschulen und Familienbildungsstätten bieten solche Kurse an. Weitere Informationen erhalten Sie über den Berufsverband Deutscher Yogalehrer (Adresse vgl. Anhang).

Chi Gong und **T'ai Chi Chuan** gehören zu den sanften Bewegungskünsten asiatischen Ursprungs, die mittlerweile im Westen viele Anhänger gefunden haben. Sie bieten ein umfassendes und systematisiertes Übungsprogramm, das den Körper kräftigt, ohne ihn zu überanstrengen, und sind deshalb für Menschen jeder Altersstufe geeignet. Bei beiden geht es darum, Bewegung und Atmung in Einklang zu bringen. Die Bewegungen sehen einfach aus, erfordern jedoch viel Konzentration, Balance und Muskelkraft – Eigenschaften, die sich durch regelmäßiges Üben entwickeln lassen. Chi Gong, manchmal auch »Quigong« geschrieben, ist die einfachste Form unter den sanften Bewegungskünsten und besteht aus Übungen, die entweder statisch sind oder nur sehr langsame Bewegungen enthalten. Die Meister dieser Disziplin empfehlen sie besonders zur Stabilisierung der Gesundheit und zur allmählichen Steigerung der Leistungsfähigkeit. T'ai Chi Chuan – auch in der Schreibweise »Taijiquan« bekannt – besteht aus eine Reihe von tänzerisch anmutenden, langsamen Bewegungen. Viele Menschen üben sich in beiden Künsten, denen neben präventiven auch heilende Wirkungen bei bestimmten, bereits bestehenden Leiden zugeschrieben werden. Kurse bieten Volkshochschulen, Gesundheitszentren und spezielle Institute an.

Akupressur, Shiatsu und Akupunktur: Die aus China stammende Akupressur und das in Japan entwickelte Shiatsu sind zwei sehr ähnliche Verfahren: Bei beiden wird mit Fingerdruck auf bestimmte Punkte am Körper versucht, den Energiefluss zu harmonisieren und Beschwerden in zum Teil weit entfernt liegenden Organen zu lindern. Auch Akupressur und Akupunktur sind eng miteinander verwandt. Sie basieren auf dem Konzept der Meridiane, Energiebahnen also, die den gesamten Körper durchziehen und die an bestimmten Stellen Knotenpunkte aufweisen sollen. Werden diese durch rhythmischen Fingerdruck oder durch Stiche mit sehr dünnen Nadeln (schmerzfrei) gereizt, so kann dadurch die Heilung angeregt werden. Bis heute lassen sich die Meridiane ebenso wenig wie die so genannten Tsubos anatomisch nachweisen, dennoch wirken die beiden Verfahren offensichtlich bei etlichen Krankheiten und werden mittlerweile von vielen Schulmedizinern anerkannt. So hat sich die Akupunktur in der Schmerztherapie auch im Westen einen Platz erobert. Und diejenigen, die häufig sich selbst oder andere mit Fingerdruck behandeln, schwören sowohl auf die schmerzlindernde als auch auf die – je nach Bedarf – beruhigende oder belebende Wirkung dieser Methoden. Akupunkturbehandlungen bieten heute bereits zahlreiche Ärzte an – oft handelt es sich um niedergelassene Mediziner mit der Zusatzbezeichnung »Naturheilkunde«. Informieren Sie den Akupunkteur über Ihre Brustkrebsoperation und achten Sie darauf, dass keine Nadel in den Arm der operierten Seite eingestochen wird. In Shiatsu und Akupressur sind viele Masseure und Heilpraktiker ausgebildet.

Psychologische Methoden

Manche Frauen sind felsenfest davon überzeugt, dass zu viel Stress ihren Brustkrebs verursacht hat. Nach der Operation versuchen sie deshalb, psychischen Belastungen möglichst aus dem Weg zu gehen. Ein Wunsch, der zum Bumerang werden kann: Nicht selten sind gerade diese Frauen besonders ängstlich und angespannt, weil sie sich ständig in einer Defensivposition befinden. Aber wie groß ist der Einfluss der Psyche auf die Heilung wirklich? Welche Möglichkeiten hat umgekehrt eine Frau, ihre Heilungschancen durch psychologische Methoden zu verbessern?

Es gibt viele Hinweise auf die überaus enge Verbindung zwischen Körper und Geist: Am beeindruckendsten sind wohl die wissenschaftlich bisher nicht erklärbaren Spontanheilungen von sehr kranken, im medizinischen Sinne als »austherapiert« geltenden Patienten. »Allerdings sind solche Ereignisse extrem selten«, sagt der Leipziger Professor Reinhold Schwarz, der 1997 einen Kongress in Heidelberg zu diesem Thema mit organisierte. Unter vielen tausend Tumorpatienten komme es vielleicht einmal zu einer Spontanheilung. Bei manchen Krebserkrankungen treten die unerwarteten Heilungen häufiger auf als bei anderen Tumorleiden: Am häufigsten werden sie beim kindlichen Neuroblastom, beim Nierenzellkarzinom und beim Hautkrebs beobachtet; bei Brustkrebs sind sie sehr selten.

Etliche der überraschend Genesenen führen ihre Heilung auf ihren starken Überlebenswillen zurück, darauf, dass sie immer fest an ihre Gesundung glaubten. »Aber ich habe spontan geheilte Patienten erlebt, die sich eigentlich schon aufgegeben hatten, die sehr viel Angst vor dem Tod hatten, und andere, die gar nicht wussten, dass sie krank waren«, berichtet Dr. Herbert Kappauf, Psychoonkologe aus Nürnberg. Seiner Ansicht nach gibt es keine Belege dafür, dass Patienten durch besonders starke Willensanstrengung eine Spontanremission herbeiführen können.

Dass Krebsgeschwulste sich partiell zurückbilden, kommt hingegen gar nicht so selten vor. Eine Heilung ist das aber nicht, denn die Krankheit geht im Prinzip weiter. Das Wunder der kompletten Spontanheilung versuchen Wissenschaftler vor allem in den USA, in Deutschland, in Japan und Holland zu ergründen.

Auch die Wirkung von Scheinmedikamenten (Placebos) ist ein Beleg für den großen Einfluss der Psyche. In mehreren Untersuchungen wurde nachgewiesen, dass allein die Überzeugung, Chemotherapie zu erhalten, viele in der Vorstellung damit verbundene Symptome hervorrufen kann, zum Beispiel Übelkeit und Erbrechen (vgl. Kapitel 8, Chemotherapie).

Dass manchen Studienteilnehmern schlecht wurde, bleibt im Gedächtnis haften, nicht aber, dass die meisten, die ein Placebo erhalten hatten, gar keine Reaktion zeigten. Ebenso leicht werden all diejenigen »vergessen«, die felsenfest an ihre Heilung glaubten, deren Krankheit sich aber dennoch verschlimmerte. Und was ist zum Beispiel mit den Frauen, die nach einer Brustkrebsbehandlung oft verärgert, gestresst, traurig oder gar depressiv sind und dennoch keinen Rückfall erleiden?

Eine relativ neue Forschungsrichtung, die Psychoneuroimmunologie, versucht, Licht in das Dunkel der Verbindungen zwischen Gefühlen und Gedanken einerseits, Immun-, Nerven- und Hormonsystem andererseits zu bringen. Die bis jetzt vorliegenden, überwiegend in Tierversuchen gewonnenen Ergebnisse bestätigen, was lange Zeit nur vermutet wurde: Die verschiedenen Körpersysteme kommunizieren miteinander und beeinflussen sich gegenseitig. Körper und Geist sind also keineswegs voneinander abgeschottete Sphären.

Auf der Ebene der Moleküle gelang es Psychoneuroimmunologen nachzuweisen, wie Nervenregungen bestimmte Reaktionen des Immunsystem auslösen können, die zum Teil über Hormone vermittelt werden. Sie konnten zum Beispiel zeigen, dass lang andauernder Stress die Leistungsfähigkeit des Immunsystems schwächen kann. Besonders starke Stressfaktoren sind Einsamkeitsgefühle, Ärger, Trauer, Wut, Verzweiflung und Hoffnungslosigkeit.

Stress – im medizinischen Sinne – ist ein vielschichtiges Phänomen und zunächst einmal weder gut noch schlecht. Manche Menschen laufen zum Beispiel erst unter großem Zeitdruck zur Höchstform auf, andere fühlen sich in der gleichen Situation wie gelähmt. Es hängt also von den »Coping«-Möglichkeiten, das heißt, von den Fähigkeiten zur

Stressbewältigung, ab, ob man selbst unter großem Druck das »innere Gleichgewicht« bewahren kann. Wenn diese Balance über lange Zeit gestört ist, können Erschöpfung und Krankheit die Folge sein.

Eine Schlüsselrolle auf der biochemischen Ebene des Körpers nimmt in diesem Zusammenhang das Cortisol, ein Hormon der Nebennierenrinde, ein. Es wird gemeinhin als »Stresshormon« bezeichnet, da es in erster Linie der Anpassung der Körperfunktionen an starke psychische Belastungen dient. Cortisol hat unter anderem Einfluss auf die Feinabstimmung des Immunsystems. Steht der Organismus unter Dauerstress, wird zu viel Cortisol ins Blut ausgeschüttet. Daraufhin gerät das komplizierte Zusammenspiel der Körperfunktionen aus dem Takt.

Man weiß heute auch, dass eine anhaltende Fehlregulation der Stresshormone zu Depressionen führen kann. Die Fehlregulation wiederum ist möglicherweise aufgrund einer Immunschwäche entstanden, wie sie häufig im Verlauf langwieriger Krankheiten, etwa bei Krebs, zu beobachten ist. Wenn die Abwehrkräfte geschwächt sind, wird zu viel Cortisol produziert – womit der Teufelskreis geschlossen wäre.

Bei der Bewältigung von Stress können die in diesem Abschnitt beschriebenen Übungen helfen. Entspannung und Meditation zum Beispiel tragen dazu bei, die individuelle »Stressschwelle« heraufzusetzen, den Punkt also, von dem an Sie sich unter Druck fühlen. Und weil dieser Punkt von Mensch zu Mensch verschieden ist, machen belastende Lebensereignisse – der Tod eines geliebten Menschen etwa – nicht per se krank. Aber die Reaktionen darauf können krank machen.

Noch steht die Psychoneuroimmunologie weitgehend am Anfang. Die Forscher beginnen erst langsam, die Wechselwirkungen zwischen Gedanken, Gefühlen und Gesundheit zu verstehen. »Wir haben festgestellt, dass eine Seele-Körper-Interaktion existiert, und das ist Anreiz genug, weiterhin auf diesem Gebiet zu forschen« – so bescheiden äußert sich zum Beispiel Professor David Felten von der US-Universität Rochester, einer der Pioniere dieser Disziplin. Er ist vorsichtig, denn er weiß, wie unglaublich kompliziert das Zusammenspiel von Innenwelt und Außenwelt, von Geist und Körper ist.

Darauf weisen auch die sozialwissenschaftlichen Untersuchungen an Brustkrebspatientinnen hin, in denen es um die Auswirkungen der emotionalen Befindlichkeit auf die Lebenszeit ging. Die Ergebnisse sind uneinheitlich. Am bekanntesten ist wohl die Studie des kalifornischen Arztes David Spiegel, die 1989 veröffentlicht wurde. Der Professor für Psychiatrie beobachtete, befragte und testete über mehrere Jahre hinweg eine Gruppe von 86 Frauen mit metastasiertem Brustkrebs. Die eine Hälfte traf sich wöchentlich, um Probleme miteinander zu besprechen und Ratschläge auszutauschen. Darüber hinaus erhielten diese Frauen eine psychotherapeutische Behandlung, bei der sie ermuntert wurden, ihre Gefühle auszudrücken; zusätzlich machten sie regelmäßig Entspannungsübungen. Die andere Gruppe erhielt nur die übliche schulmedizinische Betreuung. Spiegel stellte fest, dass die psychosozial unterstützten Frauen sich nicht nur besser fühlten und ihre Lebensqualität höher einschätzten als die anderen Patientinnen, sondern auch im Mittel etwa doppelt so lange lebten.

Bisher hat keine Studie dieses Ergebnis bestätigen können. Es laufen zur Zeit aber weltweit mehrere Untersuchungen mit dem gleichen Aufbau – unter anderem in Kanada, Schweden und Dänemark –, um zu überprüfen, ob es sich um einen Zufallseffekt oder um eine wissenschaftlich nachweisbare Wirkung handelt. Aber selbst wenn dabei das Ergebnis der Spiegel-Studie bestätigt werden sollte, ist noch längst nicht klar, was im Einzelnen dazu geführt hat. War es die emotionale Wärme in der Gruppe? Die Möglichkeit, Gefühle auszuleben? Oder war bloß die Bereitschaft gestiegen, mit Ärzten zusammenzuarbeiten und die von ihnen verschriebenen Medikamente auch wirklich einzunehmen?

In eine andere Richtung als die Studie von Spiegel weisen die Resultate einer Untersuchung, in der 107 Brustkrebspatientinnen im Alter zwischen 29 und 70 Jahre über drei Jahre hinweg wissenschaftlich begleitet wurden. Es ging dabei um die psychische Verarbeitung der Krankheit und die Auswirkungen der seelischen Bewältigung auf die Krankheit. Alle Frauen hatten die Erstbehandlung hinter sich, in der ein Tumor im Stadium I oder II operiert worden war. Ein Drittel der Frauen zog sich, so beobachteten die Wissenschaftler um den Züricher Professor für Psychosoziale Medizin, Claus Buddeberg, nach der Behandlung in sich zurück und zeigte sich eher depressiv. Zwei Drittel der Frauen hingegen gaben sich kämpferisch und fest entschlossen, sich nicht von der

Krankheit unterkriegen zu lassen. Innerhalb der drei Jahre entwickelten einige Frauen Rezidive, einige waren an ihrem Tumor gestorben.

Buddeberg fand jedoch nicht den geringsten Hinweis darauf, dass die eher depressiven Frauen früher oder häufiger Rückfälle erlitten als die positiv gestimmten. Sogar eine lang anhaltende, ausgeprägte Niedergeschlagenheit wirkte sich nicht auf die Krankheitsentwicklung aus. Buddebergs Kommentar: »Die Bedeutung psychologischer Faktoren für den Krankheitsverlauf ist geringer, als dies im gegenwärtigen psychoonkologischen Boom angenommen und zum Teil vorschnell verkündet wird.«

Wie sich die Gemütslage auf die Heilungschancen nach Brustkrebs auswirkt, ist also weiterhin umstritten. Nicht umstritten ist hingegen der positive Effekt, den emotionales Wohlbefinden auf die Lebensqualität einer Frau mit Brustkrebs hat. Auf ihre Einstellungen und Gefühle hat eine Frau erheblichen Einfluss – selbst dann, wenn die psychischen Belastungen nach der Krebsbehandlung sehr groß sind. Im Folgenden werden einige Methoden zur Stressbewältigung beschrieben, mit denen sich die »innere Chemie« günstig beeinflussen lässt.

Entspannungstechniken

Regelmäßige Entspannungsübungen tragen dazu bei, Angst abzubauen und Verspannungen der Muskulatur zu lösen. Die Nerven beruhigen sich, der Atem wird ruhiger, Herzschlag und Puls normalisieren sich, und der besser durchblutete Körper fühlt sich warm und lebendig an. Die Übungen helfen, Gefühle übermäßiger Belastung – das also, was üblicherweise als Stress bezeichnet wird – abzuwenden. Viele Frauen berichten, dass sie dadurch gelernt hätten, ökonomischer mit ihrer Energie umzugehen.

Auch Einschlafstörungen lassen sich mit Entspannungstechniken beheben. Wer sich zwischendurch immer wieder bewusst entspannt, lockert damit Körper und Geist und ist eher in der Lage, schwierige Lebenssituationen zu bewältigen. Das gezielte Abschalten vom Alltag verbessert die Fähigkeit, nach innen zu schauen, Körperempfindungen wahrzunehmen und Gefühle zu registrieren.

Die Vermittlung von Entspannungstechniken ist heute fester Bestandteil von Seminaren mit Krebsbetroffenen. Sie können davon auf vielfältige Weise profitieren: um die Angst vor oder während einer Strahlentherapie oder einer Chemotherapie in den Griff zu kriegen, um plötzlich aufsteigende Rückfallängste unter Kontrolle zu halten oder um ganz einfach im Alltag lockerer zu sein. Manche Entspannungstechniken sind leicht zu erlernen, bei anderen ist mehr Geduld erforderlich. Sie können ohne großen Aufwand praktiziert werden. Aber erst nach längerer, regelmäßiger Übung kommt man so richtig in den Genuss der wohltuenden Wirkungen.

Hier zu Lande werden die Progressive Muskelrelaxation (PM) und das Autogene Training (AT) bevorzugt unterrichtet. Die Progressive Muskelrelaxation arbeitet mit aktiver Muskelan- und -entspannung, das Autogene Training wirkt durch Selbstsuggestionen. Beide Verfahren zielen darauf ab, eine beruhigende Wirkung auf das vegetative Nervensystem auszuüben. Hannes Lindemann, einer der bekanntesten AT-Lehrer: »Der gelungene Wechsel im Tageslauf zwischen Spannung und Entspannung entscheidet mit darüber, ob wir uns wohl fühlen oder nicht. Der körperlich verkrampfte und verspannte Mensch ist auch seelisch verkrampft, und oft sind auch seine Umweltbeziehungen ein einziger Kampf.«

Welche Technik die beste ist, lässt sich nicht objektiv beurteilen. Ob eine Technik »wirkt«, ob also Entspannung eintritt, hängt vom Übenden, seiner Einstellung, Konzentration und Stimmung ab. Am besten ist es, sich von einem erfahrenen Lehrer in die Methoden einweisen zu lassen. Kurse zu Entspannungstechniken werden mittlerweile in vielen Institutionen, zum Beispiel an Volkshochschulen, angeboten. Vielleicht haben Sie Lust, einige Methoden auszuprobieren, um die für Sie richtige zu finden.

Die **Progressive Muskelrelaxation** nach Edmond Jacobson ist eine Tiefenmuskelentspannung. Dabei werden im Liegen, aber auch im Sitzen einzelne Muskelgruppen jeweils für einige Sekunden maximal angespannt und dann plötzlich losgelassen. Dies geschieht fortschreitend – wie der Name es ausdrückt – und bei jeder Muskelgruppe möglichst zweimal hintereinander. Bei der klassischen Version dieser Methode beginnt man mit Händen und Armen – zunächst rechts, dann links –, als Nächstes wird das Gesicht gelockert, dann die Nackenmuskeln, anschließend Schultergürtel, Brust und obere Rückenpartie, dann die Bauchmuskeln, Beine und Füße. Es gibt jedoch zahlreiche, nicht minder wirkungsvolle Abwandlungen, wie sie zum Beispiel in dem Buch von Dr. Adalbert Olschewski, »Progressive Muskelentspannung«, beschrieben werden (vgl. Anhang). Im Verlauf der Übung entsteht meist ein wohliges Wärme- und Schweregefühl im Körper – Rumpf und Glieder liegen schwer auf der Unterlage auf und fühlen sich locker und lebendig an.

Beim **Autogenen Training** wird die Vorstellungskraft stärker mit einbezogen. Die Übende konzentriert sich dabei im Sitzen oder Liegen auf bestimmte »Formeln« – Sätze, die einen prägenden Einfluss auf das Unbewusste ausüben sollen. Die erste Trainingsformel lautet etwa »Arm ganz schwer«, die nächste Suggestion heißt »Arm ganz warm«. Einen Effekt spürt nur, wer sich die Sätze intensiv vorstellen kann, dabei aber nicht zu stark mit dem Willen arbeitet. Am Anfang sollte man dreimal am Tag für einige Minuten üben, später reicht es aus, einmal täglich zu trainieren. Weniger sollte es jedoch nicht sein, denn für den Erfolg – das betont der »Erfinder« des AT, der Psychotherapeut Johannes Heinrich Schultz – ist systematisches Üben absolut notwendig. Mit der Zeit wird nicht nur der Arm nach dem entsprechenden Vorsatz schwer und warm, sondern ebenso der ganze übrige Körper – ein Effekt, der als »Generalisierung« bezeichnet wird.

Sobald dieser Punkt erreicht ist, kann man das Spektrum der Formeln erweitern. Zum Beispiel um Sätze wie »Ich bin vollkommen ruhig und gelassen« oder »Atmung ganz ruhig«. Fortgeschrittene AT-Schüler wandeln die Formeln entsprechend ihren persönlichen Bedürfnissen ab, etwa zur Bewältigung von Angstzuständen mit den Sätzen: »Ich bin mutig und frei. Kräfte fließen frei« etc. Weitere Übungen, zum Beispiel zur Anregung des Immunsystems, zum besseren Umgang mit Stresssituationen und zur Verminderung von Schmerzen, sind in dem Einführungsbuch von Hannes Lindemann (vgl. Anhang) beschrieben.

Eine ganz einfache Methode der bewussten Entspannung besteht darin, sich einfach bei jedem Ausatmen »Entspanne« zu sagen. Es ist erstaunlich, wie gut der Körper auf diese Selbstinstruktion hört und Verkrampfungen aufgibt.

Visualisierungen

Eine uralte Tradition, von Mystikern, Schamanen und Priestern jahrtausendelang gepflegt und weiter entwickelt, ist in der Krebsbehandlung zu neuem Ruhm gelangt: die Kunst, geistige Bilder hervorzubringen und diese zum eigenen Wohl einzusetzen. In der Arbeit mit Krebspatienten steht die Methode der gelenkten Vorstellungen im Vordergrund – im Unterschied zur rezeptiven Visualisierung, bei der man sich in einem Zustand tiefer Entspannung offen hält für Bilder, die aus dem Unbewussten aufsteigen. Dies ist für die meisten Menschen ungleich schwieriger als die gelenkte Visualisierung und hat unter den Verfahren zur psychischen Selbsthilfe bei Krebs deshalb eine geringere Bedeutung.

Im Prinzip geht es bei diesen gelenkten Imaginationen, die ganz unterschiedliche Formen annehmen können, um die Steigerung des Wohlbefindens und darum, den Körper gedanklich so zu beeinflussen, dass der Wille zur Heilung gestärkt wird. Die wichtigsten Voraussetzungen für das Visualisieren sind ein entspannter Körper und ein gelassener Geist. Mitwirken am »Abenteuer im Kopf« dürfen alle fünf Sinne: Die bildliche Vorstellung kann angeschaut, berochen, gespürt, abgehorcht und geschmeckt werden.

Unmittelbar entspannend wirkt bei vielen Menschen die Vorstellung, wieder Kind zu sein und eine besonders glückliche Szene von früher mit allen Sinnen nachzuempfinden. Auch in traurigen Zeiten kann zum Beispiel die Imagination, als kleines Mädchen zu tanzen, auf einmal wieder den Zugang zur eigenen Freude und Lebenslust öffnen.

Solche Bilder des inneren Wohlbefindens zu erzeugen ist ein Ziel des »katathymen Bilderlebens«, einer Tagtraummethode, die recht häufig in Entspannungs- und Selbsterfahrungsseminaren eingesetzt wird.

Bekannt wurde die Visualisierung hier zu Lande aber vor allem durch die Bücher des amerikanischen Arztes Carl O. Simonton und seiner Frau, der Psychologin Stephanie Simonton (vgl. Anhang). Darin entwickeln die beiden eine Methode zur psychischen Unterstützung von Krebspatienten, bei der Entspannung und gelenkte Visualisierung tragende Rollen spielen. Die Patienten sollen sich dabei vorstellen, wie ihre kräftigen weißen Blutkörperchen die schwachen Krebszellen in ihrem Körper angreifen, besiegen und wegschaffen. Die »guten« Blutkörperchen und die »bösen« Tumorzellen können dabei ganz unterschiedliche Gestalten annehmen: Manche Patienten sehen auf der einen Seite Haie, Adler oder Piranhas, auf der anderen Seite alle möglichen mickrigen und kraftlosen Wesen. Die Übungen schließen jeweils ab mit der Vorstellung von sich selbst als einem gesunden und glücklichen Menschen. Viele Tumorpatienten wenden diese Imagination während einer Strahlen- oder Chemotherapie an. Indem sie sich nicht als Opfer, sondern quasi als »Dirigenten« einer medizinischen Behandlung sehen, gelingt es vielen, die Angst davor zu überwinden.

Die Simontons sehen in dieser Übung ein wirksames Mittel zur Aktivierung der Selbstheilungskräfte und berichten über spektakuläre Erfolge. Als unheilbar eingestufte Krebskranke sollen demnach durch die Arbeit mit der Simonton-Methode wieder genesen sein. Ob es sich dabei um immer wieder einmal vorkommende Spontanheilungen handelt, oder ob das Verfahren tatsächlich zu einer messbaren Lebensverlängerung führt, ist bisher allerdings noch nicht wissenschaftlich überprüft worden. Für die in dem Buch »Wieder gesund werden« aufgestellte Behauptung »Entspannung und Visualisierung können physische Veränderungen herbeiführen, das Immunsystem stärken und das Wachstum maligner Zellen bremsen« liegt bislang noch kein Beweis vor.

Unzweifelhaft können die Visualisierungsübungen sich jedoch positiv auf das Lebensgefühl von Krebspatienten auswirken, weil sie häufig Gefühle der Hoffnungs- und Machtlosigkeit vertreiben und dafür die Empfindung stärken, selbst etwas zur Heilung beizutragen.

Allerdings birgt die Simonton-Methode auch einige Gefahren. Sie verleitet möglicherweise dazu, die eigenen Fähigkeiten zu überschätzen, mit der Kraft des Denkens den Krebs besiegen zu können – nach dem Motto: Denke dich stark, und du wirst gesund. Einige Patienten verweigern jede Form medizinischer Behandlung mit dem Hinweis auf ihre mentalen Selbstheilungskräfte – eine Haltung, die Simonton übrigens ausdrücklich nicht unterstützt. Wenn allzu selbstsichere »Visualisierer« dann doch einen Rückfall erleiden, ist die Enttäuschung groß und führt vielleicht zur totalen Ablehnung aller psychologischen Methoden nach dem Motto: »Wusste ich's doch gleich: Der ganze Psychokrempel taugt nichts.« Eine weitere Gefahr: Manche Tumorpatienten, so berichten Psychologen, steigern sich derart in das Visualisieren hinein, dass sie irgendwann regelrecht süchtig danach sind. Ein anderer Einwand richtet sich gegen die Kampf- und Kriegsterminologie der simontonschen Visualisierungstechnik, die im Übrigen auch in der Schulmedizin und im allgemeinen Sprachgebrauch weit verbreitet ist. Daran knüpft die grundsätzliche Frage an, ob ein Bewusstsein, das dem Krebs gegenüber auf Aggression und Zerstörung setzt, die Heilung fördert.

Centering

Das Centering-Konzept des Psychotherapeuten Matthias S. Hartmann knüpft an die Simonton-Methode an. Im Unterschied zum amerikanischen Ansatz geht es dabei nicht darum, den Krebs niederzuringen, auch nicht darum, auf jeden Fall wieder gesund zu werden. Was die Macht des Denkens über den Krebs angeht, ist Hartmann eher skeptisch: »Es wäre anmaßend und irrig zugleich, würde man mit psychosozialen Methoden, Ideen oder Techniken behaupten und versuchen wollen, ein körperliches Geschehen ungeschehen zu machen.« Centering will vielmehr die gesunden körperlichen und seelischen Anteile, die jeder auch noch so kranke Mensch hat, fördern. Die Methode betont die Eigenverantwortung des Einzelnen und fordert dazu auf, die verfügbare Energie aktiv einzusetzen.

Für all diejenigen, die, aufgerüttelt durch ihre Krebskrankheit, ihr Leben anders als früher leben wollen, hat Hartmann ein Verhaltensprogramm mit einer Fülle von Anregungen und Leitlinien zum Selbststudium entwickelt. Es gliedert sich in sieben Bereiche: körperliche Aktivität; bewusste Ernährung; kreatives Tun; Beratung/Psychotherapie; soziale Kontakte; Religion, Philosophie, Spiritualität und Entspannungsübungen. In seinem Buch »Praktische Psycho-Onkologie« (vgl.

Anhang) erläutert Hartmann die einzelnen Aspekte mit einer Fülle von Details und Übungen. Ausführlich beschreibt er dabei die Technik der »Visuellen Symbolisation« – einer Imaginationsmethode, die dem Übenden mehr Spielraum lässt als die Simonton-Visualisierung – und wie sie zur vertieften Selbsterfahrung eingesetzt werden kann.

Meditation

Wer regelmäßig meditiert, sagen Meditationserfahrene, kann dadurch das Bewusstsein für das eigene Selbst fördern. Die mit der Meditation verbundene geistige Sammlung kann Ihnen vielleicht helfen, den Kopf zumindest zeitweilig frei von Sorgen zu bekommen und Ruhe zu finden. Ein Ziel der Übungen ist, die Gedanken im Hier und Jetzt zu halten. Meditation schärft die Aufmerksamkeit für Körper und Geist. Daraus entwickelt sich bei vielen Meditierenden ein achtsamer Umgang mit der eigenen Gesundheit. Andere berichten, dass sie durch das regelmäßige In-sich-Hineinhorchen eine Verbindung zu ihrer »inneren Stimme«, eine Art intuitiver Selbstgewissheit, bekommen haben.

Es gibt viele unterschiedliche Zugänge zur Meditation, östliche und westliche. Zu den bekanntesten Methoden aus dem Osten gehört die Zen-Meditation. Meditation ist nicht an ein Glaubensbekenntnis gebunden. Um herauszufinden, welche Methode für Sie geeignet ist, probieren Sie am besten verschiedene Wege aus. Entsprechende Angebote machen kirchliche Einrichtungen – zum Beispiel Klöster sowie katholische und evangelische Akademien –, aber auch Volkshochschulen, Familienbildungsstätten und Beratungsstellen.

Kunsttherapie

Malen, Musizieren, Plastizieren und Collagieren kann einer Frau nach der Brustkrebsbehandlung helfen, wieder Zugang zu sich zu finden. Durch kreative Beschäftigung lernt sie möglicherweise, sich selbst besser zu verstehen und ihre Gefühle in einer sicheren, für sie nicht bedrohlichen Form auszudrücken. Es gelingt ihr vielleicht, sich weg vom Normalen, Gewohnten auf etwas ganz Neues hinzubewegen und neue Fähigkeiten an sich zu entdecken. Manche Werke von »Spätberufenen«, die seit ihrer Kindheit nicht mehr zum Pinsel oder Buntstift gegriffen haben, sind von überraschender künstlerischer Qualität, wie schon mehrere Ausstellungen gezeigt haben.

Inzwischen bieten immer mehr Krankenhäuser Kunsttherapie an. Manche Kunsttherapeuten arbeiten selbstständig, häufig auch in anthroposophisch orientierten Einrichtungen. Entsprechende Kurse bieten überdies einige psychosoziale Beratungsstellen an. Adressen von Einrichtungen in Ihrer Nähe erfahren Sie unter anderem über den Krebsinformationsdienst in Heidelberg (vgl. Anhang). In den Kreativgruppen sind meist Menschen mit ganz verschiedenen Erkrankungen vertreten. Selbst Schwerkranke können, wie unter anderem das Beispiel des Münchner Christophorus Hospiz Vereins zeigt, kunsttherapeutische Angebote mit Gewinn nutzen.

Psychotherapie und psychologische Beratung

Die Unterstützung durch einen qualifizierten Psychotherapeuten kann dabei helfen, mit den seelischen Problemen nach der Krebsdiagnose und -behandlung fertig zu werden. Zum Beispiel mit starken Ängsten oder Depressionen, mit Partnerschaftsproblemen oder Schwierigkeiten in der Familie und am Arbeitsplatz. Einige Frauen lehnen eine Psychotherapie ab, weil sie befürchten, man könne sie für verrückt oder für unfähig halten, ihre Probleme selbst zu bewältigen. Solche Vorstellungen sind hier zu Lande leider immer noch weit verbreitet. Sie verursachen viel Leid, denn so manche tief greifende seelische Störung und so manches Beziehungs- oder Familiendrama hätte durch die rechtzeitige Einschaltung eines Psychotherapeuten verhindert werden können. Grundsätzlich haben Sie ein Anrecht auf eine psychotherapeutische Behandlung. Und wenn Sie das Gefühl haben, von diesem Recht Gebrauch machen zu wollen, setzen Sie sich am besten über all diese Vorurteile hinweg. Übrigens ist nicht immer eine längere Psychotherapie nötig;

manchmal reicht eine ausführliche Beratung, zum Beispiel in einer psychosozialen Beratungsstelle, vollkommen aus.

Neben der akuten Gefühlskrise gibt es für viele Frauen noch ein weiteres Motiv für eine Psychotherapie: das Bedürfnis nach Selbsterfahrung. Diesen vielleicht insgeheim schon lange gehegten Wunsch empfinden manche Frauen nach der Diagnose Brustkrebs besonders intensiv. Sie möchten sich mit Hilfe eines sachkundigen Therapeuten über Vergangenes klar werden und neue Orientierungen für die Zukunft gewinnen.

Welche Absicht Sie auch immer mit einer Psychotherapie verfolgen: Sie sollten diese möglichst gleich zu Beginn der Behandlung mit Ihrer Therapeutin oder Ihrem Therapeuten besprechen. Das bringt Klarheit in die Beziehung.

Wichtig für den Erfolg einer Psychotherapie ist vor allem die Beziehung zwischen Ihnen und Ihrem Therapeuten – die »Chemie« muss stimmen. Es ist gut, wenn der Therapeut verschiedene Methoden der Psychotherapie beherrscht und diese zum Nutzen seiner Klienten verknüpfen und variieren kann. Er sollte zudem in der Betreuung Krebskranker erfahren sein. Auch wenn die gesetzliche Krankenkasse die Kosten für die Behandlung übernimmt, müssen Sie sich nicht gleich nach dem ersten Gespräch auf diesen Therapeuten festlegen. Ihnen stehen bis zu fünf »Probesitzungen« zu, in denen Sie den Therapeuten kennen lernen und die Therapieziele besprechen können.

Ausgewiesene Fachleute sind die Psychoonkologen, aber im Prinzip kommen auch psychologische oder ärztliche Psychotherapeuten, die unter anderem mit Krebspatienten arbeiten, in Frage. An psychologische Psychotherapeuten kann man sich auch direkt wenden; es ist also keine Überweisung durch einen Arzt mehr nötig. »Psychoonkologe« ist übrigens keine geschützte Berufsbezeichnung; im Prinzip darf sich jeder diesen Titel auf sein Praxisschild schreiben. Um sich abzusichern, könnten Sie nach der Ausbildung und nach der Erfahrung auf diesem Gebiet fragen. Ein Qualitätsmerkmal wäre zum Beispiel eine Weiterbildung zum Psychoonkologen mit einem Abschlusszertifikat der Deutschen Krebsgesellschaft. Adressen von speziell ausgebildeten Psychoonkologen erfahren Sie über die Deutsche Arbeitsgemeinschaft für Psychoonkologie und über die PSO (Adressen vgl. Anhang); Hinweise auf entsprechend qualifizierte Psychotherapeuten erhalten Sie von psychosozialen Beratungsstellen, Selbsthilfegruppen und möglicherweise von Ihren Ärzten.

Grundsätzlich ist die Behandlung in Form einer Einzel-, Gruppen- oder Familientherapie möglich. Welche Form in Ihrem Fall geeignet ist, hängt von der Problemkonstellation, von dem Willen der Beteiligten und natürlich von den Möglichkeiten des Therapeuten ab. In der psychosozialen Krebsnachsorge dauern Einzelgespräche bis zu 50 Minuten. Wie viele Gespräche stattfinden und in welchen Abständen, ist Vereinbarungssache. Üblich sind in der Krebsnachsorge etwa 20 Stunden. Wenn es weniger um eine bestimmte Krise geht, sondern eher um Selbsterfahrung, dauert die Therapie meist länger. In eine Einzeltherapie kann, falls gewünscht, auch Ihr Partner ab und zu einbezogen werden.

Gruppentherapie ist die häufigste Form der Psychotherapie für Tumorpatienten. Meist bestehen diese Gruppen aus zwölf bis 16 Teilnehmerinnen; eine bestimmte Stundenzahl ist vorgegeben. In der Gegenwart eines »Seelenexperten« haben viele Frauen das beruhigende Gefühl, dass sie sich auch einmal fallen lassen dürfen – es ist ja jemand da, der sie auffangen kann. Oft rücken die Teilnehmerinnen emotional nah zusammen und geben sich gegenseitig Halt, was meistens als ausgesprochen wohltuend empfunden wird. Zum Programm gehören häufig gemeinsame Entspannungs- und Imaginationsübungen sowie Bewegungsübungen.

Neben dieser Möglichkeit, miteinander zu lernen, loben viele Frauen auch die Chance, voneinander zu lernen.

Eine Familientherapie kann in Zeiten großer Belastungen, in denen sich schier unentwirrbare Problemknäuel bilden können, sehr hilfreich sein. Sie ist möglich als einmalige Beratung oder als längere Begleitung einer Familie.

In der Regel sind die gesetzlichen Krankenkassen und die Privatversicherungen entgegenkommend, wenn eine Frau mit Krebs eine psychotherapeutische Behandlung wünscht. Den Antrag dazu sollte ein ärztlicher oder psychologischer Psychotherapeut einreichen. Vielleicht beraten Sie sich mit Ihrem Arzt über das genaue Vorgehen. Informationen erhalten Sie auch direkt von Ihrer Krankenversicherung.

11. Medizinische Weiterbetreuung

Nachsorge

Wenn Sie die Operation und zusätzlich vielleicht noch eine Strahlen- und Chemotherapie hinter sich haben, beginnt die Phase der »Nachsorge«. Darunter sind nicht nur regelmäßige medizinische Untersuchungen zu verstehen, auch die psychische und soziale Unterstützung durch den Arzt gehören gleichrangig dazu.

Das Untersuchungsprogramm soll dazu beitragen, ein Fortschreiten der Erkrankung möglichst frühzeitig zu erkennen. Denn auch wenn der Krebs erneut im Brustbereich auftritt, ist in vielen Fällen noch eine Heilung möglich.

Zu welchem Arzt gehen?

Viele Frauen fragen sich, ob sie für die Nachsorge zu ihrem Gynäkologen, Internisten oder Hausarzt zurückkehren sollen oder ob sie nicht vielleicht doch die bessere Betreuung in der Klinik bekommen, in der sie behandelt wurden. Beides ist prinzipiell möglich, und beide Varianten haben ihre Vor- und Nachteile. Im Krankenhaus können Sie sich in der Regel nur dann nachbetreuen lassen, wenn es über eine Ambulanz verfügt. Mittlerweile bieten immer mehr Kliniken diesen Service an. In Frauenkliniken gibt es häufig eine so genannte Mamma- oder Brustsprechstunde, die auch Nachsorgepatientinnen offen steht. Der Nachteil: Im Allgemeinen wechseln die Ärzte häufig, sodass Sie auf Dauer dort meist keine feste Bezugsperson haben. Die langfristige Weiterbetreuung durch einen bestimmten Arzt – etwa durch den Chirurgen, der Sie operiert hat – ist diesem aus Zeitgründen meist nicht möglich.

Wenn Sie sich für die Nachsorge bei einem niedergelassenen Mediziner entscheiden, so fragen Sie sich womöglich, ob Sie von Ihrem bisherigen Arzt fachlich kompetent betreut werden. Bei der Klärung dieser

Frage können Ihnen die Hinweise in Kapitel 7 helfen. Ein wichtiges Kriterium ist die Bereitschaft des Arztes, mit Experten im stationären und ambulanten Bereich zusammenzuarbeiten und Sie, sobald Probleme auftauchen, an Spezialisten zu überweisen. Die meisten Frauen hier zu Lande vertrauen sich einem niedergelassenen Mediziner an. Manche suchen gezielt eine onkologische Schwerpunktpraxis auf.

Wie sieht die Nachsorge nun konkret aus? Zunächst erhalten Sie einen »Nachsorgekalender«, der oft auch als »Nachsorgepass« bezeichnet wird. Sie bekommen dieses Dokument entweder bereits in der Klinik oder aber von dem niedergelassenen Arzt, der die Nachsorge vornehmen soll. In dieses Dokument trägt der Arzt nach jeder Untersuchung die entsprechenden Ergebnisse sowie den Termin für die nächste Kontrolle ein. Sie selbst können in dem Kalender Fragen und Mitteilungen an den Arzt notieren. Der »Pass« bleibt in Ihrer Obhut; Sie sollten ihn zu jedem Untersuchungstermin mitbringen und darauf achten, dass er bei jeder Nachsorge ordentlich fortgeschrieben wird.

Die Termine

In den ersten Jahren nach der Behandlung im Krankenhaus sind engmaschige Nachkontrollen vorgesehen, später werden die Abstände zwischen den »Pflichtterminen« größer. Die Empfehlungen darüber, wie häufig eine Frau den Arzt aufsuchen sollte, sind in Deutschland nicht einheitlich. Die Deutsche Gesellschaft für Senologie rät zusammen mit der Deutschen Krebsgesellschaft und anderen führenden medizinischen Organisationen in den derzeit gültigen Konsensusempfehlungen von 1995 zu folgenden Terminen:

- in den ersten drei Jahren nach der Primärtherapie alle drei Monate
- im vierten und fünften Jahr alle sechs Monate
- vom sechsten Jahr an für alle folgenden Jahre jährlich. Fünf Jahre nach der Erstbehandlung geht man davon aus, dass die Krankheit mit hoher Wahrscheinlichkeit geheilt ist, und spricht demgemäß nicht mehr von Nachsorge-, sondern von Früherkennungsuntersuchungen

Dieses Schema orientiert sich an der statistischen Häufigkeit, mit der Rezidive nach der Erstbehandlung auftreten. Etwa 70 Prozent entwickeln sich in den ersten beiden Folgejahren. Allerdings kann Brustkrebs auch sehr spät nach der Operation erneut auftreten, manchmal zehn, 20 Jahre danach.

Das Zeitraster für die Nachsorge ist für alle Frauen gleich. Eine Frau, deren Lymphknoten Krebszellen enthalten haben, die also statistisch ein höheres Rückfallrisiko hat, wird nicht öfter untersucht als eine Frau ohne Lymphknotenbefall.

Wenn Sie zwischen den einzelnen Terminen außergewöhnliche Veränderungen bemerken – zum Beispiel, dass es Ihnen plötzlich schwer fällt, eine Tasche zu tragen, dass Sie auf einmal weniger Appetit haben oder unter Belastung nur schwer Luft bekommen –, dann sollten Sie nicht bis zum nächsten vereinbarten Besuch warten, sondern Ihren Arzt möglichst umgehend darüber informieren. Sie haben möglicherweise große Angst davor, aber nur so können Sie den Druck der Ungewissheit von sich nehmen. Und falls es sich tatsächlich um einen Krebsrückfall handeln sollte, kann man Ihnen schneller helfen.

Was wird untersucht?

Seit einigen Jahren wird in der internationalen Ärzteschaft lebhaft darüber diskutiert, welche Untersuchungen zu einer Routineuntersuchung nach Brustkrebs gehören. Dabei zeichnet sich immer deutlicher der Trend zu einer – im Vergleich zu früher – technisch weniger aufwendigen Nachsorge ab. In den aktuell gültigen Nachsorgeempfehlungen der Konsensustagung von 1995 wird das Ziel des geänderten Nachsorgekonzepts so formuliert: »Statt einer technisierten und vielfach belastenden Früherkennung von Fernmetastasen, die für Frauen nach vorausgegangener Brustkrebserkrankung ohne Vorteil ist, soll eine längerfristige, individuelle ärztliche Begleitung erreicht werden, die die organischen und psychischen Eigenheiten des Einzelfalls in besonderem Maße berücksichtigt.« Dabei sollte die Nachsorge so angelegt sein, »dass sie den Wünschen und Zielerwartungen der Betroffenen gerecht wird«.

Zum Untersuchungsprogramm gehören demnach eine ausführliche Befragung über das psychische und körperliche Befinden und eine sehr sorgfältige körperliche Untersuchung. Diese sollte nach Ansicht von Fachleuten etwa zehn bis 15 Minuten dauern. Der Arzt ist außerdem angehalten, seine Patientin auf die Bedeutung einer monatlichen Selbstuntersuchung der Brust hinzuweisen und diese, falls gewünscht, mit ihr zu üben. Er sollte darüber hinaus immer wieder regelmäßige gymnastische Übungen für das Schultergelenk anregen, seine Patientin bei Bedarf an spezielle Sportgruppen weitervermitteln und ihr Tipps zur Vermeidung oder Reduzierung eines Lymphödems geben. Auch eine Beratung über die verschiedenen Möglichkeiten der psychischen, sozialen, familiären, körperlichen und beruflichen Rehabilitation gehört zum festen Repertoire der Nachsorge.

Nach einem Brust erhaltenden Eingriff wird zusätzlich alle sechs Monate zu einer Mammographie der operierten Brust und jährlich zu einer Röntgenaufnahme der gesunden Brust geraten, und zwar für die Dauer von drei Jahren. Danach halten die Vertreter der beiden medizinischen Fachgesellschaften eine jährliche Röntgenuntersuchung beider Brüste für ausreichend. Nach der Entfernung einer Brust genügt nach ihrem Dafürhalten von Anfang an eine mammographische Kontrolle pro Jahr. Dies gilt auch für Frauen, die sich nach einer Mastektomie für eine Rekonstruktion mit Silikon oder körpereigenem Gewebe entschieden haben.

Bei der Befragung erkundigt sich der Arzt unter anderem nach dem Appetit, nach Muskel- und Knochenbeschwerden, Husten und ob Völlegefühl oder Kopfschmerzen auftreten. Zur körperlichen Untersuchung gehört die Gewichtskontrolle; außerdem tastet der Arzt die operierte und die gesunde Brust sowie die Lymphknoten in der Achselhöhle und auch die Leber sorgfältig ab; er klopft und horcht die Lunge beim Ausatmen ab; er prüft den Umfang des Arms auf der operierten Seite und klopft die Wirbelsäule ab, damit die Patientin selbst auf eventuelle Schmerzen hinweisen kann.

Die monatliche Selbstuntersuchung der Brust ist nach einer Krebstherapie wichtiger denn je. Nach einer Brust erhaltenden Operation mit anschließender Bestrahlung bleibt die Methode im Prinzip dieselbe wie in Kapitel 4 beschrieben. Die bestrahlte Brust fühlt sich der Regel härter an als die gesunde Brust. Bei Knoten an der Stelle des Eingriffs handelt es sich oft um Narbengewebe. Um sicherer in der Beurteilung Ihrer operierten Brust zu werden, tasten Sie die Brust bei der ersten Nachsorgeuntersuchung am besten im Beisein des Arztes ab und besprechen eventuelle Unklarheiten mit ihm. Achten Sie bei Ihren Untersuchungen zu Hause besonders auf Knötchen, Rötungen, Eiterungen, Absonderungen aus der Brustwarze und Juckreiz. Zeigen Sie jede Veränderung – vor allem in der Narbenregion, an der sich am ehesten ein örtliches Rezidiv ansiedelt – möglichst umgehend Ihrem Arzt.

Nur wenn eine Frau über bestimmte Beschwerden klagt, zum Beispiel über Knochenschmerzen oder anhaltende Müdigkeit, oder wenn der betreuende Arzt einen Krankheitsrückfall vermutet, sollten den aktuellen Empfehlungen zufolge apparative Diagnosemethoden eingesetzt werden. Dafür kommen folgende Verfahren in Betracht: eine Röntgenaufnahme der Lunge (»Röntgenthorax«), etwa bei Kurzatmigkeit oder Husten; die Skelettszintigraphie bei Knochenschmerzen; die Ultraschalluntersuchung, etwa bei Schmerzen in der Leberregion; eine Computertomographie des Schädels bei anhaltendem Kopfweh, Sehstörungen, Schwindel oder Koordinationsstörungen sowie verschiedene labormedizinische Untersuchungen des Bluts, wobei es in manchen Fällen sinnvoll sein kann, die »Tumormarker« zu bestimmen (die genannten Untersuchungsmethoden werden in den Kapiteln 5 und 6 erläutert).

Das hier beschriebene Nachsorgeprogramm kann, wenn ein Arzt es für erforderlich hält, abgeändert werden, und das kann im Einzelfall mehr apparative Diagnostik bedeuten.

Warum weniger Apparatemedizin?

Wie kommt es zu der Zurückhaltung in puncto Apparatemedizin? Schließlich ist es noch gar nicht so lange her, dass Frauen im Rahmen der so genannten programmierten Nachsorge bei jedem Termin ein festgelegtes Programm apparativer Untersuchungen absolvierten.

Die Befürworter der »neuen Linie« führen vor allem zwei Gründe für den Richtungswechsel an. Erstens: Es nützt einer Frau nichts, so früh wie möglich von einer Fernmetastase zu erfahren, weil ihr Leben dadurch wahrscheinlich nicht verlängert werden kann. Die schlechte Nachricht würde aber mit ziemlicher Sicherheit ihre Lebensqualität mindern. Und zweitens: Die meisten Tumorrückfälle werden ohnedies durch die körperliche Untersuchung und durch gezielte Befragung erkannt. Einige Experten veranschlagen den Anteil der so ermittelten Rezidive auf 95 Prozent. Das heißt andererseits: Bei technischen Untersuchungen werden im Schnitt nur fünf Prozent der Rezidive enttarnt. Ein Beispiel für den geringen Wert der Apparatemedizin beim Aufspüren von Rezidiven nennen Professor Hansjörg Sauer und seine Kollegen in den Brustkrebs-Leitlinien des Tumorzentrums München: Demnach deckt die Skelettszintigraphie nur 0,34 Prozent eventueller Skelettmetastasen bei Frauen mit einem kleinen Primärtumor ohne Lymphknotenbefall und ohne Fernmetastasierung (Stadium T1NoMo) auf. Bei regelmäßiger Gerätediagnostik und routinemäßigen labormedizinischen Untersuchungen kommt es nachweislich zu vielen »falschpositiven« Ergebnissen, die Frauen unnötig beunruhigen.

Wiedererkrankungen im Brustbereich, bei denen durchaus Heilungschancen bestehen, lassen sich durch sorgfältige Selbstuntersuchung in Verbindung mit den Tastbefunden des Arztes und regelmäßiger mammographischer Kontrolle frühzeitig erkennen.

Weitere Argumente für den dosierten Einsatz der Rezidivdiagnostik lieferten 1994 zwei Studien aus Italien. Die beiden Forschergruppen beobachteten insgesamt 2500 Brustkrebspatientinnen nach Abschluss ihrer Behandlung über einen Zeitraum von fünf bis sechs Jahren. Dabei verglichen sie zwei unterschiedliche Formen der Nachsorge: Bei einer Gruppe wurden neben der jährlichen Mammographie regelmäßige Untersuchungen der Leber und Knochen sowie Durchleuchtungen der Lunge vorgenommen. Eine zweite, gleich große Gruppe hatte dieselbe Anzahl von Arztterminen und Mammographien. Diese Frauen wurden aber nur dann zusätzlich untersucht, wenn sich erneut ein Verdacht auf Brustkrebs ergab. Bei den intensiver kontrollierten Patientinnen wurden zwar Tochtergeschwülste früher entdeckt, die beiden Gruppen unterschieden sich jedoch nicht hinsichtlich der Überlebensrate oder in ihrer Lebensqualität. Das Fazit der italienischen Wissenschaftler: Solange es keine heilenden Therapien bei metastasiertem Brustkrebs gibt, sollten nur diejenigen Frauen gezielt mit Bild gebenden Verfahren nachuntersucht werden, bei denen sich ein Verdacht auf einen Krankheitsrückfall ergibt.

Andererseits berichten manche Frauen, dass sie zwar sehr viel Angst vor den Untersuchungen mit Bild gebenden Verfahren und speziell vor der Bestimmung der Tumormarker haben, dass ihnen engmaschige Kontrollen mit diesen Methoden aber dennoch wichtig sind: »Dann weiß ich hinterher wenigstens sicher, dass alles in Ordnung ist«, berichtet eine Frau. Sollte dieses Bedürfnis sehr ausgeprägt sein, findet sich bestimmt ein Arzt, der trotz anders lautender Empfehlungen darauf eingehen wird.

Am stärksten ist der Wunsch nach gerätemedizinischer Kontrolle oft unmittelbar nach der Erstbehandlung. Viele Frauen stellen dann aber fest, dass der Beruhigungseffekt einer solchen Untersuchungsserie nur ein, zwei Wochen anhält. Mit der allmählichen Gewöhnung an den Alltag legt sich oft auch das Verlangen, bei der Nachsorgeuntersuchung unbedingt die ganze Testbatterie zu durchlaufen.

Ein »sicheres Ruhekissen« stellen die Ergebnisse – auch wenn eigentlich alles in Ordnung ist – keineswegs immer dar: Nicht selten kommt es nämlich zu falschpositiven Resultaten – irreführenden Werten, die eine Wiedererkrankung suggerieren, die es gar nicht gibt. Ein Beispiel dafür sind die Tumormarker, deren Ansteigen häufig harmlose Ursachen hat. Die betroffene Frau wird dadurch jedoch oft in Angst und Schrecken versetzt. »Die ganze Zeit leide ich nur an meinen Tumormarkern« – so klagt eine Frau, die in einem Beitrag in einer medizinischen Fachzeitschrift zitiert wurde.

Eine neue Form der Nachsorge

Der Autor dieses Artikels, der Nürnberger Onkologe Professor Walter Gallmeier, ist einer der vehementesten Verfechter eines neuen Verständnisses der Nachsorge, denn »das Leben nach der Krankheit oder mit der Krankheit wird nicht ausschließlich bestimmt vom Ergebnis regelmäßiger TÜV- Untersuchungen«. Gallmeier plädiert für eine Nachsorge nach Maß – etwa in der oben beschriebenen Form – und darüber hinaus für eine neue Beziehungsqualität zwischen Arzt und Patient, in der Gespräche ohne (allzu großen) Zeitdruck einen besonderen Stellenwert haben. Diese Art ärztlicher Betreuung, Gallmeier nennt sie »Beziehungsmedizin«, erfordert meist eine zusätzliche Ausbildung in Gesprächsführung und eine hohe menschliche Kompetenz des Arztes.

Wie sehr sich Patienten eben diese Kompetenz des Arztes in der Nachsorge wünschen, hat eine Studie über »Patientenerfahrungen mit ambulanter Nachsorge und individueller Gesundheitsförderung« gezeigt. Im Auftrag der Brendan-Schmittmann-Stiftung in Köln befragten Dr. Millard Waltz und die Diplompsychologin Melitta Schneider Krebspatienten, was ihnen hilft, mit der Erkrankung zurechtzukommen. Dabei stellte sich heraus, dass typische Beschwerden, wie Depressionen, Ängste, Schmerzen, Unruhe und Schlaflosigkeit, bei denjenigen Patienten viel seltener auftreten, die von ihren Ärzten zur Mithilfe und Selbsthilfe motiviert und angeleitet werden. Bei Patienten, die sich von ihrem Arzt nur wenig unterstützt fühlten, waren solche Beschwerden mehr als doppelt so häufig.

Für den Arzt bedeutet das Konzept der Beziehungsmedizin unter anderem, dass er die »Illusion der Kontrolle gegenüber Kranken und Krankheit« aufgeben muss, wie es Walter Gallmeier in dem von Dieter Alt und Georg Weiß herausgegebenen Buch »Im Leben bleiben« (vgl. Anhang) formuliert. Diese Einsicht befähigt ihn, zum Begleiter seiner Patienten auch in schwierigen Situationen zu werden, etwa dann, wenn die Krebskrankheit wiederkehrt.

Wenn der Tumor wiederkehrt

Viele Frauen sind nach der Erstbehandlung für den Rest ihres Lebens geheilt. Bei anderen kehrt der Krebs zurück. Wenn es zu einem solchen Rezidiv kommt, dann in 70 Prozent der Fälle innerhalb der ersten beiden Jahre nach der Operation. Rückfälle sind aber auch nach vielen Jahren noch möglich. Obwohl die Krankheit häufig durch eine lokale Erstbehandlung geheilt werden kann, ist sie tendenziell leider eine systemische und chronische Erkrankung.

Die Mitteilung, dass die Krankheit zurückgekehrt ist, empfinden die meisten Frauen noch schmerzlicher als den ersten Krebsbefund. Wieder hat der Körper »versagt«, trotz aller Bemühungen, ihn zu heilen. Manche Frauen werfen sich vor, nicht genug für ihre Heilung getan zu haben, und entwickeln starke Schuldgefühle. Andere sind wütend, weil ihr Körper sie erneut »im Stich gelassen hat« – diesmal allerdings mit lebensbedrohlicheren Konsequenzen. Wut, Enttäuschung und Angst bewirken, sich allein gelassen und wie gelähmt zu fühlen.

Wenn der Anfangsschock vorbei ist und Sie unsicher sind, wie es weitergehen soll, können Sie ebenso wie nach der Erstdiagnose eine zweite Meinung einholen. Das Gespräch mit einem anderen Arzt kann einerseits die Sicherheit des Befunds erhöhen, andererseits aber auch Behandlungsalternativen aufzeigen (vgl. Kapitel 7, Eine zweite Meinung einholen). Möglicherweise zögern Sie, sich wieder in die »medizinische Mühle« hineinzubegeben, und fragen sich, ob sich die Anstrengung überhaupt lohnt. Lassen Sie sich Zeit für Ihre Entscheidung und diskutieren Sie alle Fragen, die Sie dabei haben, ausführlich mit Ihrem Arzt oder Ihren Ärzten. Versuchen Sie aber auch, dem Arzt etwas Zeit zu geben, damit er in Ruhe über die beste Therapie nachdenken und eventuell Kollegen um Rat fragen kann. »Manche Patienten erwarten vom Arzt, dass er sofort handelt, und setzen ihn dabei allzu sehr unter Druck«, berichtet der Internist Dr. Reimer Junkers, der in Berlin eine onkologische Schwerpunktpraxis führt.

Manche Frauen setzen ihr Vertrauen in dieser Situation stärker als bisher in alternative Heilmethoden, sei es, weil sie die schulmedizinische Behandlung durch andere Mittel ergänzen wollen, sei es, weil sie von der »klassischen« Medizin enttäuscht sind (vgl. Kapitel 10, Der Stellenwert biologischer Therapien). Wenn Verbitterung der Grund für die Hinwendung zur Alternativmedizin ist, werden die Chancen einer schulmedizinischen Behandlung oft gar nicht mehr registriert. Das gilt insbesondere dann, wenn eine Frau ihre ganze Hoffnung auf einen unseriösen Wunderheiler richtet. Unter dem Druck der Angst nimmt die Differenzierungsfähigkeit oft ab, und die Gefahr, alles auf die falsche Karte zu setzen, nimmt zu.

Was in dieser schwierigen Lebenssituation weiterhelfen und davor bewahren kann, in die Irre zu laufen, ist das Gespräch mit vertrauten

Menschen. Versuchen Sie erst gar nicht, alles allein durchzustehen, sondern erlauben Sie sich bewusst, Hilfe von anderen anzunehmen. Gerade jetzt ist ein »Behandlungsteam«, wie in Kapitel 7 beschrieben, sehr wichtig. Kontakte zu Frauen in Selbsthilfegruppen, die mit dem gleichen Befund konfrontiert waren, helfen Ihnen möglicherweise bei der Verarbeitung. Und wenn Sie das Gefühl haben, eine Psychotherapie könnte Ihnen gut tun, zögern Sie nicht, Ihr Recht darauf in Anspruch zu nehmen (vgl. Kapitel 7 und 10).

Prinzipiell gibt es zwei unterschiedliche Formen, in denen der Krebs sich wieder bemerkbar machen kann. Zum einen als »lokoregionales Rezidiv« (manche Ärzte sprechen auch von einem »lokoregionären Rezidiv«) im Bereich der operierten Brust, zum anderen als Fernmetastase in anderen Organen, etwa in den Knochen oder in der Lunge. Sowohl die Heilungsaussichten als auch die Behandlungsformen sind für diese beiden Lokalisationen verschieden. So stehen die Chancen bei einem erneuten Auftreten der Krankheit im Brustbereich weitaus besser, als wenn sich bereits Metastasen gebildet haben.

Aber selbst wenn es kaum noch Aussicht auf Heilung gibt, kann die Erkrankung durch Operation, Bestrahlung, Hormone oder Chemotherapien oftmals so weit stabilisiert werden, dass eine Frau noch eine ganze Weile ohne größere Beschwerden ihr gewohntes Leben leben kann. Manche verbringen in diesem Stadium der »kontrollierten chronischen Erkrankung« viele Jahre. Wenn die Krankheit rascher fortschreiten sollte, stehen zahlreiche Möglichkeiten zur Linderung der Beschwerden (»Palliation«) zur Verfügung, wozu nicht zuletzt eine effektive Schmerztherapie zählt.

Das lokoregionale Rezidiv

Es gibt drei Möglichkeiten, wie der Krebs erneut im Brustbereich auftreten kann:

- nach Brust erhaltender Operation als Lokalrezidiv in der behandelten Brust (»intramammär«)

- nach einer Mastektomie als Lokalrezidiv an der Brustwand oder im Narbenbereich
- als regionales Rezidiv in den Achselhöhlenllymphknoten der behandelten Seite beziehungsweise in den Lymphknoten unterhalb des Schlüsselbeins

Wenn sich erneut Anzeichen eines Tumors zeigen, werden zunächst mehrere Untersuchungen vorgenommen, und zwar nach demselben Muster wie bei der ersten Diagnose. Die Ärzte machen dafür ein komplettes »Staging«, das heißt, sie ermitteln gemäß den Kriterien der so genannten TNM-Klassifikation, wie groß das Rezidiv ist, ob Lymphknoten in der Umgebung Krebszellen enthalten und ob es Hinweise auf Metastasen gibt. Bild gebende Verfahren wie Ultraschall, Knochenszintigraphie, Röntgen oder Computertomographie sind dabei wichtige Hilfsmittel. Der Befund wird dann histologisch oder zytologisch, also durch eine Untersuchung von Tumorgewebe oder von einzelnen Zellverbänden unter dem Mikroskop, gesichert. Außerdem werden die Hormonrezeptoren erneut bestimmt (vgl. Kapitel 6).

Sofern es bei einer zunächst erhalten gebliebenen Brust keinerlei Zeichen für eine systemische Ausbreitung von Tumorzellen gibt, ist lediglich eine lokale Behandlung erforderlich. In der Regel empfehlen Ärzte in dieser Situation die Abnahme der Brust, aber in Einzelfällen ist auch eine nochmalige Brust erhaltende Operation möglich. Wie wissenschaftliche Untersuchungen gezeigt haben, verschlechtert sich die Prognose dadurch nicht. Allerdings setzen die Proportionen der Brust manchmal Grenzen. Denn auch das Rezidiv muss ebenso wie zuvor die erste Geschwulst mit einem gesunden Gewebsrand entfernt werden, was bei einer kleinen, bereits voroperierten und bestrahlten Brust zu einer unansehnlichen Form führen kann.

Wenn Sie sich, aus welchen Gründen auch immer, für die Entfernung der Brust entscheiden sollten, bleibt meistens die Möglichkeit, während desselben Eingriffs oder später eine Rekonstruktion vornehmen zu lassen (vgl. Kapitel 8, Wiederaufbau der Brust). Die Heilungschancen bei einem Lokalrezidiv in der Brust nach Brust erhaltender Operation sind, verglichen mit anderen Rezidivformen, sehr gut; manche Untersuchungen sprechen sogar dafür, dass sie sich im Vergleich zu den Patientinnen, die keinen Rückfall hatten, kaum verschlechtern. Und ebenso wie für andere Rezidivformen gilt auch hier: Je später nach der Erstbehandlung sich das erneute Tumorwachstum bemerkbar macht, desto bessere Karten hat eine Frau. Als günstig beurteilen Ärzte es, wenn die Primärtherapie zwei Jahre oder länger zurückliegt.

Nach einer Mastektomie bleibt kein Drüsengewebe übrig, in dem zurückgebliebene Krebszellen wuchern könnten. Sie wachsen daher in der Narbe oder in der Brustwand. Solche Rückfälle unter Kontrolle zu bekommen, kann viel schwieriger sein als beim intramammären Lokalrezidiv, und die Heilungschancen sind nicht mehr so gut. Aber immerhin ist etwa ein Drittel der betroffenen Frauen nach einer Behandlung geheilt und entwickelt keine Fernmetastasen.

Deshalb versuchen die Ärzte zunächst – sofern die vorangegangenen Staging-Untersuchungen keine Hinweise auf Metastasen ergeben haben –, den Tumor an Ort und Stelle möglichst vollständig zu beseitigen. Dies geschieht in der Regel durch eine erneute Operation, eventuell gefolgt von einer Strahlenbehandlung. Bei der Operation an der Brustwand entsteht möglicherweise eine Gewebslücke, die mit körpereigenem Material, das häufig vom großen Rückenmuskel stammt, gefüllt wird. Vielfach empfehlen die Ärzte nach dem chirurgischen Eingriff eine erneute Hormon- oder Chemotherapie.

Ein regionales Rezidiv in Lymphknoten der Achselhöhle (Axilla) oder der Schlüsselbeingegend kann ebenfalls recht schwierig zu behandeln sein. In der Achselhöhle sind die Lymphknoten in drei übereinander liegenden Ebenen angeordnet. Zwei Ebenen werden derzeit noch in den meisten Fällen bei der ersten Operation entfernt; durch die neue Methode der »Sentinel-Lymphknotenentfernung« können unnötige Eingriffe künftig möglicherweise vermieden werden (Stand: Frühjahr 2002; vgl. Kapitel 8, Operation). Wenn der Eingriff in der Achselhöhle sehr sorgfältig ausgeführt wurde, kommt es nur bei unter einem Prozent der operierten Frauen zu einem Axillarezidiv. Dieses tritt nur selten allein auf; meistens hat sich der Krebs dann schon im Körper ausgebreitet und Metastasen in anderen Organen gesetzt.

Wenn keine weiteren Tumorabsiedelungen gefunden werden können

– es sich also um ein »isoliertes Axillarezidiv« handelt –, bestehen durchaus Heilungschancen. Üblich ist eine erneute Operation in der Achselhöhle, wobei nicht nur das krebshaltige Gewebe entfernt wird, sondern meist auch benachbarte Lymphknoten. Unter Umständen wird der Arzt danach eine zusätzliche Bestrahlung empfehlen. Operation und zusätzliche Strahlentherapie erhöhen jedoch das Risiko, ein Armlymphödem zu entwickeln (vgl. Kapitel 9). Isolierte Rezidive am Schlüsselbein werden mit demselben Verfahren behandelt.

Einige Rezidive im Brustbereich sind nur schwer zu operieren, weil sie entweder weitflächig in gesundes Gewebe wuchern oder weil sie an besonders sensiblen Stellen sitzen. Dann wird der Arzt unter Umständen eine intraarterielle Chemotherapie empfehlen. Heute wird diese Behandlung aber längst nicht mehr so häufig angewendet wie noch vor einigen Jahren. Die auch als regionale oder lokoregionäre Chemotherapie bezeichnete Behandlung soll erneute Wucherungen in der Brust, in der Brustwand oder in der Narbe ebenso wie Krebsrückfälle in den Lymphknoten der Achselhöhle oder unterhalb des Schlüsselbeins beseitigen. Außer in der Rezidivtherapie wird diese Methode manchmal in der Primärbehandlung eingesetzt, um fortgeschrittene Tumoren so weit zu verkleinern, dass sie operabel werden.

Bei der regionalen Chemotherapie versuchen die Ärzte, die Zellgifte möglichst nah an die Geschwulst heranzuführen und die übrigen Körperregionen zu schonen. Zu diesem Zweck legen sie an der Leistenarterie einen Katheter an und leiten diesen bis zu dem Blutgefäß, das den Tumor hauptsächlich mit Sauerstoff und Nährsubstanzen versorgt. Im Brustbereich ist das die »Arteria subclavia« mit ihren vier Hauptgefäßen und deren Verästelungen. Über den Katheter werden die Medikamente mehrere Stunden lang zum Tumorbett geleitet. Auf diese Weise ist es möglich, eine viel höhere Zellgiftkonzentration direkt am Tumor zu erreichen als bei der üblichen Art, Chemotherapeutika zu verabreichen (Tabletten, Infusion in die Armvene etc.).

Nach einigen Behandlungen schrumpft die Geschwulst in der Regel. Zwar wirken die Zellgifte besonders stark am Tumor, aber gewisse Mengen davon gelangen über den Blutkreislauf auch in andere Körperregionen. Deshalb treten auch bei einer intraarteriellen Chemotherapie häufig die üblichen Nebenwirkungen dieser Behandlungsform auf, wenn auch in geringerem Ausmaß. Die Therapie kann, solange die Nebenwirkungen es zulassen, so oft wiederholt werden, bis das Rezidiv sich wie gewünscht zurückgebildet hat. Zum Teil wird diese Methode auch zur Behandlung von Organmetastasen, zum Beispiel bei Absiedelungen in der Leber, angewandt.

Metastasen

Ob Sie es nun gleich bei der ersten Tumordiagnose erfahren oder erst Jahre nach der Krebsoperation: Die Mitteilung, dass die Krankheit sich im Körper ausgebreitet hat, ist zweifellos erschütternd. Aber die Lage ist nicht hoffnungslos. Dafür gibt es zwei Gründe: Zum einen bestehen die »Tumorsatelliten« immer aus Brustkrebszellen. Eine Brustkrebsmetastase in der Lunge ist aber in der Regel längst nicht so aggressiv wie eine Lungenkrebszelle. Außerdem befallen Brustkrebszellen zunächst häufig Knochen, die natürlich sehr wichtig, aber nicht primär lebensnotwendig sind. Deshalb können Frauen, deren Brustkrebs im Körper streut, längere Zeit mit relativ guter Lebensqualität verbringen.

Wie lange das genau sein wird, kann niemand vorhersagen. Die Verläufe sind in keiner Phase einer Brustkrebserkrankung so unterschiedlich wie im metastasierten Stadium. Einige Frauen leben zehn, 20 Jahre mit einer chronischen Brustkrebserkrankung, die meisten zumindest ein paar Jahre, und ganz wenige erleben auf einmal eine vollständige Heilung. Für diese so genannten Spontanheilungen, bei denen alle Anzeichen der Krankheit dauerhaft verschwinden, gibt es bisher noch keine wissenschaftliche Erklärung (vgl. Kapitel 10, Psychologische Methoden).

Bei ihren Therapieempfehlungen orientieren die Ärzte sich an bestimmten Prognosefaktoren. Ein niedrigeres Risiko haben demnach Frauen mit verhältnismäßig gutem Gesundheitszustand, die erst zwei Jahre nach der Erstbehandlung oder später einen Rückfall erlitten haben, deren Metastasen langsam wachsen und Hormonrezeptoren enthalten. Eine relativ günstige Prognose besteht dann, wenn die Metastase sich in der Haut, im Brustfell, in den Lymphknoten oder im Skelett gebildet hat. Im Unterschied dazu schreitet die Krankheit bei Metastasen in Leber, Lunge oder im Zentralnervensystem oft rascher fort.

Bei der Behandlung der metastasierten Krebskrankheit geht es darum, die Beschwerden zu lindern, der Patientin eine gute Lebensqualität zu erhalten und die Lebenszeit so weit wie möglich zu verlängern. Um all das miteinander zu vereinbaren, müssen die vorhandenen Möglichkeiten optimal an die individuellen Voraussetzungen der einzelnen Patientin angepasst werden.

Der Erfolg einer Behandlung wird unter anderem daran gemessen, ob und wie weit sich die Metastasen zurückgebildet haben. Der Fachbegriff dafür lautet »Remission«: Es gibt eine komplette Remission, bei der die Geschwulst restlos verschwindet, und eine partielle Remission, deren Ausmaß in Prozentpunkten angegeben wird. Remissionen sind meistens nur vorübergehend; über kurz oder lang kommt es erneut zum Rückfall, wenn auch häufig in einer anderen Körperregion.

Zur Verfügung stehen neben den aus der Primärtherapie bekannten Methoden noch etliche weitere Medikamente und Verfahren (vgl. Kapitel 8, Strahlentherapie, Chemotherapie, Hormontherapie, Immuntherapie). Allerdings sind die Grenzen für den Einsatz dieser Mittel zum Teil enger gesteckt als bei der ersten Behandlung. So darf ein bestimmter Teil des Körpers eben nur mit einer bestimmten Strahlendosis behandelt werden, sonst erleidet der ganze Organismus erheblichen Schaden. Auch Zytostatika können sehr gefährliche Nebenwirkungen haben, die ihren Einsatz limitieren.

Am einfachsten sind oft Einzelmetastasen zu behandeln. Eine isolierte Knochenmetastase kann durch eine Strahlenbehandlung vollständig vernichtet werden. Nach einer Radiotherapie bildet sich das beschädigte Knochengewebe häufig wieder neu – der Knochen wird wieder fest, und die Bruchgefahr sinkt. Schmerzen verschwinden nach einer solchen Behandlung oft innerhalb von Tagen. Auch einzelne Hirnmetastasen lassen sich durch punktgenaue Bestrahlung eliminieren. Sollte eine isolierte Absiedelung in der Leber gefunden werden, kann diese durch Operation entfernt werden. Meistens raten die Ärzte vor einem solchen Eingriff zu einer mehrwöchigen Beobachtungszeit, um sicher zu gehen, dass es sich auch tatsächlich um ein einzelnes Rezidiv handelt.

Bei Knochenmetastasen zum Beispiel, die etwa die Hälfte aller Tumorabsiedelungen ausmachen, sind oft mehrere Bereiche des Skeletts betroffen – vor allem die Wirbelsäule, die Beckenknochen sowie die Oberschenkel- und Armknochen. Dadurch wächst die Gefahr, dass es zu Brüchen kommt. In diesen Fällen kann eine systemische Therapie, also eine Behandlung mit Hormonpräparaten oder Chemotherapeutika, helfen, die Beschwerden in Schach zu halten.

»Grundlage der Behandlung sollte aber in jedem Fall eine Therapie mit Bisphosphonaten sein«, sagt Dr. Peter Schmid, Onkologe am Berliner Universitätsklinikum Charité, Campus Mitte. Denn Bisphosphonate lindern die Schmerzen, die durch Knochenmetasen entstehen, und können das Fortschreiten der Krankheit verlangsamen. Gelegentlich kann es auch zu einer Rückbildung der Metastasen kommen. Bisphosphonate sollten lebenslang eingenommen werden. Neuere Präparate, die Aminobisphosphonate, führen bei der ersten Anwendung gelegentlich zu grippeähnlichen Nebenwirkungen wie Abgeschlagenheit, Fieber und Gelenkschmerzen. Danach aber seien die Mittel sehr gut verträglich, versichern viele Ärzte übereinstimmend.

Der Wirkmechanismus von Bisphosphonaten ist noch nicht eindeutig geklärt. Einige Untersuchungen deuten darauf hin, dass die Substanzen Knochen abbauende Zellen, die so genannten Osteoklasten, in den programmierten Zelltod treiben. Derzeit wird in Studien überprüft, ob Bisphosphonate sich für die Primärbehandlung gleich nach der Operation eignen. »Vermutlich lassen sich mit der adjuvanten Gabe Knochenmetastasen verhindern«, sagt Dr. Ingo J. Diel von der Universitäts-Frauenklinik Heidelberg.

Da hormonelle Arzneien in der Regel weniger Nebenwirkungen haben als zytostatische Medikamente, versucht man es bei Frauen mit relativ günstiger Prognose in der Regel zunächst damit. Dabei werden die in Kapitel 8 im Abschnitt über Hormontherapie vorgestellten Medikamente entsprechend den Risikofaktoren einer Frau ausgesucht. Nur wenn die Krankheit sich trotzdem verschlechtert, kommen Zellgifte zum Zuge. Manchen Frauen mit von vornherein ungünstiger Prognose wird gleich eine Chemotherapie angeboten. Und je nachdem, ob eine Frau vor den Wechseljahren steht, mitten darin ist oder diese Phase bereits hinter sich hat, fallen die Behandlungsalternativen unterschiedlich aus.

Im Allgemeinen beginnen junge Frauen vor der Menopause mit Tamoxifen und zusätzlich mit so genannten GnRH-Analoga, welche die Funktion der Eierstöcke temporär unterbinden. Häufig bewirkt dies eine Remission von einem Jahr und länger. Sobald der Tumor gegen diese Medikamente resistent geworden ist (vgl. Kapitel 8), folgen als nächste Mittel die so genannten Aromatasehemmer, die die Östrogenproduktion einschränken. Am Ende der hormonellen Behandlungskette stehen die so genannten Gestagene – Hormone, die ebenfalls das Tumorwachstum hemmen können.

Für Frauen nach den Wechseljahren gilt ein anderes Behandlungsschema. Der »Goldstandard« Tamoxifen wird demnächst möglicherweise abgelöst durch die Aromatasehemmer, die sich in Studien als überlegen erwiesen haben. Künftig könnte die Therapie mit einem Aromatasehemmer, wie zum Beispiel Letrozol beginnen. Wenn dieses nicht mehr wirkt, kommen Gestagene als nächste Möglichkeit in Frage und in Zukunft vielleicht auch »reine« Antiöstrogene, wie etwa die Substanz Fulvestrant. Dieser Wirkstoff führte selbst bei tamoxifenresistenten Patientinnen noch zu Tumorrückbildungen.

Früher war die Chemotherapie bei metastasiertem Brustkrebs aggressiver als eine vorbeugende Chemotherapie gleich nach der ersten Operation. Das ist heute nicht generell so; die Tendenz ist eher, auch in frühen Krankheitsstadien möglichst effektive Medikamente zu verabreichen. Zur Behandlung von Metastasen werden zunächst oft anthrazyklinhaltige Polychemotherapien verordnet. Krebszellen werden auch gegen Zellgifte über kurz oder lang immun und fangen erneut an zu wachsen. Ebenso wie bei der Hormontherapie kann man es dann mit anderen Mitteln weiter versuchen: etwa mit einer taxanhaltigen Behandlung und in dritter Linie mit einer »Monochemotherapie« mit nur einem Zellgift, etwa einer 5-FU-Dauerinfusion.

Etwa 20 bis 30 Prozent der Frauen mit metastasiertem Brustkrebs profitieren offenbar mehr von einer Chemotherapie, wenn sie zusätzlich eine Immuntherapie mit dem monoklonalen Antikörper Trastuzumab erhalten. Der Wirkstoff hilft nur Patientinnen, deren Tumor das Onkoprotein HER2/neu im Übermaß enthält. Diese Frauen haben eine schlechtere Prognose als Patientinnen, deren Tumor diese Besonderheit nicht aufweist. Trastuzumab (Handelsname »Herceptin«) kann wuchernde Krebszellen eine Zeitlang bremsen (vgl. Kapitel 8, Immuntherapie).

Wenn neue Medikamente oder Methoden gegen Brustkrebs erprobt werden, dann zunächst fast immer bei Frauen in fortgeschrittenen Stadien der Erkrankung (vgl. Kapitel 8, An einer Therapiestudie teilnehmen). Manche erhoffen sich davon eine Besserung ihrer Krankheit und nehmen deshalb gern an einer solchen Untersuchung teil. Andere haben das Gefühl, genug ausprobiert zu haben, und verzichten auf dieses Angebot. Was auch immer eine Frau wählt: Aus ihrer Entscheidung dürfen ihr keine Nachteile in der Behandlung erwachsen.

Irgendwann steht für viele Frauen im fortgeschrittenen Krankheitsstadium die grundsätzliche Entscheidung über den weiteren Weg an: Soll ich nochmals meine Kräfte gegen die Krankheit aufbieten und die dritte oder vierte Chemotherapie versuchen, oder will ich eigentlich nicht mehr weiterkämpfen? Auch bei dieser wichtigen Entscheidung kann ein gutes »Behandlungsteam« (vgl. Kapitel 7) helfen. Nicht mehr zu kämpfen ist aber nicht gleichbedeutend mit Resignation, Leiden und Schmerz.

Schmerztherapie

Einige Frauen mit fortgeschrittenem Brustkrebs leiden unter Schmerzen. An ihren Schmerzen verzweifeln aber muss keine Patientin mehr: Eine Linderung ist immer möglich, und in 95 Prozent der Fälle können die Beschwerden nahezu vollständig oder sogar ganz beseitigt werden. Das gilt selbst für schwere Tumorschmerzen, die heute bis auf wenige Ausnahmen mit Tabletten, Zäpfchen, Pflastern oder tragbaren Medikamentenpumpen zu Hause behandelt werden können. Mittlerweile stehen so viele wirkungsvolle Mittel zur ambulanten Schmerztherapie zur Verfügung, dass nur ganz selten ein Klinikaufenthalt nötig ist.

Was aber sind eigentlich Tumorschmerzen, und was unterscheidet sie von »normalen« Schmerzen? Diese Frage stellen sich viele Frauen, die eine Brustkrebsbehandlung hinter sich haben, immer wieder, wenn es irgendwo im Körper wehtut: Hat dieses ziehende, schneidende Gefühl im Rücken jetzt mit meinen lädierten Bandscheiben zu tun, oder macht sich da etwa eine Metastase bemerkbar? Das furchtsame In-sich-Hineinhorchen kann zur Obsession werden, wenn der Arzt tatsächlich festgestellt hat, dass die Erkrankung fortschreitet. Angst aber verstärkt den Schmerz, und dieser mündet wiederum in Angst und Niedergeschlagenheit. Um gar nicht erst in die Angst-Schmerz-Spirale hineinzugeraten, ist es wichtig, die Symptome so schnell wie möglich mit dem Arzt abzuklären und etwas dagegen zu tun.

Vor der Behandlung steht die genaue Schmerzanalyse. Sie können sich schon vor dem Arztbesuch auf folgende Fragen vorbereiten: Wo tut es weh? (an einer Stelle oder an mehreren? Strahlt der Schmerz aus?); wie tut es weh? (kolikartig? stechend? brennend? dumpf?); wann tut es weh? (tagsüber oder nur nachts?); wie stark tut es weh? (schwach, mittel oder stark?); wodurch ändert sich der Schmerz? (durch Bewegung oder Ruhe?); gibt es weitere Beeinträchtigungen? (zum Beispiel Übelkeit oder Schlafstörungen); wie ist das sonstige Befinden? (Bin ich ängstlich oder ständig traurig? Fühle ich mich einsam?) Hilfreich kann ein »Schmerztagebuch« sein, in das Sie auf einer Skala von eins bis zehn eintragen, wie intensiv Sie aktuell auftretende Schmerzen empfinden.

Aus den Antworten auf diese Fragen, aus Ihren Aufzeichnungen und den Ergebnissen verschiedener Untersuchungen geht meist hervor, ob es sich tatsächlich um tumorbedingte Beschwerden handelt oder um Schmerzen, die Folgeerscheinungen der Krankheit sind und beispielsweise von einem Lymphödem herrühren. Möglicherweise stellt sich auch heraus, dass die Symptome Folgen einer Chemo- oder Strahlentherapie sind, die sich etwa als Nervenschmerzen nach einer zytostatischen Behandlung äußern. Oder dass sie gar nichts mit der Krebskrankheit zu tun haben, sondern eben nur mit den abgenutzten Bandscheiben.

Tumorschmerzen entstehen, wenn die Geschwulst entweder am Ursprungsort wächst oder wenn ihre Metastasen sich im Körper ausbreiten und dabei zum Beispiel in Knochen oder Weichteilgewebe einwachsen, dort Entzündungen verursachen und Druck auf Nervenfasern ausüben.

Der akute Schmerz, der nach Verletzungen und operativen Eingriffen auftritt, hat eine Warnfunktion für den Körper und verschwindet parallel zum Heilungsverlauf. Im Gegensatz dazu kann die lang andauernde Stimulation von Schmerzfasern durch den Tumor oder durch Metastasen zur Entstehung von chronischen Schmerzen führen. Sie klingen im Unterschied zum akuten Schmerz nicht mehr ab, sondern nehmen unter Umständen mit der Zeit eher noch zu.

Der Schmerz kann zum alles beherrschenden Symptom werden. Manche Schmerzpatienten können nicht mehr schlafen und fühlen sich infolgedessen ständig müde und lustlos. Sie haben keinen Appetit mehr, verlieren an Gewicht und werden dadurch noch kraftloser. Anhaltender Schmerz kann in Hilf- und Hoffnungslosigkeit münden und den Lebenswillen erheblich dämpfen. Wenn Krebspatientinnen an Selbstmord denken, so das Ergebnis einiger Studien, dann meist in Situationen, in denen sie ihre Schmerzen kaum mehr aushalten können.

Was lässt sich gegen solche Krebsschmerzen tun? Am besten wäre es natürlich, das Übel an der Wurzel zu packen und den Tumor zu entfernen oder zu reduzieren. Das ist häufig mit einem chirurgischen Eingriff oder einer Bestrahlung, zum Teil auch durch eine Chemo- oder Hormontherapie zu erreichen. Mit einer Radiotherapie können zum Beispiel Krebsabsiedlungen in den Knochen so weit dezimiert werden, dass sie keine Qualen mehr auslösen. Gleichzeitig zerstören die Strahlen Schmerzrezeptoren, etwa in der Knochenhaut. Dadurch wird die Empfindungsfähigkeit ausgelöscht.

Sollte eine ursächliche Behandlung nicht möglich sein, weil der Krebs sich vielleicht schon weit im Körper ausgebreitet hat oder weil die Frau sich gegen diese Therapien entscheidet, geht es darum, die Symptome zu lindern. Dieses Ziel läßt sich mit einer Reihe unterschiedlich starker Schmerzmedikamente (Analgetika) erreichen. Zu Beginn der Behandlung sollte ein individueller Therapieplan erstellt werden, der von den Bedürfnissen und dem Schmerzempfinden der Frau bestimmt wird. Die Ärzte orientieren sich dabei an dem so genannten Drei-Stufen-Plan der Weltgesundheitsorganisation, der je nach Intensität der Symptome Medikamente in der Bandbreite von Aspirin bis Morphin vorsieht.

Bei geringen Schmerzen beginnt man mit einem so genannten nicht opioidhaltigen Wirkstoff, zum Beispiel, wie erwähnt, Aspirin, Paracetamol, Ibuprofen oder Metamizol. Solche Substanzen wirken überwiegend am Ort der Schmerzentstehung, sind also »peripher« wirksam. Reichen diese Mittel nicht aus, gibt man ein »zentral« wirksames Medikament, also eines, das im zentralen Nervensystem – im Rückenmark oder Gehirn – entsprechende Rezeptoren besetzt und dadurch die Weiterleitung von Schmerzreizen unterdrückt. Zu diesen Substanzen gehören das Morphin und seine Abkömmlinge sowie künstlich hergestellte Wirkstoffe, die chemisch ähnlich aufgebaut sind. Sie werden als Opioide oder Opiate bezeichnet. Zunächst gibt der Arzt in der Regel ein schwaches Opioid – den Wirkstoff Codein zum Beispiel – und zusätzlich eventuell ein Medikament der ersten Behandlungsstufe. Treten trotzdem noch Schmerzen auf, dann sind starke Opioide, etwa Morphin, erforderlich.

Unabhängig davon, welches Mittel aus dieser Reihe in Frage kommt, sind immer zwei Grundregeln zu beachten:

- Das Medikament soll in regelmäßigen Zeitabständen in den Körper gelangen, sodass ein relativ gleich bleibender Wirkstoffspiegel im Blut vorhanden ist. Auf diese Weise können die Schmerzen gar nicht erst »durchdringen«. Sinkt die Blutkonzentration stark ab, dann muss hinterher oft die Medikamentendosis erhöht werden.
- Die Dosis sollte sich immer nach den Bedürfnissen der Patientin richten. Treten größere Schmerzen auf, so sollte die Medikamentenmenge bis zu dem Punkt erhöht werden, wo sie nicht mehr fühlbar sind.

Opioidhaltige Medikamente haben Nebenwirkungen. Dazu zählen Verstopfung, Übelkeit, Erbrechen und zu Beginn der Therapie oft eine ausgeprägte Müdigkeit. Am hartnäckigsten hält sich meist die Verstopfung. Um zu verhindern, dass statt der Schmerzen die unerwünschten Wirkungen zum Problem werden, verschreiben Ärzte zusätzlich Medikamente gegen die meist nur anfänglich auftretende Übelkeit sowie Abführmittel. Eine ballaststoffreiche Kost, reichlich Flüssigkeit, Bewegung und spezielle Gymnastik können oft ebenso gut helfen, die Darmträgheit zu beheben. Allerdings sind manche Tumorpatienten nicht mehr in der Lage, solche »Eigenleistungen« zu erbringen, und benötigen deshalb regelmäßig abführende Arzneien.

Auch wenn sie noch so gut gegen Schmerzen wirken: Vielen Frauen ist allein schon der Gedanke an Morphin und an Opiate unheimlich. Sie fürchten, süchtig danach zu werden und ihre Tage im geistigen Dämmerschlaf verbringen zu müssen. Diese Vorbehalte teilen auch manche Ärzte. Das Resultat: Immer noch leiden in Deutschland Tausende von Menschen an schwersten Schmerzen, die eigentlich nicht sein müssten. Und das aufgrund eines Vorurteils, denn selbst das starke Opiat Morphin macht, wenn es in festen Zeitabständen als Schmerztherapeutikum gegeben wird, auch nach lang andauernder Einnahme nicht süchtig. Das beweisen die jahrzehntelangen Erfahrungen mit dieser Substanz in der Medizin. Eine Sucht kann nur dann entstehen, wenn Opiate in unregelmäßigen Abständen in den Körper gelangen, woraus sich ein Auf und Ab von Euphorie und heftigem Verlangen entwickelt.

Ein Hindernis für die optimale Schmerztherapie bei Krebs ist überdies ein gewisser bürokratischer Aufwand, der dabei für den niedergelassenen Arzt entsteht. Er muss sich an die Bestimmungen der Betäubungsmittelverschreibungsverordnung halten, mit der ein Missbrauch von Opiaten verhindert werden soll. Die Verordnung schreibt unter anderem vor, dass nur bestimmte Höchstmengen pro Tag und Patientin verschrieben werden dürfen, und zwar auf speziellen Rezeptformularen. Die Maximalmengen dürfen nur in begründeten Ausnahmefällen überschritten werden. Manche Ärzte scheuen die Komplikationen, die sich aus der Verschreibung solcher Betäubungsmittel für sie ergeben könnten. »Das sind alles bequeme Ausreden«, kritisiert der Berliner Internist Reimer Junkers. »Das Betäubungsmittelgesetz ist so weit gelockert worden, dass jeder Arzt heute mit vertretbarem Aufwand Opioide verschreiben kann.«

Sehr hilfreich bei der Behandlung chronischer Schmerzen sind nicht nur die Opiate, sondern auch Medikamente, die an sich keine Schmerzmittel sind, die aber die Wirkung der ohnehin eingenommenen Analgetika verstärken. Durch diese so genannten Ko-Analgetika lassen sich oft Schmerzmittel einsparen; sie tragen überdies zur Verringerung von Nebenwirkungen bei.

Zu diesen Präparaten zählen Kortikosteroide, wie der Wirkstoff Cortison, die vor allem gegen Schmerzen wirken, die durch Wassereinlagerungen und Schwellungen bedingt sind. Cortison hat überdies eine für abgemagerte Tumorpatientinnen wohltuende Nebenwirkung: Es steigert den Appetit und wirkt damit einer Auszehrung entgegen. Auch Psychopharmaka, wie Antidepressiva und Neuroleptika, tragen häufig zur Linderung bei, weil sie die Schmerzwahrnehmung im Gehirn verändern und gleichzeitig gegen Niedergeschlagenheit und Antriebslosigkeit helfen. Bei stechenden, schneidenden Schmerzen, die häufig von einer Verletzung der Nervenfasern herrühren, haben sich als zusätzliche Mittel so genannte Antikonvulsiva bewährt, die auch bei der Behandlung von epileptischen Anfällen eingesetzt werden.

Oft entstehen Schmerzen durch chronische Muskelverspannungen. Diese lassen sich häufig durch Gymnastik oder eine Massage auflösen. Wenn diese einfachen Mittel nicht genügen oder nicht praktikabel sind, können Arzneien, die zur Gruppe der Beruhigungsmittel (»Tranquilizer«) gehören, diese Verspannungen lockern helfen.

Zur Lockerung verkrampfter Muskeln, etwa am Rücken, und zur Schmerzunterdrückung im Rückenmark eignet sich auch eine Behandlung mit Reizströmen, die so genannte transkutane elektrische Nervenstimulation (abgekürzt: Tens). Die Ströme werden über Elektroden zugeführt, die Sie auf die Haut über dem schmerzempfindlichen Areal aufkleben können. Auch die Akupunktur kann in vielen Fällen Erleichterung bringen und Verspannungen auflösen. Hilfreich sind auch die in Kapitel 10 beschriebenen Entspannungsmethoden.

Wo erhalten Sie eine derart umfassende Therapie?

Wenn Sie trotz ärztlicher Behandlung ständig unter Schmerzen leiden, sollten Sie sich an einen Schmerztherapeuten wenden. Schmerztherapeuten sind Ärzte verschiedener Fachrichtungen, die eine Zusatzausbildung in Algesiologie (Schmerzkunde) absolviert haben. Häufig sind diese Experten bereit, Ihren Hausarzt entsprechend zu beraten, sodass dieser Sie möglichst optimal weiterbehandeln kann. Adressen von Fachleuten vermitteln sowohl die Deutsche Schmerzliga als auch die Deutsche Schmerzhilfe (Adressen vgl. Anhang). Für Schmerzpatienten, ihre Angehörigen und für Ärzte hat der Krebsinformationsdienst des Deutschen Krebsforschungszentrums im Frühjahr 2000 ein »Schmerztelefon« eingerichtet (vgl. Kapitel 7 und Anhang).

In einigen Großstädten gibt es bereits Schmerzambulanzen oder Tageskliniken für Schmerzpatienten, die individuelle Therapiepläne erstellen und Patientinnen und Patienten auch längerfristig betreuen. Wo sie noch nicht existieren, sind solche Ambulanzen und Kliniken häufig im Aufbau. Nähere Informationen erhalten Sie über das Schmerztherapeutische Kolloquium in Frankfurt.

Gestaltet sich eine Behandlung besonders schwierig, können so genannte Schmerzkonferenzen weiterhelfen, bei denen Mediziner aus verschiedenen Fachrichtungen – Neurologen, Neurochirurgen, Orthopäden und Internisten zum Beispiel – über die beste Behandlung einer Patientin diskutieren. Eine Konferenz dieser Art, an der auch Ihr Hausarzt teilnehmen sollte, kann zum Beispiel in der Klinik stattfinden, in der Sie zuletzt betreut wurden.

Ambulante Hospiz- oder Palliativteams, die Schwerkranke zu Hause betreuen, verfügen in der Regel über sehr gute Kenntnisse in der Schmerztherapie. Solche Dienste gibt es mittlerweile in zahlreichen Städten (Adressen vgl. Anhang).

In Berlin etwa kümmern sich spezielle »Home-Care-Ärzte« um rund 1500 schwerstkranke Tumorpatienten, die den letzten Lebensabschnitt zu Hause verbringen wollen. Die Mediziner haben besondere Kenntnisse in der Schmerz- und Ernährungstherapie. Sie machen regelmäßig Hausbesuche und sind auch sonst rund um die Uhr für ihre Patienten erreichbar. Die Kosten der Betreuung, zu der nach Bedarf auch spezialisierte Pflegedienste hinzugezogen werden, übernehmen die Krankenkassen. Mittlerweile beteiligen sich 16 onkologische Schwerpunktpraxen an dem Projekt, das seit 1993 unter dem Namen »Home Care Berlin e.V.« besteht.

Schmerzbehandlung ist aber nicht nur Sache der Ärzte. Sie können selbst einiges dafür tun, widerstandsfähiger gegen Schmerzen zu werden: mit Entspannungsübungen wie in Kapitel 10 beschrieben zum Beispiel oder mit Beschäftigungen, die Ihnen Spaß machen und Sie ablenken.

Ein gutes soziales Netz, Ihr »Behandlungsteam« etwa, trägt dazu bei, dass der Schmerz nicht zum Hauptthema Ihres Lebens wird. Einsamkeit kann das Schmerzempfinden nämlich ins Extreme steigern. Manchmal sind es ganz kleine Dinge, die Ihnen wohl tun: zum Beispiel das gemeinsame Essen, das Ihren Appetit steigert, oder Gespräche, die Sie von Ihren eigenen Sorgen ablenken.

12. Ein neuer Anfang

Partnerschaft

Auch wenn eine Paarbeziehung schon viele Stürme überstanden hat, kann die Krebserkrankung eines Partners sie in heftige Turbulenzen stürzen. Die Zeit der Behandlung und die Monate danach empfinden viele Frauen als Bewährungsprobe für ihre Beziehung. Plötzlich tauchen alle möglichen Fragen auf, die es keine einfachen und schnellen Antworten gibt: Wird der Partner weiterhin zu mir stehen? Findet er mich noch begehrenswert? Bleibt er bei mir, weil er mich liebt? Oder bleibt er nur aus Mitleid oder Pflichtgefühl? Darf ich ihm meine Ängste, meine Wut, meine Trauer zeigen, oder muss ich aufpassen, dass ich ihm nicht zu viel aufbürde?

Es gibt keine Patentrezepte in dieser Situation. Höchstens ein paar Orientierungshinweise für den Weg, den schon viele Frauen vor Ihnen gegangen sind.

Es kann die Beziehung sehr entlasten, die Erwartungen aneinander fürs Erste ganz bewusst herunterzuschrauben. Das ist zwar nicht besonders romantisch und auch nicht im Sinne des sehnsüchtigen Wunsches, dass doch alles wieder so wie vorher sein möge. Versuchen Sie, sich und Ihrem Partner Zeit zu geben, damit die Wunden – körperliche und seelische – allmählich heilen können. Manchmal ist es hilfreich, sich selbst und den anderen daran zu erinnern, dass dies eben eine schwierige Zeit ist. Verhaltensweisen, die Sie oder Ihr Partner sonst vielleicht als Enttäuschung, Kränkung oder als Verletzung empfunden hätten, verlieren mit dieser Einstellung viel von ihrem »Gift«.

Das soll nicht heißen, dass Sie Probleme unter den Teppich kehren sollten. Ganz im Gegenteil: Es ist sehr wichtig, über die Unsicherheiten, Ängste und über all die anderen jetzt aufsteigenden Gefühle zu sprechen. Derart offen miteinander zu kommunizieren fällt manchen Paaren, die bisher nicht so miteinander umgegangen sind, zunächst schwer, aber es gelingt ihnen mit der Zeit dennoch.

Partnerschaft

Zu einer offenen Kommunikation gehört auch, dass die Partner ihre Erwartungen aneinander aussprechen. Dass sie also nicht stillschweigend hoffen, der andere möge die eigenen Wünsche und Bedürfnisse schon irgendwie erfüllen. Wenn er es dann nicht tut, ist die Enttäuschung groß. Dieses »Beziehungsspiel« kann zur gefährlichen Falle werden, vor allem, wenn es als Test für die Stärke der Verbundenheit benutzt wird. Wenn Sie sich danach sehnen, in den Arm genommen zu werden, oder wenn Sie umgekehrt lieber Ihre Ruhe haben wollen, sagen Sie es Ihrem Partner. Es gibt viele Möglichkeiten, es so zu formulieren, dass er sich dabei nicht vor den Kopf gestoßen fühlt, sondern froh über Ihre Aufrichtigkeit ist.

Diese Klarheit ihrem Partner (und anderen Menschen) gegenüber hat noch einen weiteren positiven Aspekt: Sie klären dadurch auch für sich selbst, worauf es Ihnen ankommt und was weniger wichtig ist. Das gibt Ihnen wieder ein Gefühl von Kontrolle über Ihr Leben zurück, das durch die Krankheit und die Behandlung abhanden kommen kann (vgl. Kapitel 9, Gefühle und Einstellungen).

Im Verlauf eines solchen Klärungsprozesses stellt sich möglicherweise heraus, dass manches, was Sie bisher von Ihrem Partner erwartet haben, auch von anderen übernommen werden kann. Zum Beispiel könnte auch einmal eine Freundin oder die Schwiegertochter mit zum Arzt gehen. Ein »Team« von Helfern – diese Idee wird in Kapitel 7 entwickelt – kann enorm dazu beitragen, eine Partnerbeziehung zu entlasten.

Paare, die in dieser schwierigen Phase ihre Verbundenheit bewahren oder wieder entdecken können, entwickeln meist ein starkes Wir-Gefühl. Für die Frau wird vielleicht ein tiefes Gefühl der Dankbarkeit mitschwingen – für all das, was er in der Zeit der großen Belastung für sie getan hat. Und der Mann empfindet möglicherweise so deutlich wie nie zuvor, wie mutig und liebenswert die Frau an seiner Seite ist. Die Krankheit hat beiden bewusst gemacht, dass ihre Beziehung endlich ist – eine Erfahrung, die der Verbindung eine neue Intensität geben kann.

Ganz reibungslos geht diese Annäherung meist nicht vonstatten. Es ist viel Liebe und Geduld auf beiden Seiten dafür erforderlich. Und Klugheit, damit man sich trotz bester Absichten nicht in kommunikativen Fallstricken verfängt. Dabei ist es wichtig, immer wieder den Versuch zu machen, hinter die Worte zu blicken, ihre wirkliche Bedeutung zu erfassen. Mancher Mann beteuert zu Beginn dieses allmählichen Verständigungsprozesses vielleicht, dass die Erkrankung der Frau und alles, was damit verbunden ist, ihm überhaupt nichts ausmache. Seine Partnerin empfindet genau diese Aussage als Zeichen von Desinteresse oder sogar Gefühllosigkeit und ist gekränkt. »Dabei will der Mann seine Frau in der Regel mit solchen Aussagen schonen«, berichtet die Heidelberger Ärztin und Psychotherapeutin Dr. Monika Keller. Dahinter stehe meistens eine enorme Angst, die Partnerin zu verlieren. Diese Angst auszudrücken, erlaubt das Rollenverständnis vieler Männer nicht: Sie wollen ihre Frau (und sich selbst) vor der Bedrohung schützen und geben sich deshalb als der Unerschütterliche.

An diesem Beispiel wird deutlich, wie die Auseinandersetzung mit der Krankheit gewohnte Verhaltensmuster und auch Rollenauffassungen der Partner in Frage stellen kann. So schwierig die Zeit sicherlich ist, sie bietet auch enorme Chancen zur Weiterentwicklung – der persönlichen und der Partnerschaft.

»In der Regel werden gute Ehen besser, schlechte Ehen schlechter«, sagt der Züricher Mediziner und Psychotherapeut Professor Claus Buddeberg. Die weit verbreitete Vorstellung, dass die Krebserkrankung eines Partners die Beziehung auseinander bringe, gehört nach Ansicht von Monika Keller in den Bereich der Mythen: »Es sind höchstens fünf Prozent, die sich trennen.«

Manche Frauen haben nach der Behandlung das Gefühl, dass sie sofort alles in ihrem Leben umkrempeln wollen. Dazu gehört auch die Trennung vom Partner. »Jetzt oder nie« und »Wer weiß, wie viel Zeit mir noch bleibt«, sind die Sätze, die solche Absichten beflügeln. Meistens ist es klüger, dem ersten Impuls nicht gleich zu folgen, sondern sich selbst erst einmal Zeit zum Durchatmen zu geben, nachzudenken und ein paar Fragen zu stellen: Könnte es sein, dass der Partner nur ein Sündenbock ist? Dass die Trennung von ihm die eigentlichen Probleme nicht löst? Es lohnt sich womöglich, einen neuen Anfang zu versuchen. Inspiration dafür bietet zum Beispiel das Buch von Michael Lukas Moeller, »Die Wahrheit beginnt zu zweit« (vgl. Anhang).

Wenn Sie das Gefühl haben, dass Hilfe von außen Ihnen dabei gut tun könnte, stehen Ihnen und Ihrem Lebensgefährten eine Reihe von

Beratungsangeboten offen. Zum Beispiel die Ehe- und Familienberatungsstellen in Ihrer Stadt oder Gemeinde. Entsprechende Adressen finden Sie im Telefonbuch unter »Beratungsstellen«, »Kirchen« oder unter »Stadtverwaltung«. Auch die psychosozialen Krebsberatungsstellen (vgl. Anhang) bieten oft Unterstützung bei Partnerschaftsproblemen. Dort können Sie, falls Sie eher eine tiefer gehende Auseinandersetzung mit den Schwierigkeiten wünschen, Adressen von spezialisierten Psychotherapeuten erfahren.

Scheuen Sie sich nicht, auch Ihren Arzt um Rat zu bitten. Es gehört zu den Aufgaben eines Arztes, für solche Probleme ein offenes Ohr zu haben und Patientinnen und deren Partner entsprechend zu beraten. Eigentlich sollte ein Arzt, der Frauen mit Brustkrebs behandelt, von sich aus fragen, wie es um Partnerschaft und Sexualität bestellt ist. Dennoch haben auch Mediziner manchmal Hemmungen, diese Bereiche anzusprechen, sind aber oft gern bereit zuzuhören, wenn ihre Patientin die Initiative ergreift.

Was aber passiert, wenn eine Frau alles daransetzt, die Beziehung zu verbessern, der Partner sie jedoch zurückweist? Und dabei möglicherweise sogar den Krebs als Grund angibt? Diese schlimme Erfahrung haben manche Frauen gemacht. Zu der Angst vor dem Krebsrückfall kommt auch noch der Schmerz des Verlassenseins. Um in dieser Situation nicht zu verzweifeln, ist es wichtig, sich Beistand von anderen Menschen zu holen, von Angehörigen und Freundinnen oder auch von professionellen Therapeuten. Es tut gut, immer wieder daran zu denken, dass die Trennung den Wert der eigenen Person nicht in Frage stellt. Denn gerade in Krisensituationen ist die Verführung groß, in kindliche Vorstellungen zurückzufallen, die Verlassenwerden mit eigener Schlechtigkeit assoziieren. Der Partner gehört vielleicht zu den Menschen, die enorme Angst vor Verlust und Tod haben und es nicht aushalten können, wenn ein nahe stehender Mensch schwer erkrankt. Sie wissen sich nicht anders zu helfen, als wegzulaufen. Auch dieser Gedanke könnte helfen, nach einer Phase der Trauer, Verzweiflung und Wut wieder neu anzufangen.

Eine neue Beziehung beginnen

»Dem einen erzählte sie gleich von ihrer Operation, dem nächsten nach zwei Stunden und dem dritten erst, als er sie bereits umarmte – sie alle verschwanden, entweder peinlich höflich oder verletzend panisch.« Die ersten Rendezvouserfahrungen der gerade brustamputierten New Yorker Künstlerin Matuschka waren nicht besonders erfreulich: »Mit einem anderen verbrachte sie mehrere Nächte, ehe sie bei Kerzenschein und im Schutze dichter Dampfschwaden in ihrem Badezimmer ihr T-Shirt auszog und in Tränen ausbrach.«

Nach der Krebsdiagnose und einer möglicherweise verstümmelnden Operation empfinden allein stehende Frauen oft einen tiefen Konflikt: Einerseits sehnen sie sich jetzt ganz besonders nach der Liebe und Zärtlichkeit eines Partners, andererseits haben sie große Angst vor Ablehnung. Alles, was früher aufregend schön war – das Flirten, die erotische Spannung beim Kennenlernen –, hat seine Leichtigkeit verloren. Stattdessen drehen sich die Gedanken nur noch um eins: »Wie bringe ich dem Mann bei, dass ich Krebs habe?« oder »Wann erzähle ich ihm von meiner Amputation?«

Fertige Antworten gibt es auf solch heikle Fragen natürlich nicht. In Büchern findet die Rat suchende Frau meist wenig Hilfe für ihr Problem. So beklagt eine Autorin in der vom Feministischen Frauengesundheitszentrum in Berlin herausgegebenen Zeitschrift »Clio«: »In der umfangreichen Krebsliteratur ist immer die Rede von der Hilfe der Angehörigen – allein stehende Frauen scheint es nicht zu geben.«

Die Gefahr ist groß, sich »einzumauern« und ständig negativen Gedanken über sich selbst nachzuhängen, etwa vom Kaliber: »Wer will denn schon eine Frau mit Krebs?« Diese Suggestivfrage lässt vermuten, dass schon vor der Operation Gefühle der Unzulänglichkeit da waren. Jetzt muss die Krankheit auf einmal für alles herhalten: Als Entschuldigung dafür, sich nicht auf andere einzulassen, und als Sündenbock, wenn eine Ablehnung kommt.

In dieser Situation ist es hilfreich, in sich hineinzuhorchen, um zu realisieren, was die Krankheit bewirkt hat und was einen schon vorher belastet hat. Versuchen Sie dabei auch zu erkennen, welche positiven

Eigenschaften und Fähigkeiten tatsächlich durch den Krebs gemindert wurden. Mit Sicherheit entdecken Sie so viel Liebenswertes in Ihrer Persönlichkeit, dass der »Makel« leicht aufgewogen wird.

Ob der Partner beim ersten, zweiten oder aber bei einem späteren Treffen informiert wird, ist nicht das Entscheidende. Viel entscheidender ist Ihre Einstellung zu diesem Gespräch, die Art und Weise, wie Sie ihre Geschichte erzählen. Schieben Sie Ihre Offenbarung allerdings zu lange vor sich her, kann ein »seelischer Knoten« daraus werden, der Sie sehr belastet. Wenn Sie andererseits die Wahrheit – aus Prinzip – immer gleich beim ersten Kennenlernen »aufs Tapet bringen«, kann das steif und trotzig wirken. Irgendwo zwischen diesen beiden Extremen liegt der richtige Weg, den Sie mit Vertrauen in Ihre Intuition bestimmt finden. Je länger Ihre Behandlung zurückliegt, desto leichter fallen solche Gespräche in der Regel.

Es kann natürlich passieren, dass ein möglicher Partner mit der neuen Situation nicht fertig wird. Das ist sein Problem. Die Entscheidung des anderen tut zwar weh, bewahrt Sie jedoch vor unnützen Hoffnungen und späteren Enttäuschungen.

Sexualität

Während der Behandlungsphase haben viele Frauen kein Interesse an Sex. Sie fühlen sich derart beansprucht von der Therapie und ihren Nebenwirkungen, dass für das intime Zusammensein keine Energie mehr übrig ist. Das Bedürfnis nach zärtlicher Berührung, der Wunsch, einfach mal in den Arm genommen zu werden, ist aber in dieser Zeit oft sehr stark.

Wenn die Behandlung dann endlich abgeschlossen ist, ist noch längst nicht wieder alles beim Alten – auch in der Sexualität nicht. Die Gefahr für Missverständnisse ist in dieser Zeit besonders groß. Während die Frau sich möglicherweise noch nicht wieder mit ihrem Körper angefreundet hat, sich im Grunde für sexuell unattraktiv hält und deshalb die Ablehnung ihres Partners fürchtet, sorgt dieser sich vielleicht, seine Annäherungsversuche könnten als aufdringlich empfunden werden. Er hält sich also zurück. Und genau das empfindet seine Frau als Zurückweisung. Oder der Mann will den Wert seiner Frau als Person hervorheben und sagt: »Du bist mir viel wichtiger als deine Brust.« Diesen gut gemeinten Satz kann eine gerade operierte, emotional hoch empfindliche Frau auch so verstehen: »Deine Brust hat mir ohnehin nicht viel bedeutet« – woraufhin enttäuschter Rückzug folgen kann.

Die Münchner Ärztin und Psychotherapeutin Kristina Schanzer hat bei ihrer Arbeit mit Krebskranken folgende Beobachtung gemacht: »Der Partner hat eine Spiegelfunktion für die Frau: Sie sucht nach seinen Reaktionen und insgeheim oft auch nach seiner Ablehnung.« Die daraus entstehenden Missverständnisse können in ernste Beziehungskrisen münden, wenn nicht einer der beiden Partner irgendwann die Notbremse zieht und über das Problem zu reden beginnt.«

Es hilft in dieser Situation, sich klar zu machen, dass nach einem so eingreifenden Erlebnis wie einer Krebsbehandlung Zeit zur Erholung nötig ist. Dass nicht sofort alles »wie früher« sein kann, und dass manches sich vielleicht auch ändern wird.

Im Bemühen, schnell wieder »normal« zu sein, überfordert sich manche Frau und lässt sich, bevor sie gefühlsmäßig so weit ist, auf Sex ein. In diesem Zwiespalt kann es passieren, dass ihr Körper nicht mitmacht. Nach einem solchen Erlebnis ist es schwieriger für beide Partner, neu zu beginnen. Paare, die vereinbaren, eine Weile bewusst auf Sex zu verzichten, ersparen sich diese Frustration. Durch die Enthaltsamkeit auf Zeit kann der Neuanfang – ohne große emotionale Verrenkungen – auf Nähe und Zärtlichkeit ohne Leistungsdruck gegründet werden.

Für viele Paare ist der erste Sex nach einer Operation nicht besonders befriedigend und manchmal sogar enttäuschend. Die Frau versucht vielleicht, ihre Narbe zu schützen oder gar vor seinen Blicken zu verbergen; der Mann hat Angst, ungehobelt zu wirken. Die »männliche« Perspektive schildert Ken Wilber in dem Buch »Mut und Gnade« (vgl. Anhang): »Das Gefühl, das sich am häufigsten bei Männern einstellt, die trotz Krebs und Krebstherapie bei ihrer Frau bleiben, ist Angst. Angst, sie könnten ihrer Frau wehtun oder sie gar verletzen, wenn sie mit ihr schlafen.«

Viele Paare schaffen es jedoch mit der Zeit, sich allmählich zu entspannen, und zwar umso besser, je mehr sie fähig sind, über immer wieder auftauchende Probleme zu reden. Vielleicht gelingt es ihnen dann sogar, den Verlust einer oder beider Brüste gemeinsam zu »betrauern«. Es ist für viele Frauen sehr wichtig, von ihrem Geliebten zu hören, dass auch er die Brust seiner Frau oder Freundin vermisst. Damit sich beide (wieder) gut verstehen, ist eine möglichst klare, eindeutige Verständigung nötig. Dazu gehört zum Beispiel, einander zu sagen »Das fühlt sich gut an« oder auch »Ich habe Angst davor, dich an dieser Stelle anzufassen«. Umgekehrt sind Missverständnisse programmiert, wenn vom Partner erwartet wird, dass er Gedanken liest.

Bei diesen vertrauensvollen Zwiegesprächen wird vielleicht auch die Angst des Partners vor Ansteckung deutlich – Befürchtungen, die gerade während oder nach einer Strahlen- oder Chemotherapie häufig geäußert werden. Eine Frau setzt ihren Partner jedoch in keiner Phase ihrer Brustkrebsbehandlung der Gefahr einer Vergiftung, Verstrahlung oder einer Ansteckung mit Krebs aus.

Die wichtigste Zutat für ein befriedigendes Sexualleben ist eine positive Einstellung zum Körperlichen. Schließlich sind nicht Vagina, Klitoris oder Penis die wichtigsten Sexualorgane – der Kopf ist es. Die meisten sexuellen Schwierigkeiten fangen dort an und lassen sich dort auch beheben.

Wie eine Frau über sich und ihren Körper denkt und fühlt, bestimmt letztlich auch ihr sexuelles Empfinden. Wenn sie sich selbst mag, sich begehrenswert und schön findet und das Gefühl hat, dass sie Liebe »verdient«, wird ihr Liebesleben eher glücklich sein. Allzu große Ängste und heftige negative Emotionen können lähmend wirken und lassen keine Energie für das intime Zusammensein mit dem Partner mehr übrig. Andererseits kann ein lustvolles Sexualleben Depressionen verscheuchen.

Ein guter »Einstieg« in das sexuelle Leben kann die Masturbation sein. Indem eine Frau sich selbst berührt und erkundet, kann sie ihren Körper wieder lieben lernen.

Wenn die Einstellung zum Sex stimmt, ist das Körperliche eigentlich kein Problem mehr. Die Empfindungen können sich zwar infolge einer Brustkrebsbehandlung ändern. Die Brüste sind vielleicht nicht mehr so sensitiv wie früher. Aber möglicherweise entdecken Sie und Ihr Partner ja neue Wege, einander Lust zu bereiten.

Viele Frauen haben nach der Therapie das Gefühl, dass bestimmte Hautareale im Brustbereich und auf dem Arm der operierten Seite irgendwie taub sind oder dass es dort sticht und prickelt. Andere haben alle möglichen seltsamen Gefühle in der Achselhöhle oder spüren dort zunächst einmal gar nichts. Der erste Impuls ist häufig, diese Hautbereiche möglichst nicht zu berühren. Das ist falsch: Gerade durch häufiges Streicheln und zartes Berühren können die bei der Operation durchtrennten Nervenenden schneller wieder zusammenwachsen und fühlen lernen.

Eine hormonelle Behandlung katapultiert eine jüngere Frau vorzeitig und unvermittelt in die Wechseljahre. Dadurch werden eine Reihe von Veränderungen an ihrem Körper ausgelöst. Zum Beispiel kann sich die Vagina verändern: Die Schleimhäute werden mit der Zeit dünner, und die Scheide kann schrumpfen. Dieser Prozess lässt sich jedoch aufhalten, wenn Sie häufig mit Ihrem Partner schlafen.

Das Antiöstrogen Tamoxifen verursacht häufig eine trockene Scheide. Das Problem kann gelöst werden durch die Verwendung von Gleitgels. Das sind wasserlösliche Gels ohne Farbe und Geruch, die nicht verschreibungspflichtig sind. Gute Erfahrungen haben Frauen zum Beispiel mit »Gleitgelen« und »Femilind« gemacht. Ärzte raten davon ab, Vaseline, Öl oder andere Körperpflegeprodukte zu verwenden, weil dadurch Pilzinfektionen und Entzündungen hervorgerufen werden können. Wenn die Vagina beim Verkehr schmerzen sollte, hilft oft »Lidocaine Gel« ohne Chlorhexide. Sie können zwar auch dieses Mittel ohne Rezept in der Apotheke kaufen, dennoch empfehlen Fachleute, sich vorher mit dem Arzt zu beraten. Das Gel übt einen milden, lokal betäubenden Effekt auf die Scheidenschleimhaut aus, der sich allerdings auch auf den Penis erstrecken kann. Deshalb verwenden viele Männer zusätzlich ein Kondom. Salben wie »Hametum« oder »Bepanthen« lindern das Gefühl des Wundseins. Während einer Chemo- oder Strahlentherapie ist der Körper besonders anfällig für Infektionen. Mediziner empfehlen deshalb, in diesen Phasen Kondome zu verwenden.

Bestimmte Medikamente können das sexuelle Verlangen ganz erheblich reduzieren. Dazu gehören zum Beispiel Beruhigungsmittel, die manche Frauen nach der Behandlung gegen Depressionen einnehmen. Wenn Sie genauere Informationen suchen, sprechen Sie Ihren Arzt an.

Hilfreich für die Bewältigung von sexuellen Problemen nach einer Brustkrebsbehandlung können auch Gesprächsgruppen mit Frauen sein, die eine ähnliche Behandlung hinter sich haben.

Schwangerschaft und Schwangerschaftsverhütung

Während der Brustkrebsbehandlung geht es vor allem darum, möglichst nicht schwanger zu werden. Besonders dann nicht, wenn eine Chemotherapie erforderlich ist. Nach der Therapie stellen viele jüngere Frauen die Frage, ob sie wohl noch schwanger werden und ein Kind austragen können.

Vieles hängt dabei vom Alter ab. Während einer Chemotherapie, speziell wenn sie den Wirkstoff Cyclophosphamid enthält, setzt bei zahlreichen Frauen die Periode aus. Je jünger eine Frau ist, desto größer ist die Chance, dass ihre Eierstöcke die Arbeit wieder aufnehmen und die Regel wiederkommt. Ist eine Frau über 40 Jahre alt und steht relativ kurz vor den Wechseljahren, stellen die Eierstöcke höchstwahrscheinlich ihre Funktion ein.

Der Wirkstoff Tamoxifen, den viele Frauen über mehrere Jahre hinweg einnehmen, blockiert zwar in der Brust das Hormon Östrogen, aber er wirkt in anderen Körperregionen als mildes Östrogen (vgl. Kapitel 8, Hormontherapie). Tamoxifen macht in manchen Fällen vorübergehend unfruchtbar. Sollte eine Frau aber schwanger werden, dann kann das Mittel das Ungeborene schwer schädigen. Deshalb ist eine effektive Verhütung in dieser Zeit wichtig. Auch die so genannten GnRH-Analoga (vgl. Kapitel 8, Hormontherapie) machen eine Frau nur für die Zeit der Einnahme unfruchtbar.

Die meisten Ärzte raten Frauen mit Kinderwunsch, nach der Behandlung zwei Jahre abzuwarten. Dafür gibt es zwei Gründe: Zum einen ereignen sich die meisten Rückfälle in den ersten zwei Jahren nach der Therapie. Zum anderen kann die Frau sich in dieser Zeit so weit von den

Strapazen der Behandlung erholen, dass sie kräftig genug für Schwangerschaft und Geburt ist. Die Wartezeit reicht auch aus, damit der Körper eventuell vorhandene Reste von Chemotherapeutika und anderen Medikamenten abbauen kann. In dieser Phase ist es wichtig, für eine wirkungsvolle Kontrazeption zu sorgen. Selbst wenn die Periode noch nicht wieder eingesetzt hat, kann eine Frau schwanger werden.

Die Frage, ob eine Schwangerschaft das Risiko erhöht, einen Krebsrückfall zu erleiden, konnte bis heute noch nicht eindeutig geklärt werden. Der Verdacht geht dahin, dass die in der Schwangerschaft vermehrt gebildeten weiblichen Hormone das Wachstum von eventuell nach der Behandlung im Körper verbliebenen Krebszellen fördern könnten. Zweifelsfrei nachgewiesen ist diese These jedoch keineswegs.

Ein anderes Problem, über das Frauen mit Kinderwunsch nach ihrer Behandlung oft nicht so gerne sprechen, ist die Frage: »Werde ich lange genug leben, um mein Kind aufziehen können?« Eindeutige Antworten gibt es auf diese Frage nicht. Wenn bei der Operation eine Menge krebsbefallener Lymphknoten gefunden wurden oder wenn es sich um einen besonders aggressiven Tumortyp handelt, ist die Prognose zweifellos ungünstig. Dennoch können Ihnen die Ärzte nicht mehr als statistische Wahrscheinlichkeiten angeben, die in Ihrem persönlichen Fall nicht zutreffen müssen. Die Entscheidung ist schwierig; sie sollte von Frau und Mann gemeinsam genau überlegt und auch emotional getragen werden.

Und was ist mit den Brüsten, wenn eine Frau nach einer Brustkrebsbehandlung schwanger wird? Bei einer mastektomierten Brust kann sich nichts mehr verändern. Wenn noch eine gesunde Brust da ist, zeigen sich an ihr all die üblichen Symptome einer Schwangerschaft. Wurde eine Brust erhaltende Operation mit anschließender Bestrahlung vorgenommen, vergrößert sich die behandelte Brust nicht in demselben Ausmaß wie die andere: Schließlich hat der Chirurg Teile des Drüsengewebes entfernt; außerdem schädigt die Bestrahlung weitere Anteile. Meist produziert die operierte Brust nur wenig oder gar keine Milch.

Schwangerschaftsverhütung

Für viele jüngere Frauen ist nach einer Krebsbehandlung jedoch klar, dass sie keine Kinder mehr haben wollen. Sie suchen nach einer gleichzeitig effektiven und unschädlichen Form der Empfängnisverhütung. Viele Frauen, die früher die »Pille« genommen haben, fragen sich besorgt, ob ein hormonhaltiges Verhütungsmittel nicht vielleicht doch zu einem Rückfall führt (vgl. Kapitel 3, Die Pille).

Unter Medizinern ist diese Frage noch umstritten, und dementsprechend variieren die Empfehlungen zur optimalen Kontrazeption. Die einen raten generell zum Verzicht auf hormonelle Präparate nach einer Brustkrebserkrankung, weil langfristige und eindeutige Erfahrungen über die Auswirkungen fehlen. Andere Ärzte teilen diese grundsätzlichen Bedenken nicht. Die Deutsche Gesellschaft für Senologie empfiehlt, vorrangig andere Verhütungsmethoden anzuwenden.

Einig sind sich die Mediziner darin, dass Frauen, deren Tumoren rezeptorpositiv waren, besser keine östrogenhaltigen Verhütungsmittel verwenden sollten. Wenn es um Präparate auf reiner Gestagenbasis geht, scheiden sich die Geister wiederum: Die einen haben keinerlei Bedenken, die anderen raten zur Vorsicht. Frauen, in deren Tumoren keine Hormonrezeptoren zu finden waren, können nach Ansicht zahlreicher Experten beruhigter zu einem hormonalen Verhütungsmittel greifen. Empfohlen werden vor allem gestagenbetonte Kombinationspräparate, und zwar in Form einer Mikropille.

Als Alternative zur »Pille« kommen verschiedene Möglichkeiten in Betracht: Barrieremethoden wie das Diaphragma, die Portiokappe, Kondome für den Mann, Kondome für die Frau oder die symptothermale Methode, die auf Schleimbeobachtung und Temperaturmessung basiert. Über die Vor- und Nachteile der einzelnen Strategien informieren Gynäkologen und verschiedene Beratungsstellen, zum Beispiel Pro Familia und die Frauengesundheitszentren (Adressen vgl. Anhang).

Wechseljahre

Normalerweise sind die Wechseljahre ein langsamer Prozess, in dessen Verlauf sich der Körper an die Veränderungen des Hormonhaushalts anpassen kann. Die Eierstöcke stellen dabei Schritt für Schritt die Produktion der weiblichen Sexualhormone Östrogen und Gestagen ein. Allmählich verliert die Frau ihre Fähigkeit, auf natürlichem Weg schwanger zu werden und ein Kind auszutragen. Zu den emotionalen Problemen, die dieser Verlust auslösen kann, treten häufig eine ganze Reihe von körperlichen Beschwerden. Einigen Frauen machen diese Veränderungen nicht allzu viel aus, andere befinden sich auf einmal in einer heftigen Lebenskrise.

Eine Brustkrebsbehandlung kann eine Frau, die eigentlich noch zu jung für »den Wechsel« ist, unvermittelt in diese Umbruchphase hineinkatapultieren – etwa durch eine Therapie mit Hormonpräparaten oder durch eine Entfernung der Eierstöcke (vgl. Kapitel 8, Hormontherapie). Zu den Belastungen durch die Krankheit addieren sich dann oft auch noch die üblichen klimakterischen Beschwerden.

Zu den klassischen körperlichen Symptomen des Klimakteriums zählen Hitzewallungen, Nachtschweiß sowie Trockenheit und Ausdünnung der Scheidenschleimhaut. Durch die hormonellen Veränderungen wächst zudem die Gefahr, dass die Knochen brüchiger werden und es zu Herzerkrankungen kommt.

Vielen Frauen werden heute Hormonersatzpräparate angeboten, um die versiegende Produktion im Körper auszugleichen. Können auch Frauen nach einer Brustkrebsbehandlung solche Mittel unbedenklich einnehmen?

Vor einigen Jahren haben Experten eine »Hormonsubstitution« bei Frauen nach Brustkrebs noch strikt abgelehnt. Mittlerweile halten die meisten Ärzte eine solche Behandlung für vertretbar, allerdings nur unter bestimmten Bedingungen und individuell auf die Frau abgestimmt. Definitive Aussagen dazu könnten aber derzeit nicht getroffen werden, betont die Deutsche Gesellschaft für Senologie. Dazu müsse man die Ergebnisse einiger Studien abwarten.

Die Senologengesellschaft weist darauf hin, dass Wechseljahrsbeschwerden häufig durch Tamoxifen gelindert werden. Dieses Antiöstrogen, das viele Brustkrebspatientinnen im Rahmen der Hormontherapie einnehmen, kann auch vor Osteoporose schützen. Sollte eine Patientin trotz Tamoxifen-Einnahme unter starken klimakterischen Beschwerden leiden, dann sei unter Umständen eine zusätzliche Gabe von Gestagenen zu empfehlen, so die Deutsche Gesellschaft für Senologie. Nach Beendigung der Tamoxifen-Therapie kämen spezielle Östrogen-Gestagen-Kombinationen in Betracht.

Frauen mit hormonrezeptornegativen Tumoren erhalten selten Tamoxifen. Wenn bis zwei Jahre nach der Operation kein Rückfall aufgetreten ist, können diese Frauen nach Ansicht der Senologengesellschaft eine Hormonsubstitution mit Östrogenen und Gestagenen beginnen. Der daraus resultierende Nutzen sei um ein Vielfaches höher als das mögliche Restrisiko.

Zahlreiche Frauen lehnen die Behandlung mit Hormonersatzstoffen allerdings ohnehin ab, weil sie möglichst wenig »Chemie« zu sich nehmen wollen und weil sie keine Lust haben, über viele Jahre hinweg regelmäßig Pillen zu schlucken. Stattdessen bevorzugen sie natürliche Mittel, um mit Beschwerden in dieser Lebensphase fertig zu werden und zukünftigen Gesundheitsproblemen vorzubeugen.

Einer Osteoporose lässt sich zum Beispiel mit einer kalziumreichen Ernährung, die ausreichend Vitamin D enthält, entgegenwirken. Und regelmäßiges Krafttraining in Bodybuilding-Manier hat sich als besonders effektiv gegen die Knochenbrüchigkeit erwiesen. Allerdings ist dabei nach einer Brustkrebsoperation Vorsicht geboten, denn Arm und Schultergelenk der betroffenen Seite sollten keinesfalls überlastet werden. Rauchen ist ausgesprochen schlecht für die Knochengesundheit. Wer auf Zigaretten verzichtet und sich viel bewegt, unterstützt nebenbei auch die Herzfunktion.

Gegen Beschwerden, wie Hitzewallungen und Stimmungsschwankungen, gibt es viele Hausmittel, erdacht und erprobt von Generationen von Frauen. Sie finden sich zum Teil in der »Wechseljahre-Literatur«, die mit zahlreichen Titeln auf dem Markt vertreten ist. In diesen Büchern wird häufig auch die psychische und spirituelle Seite dieser Zeit des Übergangs behandelt. In vielen Städten haben sich Frauen in

Menopausen-Gruppen zusammengetan, um sich gegenseitig zu unterstützen.

Beruf

Einigen Frauen kann es nach der Erstbehandlung nicht schnell genug gehen: Sie möchten lieber heute als morgen an ihren Arbeitsplatz zurückkehren. Andere wiederum zögern, sei es, weil sie ihren Kräften noch nicht so recht vertrauen, sei es, weil sich ihre Wertvorstellungen durch die Erkrankung verschoben haben. Die Berufstätigkeit ist für sie einfach nicht mehr so wichtig wie früher.

Die Motivation, wieder in den Beruf zurückzukehren, hat mit vielen Faktoren zu tun: mit dem Spaß an der Arbeit, mit dem Verhältnis zu den Kollegen, zum Chef, mit der Schwere der Erkrankung, mit der finanziellen Situation, oft auch mit dem Alter. Denn wer ohnehin kurz vor dem Rentenalter steht denkt vielleicht unbelasteter und weniger wehmütig an den Ausstieg als eine junge Frau mit großem Interesse am Beruf.

Berufstätigkeit bedeutet für viele Frauen weitaus mehr, als wirtschaftlich unabhängig zu sein: Je nach Qualifizierung trägt der Job zum Selbstwertgefühl bei und bietet die Möglichkeit, mit anderen Menschen in Kontakt zu kommen. Durch die Rückkehr an den alten Arbeitsplatz gelingt es oft, die Krankheit schneller zu bewältigen. Nicht zuletzt deshalb, weil weniger Zeit fürs Grübeln bleibt.

Auf der anderen Seite kann der Beruf körperlich und seelisch sehr belastend sein und Stress hervorrufen. Dauerstress aber schwächt den Organismus – und das ist nun wirklich das Letzte, was eine Frau nach ihrer Krebserkrankung will. Wenn eine Frau ihre Leistungsfähigkeit erst einmal erproben will, bevor sie wieder voll in den Beruf einsteigt, kann sie das »Hamburger Modell« (siehe weiter unten) nutzen.

Viele unter den vormals berufstätigen Frauen kehren innerhalb eines Jahres nach Behandlungsbeginn ohne größere Probleme an ihren alten Arbeitsplatz zurück. Manche Frauen möchten zwar wieder arbeiten, können ihre gewohnte Tätigkeit jedoch aus gesundheitlichen Gründen nicht wieder aufnehmen, etwa weil sie ein Lymphödem haben und deshalb ihren handwerklichen Beruf nicht mehr ausüben können. In diesen Fällen ist vielleicht eine Umsetzung im Betrieb möglich oder eine längerfristige Umwandlung der Stelle in eine Halbtagsbeschäftigung. Dabei ist jedoch zu beachten, dass eine Tätigkeit auf Teilzeitbasis die Rentenansprüche verringert.

Es ist ratsam, die Stelle nur dann zu wechseln, wenn die eigenen Vorstellungen und Möglichkeiten sich in der alten Firma partout nicht verwirklichen lassen. Eine Kündigung sollte nur mit dem Rückhalt eines neuen Arbeitsvertrags ausgesprochen werden. Denn die Konsequenzen einer unter Umständen längeren Arbeitslosigkeit können eine an Krebs erkrankte Frau besonders hart treffen. Und: Kommt es ausgerechnet während der Arbeitslosigkeit zum Krankheitsrückfall, dann wird Krankengeld nur in Höhe des Arbeitslosengelds gezahlt.

Wenn im alten Beruf nichts mehr geht, bleibt immer noch die Möglichkeit einer Umschulung in einen anderen als den erlernten Beruf. Die Kosten für solche »berufsfördernden Maßnahmen« übernehmen in der Regel die Rentenversicherung oder das Arbeitsamt. Über die Varianten der beruflichen Wiedereingliederung informiert umfassend die Rehabilitationsberatung des Arbeitsamts.

Noch werden diese abgestuften Möglichkeiten in Deutschland nicht sehr häufig genutzt. Vielmehr wird Krebskranken vom Arbeitgeber, von den Krankenkassen und den Rentenversicherern oft der »wohlverdiente Ruhestand« nahe gelegt – bevor eine Wiedereingliederung überhaupt ernsthaft versucht wurde. Dahinter steht die Vorstellung, dass Krebs unweigerlich mit langem Siechtum und vorzeitigem Tod gekoppelt sei. Dass es zahlreiche Menschen gibt, die sich nach ihrer Erkrankung jahrelang ihres Lebens erfreuen, wird kaum berücksichtigt. Und dass die berufliche Leistungsfähigkeit dieser ehemaligen Patienten kaum nachlässt – das zeigen etliche Studien –, hat sich auch noch nicht herumgesprochen.

Es ist deshalb nicht verwunderlich, wenn Frauen mit Brustkrebs ihre Krankheit gegenüber Chef und Kollegen lieber verheimlichen. Sie wollen weder diskriminiert noch bemitleidet werden. Auf der anderen Seite geht ihnen dadurch möglicherweise eine ganze Menge Unterstützung verloren, wenn es ihnen mal nicht so gut geht. Manchen Frauen ist es geradezu ein Bedürfnis, die nächsten Kollegen über ihre Situation aufzuklären. Zum einen, weil sie keine Energie aufs Geheimhalten verschwenden wollen, zum anderen, weil sie auf Solidarität in möglicherweise schwieriger Zeit vertrauen.

Eine Empfehlung für die eine oder andere Verhaltensweise abzugeben, ist nicht einfach: Es kommt dabei immer auf die Beziehung zu den Menschen am Arbeitsplatz an, auf die eigene psychische Verfassung und natürlich auch auf den Gesundheitszustand. Wenn eine Frau häufig während der Arbeitszeit zum Arzt muss, wird es schwer sein, den Grund über lange Zeit geheimzuhalten. Zur Offenlegung verpflichtet ist eine Frau nach der Brustkrebsbehandlung jedoch nicht, auch nicht gegenüber dem Arbeitgeber.

Lebensversicherungen

Der Abschluss einer Lebensversicherung ist auch nach einer Krebsbehandlung in vielen Fällen möglich. Allerdings ist der bürokratische Aufwand meist größer, als er es vor der Diagnose gewesen wäre. In der Regel sind, abgestuft nach Krankheitsstadien, bestimmte Zuschläge zu zahlen und Wartezeiten (»Zurückstellungsfristen«) einzuhalten. Innerhalb der Zurückstellungsfrist wird der Versicherungsantrag üblicherweise nicht angenommen. Ein Antrag hat erst nach Ablauf dieser Frist Aussicht auf Erfolg.

Grundsätzlich erwarten die Versicherer, dass die Antragstellerin als geheilt gilt. Diese Bedingung ist dann erfüllt, wenn die Frau nach der Erstbehandlung an einem Nachsorgeprogramm teilnimmt und keine Anzeichen für einen Krebsrückfall vorliegen. Eine entsprechende Bescheinigung des Arztes, der die Nachsorgeuntersuchungen vornimmt, genügt als Nachweis.

Zuschläge und Wartezeiten werden nach Risikoklassen berechnet. Je nach Versicherungsgesellschaft sind die Konditionen unterschiedlich. Als maßgebliches Beispiel sei hier die Anfang 2000 revidierte Einstufungsskala der Münchner Rückversicherungs-Gesellschaft (Münchner Rück) genannt:

- Carcinoma in situ: keine Wartezeit; in günstigen Fällen ist eine normale Annahme des Antrags möglich
- Stadium T1 N0 M0: Zurückstellung für zwei Jahre; jeweils 12,5 Promille Zuschlag in den ersten sieben Jahren
- Stadium T2 N0 M0: Zurückstellung für vier Jahre; jeweils 17,5 Promille Zuschlag in den ersten fünf Jahren
- Stadium T3-4 N0 M0: Zurückstellung für fünf Jahre; jeweils 20 Promille Zuschlag in den ersten vier Jahren
- Stadium T1 N1 M0: Zurückstellung für fünf Jahre; jeweils 20 Promille Zuschlag in den ersten vier Jahren

Höhere Tumorstadien mit Lymphknoten- oder Fernmetastasen, inflammatorische Karzinome oder Fälle mit »hochgradiger, proliferativer Mastopathie« in der verbliebenen Brust werden abgelehnt. In der Regel wird neben dem temporären Zuschlag ein geringer Dauerzuschlag für die gesamte Versicherungslaufzeit erhoben.

Soziale Leistungen

Das berühmte »soziale Netz« ist dazu da, um auch Sie in einer schwierigen Lebenssituation aufzufangen. Viele Frauen schrecken davor zurück, sich mit dem System der sozialen Leistungen vertraut zu machen. Manche, weil sie allzu bescheiden sind und sowieso keine Ansprüche stellen wollen. Andere haben einfach keine Lust, sich mit Behördendeutsch, Kleingedrucktem und einer undurchsichtigen Bürokratie auseinander zu setzen.

Zugegeben: Besonders unterhaltsam ist die Materie nicht. Aber es lohnt sich, zumindest einen groben Überblick über die eigenen Möglichkeiten und Rechte zu haben. Bei den Einzelheiten können die vielen Berater und Beratungsstellen helfen, die auch für Krebskranke da sind. Dazu gehört zunächst der Sozialdienst im Krankenhaus, weiterhin zählen dazu die psychosoziale(n) Beratungsstelle(n) am Wohnort, der soziale Dienst Ihrer Krankenkasse, das Sozialamt, eine der kommunalen Sozialstationen, die Verbände der freien Wohlfahrtspflege, wie zum Beispiel das

Rote Kreuz oder die Caritas, aber auch die telefonischen Krebsinformationsdienste (Adressen vgl. Anhang). Im Übrigen unterhalten alle für Sozialleistungen zuständigen Institutionen – die so genannten Sozialleistungsträger – ihre eigenen Beratungsstellen, die Ihnen offen stehen. Sie können sich bei diesen Einrichtungen individuell und kostenlos beraten lassen. Und noch ein Tipp: Die »Frauenselbsthilfe nach Krebs« (vgl. Kapitel 7 und Anhang) gibt eine sehr ausführliche Broschüre, »Soziale Informationen«, heraus, die laufend auf den neuesten Stand gebracht wird.

Die Kosten für die sozialen Hilfen übernehmen in Deutschland folgende Institutionen:

- Krankenversicherungen
- Rentenversicherungen
- Pflegeversicherung
- Versorgungsämter
- Arbeitsämter
- Sozialämter

Jeder dieser Sozialleistungsträger ist gesetzlich verpflichtet, Ihnen allgemeine Auskünfte zu geben, Anträge entgegenzunehmen und diese, falls selbst nicht zuständig, an die richtige Stelle weiterzuleiten.

Wovon soll ich leben?

Diese Frage stellen sich viele Frauen mit Brustkrebs, die gewohnt sind, selbst für ihren Lebensunterhalt zu sorgen, oder deren Lohn oder Gehalt ein wesentlicher Beitrag zum Familieneinkommen ist. Zunächst läuft alles weiter wie bisher: In den ersten sechs Wochen Ihrer Krankschreibung ist Ihnen die Entgeltfortzahlung Ihres Arbeitgebers sicher. Viele Frauen brauchen aber mehr Zeit, bevor Sie an den Arbeitsplatz zurückkehren können (und wollen).

Sofern der behandelnde Arzt Ihnen nach Ablauf der sechs Wochen weiterhin Arbeitsunfähigkeit attestiert, springt die Krankenkasse mit dem »Krankengeld« ein. Dieses wird höchstens 78 Wochen lang am Stück für eine Krankheit gezahlt. 78 Wochen – das sind immerhin anderthalb Jahre, in denen die Kasse monatlich eine Summe überweist, die meist etwas weniger als 90 Prozent des letzten Nettoeinkommens beträgt. Wenn Sie nach dem Krankenhausaufenthalt erst einmal eine Anschlussheilbehandlung oder eine Nachsorgekur machen, für die Ihr Rentenversicherungsträger aufkommt, dann zahlt dieser Ihnen für die Dauer der Kur ein so genanntes Übergangsgeld in Höhe des Krankengelds (vgl. Kapitel 9). Falls die Krankenkasse die Kosten der Kur trägt, läuft das Krankengeld weiter. Nach der Rückkehr aus der Rehabilitationsklinik gibt es, falls Sie weiterhin von Ihrem Arzt krank geschrieben sind, auf jeden Fall wieder Krankengeld.

Viele berufstätige Frauen möchten nach der Behandlung zwar gerne wieder an ihren alten Arbeitsplatz zurückkehren, würden aber lieber anders als früher arbeiten. Manche wollen nicht mehr ganz so heftig »ranklotzen« wie früher und hätten statt der Ganztagsstelle lieber einen Teilzeitvertrag. Andere müssen ihre frühere Tätigkeit aufgeben, weil sie dadurch nach der Brustoperation zu sehr belastet würden. Einer Kassiererin zum Beispiel kann nicht mehr zugemutet werden, dass sie am laufenden Band mit dem Arm der betroffenen Seite Waren hebt – die Gefahr eines Lymphödems ist zu groß. Aus dem selben Grund darf eine Frau mit einem Büroberuf jetzt nicht mehr stundenlang am Computer sitzen. Im Idealfall ist dann eine innerbetriebliche Umsetzung auf einen »armfreundlicheren« und den Vorstellungen der Frau entsprechenden Arbeitsplatz möglich. In manchen Fällen ist eine Umgestaltung des alten Arbeitsplatzes nötig, damit die Frau wieder ihre frühere Tätigkeit ausüben kann.

Wenn Sie lieber erst einmal prüfen wollen, wie Sie mit den Anforderungen am alten Arbeitsplatz zurechtkommen, könnte das »Hamburger Modell« der richtige Weg sein. Bei dieser »Maßnahme zur stufenweisen Wiedereingliederung« arbeiten Sie nur so viele Stunden am Tag, wie Sie es verkraften. Das Gute daran ist: Sie müssen dabei nicht das Gefühl haben, Ihrem Arbeitgeber zur Last zu fallen. Denn Sie gelten weiterhin als arbeitsunfähig: Sie erhalten also volles Krankengeld, der Arbeitgeber wird bei bei dieser Maßnahme nicht zur Kasse gebeten. Das gibt Ihnen die Chance, Ihre Belastbarkeit ohne allzu großen Leistungsdruck zu testen. Aber: Ohne das Einverständnis des Arbeitgebers geht nichts; weder Sie noch irgendeine Behörde können ihn dazu zwingen. Er kann aber möglicherweise überzeugt werden – dabei können Ihnen am besten Ihr Arzt und die Krankenkasse helfen.

Das Vorgehen in Kurzform: Zunächst stellen Sie mit Ihrem behandelnden Arzt auf einem speziellen Formular einen »Wiedereingliederungsplan« auf. Dabei können Sie ganz flexibel vorgehen: Sie könnten zum Beispiel mit vier Stunden pro Tag beginnen und die Arbeitszeit allmählich auf sechs, sieben, acht Stunden steigern. Oder Sie fangen mit drei vollen Arbeitstagen in der Woche an und erhöhen das Pensum Schritt für Schritt auf vier und fünf Arbeitstage. Auch Teilzeitbeschäftigte können das »Hamburger Modell« entsprechend abgewandelt nutzen. Zusätzliche Einschränkungen – kein Nachtdienst, kein Schichtdienst, kein Wochenenddienst – sind möglich.

Ihr Plan muss anschließend die Zustimmung des Arbeitgebers finden, bevor er der Krankenkasse vorgelegt wird. In der Regel bewilligen die Krankenkassen zunächst sechs bis acht Wochen, maximal aber sechs Monate, damit Sie Ihre Belastbarkeit testen können. In vielen Fällen beteiligen sich auch die Arbeitgeber an den Kosten der Eingliederung; dann zahlt die Krankenkasse das Entgelt bis zur Höhe des Ihnen zustehenden Krankengelds drauf. Ziel dieser Maßnahme, die schon viele Frauen genutzt haben, ist die dauerhafte Reintegration in das Arbeitsleben. Über die Detailregelungen zum »Hamburger Modell« informieren die Krankenkassen und psychosoziale Beratungsstellen.

Auch bei allen anderen Verhandlungen mit Ihrem Arbeitgeber können Sie sich von Fachleuten unterstützen lassen, zum Beispiel von Beratungsstellen an Ihrem Wohnort. In manchen Fällen sind auch die Sozialarbeiter in Kliniken für Anschlussheilbehandlungen dazu bereit, mit Ihrem Arbeitgeber über die Modalitäten Ihrer Rückkehr in den Beruf zu verhandeln. Die Krankenkassen haben einen speziellen Dienst für solche Fragen eingerichtet: die so genannte Rehabilitationsberatung. Darüber hinaus finden Sie bei einigen Kassen Unterstützung durch Sozialpädagogen und Sozialarbeiter, die im Bedarfsfall auch zu Ihnen nach Hause kommen. Sollte eine Wiedereingliederung oder eine Umsetzung in

Soziale Leistungen

Ihrem Betrieb nicht möglich sein, berät man Sie bei diesen Stellen über Umschulungsmöglichkeiten oder vermittelt Sie an Fachdienste. Für die Vergabe sozialer Leistungen gilt zwar der Grundsatz »Rehabilitation vor Rente« – wenn jedoch alle Möglichkeiten der medizinischen und beruflichen Rehabilitation ausgeschöpft sind, sollte ein Rentenantrag bei der zuständigen Rentenversicherungsanstalt gestellt werden. In den meisten Fällen wird es sich dabei entweder um die Bundesversicherungsanstalt für Angestellte (BfA) in Berlin oder eine der Landesversicherungsanstalten handeln. Der Antrag sollte möglichst schon sechs Monate vor Auslaufen des Krankengelds gestellt werden – so lange dauert es in der Regel, bis das Rentengesuch bearbeitet ist. Wenn Sie früh genug reagieren, dürfte keine Einkommenslücke entstehen.

Derzeit gibt es drei Rentenarten. Sie werden jeweils nur dann gewährt, wenn die Antragstellerin vorher lange genug Beiträge in die Rentenkasse eingezahlt hat:

- Rente wegen teilweiser Erwerbsminderung
- Rente wegen voller Erwerbsminderung
- Rente wegen Erreichen der Altersgrenze

Um eine Rente zu erhalten, ist eine Beitragszeit von mindestens 60 Kalendermonaten Voraussetzung. Eine weitere Bedingung ist, dass die Antragstellerin während der letzten fünf Jahre vor Rentenbeginn 36 Monate lang ihre Pflichtbeiträge in die Rentenversicherung gezahlt hat. Wenn eine Frau mit Brustkrebs also die Altersgrenze erreicht und lange genug Beiträge eingezahlt hat, kann sie eine normale Altersrente beantragen. In jüngeren Jahren kommt möglicherweise eine »Rente wegen verminderter Erwerbsfähigkeit« in Frage. Dabei wird zwischen einer »Rente wegen teilweiser Erwerbsminderung« und einer »Rente wegen voller Erwerbsminderung« differenziert. Beide Renten werden grundsätzlich auf Zeit, maximal aber für drei Jahre gezahlt.

Als »volle Erwerbsminderung« gilt, wenn eine Versicherte aus gesundheitlichen Gründen weniger als drei Stunden täglich arbeiten kann, von einer »teilweisen Erwerbsminderung« wird gesprochen, wenn sie drei bis sechs Stunden arbeiten kann. Über die Einstufung entscheidet der

Medizinische Dienst des Rentenversicherungsträgers. Sollte der Arzt feststellen, dass die Patientin noch mindestens sechs Stunden täglich leistungsfähig ist, dann »steht dem Versicherten keine Erwerbsminderungsrente zu«, heißt es bei der Bundesversicherungsanstalt für Angestellte (BfA) in Berlin. Allerdings bezieht sich diese Leistungsfähigkeit nicht nur auf den erlernten Beruf, sondern auf alle Tätigkeiten. Einer Ärztin beispielsweise, die aufgrund ihrer Krankheit nicht mehr in ihrem Beruf arbeiten kann, darf demnach eine Tätigkeit in einem anderen Beruf zugemutet werden. Bei Fragen zu dieser schwierigen Materie können Sie sich direkt an die BfA wenden, aber auch an so genannte BfA-Versichertenberater in Ihrer Region (Adressen erfahren Sie bei der BfA und bei den Versicherungsämtern an Ihrem Wohnort). BfA-Versichertenberater stellen ihre Hilfe kostenlos zur Verfügung und sind oft besser zu erreichen als die große Behörde in Berlin.

Wenn Sie durch Ihre Krankheit in finanzielle Not geraten, hilft Ihnen das Sozialamt – sofern kein anderer Kostenträger vorhanden ist, wie zum Beispiel die Pflegeversicherung. Sie können Leistungen nach dem Bundessozialhilfegesetz beantragen, wenn Sie über keine oder keine ausreichenden eigenen Einnahmen oder Vermögen verfügen und keine Angehörigen haben, die Sie unterstützen. Folgende Unterstützung können Sie erwarten: Hilfe zum Lebensunterhalt, (Teil-)Erstattung der Kosten für Miete, Heizung, Bekleidung und Hausrat sowie einen Barbetrag zur persönlichen Verfügung. Wenn Sie Hilfe im Haushalt oder eine Pflegekraft brauchen, werden die Kosten in der Regel entweder von der Krankenkasse, der Pflegeversicherung oder dem Sozialamt übernommen. Sie sind auch finanziell abgesichert, falls Sie in ein Pflege- oder Altersheim übersiedeln sollten.

Hilfen zu Hause

Sobald Sie die Diagnose Krebs erhalten, geht zunächst einmal Ihre Gesundheit vor. Jetzt sollten die Ansprüche, die Familie, Haushalt und Beruf an Sie stellen, für eine Weile zurückstehen, damit Sie Ihre Kraft auf die Heilung konzentrieren können. Nutzen Sie in dieser Situation die Hilfsmöglichkeiten von außen, die Ihnen zur Verfügung stehen. Dazu zählen:

- Haushaltshilfe
- Häusliche Krankenpflege
- Häusliche Pflegehilfe

In folgenden Situationen könnten Sie diese Unterstützung vielleicht gut gebrauchen: Zum Beispiel nach der Entlassung aus dem Krankenhaus, wenn Sie sich noch schwach auf den Beinen fühlen und eigentlich noch behandlungs- oder pflegebedürftig sind. Dann kann Ihr Arzt Ihnen »Haushaltshilfe und häusliche (Kranken-)Pflege« verordnen – in der Regel für vier Wochen. Oder wenn Sie in Kur fahren möchten, aber niemand da ist, der sich in dieser Zeit um Ihre Familie kümmern könnte: Auch in diesem Fall kann der Arzt eine Haushaltshilfe verschreiben (vgl. Kapitel 9). Bei länger dauernder Pflegebedürftigkeit sollten Sie mit Ihrem Hausarzt besprechen, ob ein Antrag auf Leistungen der Pflegeversicherung sinnvoll ist.

Die Kosten für die einzelnen Dienstleistungen übernimmt Ihre Krankenkasse oder die Pflegekasse. Zum Teil beschäftigen die Kassen eigene Fachkräfte, zum Teil beauftragen Sie andere Stellen damit, Ihnen Hilfe zu leisten. Dabei handelt es sich um Sozialstationen, die entweder kommunal geführt werden oder von den Verbänden der freien Wohlfahrtspflege. Auch viele Hauspflegedienste auf privatwirtschaftlicher Basis haben entsprechende Verträge mit den Krankenkassen abgeschlossen.

Wenn einer dieser ambulanten Dienste sich um Sie kümmert, können Sie sicher sein, von Fachkräften betreut zu werden: Das gilt für die haushaltliche Hilfe ebenso wie für die medizinische Pflege, in der examinierte Schwestern und Pfleger tätig sind. Häufig beschäftigen die Dienste darüber hinaus Zivildienstleistende, die für verschiedene Hilfstätigkeiten wie Einkaufen oder Fahrdienste eingesetzt werden. Zu den Serviceleistungen der Sozialstationen gehören unter anderem »Essen auf Rädern« und oft auch Besuchsdienste.

In einigen Städten gibt es seit einigen Jahren ambulante Pflegedienste, die sich ganz auf die Betreuung von Krebskranken spezialisiert haben. Auch diese Dienste haben meist Verträge mit den Krankenkassen, sodass die Kostenübernahme gewährleistet ist.

Schwerbehindertenausweis

Jede Frau, die eine Brustkrebsoperation hinter sich hat, kann einen Schwerbehindertenausweis erhalten – und zwar unabhängig davon, ob ihre Brust bei dem Eingriff erhalten oder ob sie amputiert wurde. Der Ausweis bescheinigt ihr eine mindestens 50-prozentige Behinderung und berechtigt dazu, fünf Jahre lang bestimmte Vergünstigungen – vor allem am Arbeitsplatz – in Anspruch zu nehmen.

Die wesentlichen Hilfen für Schwerbehinderte sind:

- Kündigungsschutz
- Zusatzurlaub von fünf Tagen
- Für Lehrerinnen: Herabsetzung der Schulpflichtstunden
- Steuervorteile
- Erhöhung des Grundfreibetrags beim Wohngeld
- Herabsetzung des Rentenalters für die Altersrente auf das 60. Lebensjahr (ab 2001 auf das 63. Lebensjahr)

Bei fortgeschrittener Erkrankung oder wenn Sie unter zusätzlichen Behinderungen leiden, die ihre Gehfähigkeit deutlich einschränken, sind weitere Vergünstigungen möglich. Zum Beispiel:

- Fahrpreisermäßigungen in öffentlichen Verkehrsmitteln
- Telefongrundgebührenermäßigung
- Befreiung von der Fernseh- und Rundfunkgebühr

Automatisch gibt es den Ausweis nicht – Sie müssen ihn beantragen. Das entsprechende Formular gibt es bei Ihrer Krankenkasse oder bei der Stadt- oder Gemeindeverwaltung. Auch Krankenhaussozialdienste haben die Unterlagen oft vorrätig.

Beim Ausfüllen kann Ihnen der Soziale Dienst Ihrer Krankenkasse helfen oder eine Fachkraft in einer psychosozialen Beratungsstelle. Der ausgefüllte Antrag wird an das Versorgungsamt Ihres Wohnorts geschickt. Es empfiehlt sich, gleich einen Arztbericht, den Sie von Ihrem (Haus-)Arzt erhalten, mitzusenden – dann geht die Bearbeitung erfahrungsgemäß schneller vonstatten. Das Versorgungsamt kann seinerseits Gutachten vom behandelnden Arzt anfordern. Nachdem der Medizinische Dienst des Versorgungsamts die Unterlagen geprüft hat, setzt er für Sie einen »Grad der Behinderung« (GdB) fest. Es kann bis zu einem halben Jahr dauern, bis Sie den Ausweis in Händen halten.

Nach der Entfernung einer bösartigen Geschwulst im Stadium 1 werden in der Regel 50 Grade der Behinderung anerkannt, bei Stadium 2 sind es 60 Grade, in höheren Stadien mindestens 80 Grade.

Falls Sie berufstätig sind und einen Schwerbehindertenausweis beantragen, sollten Sie fairerweise Ihren Arbeitgeber darüber informieren, denn für ihn ergeben sich etliche rechtliche Konsequenzen daraus – eine Kündigung ist zum Beispiel nur noch unter großen Erschwernissen möglich. Und wenn Sie die Personalabteilung nicht über Ihren Sonderstatus in Kenntnis setzen, entgehen Ihnen die fünf Tage Zusatzurlaub.

Nach viereinhalb Jahren, also kurz vor Ablauf der Geltungsdauer, flattert der Ausweisbesitzerin ein so genannter Anhörungsbogen ins Haus. »Viele legen das Schreiben weg und kümmern sich nicht weiter darum«, sagt die Pressesprecherin der Frauenselbsthilfe nach Krebs. Das sei aber ein Fehler. Wenn die Frau sich nämlich nicht postwendend um die Verlängerung ihres Ausweises kümmert, gilt sie nach Ablauf der fünf Jahre lediglich als zu 30 Prozent behindert, wenn sie eine Brust verloren hat und höchstens bis zu 20 Prozent behindert, wenn sie eine Brust erhaltende Operation hatte. Das aber bedeutet den Verlust fast aller Vergünstigungen. Nur wenn zu diesem »Sockelanteil« eine weitere behindernde Krankheit hinzukommt, ist eine Höherstufung möglich.

Frauen, die Fragen zum Schwerbehindertenrecht haben oder Rechtsberatung wünschen, können sich zum Beispiel an die Frauenselbsthilfe nach Krebs wenden.

Sonstige Hilfen

- Bei Fahrten zur ambulanten Strahlen- oder Chemotherapie im eigenen Auto, im Taxi oder mit öffentlichen Verkehrsmitteln erstattet die Krankenkasse die Kosten, soweit sie 13 Euro pro Fahrt übersteigen (Stand: Frühjahr 2002). Voraussetzung: Der Arzt muss die Krankenfahrt vorher verordnet haben; er entscheidet auch darüber, welches Beförderungsmittel in Anspruch genommen werden kann.
- Hilfsmittel, wie zum Beispiel Brustprothesen, Perücken oder Rollstühle, werden je nach Krankenkasse zum Teil oder ganz erstattet. Voraussetzung: Die Hilfsmittel müssen vom Arzt verordnet und von der Krankenkasse vor der Beschaffung genehmigt werden. Ihre Chancen auf Erfolg steigen, wenn Sie persönlich Kontakt mit der Krankenkasse aufnehmen. Die Höhe der eventuell fälligen Zuzahlung ist immer einkommensabhängig (vgl. Kapitel 9, Prothesen und Büstenhalter).
- Wer nur ein geringes Einkommen hat, kann sich unter Umständen von der Zuzahlung zu Arznei-, Heil- und Hilfsmitteln befreien lassen oder die erforderliche Eigenbeteiligung zumindest reduzieren. Der Gesetzgeber hat für diese Situationen eine »Sozialklausel« und eine »Überforderungsklausel« geschaffen, für die jeweils bestimmte Einkommensgrenzen maßgeblich sind. Einzelheiten erfahren Sie bei Ihrer Krankenkasse.

Härtefonds

Krebspatienten, die aufgrund ihrer Erkrankung in finanzielle Schwierigkeiten geraten sind, können Gelder aus verschiedenen Härtefonds, Stiftungen oder aus Spenden erhalten. So verfügt zum Beispiel die Deutsche Krebshilfe über einen Härtefonds, aus dem Patienten relativ unbürokratisch eine Finanzbeihilfe erhalten können (Adresse vgl. Anhang). Die Höhe des Betrags, der in der Regel nur einmal gewährt wird, ist vom Familieneinkommen abhängig. Finanzielle Unterstützung bieten auch die Krebsgesellschaften in einigen Bundesländern. Das Bundespräsidialamt verfügt über einen Härtefonds für in Not geratene Bürger. Detaillierte Auskünfte über die diversen Möglichkeiten erhalten Sie von Sozialdiensten, psychosozialen Beratungsstellen und von der Deutschen Krebshilfe.

Exkurse:
Wer leistet Hilfe in der Schweiz?

Krankenversicherung: In der Schweiz gibt es seit 1996 eine Versicherungspflicht. Im Rahmen der obligatorischen Krankenpflegeversicherung werden die Kosten für eine Behandlung in der Allgemeinabteilung eines Spitals übernommen. Die obligatorische Krankenpflegeversicherung deckt ebenfalls unter gewissen Bedingungen die Kosten für ambulante Behandlungen, spitalexterne Pflege und Arzneimittel ab. Ebenso werden die Kosten für eine Psychotherapie bei einem Arzt (FMH für Psychiatrie oder Psychotherapie) beziehungsweise bei einem Psychotherapeuten unter ärztlicher Aufsicht übernommen. Zu den Pflichtleistungen gehören auch die von diplomierten Fachkräften vorgenommenen Physiotherapien, wenn sie auf ärztliche Anordnung erfolgen.

Die Kosten für einen ärztlich verordneten Kuraufenthalt werden zum Teil zurückerstattet, sofern der Bericht des einweisenden Arztes die Notwendigkeit einer stationären Rehabilitation überzeugend begründen kann. Für Aufenthalte zu Erholungszwecken werden von der Krankenpflegeversicherung kaum Leistungen erbracht.

Transportkosten für Fahrten in onkologische Zentren, etwa für eine Strahlentherapie, werden in der Regel nicht übernommen. Zum Teil bieten kantonale Krebsligen einen kostenlosen oder stark verbilligten Transportdienst an.

Freiwillige Zusatzversicherung: Wer sich nicht mit den Leistungen der obligatorischen Krankenpflegeversicherung begnügen will, kann eine Zusatzversicherung abschließen. Diese unterliegt den Regeln des Privatversicherungsrechts. Dabei gilt das Prinzip der Vertragsfreiheit – und dies für beide Seiten. Versicherer können den Abschluss wegen eines »erhöhten Risikos« verweigern, zum Beispiel aufgrund des Alters oder bereits bestehender gesundheitlicher Beeinträchtigungen.

»**Definitive Brustexoprothesen**«: Diese Prothesen werden von der IV (Invalidenversicherung) innerhalb eines bestimmten Rahmens finanziert. Jährlich kann ein Betrag von maximal 500 Franken (900 Franken bei beidseitiger Versorgung) vergütet werden. Zum Erwerb einer teureren (Gummi-)Prothese kann der Höchstbetrag bis auf drei Jahre im Voraus bezogen werden. Wer keinen Leistungsanspruch gegenüber der IV hat, erhält die Kosten von Brustexoprothesen bis zum Betrag von 400 Franken pro Brustseite und Kalenderjahr von der Krankenkasse vergütet. In diesem Fall muss die Versicherte einen Selbstbehalt von zehn Prozent übernehmen.

Für Zubehör und spezielle Büstenhalter zur definitiven Brust-Exoprothese vergütet die Krankenkasse zusätzlich pro Jahr 100 Franken. Wer eine Zusatzversicherung abgeschlossen hat, sollte stets auch versuchen, dort einen Antrag auf Kostenübernahme ungedeckter Ausgaben zu stellen.

Die operative Brustrekonstruktion (Implantation von Brustprothesen, Wiederaufbau mit Eigengewebe) ist eine Pflichtleistung der Krankenkassen, da sie der Patientin ermöglicht, ihre physische und psychische Integrität wiederherzustellen. Narbenkorrekturen werden dagegen nur dann bezahlt, wenn sie Verunstaltungen von einer gewissen Schwere an exponierten Körperteilen beheben sollen. Sicherheitshalber sollte man dies vor der Operation mit der Krankenkasse klären (schriftliche Kostengutsprache).

Franchise/Selbstbehalt: Die Versicherten müssen zu den Kosten der von ihnen in Anspruch genommenen medizinischen Behandlungen pro Kalenderjahr einen festen Betrag (Franchise, zurzeit 230 Franken) selbst beitragen. Zusätzlich haben sie auf die Behandlungskosten, die die Franchise übersteigen, einen Selbstbehalt von zehn Prozent zu leisten – maximal jedoch 600 Franken jährlich.

Erwerbsausfall/Krankentaggeld: Je nachdem, ob der Arbeitgeber einen Kollektivvertrag abgeschlossen hat, erhält die Arbeitnehmerin bei Erwerbsausfall ein Taggeld. Höhe und Dauer der Leistung hängen vom Kollektivvertrag ab. Bei einer Einzelversicherung im Rahmen der freiwilligen Zusatzversicherung wird ein Taggeld in Höhe des vereinbarten Franken-Betrags für jeden Tag der Arbeitsunfähigkeit ausbezahlt.

Information/Unterstützung: Die Beratungsstellen der kantonalen Krebsligen, die Sozialdienste der Spitäler, die Patientenorganisationen, die Ombudsstelle der sozialen Krankenversicherung sowie der Rechtsdienst der SAEB (Schweizerische Arbeitsgemeinschaft für die Eingliederung Behinderter) stehen für zusätzliche

Versorgung in Österreich

In Österreich hat jede Sozialversicherte das Recht, medizinische Leistungen in Anspruch zu nehmen. Die Kosten für Operation, Chemo- und Strahlentherapie werden daher, wie die Österreichische Krebshilfe mitteilt, anstandslos von den Versicherungen übernommen. Auch den plastischen Wiederaufbau nach einer Brustamputation bezahlen die Versicherungsträger normalerweise. Allerdings muss eine Frau, die eine Brustrekonstruktion machen lassen möchte, diese vorher vom Chefarzt der jeweiligen Gebietskrankenkasse genehmigen lassen. Problematischer als die Primärbehandlung ist nach Auskunft der Krebshilfe in Wien die Nachsorge: »Viele Frauen haben das Gefühl, nach der medizinischen Versorgung im Stich gelassen zu werden. Hier sind die Gespräche in der Selbsthilfegruppe eine große Hilfe.« Die Leistungen im Einzelnen:
Lymphdrainage: Zahlreiche Frauen nach Brustkrebs benötigen eine kontinuierliche Betreuung durch eine Lymphdrainage-Therapeutin. Die Bezahlung dieser Behandlung erfolgt aber nur zum Teil und ist in den Bundesländern unterschiedlich geregelt.
Perücken: Die Kasse zahlt für eine Perücke maximal 363 Euro (bei zehn Prozent Selbstbehalt).
Kuranstalten: In diesem Bereich ist die Versorgung von Brustkrebspatientinnen noch besser als für andere von Krebs Betroffene. Für Brustkrebspatientinnen stehen eine Reihe geeigneter Kuranstalten zur Verfügung (nähere Informationen auf Anfrage bei der Österreichischen Krebshilfe Wien, Telefon: 01/408 70 48) und bei der Frauenselbsthilfe (Adresse im Anhang).
Einrichtungen zur Rehabilitation nach Krebs befinden sich in Österreich erst im Aufbau. Im Landeskrankenhaus Wolfsberg/Kärnten wurde eine Abteilung für Lymphödemerkrankungen eingerichtet (Tel.: 04352/533-291). Für Aufenthalte in deutschen Rehabilitationskliniken stellt die Beratungsstelle der Österreichischen Krebshilfe Wien Kontakte her. Von den Krankenkassen werden jedoch nur in Einzelfällen die Kosten übernommen.
Behindertenrecht: Frauen mit Brustkrebs können beim Bundessozialamt einen

Antrag auf Zuerkennung des Status eines »begünstigten Behinderten« stellen. Begünstigte Behinderte haben bestimmte Vorteile im Berufsleben. So darf zum Beispiel der Arbeitgeber nur dann kündigen, wenn das Bundessozialamt vorher zugestimmt hat.

Versorgung mit biologischen Heilmitteln: Viele Frauen mit Brustkrebs würden sich in diesem Bereich mehr Unterstützung durch die Kassen wünschen. Zahlreiche »alternative« Therapien, etwa homöopathische Mittel oder Akupunktur, werden von den Versicherungen nicht bezahlt.

Meine Frau, meine Freundin hat Brustkrebs. Wie verhalte ich mich?

Auch wenn die äußeren sozialen Hilfen für Frauen mit Brustkrebs unerlässlich sind – das wichtigste »soziale Netz« für Frauen mit Brustkrebs ist immer noch die eigene Familie, sind Partner und Freunde.

»Ohne meinen Mann, meine Kinder und meine Freundinnen hätte ich das alles nicht überstanden«, sagen viele Brustkrebspatientinnen nach der Behandlung. Ein großes Kompliment, das zeigt, wie wichtig der Zuspruch, die Ermutigung und die Fürsorge der Nächsten für die Frau in der Zeit ihrer Krankheit waren. Menschen, die eine solche Phase gemeinsam durchlebt und bewältigt haben, fühlen sich danach besonders eng miteinander verbunden. Und für jeden Einzelnen hat das Erleben eine bisher ungekannte Tiefe gewonnen, die als sehr bereichernd empfunden wird.

Aber bevor sich diese Gefühle einstellen, ist meistens ein langer, mühsamer Weg zurückzulegen. Denn die Krebskrankheit belastet nicht nur die betroffene Frau enorm, sondern ebenso die ihr nahe stehenden Menschen. Da sind zunächst einmal überwältigende Gemütsregungen, allen voran die Sorge um das Leben der plötzlich Erkrankten, aber auch die Angst, von ihr – vielleicht für immer? – verlassen zu werden. Hinzu kommen alle möglichen praktischen Probleme im Alltag, die insbesondere Mann und Kinder zu spüren bekommen. In der Anfangsphase der

Krankheit herrscht oft das schiere Chaos: Keiner weiß so recht, was zu tun ist, aber alle wollen ganz viel tun.

In dieser Situation sind schon viele Menschen vor Ihnen gewesen. Einige darunter haben die Erfahrung gemacht, dass es dann hilfreich ist, bestimmte Prioritäten zu setzen. Danach zu leben ist nicht unbedingt einfach, denn man muss unter Umständen eingefahrene Verhaltensweisen in Frage stellen – bei sich selbst und bei anderen. Und schnelle Erfolge stellen sich auch nicht immer ein. Manchmal brauchen Sie viel Geduld.

Zunächst geht es um Ihren Umgang mit Gefühlen und Ihre innere Einstellung. Nach der Diagnose, in der Phase der Behandlung und danach wird Ihre Frau oder Freundin Sie höchstwahrscheinlich mit sehr starken Gefühlen konfrontieren. Einmal ist sie vielleicht euphorisch, dann wieder tief verzweifelt, einmal ist sie voller Angst, gleich anschließend bis zum Platzen wütend. Sie erleben die Ihnen so nahe stehende Frau in Extremsituationen, zu denen es ohne die Krankheit wohl nicht gekommen wäre: Wie sie mit ihren Kräften am Ende ist, wie sie keine Energie mehr zum Weitermachen hat.

Sie selbst werden in dieser Zeit möglicherweise von heftigen Emotionen überschwemmt – und dabei handelt es sich nicht nur um positive Gefühle für die Frau. Es können Ärger, Wut, Ekel in Ihnen aufsteigen. Manchmal ertappen Sie sich vielleicht dabei, wie Sie der Erkrankten Schlechtes wünschen oder am liebsten weglaufen möchten, und fühlen sich im nächsten Moment miserabel und schuldig. Aber die negativen Emotionen lassen sich nicht einfach beiseite schieben, sie tauchen beim nächsten Anlass umso stärker auf.

Erfahrene Psychotherapeuten raten in dieser Situation, die eigenen Gemütsregungen nicht zu unterdrücken, sondern sie zu akzeptieren und nicht zu verurteilen. Das bedeutet keineswegs, dass Sie alle Emotionen gleich »rauslassen« sollten. Hier geht es lediglich um die stille Akzeptanz. »Bei einer lebensbedrohlichen Krankheit wie Krebs gibt es keine ›angemessenen‹ oder ›unangemessenen‹ Gefühle, keine ›reifen‹ oder ›unreifen‹ Gefühle, sondern eben nichts als Gefühle«, schreiben O. Carl Simonton und seine Frau Stephanie Matthews Simonton in dem Buch »Wieder gesund werden«.

Sehr wichtig ist die offene Kommunikation. Das mag am Anfang schwer fallen, je nachdem, wie Sie vor der Krankheit in Ihrer Familie oder im Freundeskreis miteinander umgegangen sind. Häufig kann anfangs von Offenheit im Gespräch keine Rede sein: Die betroffene Frau berichtet von bestimmten Beschwerden nicht, um ihre Verwandten und Freunde zu schonen; diese wiederum wollen die Frau oder Freundin schonen und erzählen nichts von den eigenen Problemen oder davon, wie müde und ausgelaugt sie sich mittlerweile fühlen. Jeder schont jeden, und alle merken, dass etwas faul an der Sache ist. Wenn das wochen- oder monatelang so weitergeht, wird die Situation unerträglich. Dabei hat das Verschweigen eine wichtige Funktion: Indem sie es vermeiden, offen über die Krankheit und die damit verbundenen Symptome zu reden, versuchen Verwandte und Freunde, sich vor der Angst vor eigener schwerer Krankheit, vor Sterben und Tod zu schützen. Manchmal hüten die Angehörigen Geheimnisse, die ihnen der Arzt über die Patientin mitgeteilt hat, weil dieser sich scheute, ihr selbst die Wahrheit zu sagen. Dabei fühlt die Frau vielleicht ganz genau, wie es um sie steht.

Um solche Verwirrungen zu vermeiden, ist es ratsam, schon von Anfang an möglichst offen miteinander umzugehen. Nicht nur, was die ärztlichen Befunde betrifft, sondern auch, wenn es um Konflikte und Probleme in der Familie geht. »Sonst entstehen Wände zwischen Menschen, die zu dicken Mauern werden können. Und auf beiden Seiten der Mauer lebt jeder für sich ein einsames Leben, häufig in großer Verzweiflung und Sehnsucht nach Nähe zu dem Anderen jenseits der Mauer« – so formulierte es die Psychotherapeutin Anne-Marie Tausch (»Gespräche gegen die Angst«, vgl. Anhang).

Einen offenen, zugewandten Kommunikationsstil kann man lernen. Anregungen dazu gibt es in verschiedenen Büchern; neben den bereits genannten sei insbesondere auf »Wege zu uns und anderen« von Reinhard und Anne-Marie Tausch und auf den Ratgeber »Der Krebskranke und seine Familie« von Elke Freudenberg hingewiesen (vgl. Anhang). Die Psychologin Freudenberg gibt auf Seite 97 ihres Buchs eine Reihe von konkreten Ratschlägen:

Vorsicht davor:
- erheblich mehr von sich zu erzählen als zuzuhören
- voreilige Schlussfolgerungen zu ziehen, ohne das Problem in seiner Gesamtheit, so wie es sich für den Betroffenen darstellt, zu kennen
- schnell ein Urteil zu fällen, eine Bewertung abzugeben
- den Gesprächspartner zurechtzuweisen
- zu denken, unbedingt eine Lösung finden zu müssen
- dem Betroffenen Entscheidungen abzunehmen

Günstigere Reaktionsformen:
- Verständnis ausdrücken
- ausreden lassen
- keine Gefühle vorgeben, sondern den Gesprächspartner erzählen lassen, wie es ihm geht
- sich mit Bewertungen und Ratschlägen zurückhalten
- erst das gesamte Problem und die damit verbundenen Ängste und Unsicherheiten kennen lernen und dann gemeinsam nach Lösungen suchen

Offene Kommunikation betrifft im Übrigen nicht nur die Verständigung mit Worten, sondern auch den Austausch von Berührungen. Ihre Frau, Mutter oder Freundin hat vielleicht gerade in dieser schwierigen Lebenssituation ein gesteigertes Bedürfnis danach, in den Arm genommen, gestreichelt zu werden.

Halten Sie sich also nicht zurück, wenn Sie sich nach körperlichem Kontakt sehnen.

- Sorgen Sie auch für sich selbst. Wenn Sie sich nämlich vernachlässigen und nur noch für die geliebte Frau da sind, könnten Ihre Kräfte bald aufgezehrt sein. Versuchen Sie deshalb, sich regelmäßig zu entspannen – wozu auch ausreichend Schlaf gehört – und Ihre Lieblingsbeschäftigungen nicht ganz aufzugeben. Das ist natürlich leichter gesagt als getan. Häufig gelingt es Angehörigen und Freunden erst nach einiger Zeit, auf die persönlichen Bedürfnisse zu achten und sie mit dem, was die kranke Frau möchte, in Einklang zu bringen. Für sich selbst zu sorgen heißt auch, sich um die eigene Angst zu kümmern. Ein vertrauensvolles Gespräch mit einem Nahestehenden kann der Furcht ihre bedrohliche Spitze nehmen. Information wirkt manchmal Angst lösend: Für die Angehörigen einer an Brustkrebs erkrankten Frau gilt ebenso wie für sie selbst, dass Wissen gegen Angst zu helfen vermag. Lesen Sie über die Krankheit und halten Sie Kontakt zum Arzt Ihrer Frau, um immer auf dem Laufenden zu sein.

- Im Verlauf einer langen Behandlung kann es dazu kommen, dass Verwandte und Freunde die Grenze ihrer Belastbarkeit erreichen. Es ist wichtig, dass Sie die Balance zwischen Fürsorge und Überforderung halten können und der betreuten Frau oder Freundin sagen, dass Sie eine Pause brauchen. Eine Pause machen heißt ja nicht, dass Sie sich ganz zurückziehen wollen. Übergehen Sie die Zeichen, die Ihr Organismus Ihnen gibt, so fallen Sie selbst möglicherweise wegen eigener Krankheit länger aus.
- Holen Sie sich Hilfe von außen. Das raten Menschen, die einen Krebskranken längere Zeit begleitet haben, anderen in einer ähnlichen Situation häufig. Im Grunde handelt es sich auch dabei um eine Frage der Einstellung. Und die lautet gerade in der Anfangsphase einer Erkrankung in vielen Familien »Das schaffen wir auch allein, dafür brauchen wir niemanden«. Wie schnell ist jedoch ein Punkt erreicht, an dem Hilfe von anderen sehr nützlich wäre. Zum Beispiel, wenn Sie einmal keine Zeit haben, Ihre Frau, Mutter oder Freundin zum Arzt oder ins Krankenhaus zu begleiten oder ganz einfach einkaufen zu gehen. Hilfe könnte zum Beispiel von Verwandten, Freunden und Kollegen kommen. Sprechen Sie mit Ihrer Partnerin darüber, welche Hilfen Sie in Anspruch nehmen wollen und wer von Ihnen die Initiative ergreifen soll. Überlegen Sie auch, ob eine Haushaltshilfe oder, wenn Ihre Frau zwar wieder zu Hause, aber noch bettlägerig ist, eine Krankenpflegehilfe Ihnen Entlastung bieten würde. Häufig übernimmt die Krankenkasse die Kosten dafür. Auch ambulante onkologische Dienste, wie es sie mittlerweile in mehreren Städten gibt, bieten Unterstützung, zumal dann, wenn die betroffene Frau schwer krank ist. Lassen Sie sich beraten, welche Möglichkeiten Ihnen offen stehen. Psychosoziale Beratungsstellen bieten auch An-

gehörigen von Krebskranken Informationen und Beistand in einer schwierigen Lebenssituation.

Für alle, die sich umfassend und gemeinsam mit anderen Angehörigen »weiterbilden« möchten, bietet die Mildred-Scheel-Akademie in Köln Wochenendseminare, zum Beispiel im Gesundheitstraining nach der Simonton-Methode oder Kurse, in denen Krebsbetroffene und ihre Angehörigen zusammen lernen können, sich trotz der belastenden Situation zu entspannen und sich des Lebens zu erfreuen (vgl. Kapitel 10, Psychologische Methoden).

Je nachdem, wie sich die Gesundheit Ihrer Frau, Ihrer Freundin entwickelt, sind noch folgende Aspekte wichtig:

- Gehen Sie gemeinsam zum Alltag über, wenn es der Frau, die Sie betreuen, wieder besser geht. Meistens will sie dann viele ihrer früheren Aufgaben wieder übernehmen und nicht »in Watte gepackt« werden. Versuchen Sie also, den Übergang nicht zu überstürzen, aber seien Sie andererseits auch nicht übervorsichtig. Ihre Partnerin, Ihre Freundin sollte in der Genesungsphase immer das Gefühl haben, dass Sie weiterhin für sie da sind. Zu leicht könnte nämlich der Eindruck entstehen, Sie wendeten sich ihr nur dann intensiv zu, wenn es ihr schlecht geht.
- Wenn die Krankheit fortschreitet, ist das auch für alle Nahestehenden eine sehr schwere Zeit. Sie erleichtern der Kranken das Leben und das Sterben, wenn Sie ihr dabei helfen, ihre Angelegenheiten zu regeln. Schwer kranke Menschen fühlen sich in der Regel sehr viel wohler und können leichter loslassen, wenn sie wissen, wie es in der Familie weitergehen wird und wie die Kinder versorgt sind.

Eines ist gewiss: Angehörige und andere Nahestehenden können, wenn sie der geliebten Frau helfen, eine solch existenzielle Krise durchzustehen, sehr viel für ihr eigenes Leben lernen. Das gelingt, wenn Sie die Partnerin oder Freundin mit Aufmerksamkeit und Liebe begleiten und versuchen, ihre seelische Entwicklung mitzuvollziehen.

Ähnlich wie viele Frauen, mit denen ich bei der Arbeit an diesem Buch gesprochen habe, schildert die Schriftstellerin Angelika Mechtel diesen inneren Reifungsprozess: »Nach wie vor begreife ich mein Leben als eine Art Geschenk, vielleicht eine Zugabe, oder eine Leihgabe. Mit Leihgaben geht man behutsamer um als mit dem eigenen Besitz. Sie sind kostbar. Mein Leben ist es mir auch.«

Anhang

Nützliche Adressen

1. Behandlung/Forschung

AWMF – Arbeitsgemeinschaft der Wissenschaftlichen Medizinischen Fachgesellschaften
Moorenstr. 5
Gebäude 15.12
(Heinrich-Heine-Universität)
40225 Düsseldorf
Tel.: 02 11 / 31 28 28
Fax: 02 11 / 31 68 19
E-Mail: awmf@uni-duesseldorf.de
Internet: awmf.org
(Mehr als 130 medizinische Fachgesellschaften zählen zu den Mitgliedern; die AWMF informiert über die Termine von Fachkongressen; sie unterrichtet über aktuelle deutsche und internationale Leitlinien etwa zur Diagnose und Behandlung von Brustkrebs; Online-Forum für Ärzte und Patienten)

Bundesverband Deutsche Schmerzhilfe e.V.
Sietwende 20
21720 Grünendeich
Tel.: 0 41 42 / 81 04 34
Fax: 0 41 42 / 81 04 35
E-Mail: schmerzhilfe@t-online.de
Internet: www.schmerzselbsthilfe.de
(Individuelle Beratung; Adressen von Schmerztherapeuten; schickt Infomaterial über Tumorschmerzen und andere Schmerzarten zu; Rechtsberatung; gibt die Zeitschrift »Die Schmerzhilfe« heraus; Online-Shop mit Literatur, Videos und CDs)

Deutsche Fatigue Gesellschaft e.V. (DfaG)
Scheidtweilerstr. 63–65
50933 Köln
Tel.: 02 21 / 949 582 32
Fax: 02 21 / 940 582 22
(Unterstützt Forschungsprojekte zu tumorbedingten und anderen Erschöpfungszuständen; berät Ärzte und Patienten bei Fatigue-Problemen; verschickt Informationsmaterial)

Deutsche Gesellschaft für Senologie
Geschäftsstelle
Klinikum der Philipps-Universität Marburg
Pilgrimstein 3
35037 Marburg
Tel.: 0 64 21 / 28 66 432
Fax: 0 64 21 / 28 66 407
E-Mail: degeseno@maller.uni-marburg.de
Internet: www.senologie.org

Deutsches Institut für Ernährungsforschung
Potsdam-Rehbrücke
Arthur-Scheunert-Allee 114–116
14558 Bergholz-Rehbrücke
Tel.: 03 32 00 / 88-335
Fax: 03 32 00 / 88-503

E-Mail: presse@cife.de
Internet. www.dife.de
(Bietet Broschüre »Krebsprävention
durch Ernährung« per Internet an;
betreut in Deutschland zusammen
mit dem Deutschen Krebsforschungs-
zentrum eine große europaweite
Studie namens »Epic« über die
Zusammenhänge zwischen Krebs,
Ernährung und anderen Aspekten des
Lebensstils, vgl. Kapitel 3)

Deutsche Schmerzliga e.V.
Adenauerallee 18
61440 Oberursel
Tel.: 07 00 / 375 375 375
(Mo–Fr 9–12 Uhr)
Fax: 07 00 / 375 375 38
E-Mail: info@schmerzliga.de
Internet: www.schmerzliga.de
(Informiert über neue Erkenntnisse
zum Thema »chronische Schmerzen«;
vermittelt Anschriften von qualifizierten schmerztherapeutischen Einrichtungen in Wohnortnähe;
informiert über Schmerztherapeutische Kolloquien in der Region; vermittelt Kontakte zu Selbsthilfegruppen und fördert die Gründung solcher
Gruppen)

*Deutsches Krebsforschungszentrum
(DKFZ)*
Stabsabteilung Presse- und
Öffentlichkeitsarbeit
Postfach 10 19 49
69009 Heidelberg
Tel.: 0 62 21 / 42-0 (Zentrale)
Tel.: 0 62 21 / 42-2854 / -55
(Pressestelle)
Fax: 0 62 21 / 42-29 68

E-Mail: presse@dkfz.de
Internet: www.dkfz.de
(Forschung zum Thema Krebs; die
Ergebnisse sollen zu neuen Ansätzen
in der Vorbeugung, Diagnose und
Therapie führen; als Klinik im
eigentlichen Sinn arbeitet das Krebsforschungszentrum nicht – Patienten
werden in Zusammenarbeit mit den
Kliniken der Region betreut; über die
Forschungsergebnisse informiert die
Internet-Seite. Das DKFZ gibt die
kostenlose Zeitschrift »einblick« mit
Berichten über aktuelle Entwicklungen und Hintergründe heraus; »einblick« kann man auch im Internet
lesen: www.dkfz.de/einblick/index.htm)

*Gesellschaft zur Förderung
der ambulanten Krebstherapie e.V.*
Engelbertstr. 42
50674 Köln
Tel.: 02 21 / 24 06 903
Fax: 02 21 / 24 06 949
E-Mail: gefak@netcologne.de
Internet: www.forum-krebstherapie.de
(Bundesweite Interessengemeinschaft
von Ärzten aus rund 250 onkologischen Schwerpunktpraxen und von
Patienten zur Verbesserung der ambulanten Krebstherapie; schickt auf
Anfrage ein Verzeichnis mit Adressen
onkologischer Schwerpunktpraxen zu;
berät und unterstützt Krebspatienten
bei Problemen mit Krankenkassen
und Versicherungen)

*Arbeitskreis Internistische Onkologie in der
Deutschen Krebsgesellschaft (AIO)*
Geschäftsstelle
Martin-Luther-Universität

Halle-Wittenberg
Medizinische Fakultät
Klinik und Poliklinik für
Innere Medizin IV
Ernst-Grube-Str. 40
06120 Halle
Tel.: 03 45 / 55 72 924
Fax: 03 45 / 55 72 950
E-Mail: haematologie@medizin.uni-halle.de
(Wissenschaftliche Arbeitsgemeinschaft in der Deutschen Krebsgesellschaft; vermittelt Adressen von niedergelassenen internistischen Onkologen in Deutschland)

Vereinigung der Deutschen Plastischen Chirurgen e.V.
Geschäftsstelle
Bleibtreustr. 12 a
10623 Berlin
Tel.: 030 / 8 85 10 63
Fax: 030 / 8 85 10 67
Mo-Fr 10-14 h
E-Mail: info@vdpc.de
Internet: www.vdpc.de
(Verschickt ein »Verzeichnis der leitenden Ärzte der Abteilungen und Kliniken für Plastische Chirurgie und Plastische Chirurgen in eigener Praxis«)

2. Psychosoziale Betreuung/ Praktische Fragen

Bund der Versicherten e.V.
Postfach 11 53
24547 Henstedt-Ulzburg
Tel.: 0 41 93 / 942 22
Fax: 0 41 93 / 942 21
E-Mail: info@bundderversicherten.de
Internet: www.bundderversicherten.de
(Berät seine Mitglieder bei allen Fragen zum Thema »private Versicherungen«)

Bundesarbeitsgemeinschaft Hospiz zur Förderung von stationären Hospizen, ambulanten Hospizen und Palliativmedizin e.V. (BAG Hospiz)
Am Weiherhof 23
52382 Niederzier
Tel.: 0 24 28 / 80 29 37;
Telefonberatung: Mo-Do: 8.30-12.30, 13.30-16 Uhr
Fax: 0 24 28 / 80 28 92
E-Mail: bag.hospiz@hospiz.net
Internet: www.hospiz.net
(Vermittelt Adressen von Hospizen im Bundesgebiet; gibt »Die Hospizzeitschrift - Fachforum für Hospiz« heraus, außerdem die Broschüre »Hospiz- und Palliativführer 2002« - ein Verzeichnis der stationären und ambulanten Palliativ- und Hospizeinrichtungen in Deutschland)
Der Führer kann unter folgender Adresse bestellt werden:
mundipharma GmbH
Postfach 1350
65533 Limburg
Tel.: 08 00 / 8 55 11 11

Bundesversicherungsanstalt für Angestellte (BfA)
10704 Berlin
Tel.: 030 / 865 - 1
Beratung für Krebspatienten:
Tel.: 030 / 86 52 58 51
Hotline: 08 00 / 3 33 19 19
(zum Ortstarif)
Fax: 030 / 86 52 72 40

E-Mail: bfa@bfa-berlin
Internet: www.bfa-berlin.de
(Erbringt Leistungen zur medizinischen Rehabilitation, berät bei Fragen zur Rehabilitation und schickt entsprechende Anträge zu)

Bundeszentrale für gesundheitliche Aufklärung
Ostmerheimer Str. 220
51109 Köln
Tel.: 02 21 / 89 92-0
Fax: 02 21 / 89 92 300
oder für schriftliche Medienbestellungen (Einzelexemplare sind kostenlos):
Postfach 91 01 52
51101 Köln
Fax: 02 21 / 89 92 257
E-Mail für Bestellungen:
order@bzga@de
und für andere Anfragen:
poststelle@bzga.de
Internet: www.bzga.de
(Verschickt zum Beispiel Broschüren über gesunde Ernährung und Raucherentwöhnung)

Deutsche Arbeitsgemeinschaft für Psychosoziale Onkologie e. V. (dapo)
Dipl.-Psych. Bernhard Kleining (Vorsitzender)
Geschäftsstelle
Johannisstraße 37 / 38
49074 Osnabrück
Tel.: 05 41 / 1 81 80 86
Fax: 05 41 / 1 81 80 71
E-Mail: dapo-ev@t-online.de
Internet: www.dapo-ev.de
(Hilft bei der Suche nach geeigneten Beratungs- und Psychotherapieangeboten in Wohnortnähe; veranstaltet Fortbildungsseminare für Fachkräfte und Leiter von Selbsthilfegruppen)

Deutsche Krebsgesellschaft e.V.
Hanauer Landstr. 194
60314 Frankfurt am Main
Tel: 069 / 63 00 96-0 (Telefonsprechzeiten: Mo, Mi, Fr 10–12; Di, Do 14–16 Uhr)
Fax: 069 / 63 00 96 66
E-Mail: beratung@krebsgesellschaft.de
Internet: www.krebsgesellschaft.de
(Eigener Informations- und Beratungsservice, vgl. Kapitel 7; vermittelt Kontakte zu den Ländergesellschaften (diese bieten Informationsveranstaltungen für Patienten und psychosoziale Beratung an); verschickt kostenlose Broschüren, z.B. »Leben mit der Diagnose Krebs – ein Ratgeber für Patientinnen, Patienten und Angehörige«, »Krebswörterbuch«, »Schmerzen bei Krebs«, »Faltblatt zur Selbstuntersuchung der Brust«)

Informations- und Beratungsservice »Erika-Pitzer-Krebsberatungsstelle der Deutschen Krebsgesellschaft e.V.«
Parkstr. 7–9
63628 Bad Soden-Salmünster
Tel.: 0 60 56 / 91 42-0
(Beratung: Mo–Fr 9–13; Do zusätzlich 17–20 Uhr)
Fax: 0 60 56 / 91 42 15
E-Mail: epk_ming@main-kinzig.de
Internet: www.krebsgesellschaft.de

Deutsche Krebshilfe e.V.
Thomas-Mann-Str. 40–42
53111 Bonn
Tel.: 02 28 / 7 29 90-0
Fax: 02 28 / 7 29 90 11
E-Mail: deutsche@krebshilfe.de
Internet: www.krebshilfe.de
Informations- und Beratungsdienst:
Mo–Fr 9–17 Uhr
unter folgenden Telefonnummern:
02 28 / 7 29 90 – 95
(Kostenlose Informationen; verschickt
Ratgeberbroschüren; Härtefonds
für in Not geratene Krebspatienten;
vgl. Darstellung in Kapitel 7)

*Frauengesundheitszentren
in Deutschland e.V. (Dachverband)*
Goetheallee 9
37073 Göttingen
Tel.: 05 51 / 48 70 25
Fax: 05 51 / 48 70 25
(Vermittelt Kontakte zu allen Frauen-
gesundheitszentren in Deutschland)

*Feministisches Frauen
Gesundheits Zentrum e.V. (FFGZ)*
Bamberger Str. 51
10777 Berlin
Öffnungszeiten: Di, Do 10–13,
Do 17–19 Uhr
Tel.: 030 / 2 13 95 97; Telefonberatung:
tägl. (außer Mi) 10–13, Do zusätzlich
17–19 Uhr
Fax: 030 / 214 19 27
E-Mail: ffgzberlin@snafu.de
Internet: www.ffgz.de
(Gibt »Clio – die Zeitschrift für
Frauengesundheit« heraus; Broschüre
»Wechseljahre – Aufbruch in eine
neue Lebensphase«; Beratung, Kurse
u.a. zur Selbstuntersuchung der Brust
und zu Verhütungsmethoden, Vor-
träge, umfassende und aktuelle Bibliothek zum Thema Frauengesundheit;
jedes Jahr im Oktober Aktionswoche
zum Thema Brustkrebs)

*Feministisches Frauen Gesundheits
Zentrum Frankfurt e.V.*
Kasseler Str. 1a (Ökohaus)
60486 Frankfurt am Main
Tel.: 069 / 70 12 18 (Mo–Fr 9–12,
Mi zusätzlich 17–19 Uhr)
Fax: 069 / 77 71 09
E-Mail: mail@ffgz-frankfurt.de
Internet: www.ffgz-frankfurt.de
(Psychoonkologische Beratung für
Frauen; Beratung zur Brustkrebsdiag-
nostik, gutartigen Brusterkrankungen
und naturheilkundlicher Unter-
stützung bei Krebserkrankungen;
Gesprächs- und Informationsabende
zum Thema Brustkrebsfrüherken-
nung; angeleitete Gesprächsgruppen
für krebskranke Frauen bis 45 Jahre)

*Feministisches Frauen Gesundheits
Zentrum Köln »Hagazussa«*
Roonstr. 92
50674 Köln
Tel. 02 21 / 23 40 47
Fax: 02 21 / 24 03 653
E-Mail: hagazussa@freenet.de
Internet: www.koeln-projekte.de/hagazussa
(Beratung und Präsenzbibliothek zu
frauengesundheitlichen Themen;
Kurse u.a. zur Selbstuntersuchung der
Brust)

Frauenselbsthilfe nach Krebs,
Bundesverband e.V.
B 6, 10/11
68159 Mannheim
Tel.: 06 21 / 2 44 34
Fax: 06 21 / 15 48 77
E-Mail: kontakt@frauenselbsthilfe.de
sowie: zentrale@frauenselbsthilfe.de
Internet: www.frauenselbsthilfe.de
(Selbsthilfeorganisation mit Ortsgruppen in ganz Deutschland; vermittelt Adressen von Selbsthilfegruppen am Wohnort; schickt Infomaterial zu, z.B. über soziale Leistungen; vgl. Darstellung in Kapitel 7)

Frauentherapiezentrum München
Güllstr. 3
80336 München
Tel.: 089 / 747 37 00
Fax: 089 / 747 37 08-0
E-Mail: ftz-beratungsstellen@t-online.de
Internet: www.ftz-muenchen@de
(Psychosoziale Unterstützung von Frauen für Frauen; telefonische Information und Beratung; Einzelberatung; psychologisch geleitete Gruppen)

Internationale Gesellschaft
für Sterbebegleitung und Lebensbeistand
(IGSL-Hospiz)
Postfach 1408
55384 Bingen am Rhein
Tel.: 0 67 21 / 1 03 18 oder 92 11 61
Fax: 0 67 21 / 1 03 81
E-Mail: igsl-hospiz@t-online.de
Internet: www.igsl.de
(Es gibt Hospiz-Regionalgruppen, ein Hospiz-Bildungswerk und einen Hospiz-Verlag; vermittelt Adressen von regionalen Hospizgruppen; Infomaterial, Gesundheitsvorsorge-Vollmachten)

Kirstins Weg – Verein zur Förderung
der Krebsmedizin e.V.
Theodor-Heuss-Str. 90
56564 Neuwied
Tel.: 0 26 31 / 5 34 99
Fax: 0 26 31 / 95 86 92
E-Mail: contact@kirstins-weg.de
Internet: www.kirstins-weg.de
(Der Verein wurde 1996 auf Initiative der jungen, an Krebs erkrankten Kirstin Diehl gegründet; er unterstützt die patientenorientierte Krebsforschung und Programme zur Verbesserung der Stellung von Patienten, ihrer Kompetenz und Orientierung; der Verein organisiert Patientenkongresse, gibt die Mitgliederzeitschrift »Wegweiser« heraus und hat den Beratungsdienst »Kirstins Weg« initiiert)

»Kirstins Weg – Beratungsdienst
für Krebskranke« an der Klinik für
Tumorbiologie
Breisacher Str. 117
79106 Freiburg
Telefonische Beratung: Mo–Do 12.30–15 Uhr; Fr 14–15 Uhr
Tel.: 07 61 / 2 06 11 72
Fax: 07 61 / 2 06 11 74
(Ärzte der Klinik für Tumorbiologie beraten Krebskranke und deren Angehörige kostenlos zu medizinischen und psychosozialen Fragen; vgl. Darstellung in Kapitel 7)

*Krebsinformationsdienst (KID) im
Deutsches Krebsforschungszentrum*
Telefonische Beratung:
Mo–Fr 8–20 Uhr
Tel.: 0 62 21 / 41 01 21
Anfragen per E-Mail:
krebsinformation@dkfz.de
Internet: www.krebsinformation.de
(Die Mitarbeiter des KID informieren
zu allen krebsbezogenen Fragen, nen-
nen bei Bedarf geeignete Ansprech-
partner und bieten im Gespräch
Unterstützung beim Umgang mit der
Erkrankung und allen ihren Folgen)

Im Deutschen Krebsforschungszentrum arbeiten weitere Informations-
dienste zum Thema Krebs:

Krebsinformation in türkischer Sprache
Tel.: 0 62 21 / 41 01 21
Mo, Mi, Fr 18–20 Uhr
Information in türkischer Sprache zu
Brustkrebs im Internet: www.krebsinfor-
mation.de/krebsarten.html

Informationsdienst Krebsschmerz (KSID)
zu allen Fragen der Schmerzbehand-
lung bei Krebs
Tel.: 0 62 21 / 42-20 00
Mo–Fr 12–16 Uhr
Internet: www.ksid.de.

Das *Rauchertelefon* im Deutschen
Krebsforschungszentrum hilft allen,
die aufhören wollen und informiert
über Methoden und individuelle
Strategien
Tel.: 0 62 21 / 42 42 00
Mo–Fr 15–19 Uhr
Internet: www.dkfz.de/rauchertelefon/

Dr. Mildred Scheel Akademie
Joseph-Stelzmann-Str. 9
50931 Köln
Tel.: 02 21 / 94 40 49-0
Fax: 02 21 / 94 40 49 44
E-Mail:
mildred-scheel-akademie@krebshilfe.de
Internet: www.mildred-scheel-akademie.de
(Weiterbildungs- und Fortbildungs-
seminare für Krebskranke, deren
Angehörige, Psychologen, Ärzte,
Selbsthilfegruppen und Pflege-
personal)

*Nakos – Nationale Kontakt- und
Informationsstelle zur Anregung und
Unterstützung von Selbsthilfegruppen*
Wilmersdorfer Straße 39
10627 Berlin
Tel. 030 / 31 01 89 60 (Di, Mi,
Fr 9–13 Uhr, Do 13–17 Uhr)
Fax: 030 / 31 01 89 70
E-mail: selbsthilfe@nakos.de
Internet: www.nakos.de
(Gibt Verzeichnisse bundesweiter und
regionaler Adressen zum Thema
»Selbsthilfe« heraus)

*Notmütterdienst Familien-
und Altenhilfe e.V.*
Sophienstr. 28
60487 Frankfurt am Main
Tel. 069 / 77 66 11 oder 77 90 81 / -82
Fax: 069 / 77 90 83
E-Mail: info@nmd-ev.de
(Gemeinnützige Organisation der
Wohlfahrtspflege und des Sozial-
dienstes, die seit 1969 im Bundesgebiet
Betreuungspersonen für stundenweise
oder Rund-um-die-Uhr-Einsätze ver-
mittelt, etwa für die Pflege nach einem

Krankenhausaufenthalt, zur Kinderbetreuung und zur Entlastung pflegender Angehöriger; auf Anfrage erhalten Sie ein Infoblatt mit Preisen)

OMEGA mit dem Sterben leben e.V.
Mühlenstr. 6
34346 Hannoversch-Münden
Tel.: 0 55 41 / 48 81
Fax: 0 55 41 / 40 76
E-Mail: bundesbuero@omega-ev.de
Internet: www.omega-ev.de
(Solidargemeinschaft von Menschen, die sich im Sinne der Hospizidee für die optimale menschliche, medizinische und pflegerische Versorgung bis zur letzten Stunde einsetzen; bundesweit organisiert; regelmäßiger Rundbrief für Mitglieder; Seminare, Patientenverfügungen, Gesundheitsvorsorge-Vollmachten)

Planungsstelle
»Mammographie-Screening«
Herbert-Lewin-Str. 3
50931 Köln
E-Mail: msp@kbv.de
(Informiert über den neuesten Stand des deutschen Mammographie-Screening-Programms; verschickt die jeweils aktuelle Fassung der »Europäischen Leitlinien für die Qualitätssicherung des Mammographie-Screenings«)

Pro Familia – Deutsche Gesellschaft für Familienplanung, Sexualpädagogik und Sexualberatung e.V.
Stresemannallee 3
60596 Frankfurt am Main
Tel.: 069 / 63 90 02
Fax: 069 / 63 98 52

E-Mail: info@profamilia.de
Internet: www.profamilia.de
(Vermittelt Kontakte zu Beratungsstellen im ganzen Bundesgebiet)

Psychosoziale Nachsorgeeinrichtung und Fortbildungsseminar an der Chirurgischen Universitätsklinik Heidelberg
Dr. med. Monika Keller
Im Neuenheimer Feld 155
69120 Heidelberg
Tel.: 0 62 21 / 56 27 27
Fax: 0 62 21 / 56 52 50
E-Mail: psychosoziale_nachsorge@med.uni-heidelberg.de
Internet: www.med.uni-heidelberg.de/chir/chirall/psychosoz/index.htm
(Vermittelt Namen und Adressen von Psychoonkologen; Weiterbildung für Leiter von Selbsthilfegruppen und Fachkräfte; Beratung, Begleitung und Psychotherapie für stationäre und ambulante Patienten und deren Angehörige)

»Second Opinion« – Modellprojekt an der Klinik für Tumorbiologie
Breisacher Str. 117
79106 Freiburg
Koordinierungsstelle:
Tel.: 07 61 / 2 06 14 00
Fax: 07 61 / 2 06 14 01
Internet: www.tumorbio.uni-freiburg.de
(Krebspatienten, die bereits anderswo ärztlich betreut wurden, können hier eine zweite Meinung einholen und sich medizinisch, psychologisch und zu unkonventionellen Behandlungsformen beraten lassen; die Kassen zahlen nicht für diese Leistung; vgl. Darstellung in Kapitel 7)

Theodor Springmann Stiftung
Patienteninformationsstelle
Projektleitung: Frau Hohmann
Albrecht-Achilles-Str. 65
10709 Berlin
Tel.: 030 / 44 02 40 79
(Mo–Fr 10–14 Uhr, Do 15–17 Uhr)
Fax: 030 / 44 02 40 99
E-Mail: auskunft@patiententelefon.de
Internet: www.patiententelefon.de
(Bundesweite Informationsstelle und Patiententelefon speziell zu den Themen Patientenschutz, Schmerztherapie, Hilfen für chronisch Kranke, Sterben und Trauer; kostenlose Internetkurse für chronisch Kranke in Berlin; vgl. Darstellung in Kapitel 7)

Verbände der freien Wohlfahrtspflege:
(Hilfe bei der ambulanten, medizinischen und sozialen Betreuung, etwa Hilfen bei der Haushaltsführung, medizinische Pflege, Essen auf Rädern, Besuchsdienst, Haus-Notrufdienst; Sozialstationen; Beratung; Adressen von Selbsthilfegruppen. Für Frauen mit Kindern: Hilfen bei der Versorgung der Kinder, Vermittlung von Mutter-Kind-Kuren über das Müttergenesungswerk (s. unter »Rehabilitation«). Die hier genannten Zentren vermitteln Kontakte zu Geschäftsstellen an vielen Orten)

Arbeiterwohlfahrt Bundesverband e.V.
Oppelner Str. 130
53119 Bonn
Tel: 02 28 / 66 85-0
Fax: 02 28 / 668 52 09
E-Mail: info@awobu.awo.org
Internet: www.awo.org

Deutscher Caritasverband e.V.
Karlstr. 40
79104 Freiburg
Tel: 07 61 / 200-0
Fax: 07 61 / 200-572
Internet: www.caritas.de

Deutscher Paritätischer Wohlfahrtsverband, Gesamtverband e.V.
Heinrich-Hoffmann-Str. 3
60528 Frankfurt am Main
Tel.: 069 / 696 7 06-0
Fax: 069 / 696 706 2 04
E-Mail: info@paritaet.org
Internet: www.paritaet.org
(Dachverband unabhängiger Wohlfahrtsorganisationen)

Deutsches Rotes Kreuz e.V.
Generalsekretariat
Carstennstr. 58
Abt. Sozialarbeit
12205 Berlin
Tel: 030 / 854 04-0
Fax: 030 / 854 04-450
E-Mail: drk@rotkreuz.de
Internet: www.rotkreuz.de

Diakonisches Werk der Evangelischen Kirche in Deutschland
Stafflenbergstr. 76
70184 Stuttgart
Tel.: 07 11 / 215 90
Fax: 07 11 / 215 92 88
Internet: www.diakonie.de

Zentralwohlfahrtsstelle der Juden in Deutschland e.V. (ZWST)
Hebelstr. 6
60318 Frankfurt a.M.
Tel.: 069 / 94 43 71-0

Fax: 069 / 49 48 17
E-Mail: von_bassewitz@zwst.org
(Heike von Bassewitz, Presse- und
Öffentlichkeitsarbeit)
Internet: www.zwst.org

3. Rehabilitation

*Bundesarbeitsgemeinschaft
für Rehabilitation*
Walter-Kolb-Str. 9–11
60594 Frankfurt am Main
Tel.: 069 / 60 50 18-0
Fax: 069 / 60 50 18 29
E-Mail: info@bar-frankfurt.de
Internet: www.bar-frankfurt.de
(Gemeinsame Repräsentanz aller Verbände der gesetzlichen Krankenversicherung, Unfallversicherung, Rentenversicherung, der Bundesanstalt für Arbeit und anderer Institutionen; kostenlose Broschüren und Schriften zum Thema Rehabilitation, u.a. eine »Arbeitshilfe für die Rehabilitation Krebskranker«)

Deutsche Gesellschaft für Lymphologie e.V.
Lindenstr. 8
79877 Friedenweiler
Tel: 0 76 51 / 97 16 11
Fax: 0 76 51 / 97 16 12
E-Mail: lymphdgl@t-online.de
Internet: www.deutsche-gesellschaft-fuer-lymphologie.de
(Verschickt Listen mit Adressen von Therapeuten und lymphologischen Fachkliniken)

*Deutsche Lymphschulung zur
Selbsttherapie e.V.*

Doris Gonnermann
Am Ölberg 3
61231 Bad Nauheim
Tel.: 0 60 32 / 8 30 89
Fax: 0 60 32 / 97 15 59
E-Mail: info@deutsche-lymphschulung.de
Internet: www.deutsche-lymphschulung.de

Deutsches Müttergenesungswerk
Elly-Heuss-Knapp-Stiftung
Deutenbacher Str. 1
90547 Stein
(oder Postfach 1260, 90544 Stein)
Tel: 09 11 / 96 71 10
Fax: 09 11 / 67 66 85
E-Mail: info@muettergenesungswerk.de
Internet: www.muettergenesungswerk.de

*Deutscher Verband für
Physiotherapeuten (ZVK)*
Deutzer Freiheit 72–74
50679 Köln
Tel.: 02 21 / 98 10 27-0
Fax: 02 21 / 98 10 27-25
E-Mail: info@zvk.org
Internet: www.zvk.org
(Stellt Kontakte zu Landesverbänden her, die Adressen von Fachkräften vermitteln)

4. Biologische Behandlungen

AFA – Arbeits- und Forschungsgemeinschaft für Atempflege e.V. und Verband der Atemtherapeutinnen und Atempädagoginnen
Wartburgstr. 41
10823 Berlin
Tel.: 030 / 3 95 38 60
E-Mail: afa.ev@t-online.de

Biologische Behandlungen

Internet: www.afa-atem.de
(Vermittelt Adressen von
Atempädagoginnen)

*Berufsverband der Yogalehrenden
in Deutschland e.V.*
Jüdenstr. 37
37073 Göttingen
Tel.: 05 51 / 4 88 38 08
Fax: 05 51 / 4 88 38 60
E-Mail: info@yoga.de
Internet: www.yoga.de
(Vermittelt Adressen von qualifizierten Lehrern und Instituten)

*Bundesverband Patienten für
Homöopathie e.V. (BPH)*
Burgstr. 20
37181 Hardegsen
Tel.: 0 55 05 / 10 70 (Mo–Fr 9–11 Uhr)
Fax: 0 55 05 / 95 96 66
E-Mail: bph-mail@t-online.de
Internet: www.bph-online.de
(Verschickt gegen eine Briefmarkenspende Adressen mit homöopathisch arbeitenden Ärzten aus der gewünschten Region; gibt die Zeitschrift »Patientenforum Homöopathie« heraus)

*Deutsche Gesellschaft für Ernährung e.V.
(DGE)*
Godesberger Allee 18
53175 Bonn
Tel.: 02 28 / 3 77 66 00
Broschürenbestellung:
Info-Service der DGE
Postfach 93 02 80
60457 Frankfurt am Main
Tel.: 0 64 75 / 9 14 30
Internet: www.dge.de
(Kostenpflichtige Broschüren über gesunde Ernährung. Zum Thema Krebs werden die Broschüren »Essen und Trinken für Krebskranke« und »Ernährung zur Verminderung des Krebsrisikos« angeboten)

*Deutscher Sportbund
Landesverband Nordrhein-Westfalen
Referat »Sport in der Krebsnachsorge«*
Friedrich-Alfred-Str. 25
47055 Duisburg
Tel.: 02 03 / 738 18 36 / -66
Fax: 02 03 / 738 18 75
E-Mail: achim.haase@lsb-nrw.de
(Gibt ein kostenloses Verzeichnis der bundesweiten Angebote von Sportgruppen nach Krebs heraus)

*Deutscher Zentralverein homöopathischer
Ärzte e.V.*
Herr Christoph Trapp
Am Hofgarten 5
53113 Bonn
Tel.: 02 28 / 63 92 30
Fax: 02 28 / 63 92 70
E-Mail: dzvhaepr@aol.com
Internet: www.homeopathy.de
(Informationsmaterial; Tipps bei Problemen mit Krankenkassen; gibt die Zeitschrift »Homöopathie« heraus)

Feldenkrais-Gilde Deutschland e.V.
Jägerwirtstraße 3
81373 München
Tel.: 089 / 523 10 171
Fax: 089 / 523 10 172
E-Mail: gilde@feldenkrais.de
Internet: www.feldenkrais.de
(Vermittelt Adressen von qualifizierten Feldenkrais-Lehrern)

Gesellschaft Anthroposophischer Ärzte in Deutschland e.V.
Roggenstr. 82
70794 Filderstadt
Tel: 07 11 / 7 79 97 11
Hotline: 07 11 / 7 77 80 00
(Mo–Do, 9–12, 14–16 Uhr,
Fr 9–12 Uhr)
Fax: 07 11 / 7 79 97 12
E-Mail: ges.anth.aerzte@t-online.de
Internet: www.anthroposophische-aerzte.de

Gesellschaft für Biologische Krebsabwehr e.V.
Hauptstr. 44
69117 Heidelberg
(oder Postfach 10 25 49
69015 Heidelberg)
Tel.: 0 62 21 / 13 80 20
Mo–Fr 9.30–13 Uhr Telefonberatung durch Ärzte
Fax: 0 62 21 / 13 80 22-0
E-Mail: information@biokrebs.de
Internet: www.biokrebs.de
(Kostenloser Beratungsdienst für Betroffene und Angehörige über zusätzliche Behandlungen bei Krebs; Vermittlung an regionale Beratungsstellen im Bundesgebiet; Adressen von Kliniken und Therapeuten; Rechtshilfe für Mitglieder)

UGB e.V. (Verband für Unabhängige Ernährungsberatung – Europa)
Sandusweg 3
35435 Wettenberg
Tel.: 06 41 / 8 08 96-0;
Mo–Fr 9–13 Uhr
Fax: 06 41 / 8 08 96 50
E-Mail: info@ugb.de
Internet: www.ugb.de

(Seminare und Tagungen über Ernährungstheorie, Küchenpraxis, Fasten, Bewegung, Beratungsmethodik und neue Lebensstile; Fachzeitschrift für Gesundheitsförderung)

Reformhaus-Fachakademie für gesundes Leben
Gotische Str. 15
61440 Oberursel/Taunus
Tel.: 0 61 72 / 300 9-0
Fax: 0 61 72 / 300 98 19
E-Mail: rfa@reformhaus.de
Internet: www.reformhaus.de
(Seminare über Vollwerternährung, Bewegung und Entspannung)

Verband der Diätassistenten – Deutscher Bundesverband e.V.
Bismarckstr. 96
40210 Düsseldorf
(oder: Postfach 10 51 12
40042 Düsseldorf)
Tel.: 02 11 / 16 21 75
Fax: 02 11 / 35 73 89
E-Mail: vdd-duesseldorf@t-online.de
Internet: www.vdd.de
(Vermittelt Adressen von Fachkräften der Ernährungsberatung und Diättherapie)

Zentralverband der Ärzte für Naturheilverfahren
Am Promenadenplatz 1
72250 Freudenstadt
Tel.: 0 74 41 / 9 18 58 16
Fax: 0 74 41 / 9 18 58 22
(Verschickt auf schriftliche Anfrage und gegen Gebühr Listen mit Adressen naturheilkundlich orientierter Ärzte)

5. Neue Brustkrebs-Initiativen

Neben den etablierten Selbsthilfeorganisationen sind in den letzten Jahren zahlreiche neue Initiativen von Frauen in vielen Städten Deutschlands entstanden. Die meisten von ihnen sind politisch engagiert und haben sich in der »Koalition Brustkrebs« zusammengeschlossen, um gemeinsam für Qualitätsverbesserungen in Früherkennung, Diagnostik, Therapie und Nachsorge zu kämpfen (vgl. Kapitel 7).

AG Mammographie-Screening Aachen
Krebsberatung und Kontaktstelle für Selbsthilfegruppen nach Krebs
c/o Helga Ebel / Krebsberatungsstelle Aachen
52062 Aachen
Tel.: 02 41 / 4 74 88-0
Fax: 02 41 / 4 74 88-20
E-Mail: krebsberatung.aachen@ginko.de
(Die AG ging aus der 1997 gegründeten »Initiative Frauen für's Leben« hervor; Ziele: sofortige flächendeckende Einführung eines qualitätsgesicherten Mammographie-Screenings nach europäischen Leitlinien per Gesetz; sofortige Umsetzung des Krebsregister-Gesetzes und flächendeckender Aufbau von Brustkrebs-Registern; organisiert Vortragsveranstaltungen, Internet- und Telefonaktionen und erstellt Broschüren; Mitglied der Koalition Brustkrebs)

Aktion: Bewusstsein für Brustkrebs
Dr. Dieter Alt (Geschäftsführer)
Untere Kippstr. 21
69198 Schriesheim
Tel.: 0 62 20 / 91 26 33
Fax: 0 62 20 / 91 26 79
oder: c/o Deutsche Krebsgesellschaft
(Adresse s.o.)
(1995 auf Initiative des Frankfurter Gynäkologieprofessors Manfred Kaufmann gegründete Organisation; Ziele: will über Brustkrebs informieren, Angst nehmen und die Motivation zur Früherkennung fördern; veranstaltet Informationstage »Gesundheit für Frauen/Brustkrebsfrüherkennung«, verschickt kostenlose Broschüren und Videos mit Anleitung zur Selbstuntersuchung der Brust; Mitglied der Koalition Brustkrebs)

AGK – Aktiv gegen Krebs
Scheidtweilerstr. 63–65
50933 Köln
Tel.: 02 21 / 94 02 811
Fax: 02 21 / 94 05 82 22
E-Mail: aktiv-gegen-krebs@gmx.de
Internet: www.medizin-forum.de/agk/
(Bietet bundesweit kostenlose Kosmetikseminare an für Frauen, die sich gerade in einer Krebstherapie befinden)

Breast Health – bewusst handeln gegen Brustkrebs e.V.
Martinistr. 52
20246 Hamburg
Tel.: 040 / 428 03 25 07
Fax: 07 21 / 151 42 47 82
E-Mail: info@breasthealth.de
Internet: www.breasthealth.de
(Die im Mai 2001 gegründete Initiative von überwiegend betroffenen Frauen steht auch nicht betroffenen Frauen

und Männern offen, Ziele: Etablierung eines wissenschaftlich begleiteten Modellprojektes, bei dem erkrankte Frauen durch Schulungen zu Brustkrebs-Expertinnen werden und andere Patientinnen beraten, Veranstaltung von Aktionstagen; Mitglied der Koalition Brustkrebs)

Bremer Arbeitskreis Brustkrebs
c/o Bremer Krebsgesellschaft e.V.
Am Schwarzen Meer 101–105
28205 Bremen
Tel.: 04 21 / 4 91 92-22
Fax: 04 21 / 4 91 92-42
E-Mail: bremerkrebsgesellschaft@t-online.de
Internet: www.bremerkrebsgesellschaft.de
(Der im Herbst 2000 entstandene Arbeitskreis will die Situation betroffener Frauen in Bremen verbessern, durch öffentliche Aktionen das Thema Brustkrebs enttabuisieren, die Forschung stärken und zu einer Qualitätsverbesserung in Früherkennung, Diagnostik, Behandlung und Nachsorge von Brustkrebs beitragen; Mitglied der Koalition Brustkrebs)

Brustkrebs-Initiative, Hilfe zur Brustgesundheit e.V.
Holsteinische Str. 30
12161 Berlin
Tel.: 030 / 85 99 51 31
Fax: 030 / 85 99 51 21
E-Mail: bki@brustkrebs.net
Internet: www.brustkrebs.net
(Aus der 1995 gegründeten Selbsthilfegruppe »Mammitu« hervorgegangene Initiative; will die Sichtweise betroffener Frauen in die medizinische Behandlung, Forschung und öffentliche Diskussion einbringen; engagiert sich für den Aufbau eines bundesweiten Netzwerkes

Europa Donna
Europäische Koalition gegen Brustkrebs
Nationales Forum Deutschland e.V.
Findorffstr. 106
28215 Bremen
Tel.: 04 21 / 350 18 36
Fax: 04 21 / 35 31 21
E-Mail: joens@europadonna.de
Internet: www.europadonna.de
(1994 als europäische Föderation von Frauen für Frauen gegründet; nationale Foren in 28 Staaten; Europa Donna will das Bewusstsein für die Krankheit in der Öffentlichkeit stärken und fordert eine bessere Qualitätssicherung bei Früherkennung, Diagnose, Behandlung und Nachsorge; Mitglied der Koalition Brustkrebs)

Interessengruppe »Diagnose Brustkrebs«
c/o Hildegard Müller
Westpreußenstr. 85
45259 Essen
Tel.: 02 01 / 46 18 90
Fax: 02 01 / 846 57 95
(1996 gegründete Gemeinschaft von rund 120 Frauen ohne Brustkrebs, die nach wahrscheinlich falscher Diagnose an der Brust operiert wurden; Ziele: den Essener Brustkrebsskandal aufklären und an die Öffentlichkeit bringen, Durchsetzung von Schadenersatzansprüchen, Beratung von Frauen, denen die Diagnose Brustkrebs gestellt wurde; Mitglied der Koalition Brustkrebs)

Stiftung Koalition Brustkrebs
(derzeit erreichbar über die Mitgliedsorganisationen; beabsichtigt, demnächst ein zentrales Büro aufzubauen, Stand: Frühjahr 2002)
Internet: www.brustkrebs-info.net
(Zusammenschluss von unabhängigen Initiativen, Organisationen und Selbsthilfegruppen mit dem Ziel, die Öffentlichkeit über qualitätsgesicherte Früherkennungs-, Diagnose- und Therapiemöglichkeiten aufzuklären und gemeinsam Einfluss auf die Verantwortlichen in Politik und Gesundheitswesen auszuüben; die Koalition Brustkrebs ist eine nicht rechtsfähige Stiftung in der Trägergemeinschaft der Stiftung »Gemeinsam Handeln – Paritätischer Stifterverbund in NRW«)

Mamazone
Frauen und Forschung gegen
Brustkrebs e.V.
Geschäftsstelle Augsburg
Max-Hempel-Str. 3
86153 Augsburg
Tel.: 08 21 / 3 10 41 79
Fax: 08 21 / 5 08 03 18
E-Mail: info@mamazone.de
Internet: www.mamazone.de
oder: www.p-a-t-h.org
(1999 gegründeter Verein, in dem sich gesunde wie auch kranke Frauen und Wissenschaftler gemeinsam engagieren; Ausbildung zur »Diplompatientin«; gezielte Informationssuche durch Online-Recherche im Onlinetreff; Kongress-Infos über neue Entwicklungen in der Brustkrebsforschung; Unterstützung bei der Suche nach geeigneten Ärzten;

Stiftung P.A.T.H. – eine Tumorgewebebank von Patienten für Patienten; Mitglied der Koalition Brustkrebs)

Mut – Frauen und Männer im Kampf
gegen Brustkrebs e.V.
Westfalenstr. 197
48165 Münster
Tel.: 0 25 01 / 7 07 05
Fax: 0 25 01 / 92 34 76
E-Mail: mut@muenster.org
Internet: www.muenster.org/mut
(Engagiert sich für eine Veränderung der Brustkrebsversorgung in Deutschland und für die Förderung der Krebsgrundlagenforschung; setzt sich für mehr Mitbestimmung von betroffenen Frauen in Therapie und Forschung ein sowie für eine stärkere Förderung der psychosozialen Betreuung krebskranker Frauen; Aufklärung über Früherkennungsmöglichkeiten; Mitglied der Koalition Brustkrebs)

ProSina e.V.
Dr. Otmar-Kohler-Str. 2
55743 Idar-Oberstein
Tel.: 0 67 81 / 66 15 50
Fax: 0 67 81 / 66 15 53
(Aufklärung über Brustkrebs; verschickt Broschüren; unterstützt Selbsthilfegruppen in der Region)

The Susan B. Komen Breast Cancer
Foundation e.V.
Am roten Hang 24
61476 Kronberg / Taunus
Tel.: 0 61 73 / 99 53 53
Fax: 0 61 73 / 99 53 54
E-Mail: info@raceforthecure.de
Internet: www.komen.org

www.raceforthecure.de
www.breastcancerinfo.com
(Im Februar 2000 gegründete erste deutsche Niederlassung der amerikanischen Susan G. Komen Breast Cancer Foundation; Ziele: die Öffentlichkeit über Ursachen, Früherkennung, Diagnose und Therapie informieren; Unterstützung von Früherkennungsprogrammen besonders für junge Frauen; Finanzierung von Forschungsprojekten zu Ursachen, Diagnose und modernen Heilverfahren; Vergabe von Stipendien an junge Wissenschaftler; Mitglied der Koalition Brustkrebs)

»Wir alle« – Frauen gegen Brustkrebs e.V.
Informations- und Beratungszentrum
Goltsteinstr. 59
50968 Köln-Bayenthal
Tel.: 02 21 / 34 05 628
Fax: 02 21 / 34 05 629
Internet: www.wiralle.de
E-Mail: info@wiralle.de
(Die im April 1997 gegründete Initiative von betroffenen und gesunden Frauen will über Brustkrebs und dessen Früherkennung informieren. Sie fordert die Einführung eines qualitätsgesicherten Mammographie-Screenings nach europäischen Richtlinien und eine qualitätsgesicherte Therapie, ein bundeseinheitliches Krebsregister, mehr Forschung über die Ursachen von Brustkrebs und eine bessere psychoonkologische Begleitung erkrankter Frauen; individuelle Beratung – auf Wunsch auch von Angehörigen; Mitglied der Koalition Brustkrebs)

6. Adressen in Österreich

Österreichische Krebshilfe
Wolfengasse 4/10
1010 Wien
Tel: +43 (0)1 / 79 66 45-0 (von Deutschland aus: 0043-1)
Fax: +43 (0)1 / 79 66 45-9
E-Mail: service@krebshilfe.net
Internet: www.krebshilfe.net
(Informationsveranstaltungen; Beratung; Broschüren, z.B. über Ernährungsfragen; vgl. Darstellungen in Kapitel 7 und 12)

Krebshilfe Beratungszentrum Wien
Theresiengasse 46
1180 Wien
Tel.: +43 (0)1 / 4 02 19 22 (Büro der Wiener Krebshilfe);
+43 (0)1 / 4 08 70 48 (Telefonberatung Mo, Mi 9–14 Uhr, Di, Do 14–19 Uhr)
Fax: +43 (0)1 / 4 08 22 41
E-Mail: office@krebshilfe.com
Internet: www.krebshilfe.com

Frauenselbsthilfe nach Krebs
Österreichischer Bundesverband
Vorsitzende: Gerhilt Zlabinger
Hönigsbergergasse 20
2540 Bad Vöslau
Tel./Fax: +43 (0)22 52 / 7 15 93
E-Mail:
g.zlabinger@frauenselbsthilfe-krebs.at
Internet: www.frauenselbsthilfe-krebs.at

Frauenselbsthilfe nach Krebs
Landesverein Wien
Susanne Büchler und
Gertrude Buchmann
Obere Augartenstr. 26–28

1020 Wien
Tel.: +43 (0)1 / 3 32 23 48
Fax: +43 (0)1 / 3 34 65 50
E-Mail: info@frauenselbsthilfe-brustkrebs-wien.at
Internet: www.frauenselbsthilfe-brustkrebs-wien.at

7. Adressen in der Schweiz

Krebsliga Schweiz
Effingerstrasse 40, Postfach 2819,
3001 Bern
Tel.: +41 (0)31 / 3 89 91 00
Fax: +41 (0)31 / 3 89 91 60
E-Mail: info@swisscancer.ch
Internet: www.swisscancer.ch
(Information; Beratung; Broschüren;
vgl. Darstellung in Kapiteln 7 und 12.
Broschürenbestellungen über Tel.:
+41 (0)31 / 389 91 00)

Krebstelefon (nur innerhalb der
Schweiz möglich):
Tel.: 08 00 55 88 38
Mo, Do, Fr 14–18 Uhr, Di,
Mi 10–18 Uhr, Anruf kostenlos

»Leben Wie Zuvor«
Kontaktstelle für Frauen
nach Brustkrebs
Dr. h.c. Susi Gaillard
Postfach 336
4153 Reinach BL 1
Tel./Fax: +49 (0)61 / 7 11 91 43
E-Mail: leben@iprolink.ch
Internet: www.leben-wie-zuvor.ch
(Gibt »Bulletin – Leben wie zuvor«
heraus; schickt Infomaterial zu)

»Vivre Comme Avant«
Association suisse des
femmes opérées du sein
Claire-Lise Coscia
Florissant 32
1020 Renens
Tél.: +41 (0)21 / 6 25 19 43

8. Tumorzentren/Onkologische Schwerpunkte

Einige Tumorzentren stehen hilfe-suchenden Frauen mit Informationen und Ratschlägen zur Seite; sie sind bei der telefonischen Beratung und vom Internet-Angebot her sehr patienten-orientiert und bieten oft zusätzlich psychosoziale Beratung an. Andere Tumorzentren – sie sind der Voll-ständigkeit halber auch in der folgen-den Auflistung enthalten – verstehen sich vor allem als Anlaufstelle für Ärzte und sind gar nicht auf Anfragen von Patienten eingestellt. Manche dieser Zentren weisen ratsuchende Frauen immerhin auf andere Einrich-tungen hin, die ihnen weiterhelfen können, zum Beispiel an die nächste Universitätsfrauenklinik. Nachfolgend sind die Telefon- und Faxnummern sowie E-Mail-Adressen angegeben, bei denen Patienten mit ihrer Anfrage am ehesten Aussicht auf Erfolg haben – sei das nun die Geschäftsstelle oder die Psychosoziale Beratungsstelle oder eine andere Einrichtung des Tumor-zentrums in Ihrer Nähe. In einigen Regionen übernehmen Onkologische Schwerpunkte (OSP) Aufgaben von Tumorzentren (vgl. Kapitel 7). Es gibt rund 70 OSP in Deutschland, wovon in der nachfolgenden Liste nur einige genannt sind. Wenn Sie wissen wollen, ob es ein OSP in Ihrer Nähe gibt, können Sie dies auch über ein Tumorzentrum erfahren.

Aachen:
Tumorzentrum Aachen e.V.
Pauwelstr. 30
52074 Aachen
Tel.: 02 41 / 80 89 899
Fax: 02 41 / 87 48 58
E-Mail: leitstelle@tuz-aachen.rwth-aachen.de
Internet: www.tuzac.de

Augsburg:
Tumorzentrum Augsburg
Stenglinstr. 2
86156 Augsburg
Tel.: 08 21 / 4 00 31 00
Fax: 08 21 / 4 00 33 81
E-Mail: info@tuz.zk.augsburg-med.de
Internet: www.klinikum-augsburg.de/kliniken/zentralklinikum/default.htm

Bad Saarow:
Ostbrandenburgisches Tumorzentrum Bad Saarow
am Humaine-Klinikum Bad Saarow
Pieskower Str. 33
15526 Bad Saarow
Tel.: 03 36 31 / 70
Fax: 03 36 31 / 7 22 33
Internet: www.humaine.de

Berlin:
Brustkrebszentrum am Helios-Klinikum Buch
Frauenklinik
Wiltbergstr. 50
13125 Berlin
Tel.: 030 / 94 01 22 75
Fax: 030 / 94 01 43 26
E-Mail: mammazentrum@klinikumbuch.de
Internet: www.helios-kliniken.de

Berlin:
Tumorzentrum Berlin e.V.
Robert-Koch-Platz 7
10115 Berlin
Tel.: 030 / 28 53 89-0 oder 28 53 89 20
Fax: 030 / 28 53 89 40
E-Mail: tumorzentrum@tzb.de
Internet: www.tzb.de
(Das Tumorzentrum Berlin vereint mehrere regionale Tumorzentren Berlins)

Bonn:
Tumorzentrum Bonn e.V.
Universitätsklinikum
Sigmund-Freud-Str. 25
53105 Bonn (Venusberg)
Psychosoziale Krebsberatung
Wohnheim 2
Tel.: 02 28 / 29 91 61
Fax: 02 28 / 92 88 827
E-Mail: krebsberatung.tzbonn@web.de
Internet: www.tumorzentrum-bonn.de

Bremen:
Tumorzentrum Bremen – Bremer Krebsgesellschaft e.V.
Am Schwarzen Meer 101
28205 Bremen
Tel.: 04 21 / 4 91 92 22

Fax.: 04 21 / 4 91 92 42
E-Mail: bremerkrebsgesellschaft@t-online.de
Internet: www.bremerkrebsgesellschaft.de

Chemnitz:
Tumorzentrum Chemnitz e.V.
Bürgerstr. 2
09113 Chemnitz
Tel.: 03 71 / 33 34 27 09
Fax: 03 71 / 33 34 27 23
E-Mail: tumorzentrum@skc.de

Cottbus:
Brandenburgisches Tumorzentrum
Onkologischer Schwerpunkt
Cottbus e.V.
Carl-Thiem-Klinikum
Thiemstr. 111
03048 Cottbus
Tel.: 03 55 / 46 24 62
Fax: 03 55 / 46 20 47
E-Mail: Kurbjuhn@ctk.de
Internet: www.ctk.de

Dessau:
*Tumorzentrum Anhalt am
Städtischen Klinikum Dessau e.V.*
Kühnauer Str. 24
06846 Dessau
Koordinationsstelle
Tel.: 03 40 / 501-43 23
Fax: 03 40 / 501-43 84
E-Mail: tza.dessau@t-online.de
Internet: www.klinikum-dessau.de/
Fachbereiche/Tumorzentrum/tumor-zentrum.htm

Dresden:
Tumorzentrum Dresden e.V.
Löscherstr. 18
01309 Dresden
Psychosoziale Beratungsstelle,
I. Etage, Zimmer 142
Tel.: 03 51 / 3 17 73 04
Fax: 03 51 / 3 17 73 03
Krebsberatungstelefon:
Tel.: 03 51 / 3 17 73 00
E-Mail: tzd@imib.med.tu-dresden.de
Internet: www.imib.med.tu-dresden.de/tzd/index.html

Düsseldorf:
*Frauenklinik der
Heinrich-Heine-Universität*
(kooperiert mit dem Tumorzentrum
Düsseldorf)
Moorenstr. 5
40225 Düsseldorf
Tel.: 02 11 / 8 11 75 01
Fax: 02 11 / 8 11 84 83
E-Mail: benderhg@med.uni-duesseldorf

Erfurt:
Tumorzentrum Erfurt
Geschäftsstelle
Helios Klinikum Erfurt
Haus 5
Nordhäuser Str. 74
99089 Erfurt
Tel.: 03 61 / 7 81 48 02 oder 06
Fax: 03 61 / 7 81 48 03
E-Mail: info@tumorzentrum-erfurt.de
Internet: www.tumorzentrum-erfurt.de

Erlangen:
*Tumorzentrum der
Universität Erlangen-Nürnberg*
Carl-Thiersch-Str. 7
91052 Erlangen
Tel: 0 91 31 / 8 53 92 90
Fax: 0 91 31 / 8 53 40 01

E-Mail:
sabrina.petsch@tuz.imed.uni-erlangen.de
Internet:
www.uni-erlangen.de/tumorzentrum

Essen:
*Psychoonkologischer Dienst
Zentrum für Tumorforschung und
Tumortherapie*
Innere Klinik und Poliklinik
Klinik für Knochenmark-
transplantation
Hufelandstr. 55
45122 Essen
Tel.: 02 01 / 7 23 41 18
Fax: 02 01 / 7 23 59 52
E-Mail: klaus.roettger@uni-essen.de
Internet: www.uni-essen.de/tumor-
forschung/psd

Flensburg:
Tumorzentrum Flensburg e.V.
Interdisziplinärer Kooperations-
verbund von Ärzten
der Region Sonderjylland / Schleswig
Meisenstr. 16
24939 Flensburg
Tel.: 04 61 / 429 39
Fax: 04 61 / 468 91
E-Mail: tzfl@gmx.net
Internet: www.tumorzentrum-flensburg.de

Frankfurt am Main:
Tumorzentrum Rhein-Main e.V.
Klinikum der Johann-Wolfgang-
Goethe-Universität, Haus 23 B,
Raum L 91
Theodor-Stern-Kai 7
60596 Frankfurt am Main
Tel.: 069 / 63 01 57 44
Fax: 069 / 63 01 73 73

E-Mail: tuz@em.uni-frankfurt.de
Internet: www.kgu.de/tumorzentrum
(patientenorientierte Homepage)
kooperiert mit dem:
Brustkrebszentrum an der
Frauenklinik der
J.-W.-Goethe-Universität
(Adresse wie oben)
Tel.: 069 / 63 01 51 19
Fax: 069 / 63 01 63 17

Frankfurt an der Oder:
Onkologischer Schwerpunkt e.V.
Klinikum Frankfurt/Oder
Müllroser Chaussee 7
15236 Frankfurt/Oder
Tel.: 03 35 / 548-0 oder 5 48 20 26
Fax: 03 35 / 5 48 20 29
E-Mail: osp@klinikumffo.de
Internet: www.klinikumffo.de

Freiburg:
Klinik für Tumorbiologie
Breisacher Str. 117
79106 Freiburg
Beratungsdienst für Patienten
Tel.: 07 61 / 2 06 28 30
Fax: 07 61 / 2 06 18 14
Internet: http://www.tumorbio.uni-
freiburg.de
(s. auch »Kirstins Weg – Beratungs-
dienst für Krebskranke« unter
»Psychosoziale Beratung«)

Freiburg:
*Tumorzentrum Freiburg
am Universitätsklinikum*
Hugstetter Str. 55
79106 Freiburg im Breisgau
Tel.: 07 61 / 2 70 60 60 (Krebs-Hotline)
Fax: 07 61 / 2 70 33 98

(Tumorzentrum veranstaltet
Gesprächs- und Entspannungsgruppen für Patienten; verschickt
Broschüren)
E-Mail: Kochw@sun11.ukl.uni-freiburg.de
Internet: www.ukl.uni-freiburg.de/zentral/tumorzen/homede.html
(gute Homepage)

Gera:
Tumorzentrum Gera e.V.
Waldklinikum Gera GmbH
Straße des Friedens 122
07548 Gera
Psychosozialer Beratungsdienst
Tel.: 03 65 / 8 28 21 75
Fax: 03 65 / 8 28 21 78

Gießen:
Tumorzentrum Gießen
Universitätsklinikum
Langhans-Str. 2
35385 Gießen
Tel.: 06 41 / 99 41 730
Fax: 06 41 / 99 4 1709
E-Mail: ernst.burkhardt@radiol.med.uni-gießen.de

Görlitz:
Tumorzentrum Ostsachsen
Onkologischer Schwerpunkt am Klinikum Görlitz e.V.
Girbigsdorfer Str. 1–3
02828 Görlitz
Tel.: 0 35 81 / 3 90 00 10
Fax: 0 35 81 / 3 90 00 30
E-Mail: tumorzentrum-goerlitz@t-online.de
Koordinatorin der Geschäftsstelle:
hauptmann.kerstin@klinikum-goerlitz.de
(Das Tumorzentrum arbeitet mit dem Mammazentrum am Klinikum Görlitz zusammen)

Göttingen:
Tumorzentrum Göttingen
Georg-August-Universität
Universitätsklinikum
Robert-Koch-Str. 40
37075 Göttingen
Tel.: 05 51 / 39-95 17
Fax: 05 51 / 39 22 37
E-Mail: tumorze@med.uni-goettingen.de
Internet:
www.tumorze.med.uni-goettingen.de

Greifswald:
Tumorzentrum Vorpommern e.V.
am Klinikum der Ernst-Moritz-Arndt-Universität Greifswald
Walther-Rathenau-Str. 48
17487 Greifswald
Tel.: 0 38 34 / 86 58 90 oder -91
Fax: 0 38 34 / 86 58 97
E-Mail: tzentrum@uni-greifswald.de
Internet: www.medizin.uni-greifswald.de/tzentrum

Halle:
Tumorzentrum an der
Medizinischen Fakultät der Martin-Luther-Universität Halle-Wittenberg
Ernst-Grube-Str. 40
06097 Halle/Saale
Tel.: 03 45 / 5 57 24 57
Fax: 03 45 / 5 57 25 36
E-Mail: tumorzentrum@medizin.uni-halle.de
Internet: www.medizin.uni-halle.de/tumorzentrum/index.html

Hamburg:
Universitäts-Frauenklinik Hamburg-Eppendorf
(kooperiert mit dem Tumorzentrum Hamburg-Eppendorf)

Martinistr. 52
20246 Hamburg
Tel.: 040 / 4 28 03 25 10
Fax: 040 / 4 28 03 43 55
E-Mail: frauenklinik@uke.uni-hamburg.de
sowie: jaenicke@uke.uni-hamburg.de
Internet: www.uke.uni-hamburg.de/kliniken/frauenklinik

Hannover:
*Frauenklinik der Medizinischen
Hochschule im Krankenhaus Oststadt
Abt. Gynäkologische Onkologie*
(kooperiert mit dem Tumorzentrum Hannover)
Podbielskistr. 380
30659 Hannover
Tel.: 05 11 / 9 06 37 05
Fax: 05 11 / 9 06 33 37
E-Mail: fkmhhonk@aol.com
Internet: www.mh-hannover.de/institut/tumorzentrum/index.html

Heidelberg:
Tumorzentrum Heidelberg/Mannheim
Koordinationsstelle
Im Neuenheimer Feld 105 / 110
Tel.: 0 62 21 / 56 65 57 / -58 / -59
Fax: 0 62 21 / 56 50 94
E-Mail: tzhdma@med.uni-heidelberg.de
Internet: http://tumorzentrum-hdma.de
Psychosoziale Beratung:
Psychosoziale Nachsorgeeinrichtung und Fortbildungsseminar an der Chirurgischen Universitätsklinik Heidelberg
Dr. med. Monika Keller
Im Neuenheimer Feld 155
69120 Heidelberg
Tel.: 0 62 21 / 56 27 27

Fax: 0 62 21 / 56 52 50
E-Mail: psychosoziale_nachsorge@med.uni-heidelberg.de

Homburg:
*Saarländisches Tumorzentrum
an den Universitätskliniken
des Saarlandes e. V.*
Geschäftsstelle (Gebäude 52)
66421 Homburg
Tel.: 0 68 41 / 1 62 74 31 / - 32 / - 33
Fax: 0 68 41 / 1 62 74 96
Krebsinformations- und
Konsiliardienst (Mo–Fr 7–22 Uhr)
Tel.: 0 68 41 / 1 62 30 00 oder - 2 30 16
E-mail: tumorzentrum@uniklinik-saarland.de
Internet: www.uniklinik-saarland.de/tumorzentrum

Jena:
*Klinikum der
Friedrich-Schiller-Universität
Überregionales Tumorzentrum Jena*
Geschäftsstelle im Institut für Pathologie
Ziegelmühlenweg 1
07740 Jena
Tel.: 0 36 41 / 93 31 14
Fax: 0 36 41 / 93 38 40
E-Mail: gisela.reinhold@med.uni-jena.de
Internet: www.med.uni-jena.de/tumor
(kooperiert mit dem Mammazentrum Jena Klinikum der Friedrich-Schiller-Universität)
Tel.: 0 36 41 / 93 32 05
Fax: 0 36 41 / 93 42 15
E-Mail: Sabine.Malur@med.uni-jena.de
Internet: www.med.uni-jena.de/mammazentrum

Karlsruhe:
*Onkologischer Schwerpunkt (OSP)
Karlsruhe
Diakonissenkrankenhaus
Karlsruhe-Rüppurr*
Gynäkologischer Chefarzt:
Prof. Rossmanith
Diakonissenstr. 28
76199 Karlsruhe
Tel.: 07 21 / 8 89 23 47
Fax: 07 21 / 8 89 39 06
E-Mail: onkolog.schwerp@diak-ka.de
Internet: www.diak-ka.de
Zum OSP-Karlsruhe gehören auch das
Städtische Klinikum
(Gynäkologischer Chefarzt:
Prof. Ulmer)
Tel.: 07 21 / 9 74-24 01
E-Mail: dvorg.sap@klinikum-karlsruhe.de
und die *St.-Vincentius-Kliniken*
(Gynäkologischer Chefarzt: Prof.
Meerpohl)
Tel.: 07 21 / 81 08-36 44
Fax: 07 21 / 81 08-36 94

Kiel:
Tumorzentrum Kiel
Christian-Albrechts-Universität
Niemannsweg 4
24105 Kiel
Tel.: 04 31 / 5 97-29 13
Fax: 04 31 / 5 97-19 45
E-Mail: tzk@tumorzentrum.uni-kiel.de
Internet: www.uni-kiel.de/tzk

Köln:
Frauenklinik der Universität Köln
(kooperiert mit dem Tumorzentrum
Köln)
Kerpener Str. 34
50931 Köln
Poliklinik
Tel.: 02 21 / 4 78 49 00 oder 4 78 49 40
Fax: 02 21 / 4 78 74 57
und:
Onkologisches Nachsorgezentrum
(selbe Adresse)
Tel.: 02 21 / 4 78 35 91

Leipzig:
*Tumorzentrum am Universitätsklinikum
der Universität Leipzig e.V.*
Liebigstr. 27
04103 Leipzig
Tel: 03 41 / 9 71 61 40 oder -41
Fax: 03 41 / 9 71 61 49
E-Mail: gruberf@medizin.uni-leipzig.de
Internet: www.uni-leipzig.de/~tuz

Magdeburg:
*Tumorzentrum Magdeburg/Sachsen-
Anhalt e.V.*
Medizinische Fakultät
Otto-von-Guericke-Universität
Leipziger Str. 44
39120 Magdeburg
Tel.: 03 91 / 6 71 59 55
Fax: 03 91/ 6 71 59 31
E-Mail: beatrix.boehme@med.uni-magde-
burg.de
Internet: www.uni-magdeburg.de/tzmsa/

Mainz:
Tumorzentrum Rheinland-Pfalz
Psychosozialer Beratungsdienst
Am Pulverturm 13
55101 Mainz
Tel.: 0 61 31 / 17 46 01
Fax: 0 61 31 / 17 66 07
Internet: www.info.imsd.uni-mainz.de/TUZ

Marburg:
Tumorzentrum Marburg
Philipps-Universität Marburg
Herr Prof. Dr. med. A. Neubauer
Baldingerstr.
35033 Marburg
Tel.: 0 64 21 / 2 86 44 01
Fax: 0 64 21 / 2 86 45 58
(kooperiert mit dem
Medizinischen Zentrum für Frauen-
heilkunde und Geburtshilfe,
selbe Adresse)
Tel.: 0 64 21 / 2 86 62 11
Fax: 0 64 21 / 2 86 89 69
E-Mail: haines@mailer.uni-marburg.de
Internet: www.med.uni-marburg.de

München:
Tumorzentrum München
Geschäftsstelle
Maistraße 11
80337 München
Tel.: 089 / 51 60 22 38
Fax: 089 / 51 60 47 87
E-Mail: tzmuenchen@derma.med.uni-muenchen.de
Internet: www.med.uni-muenchen.de/tzmuenchen

Münster:
Tumorzentrum Münsterland e.V.
Universitätsklinikum
Ebene 03/Ost
Albert-Schweitzer-Straße 33
48129 Münster
Tel.: 02 51 / 8 34 73 58

Neubrandenburg:
*Onkologischer Schwerpunkt
Neubrandenburg*
Tumorleitstelle
Klinikum Neubrandenburg
Dr.-Salvador-Allende-Str. 30
17036 Neubrandenburg
Tel.: 03 95 / 7 75 27 32
Fax: 03 95 / 7 75 26 99
Internet: www.klinikum-nb.de

Nürnberg:
Klinikum der Stadt Nürnberg
5. medizinische Klinik und Institut
für medizinische Onkologie und
Hämatologie
Prof. Ernst-Nathan-Str.1
90419 Nürnberg
Tel.: 09 11 / 3 98 30 51 oder -52
Fax: 09 11 / 3 98 35 22
E-Mail: gallmeier@klinikum-nuernberg.de

Oldenburg:
*Regionales Tumorzentrum
Weser-Ems e.V.*
Ärztehaus
Huntestr. 14
26135 Oldenburg
Tel.: 04 41 / 4 42 15
Internet: www.tuz-weser-ems.de
Krebsberatungsstelle im
Gesundheitsamt:
Rummelweg 16
26122 Oldenburg
Tel.: 04 41 / 2 35 86 54 oder 2 35 86 35
Fax: 04 41 / 2 35 86 20

Passau:
*Klinikum Passau –
Tumorzentrum Ostbayern*
Klinik für Strahlentherapie –
Radioonkologie
Bischof-Piligrim-Str. 1
94032 Passau
Tel.: 08 51 / 53 00 23 71

Fax: 08 51 / 53 00 24 09
E-Mail: strth.passau@fmi.uni-passau.de
Internet: www.klinikum-passau.de
(kooperiert mit dem Mammazentrum Ostbayern in Deggendorf)

Potsdam:
Tumorzentrum Potsdam
(Nachsorgeleitstelle)
Charlottenstraße 72
14467 Potsdam
Tel.: 03 31 / 2 41 68 81-88
Fax: 03 31 / 2 41 68 80
E-Mail: aquehl@klinikumevb.de
Internet: www.klinikumevb.de

Regensburg:
Tumorzentrum Regensburg e.V.
Josef-Engert-Straße 9
93042 Regensburg
Tel.: 09 41 / 9 43 18 03 / -04 / -05
Fax: 09 41 / 9 43 18 02
E-Mail: zentrum.tumor@klinik.uni-regensburg.de
Internet: www.tumorzentrum-regensburg.de

Rostock:
Tumorzentrum Rostock
Klinik für Strahlentherapie
Südring 75
18059 Rostock
Tel.: 03 81 / 4 94 91 46 / 47 oder 4 94 90 01
Fax: 03 81 / 4 94 90 02
E-Mail: Rainer.Fietkau@med.uni-rostock.de
Internet: www.home.med.uni-rostock.de

Schwerin
Tumorzentrum Schwerin-Westmecklenburg
Klinikum Schwerin
Klinik für Chirurgie / Bereich für Mamma- und ästhetische Chirurgie
Wismarsche Straße 397
19049 Schwerin
Tel.: 03 85 / 5 20 20 39 oder 5 20 20 11
(Dr. Roland Mett,
Leiter des o.a. Bereichs)
Fax: 03 85 / 5 20 22 14

Stuttgart:
Stuttgarter Arbeitskreis Onkologie (SAKO)
Robert-Bosch-Krankenhaus
Auerbachstr. 110
70376 Stuttgart
Tel.: 07 11 / 81 01 35 06
Fax: 07 11 / 81 01 37 96
E-Mail: haematologie@rbk.de
und:
Onkologischer Schwerpunkt Stuttgart (OSP)
Rosenbergstr. 38
70176 Stuttgart
Tel.: 07 11 / 9 91 35 11
Fax: 07 11 / 91 35 10
E-Mail: info@osp-stuttgart.de
Internet: www.osp-stuttgart.de

Suhl
Tumorzentrum Suhl
c/o Zentralklinikum Suhl gGmbH
Albert-Schweitzer-Str. 2
98527 Suhl
Tel.: 0 36 81 / 35 61 24
Fax: 0 36 81 / 35 59 21
E-Mail: wackes@tumorzentrum-suhl.de
Internet: www.tumorzentrum-suhl.de

Tübingen:
Interdisziplinäres Tumorzentrum Tübingen
Eberhard-Karls-Universität

Universitätsklinikum Tübingen
Herrenberger Str. 23
72070 Tübingen
Tel.: 0 70 71 / 2 98 52 35/ -36/ -37
Fax: 0 70 71 / 29 52 25
E-Mail: itz@med.uni-tuebingen.de
Internet: www.itz-tuebingen.de
(gute Homepage)
Ambulanz »Erblicher Brustkrebs« in der Universitätsfrauenklinik Tübingen
(Die Ambulanz kooperiert mit dem Heidelberger Zentrum für »Familiären Brustkrebs«, siehe weiter unten):
Calwer Str. 7
72076 Tübingen
Ameldung unter:
Tel.: 0 70 71 / 2 98 22 55
oder: - / 2 98 22 24
Fax: 0 70 71 / 29 22 50
oder: - / 29 54 79

Ulm:
Tumorzentrum Ulm
Universitätsklinikum Ulm
Robert-Koch-Str. 8
89081 Ulm
Tel.: 07 31 / 50 02 33 33
Fax: 07 31 / 50 02 46 26
E-Mail: sekr.tzu@medizin.uni-ulm.de
Internet: www.uni-ulm.de/klinik/tzu

Wiesbaden:
Onkologischer Schwerpunkt Wiesbaden (OSP-HSK)
Dr.-Horst-Schmidt-Kliniken GmbH
Klinikum der Landeshauptstadt Wiesbaden
Ludwig-Erhard-Str. 100
65199 Wiesbaden
Tel./Fax: 06 11 / 43 33 33
E-Mail: osp.hsk@knuut.de
Internet: www.hsk-wiesbaden.de/osp_start.htm

Würzburg:
Interdisziplinäres Tumorzentrum Würzburg
Medizinische Poliklinik
der Universität
Klinikstraße 6–8
97070 Würzburg
Tel.: 09 31 / 20 17 02 20
(Frau M. Fölting)
Fax: 09 31 / 2 01 70 73
Internet: www.uni-wuerzburg.de/tumorzentrum
(kooperiert mit der
Frauenklinik der Universität Würzburg)
Brustzentrum / Frau Denk
Josef-Schneider-Str. 4
97080 Würzburg
Tel.: 09 31 / 20 12 52 67
Fax: 09 31 / 20 12 54 06
E-Mail: frauenklinik@mail.uni-wuerzburg.de
Internet: www.frauenklinik.uni-wuerzburg.de

Wuppertal:
Tumorzentrum Wuppertal
Kliniken St. Antonius gGmbH
Zusammenschluss von Kliniken, darunter das *Petrus-Krankenhaus*
Carnaper Str. 48
42283 Wuppertal
Tel.: 02 02 / 299-0 (Zentrale)

Zwickau:
Südwestsächsisches Tumorzentrum Zwickau e.V.
Karl-Keil-Straße 35

08060 Zwickau
Tel.: 03 75 / 5 69 91 00
Fax: 03 75 / 5 69 91 11
Videokonferenz: 03 75 / 5 69 95 00
E-Mail: tuz@tumorzentrum.z.uunet.de
Internet: zwickau.de/zFrame/Soziales.htm

9. Zentren »Familiärer Brust- und Eierstockkrebs«

Berlin:
Max-Delbrück-Zentrum
für Molekulare Medizin
Bereich Tumorgenetik
Robert-Rössle-Str. 10
13092 Berlin
Ansprechpartnerin/Termine für Ratsuchende:
Frau E. Classen
Tel.: 030 / 45 06 66 62
Fax: 030 / 94 06 38 42
E-Mail: eclassen@mdz-berlin.de

Bonn:
Klinik und Poliklinik für Geburtshilfe
und Frauenheilkunde
der Universität Bonn
Sigmund-Freud-Str. 25
53127 Bonn
Projektleiterin:
Priv.-Doz. Dr. Rita Schmutzler
Termine für Ratsuchende:
Tel.: 02 28 / 2 87 54 50 oder -63 (Ambulanz)
Fax: 02 28 / 2 87 54 46

Dresden:
Universitätsklinikum Carl Gustav Carus
Dresden an der Technischen Universität
Dresden
Klinik und Poliklinik für Frauenheilkunde und Geburtshilfe
Fetscherstr. 74
01307 Dresden
Projektleiter:
Prof. Dr. Wolfgang Distler
Termine für Ratsuchende:
Tel.: 03 51 / 4 58 28 64 / -34 20
Fax: 03 51 / 4 58 57 60 / -34 29
E-Mail: frauenklinik@mailbox.tu-dresden.de

Düsseldorf:
Frauenklinik der Medizinischen
Einrichtungen der Universität Düsseldorf
Moorenstr. 5
40225 Düsseldorf
Projektleiterin:
Dr. Carolin Nestle-Krämling
Termine für Ratsuchende:
Tel.: 02 11 / 8 11 75 40
Fax: 02 11 / 8 11 98 01
E-Mail: cnk@uni-duesseldorf.de

Frankfurt am Main:
Brustkrebszentrum
an der Frauenklinik der Johann-Wolfgang-
Goethe-Universität Frankfurt
Theodor-Stern-Kai 7
Projektleiter:
Prof. Dr. Manfred Kaufmann
60596 Frankfurt
Termine für Ratsuchende:
Tel.: 069 / 63 01 51 19

Heidelberg:
Institut für Humangenetik
der Universität Heidelberg
Im Neuenheimer Feld 328
69120 Heidelberg
Projektleiter:

Prof. Dr. Claus A. Bartram
Termine für Ratsuchende:
Tel.: 0 62 21 / 56 50 87

Kiel:
Universitätsfrauenklinik Kiel
Michaelisstr. 16
24105 Kiel
Kontakt: Dr. Corinna Crohns,
Dr. Susann Andreas
Termine für Ratsuchende:
Tel.: 04 31 / 5 97 20 77 oder -71
Fax: 04 31 / 5 97 22 14
E-Mail: ccrohns@email.uni.kiel.de
E-Mail: sandreas@email.uni.kiel.de

Leipzig:
*Institut für Humangenetik
der Universität Leipzig*
Philipp-Rosenthal-Str. 55
04103 Leipzig
Projektleiterin:
Prof. Dr. Ursula G. Froster
Termine für Ratsuchende:
Tel.: 03 41 / 9 72 38 00
Fax: 03 41 / 9 72 38 19
E-Mail: frou@medizin.uni-leipzig.de

München:
*Universitätsfrauenklinik
im Klinikum Großhadern*
Marchioninistr. 15
81377 München
Universitätsfrauenklinik am Klinikum
rechts der Isar
Ismaninger Str. 22
81675 München
Kinderpoliklinik der Universität
München
Abteilung für Pädiatrische Genetik
und Pränatale Diagnostik
Goethestr. 29
80336 München
Projektleiter: Dr. Alfons Meindl
Termine für Ratsuchende:
Tel.: 089 / 70 95 58 28
Fax: 089 / 70 95 68 44

Münster:
*Institut für Humangenetik
der Universität Münster*
Vesaliusweg 12–14
48149 Münster
Projektleiter: Prof. Dr. Jürgen Horst
Termine für Ratsuchende:
Tel.: 02 51 / 8 35 54 13
Fax: 02 51 / 8 35 53 93
E-Mail: krietemeyer@uni-muenster.de

Ulm:
*Frauenklinik und Poliklinik
der Universität Ulm*
Prittwitzstr. 43
89075 Ulm
Projektleiter: Prof. Dr. Rolf Kreienberg
Termine für Ratsuchende:
Tel.: 07 31 / 50 02 76 06

Würzburg:
*Institut für Humangenetik
der Universität Würzburg
Theodor-Boveri-Institut für Biowissenschaften (Biozentrum)*
Am Hubland
97074 Würzburg
Projektleiter:
Prof. Dr. Bernhard Weber
Termine für Ratsuchende:
Tel.: 09 31 / 8 88 40 84 (Herr Schröder)
Fax: 09 31 / 8 88 40 69
E-mail: j.schröder@biozentrum.uni-wuerzburg.de

oder: bweb@biozentrum.uni-wuerzburg.de
Internet: www.uni-wuerzburg.de/humangenetics/brustkrebs/index.html

10. Ausgewählte Internet-Adressen

Hier finden Sie ausgewählte Adressen mit gutem, breit vernetztem Internet-Angebot. Häufig sind die Seiten englischsprachig. Weitere Web-Adressen zum Thema Krebs allgemein und zu Brustkrebs speziell stehen bei den Postadressen onkologischer Institutionen (s.o.) Die onkologischen Abteilungen vieler Universitätskliniken, die onkologischen Schwerpunkte und andere wichtige Einrichtungen der Krebstherapie haben oft eigene Internet-Seiten mit Informationen zur Krebsdiagnose und –therapie eingerichtet. Sie sind häufig nach dem Muster http://www.uni-NamederStadt.de oder http://www.NamederStadt.de im Internet zu finden.

Ärztliche Zentralstelle Qualitätssicherung
www.patienten-information.de
(Patienten-Informatio.isdienst der Ärztlichen Zentralstelle Qualitätssicherung, die nach so genannten Discern-Qualitätskriterien bewertete Informationen zu verschiedenen Krebserkrankungen enthält)

Afgis
www.afgis.de
(Information über das Aktionsforum Gesundheitsinformationssystem [Afgis], dessen Logo hochwertige Gesundheitsseiten im Internet kennzeichnet; vgl. Kapitel 7)

American Cancer Society
www.cancer.org
(Das reichhaltige Online-Angebot der amerikanischen Krebsgesellschaft)

American Society of Clinical Oncology (Asco)
http://www.asco.org
(Die »Asco«, eine wissenschaftliche Gesellschaft in den USA, ist die Veranstalterin des weltgrößten Krebskongresses »Asco-Meeting«, das alljährlich im Mai stattfindet)

Schwerpunkt: Brustdiagnostik
http://brustkrebs-berlin.de
(Aktuelle und detaillierte Informationen mit Schwerpunkt »Brustdiagnostik«; gute Anleitung zur Selbstuntersuchung der Brust; Brustkrebs-Lexikon; kritisch kommentierte Linkliste)

Brustkrebs-Initiative, Berlin
www.brustkrebs.net
(Aktuelle Informationen und Tipps; gut besuchtes Forum mit Gelegenheit zur Live-Diskussion)

Brustkrebs-Info
www.brustkrebs.de
(Gut strukturiertes, reichhaltiges und regelmäßig aktualisiertes Angebot von Dr. Hans-Joachim Koubenec, Berlin, und Prof. Barth, Esslingen; wissenschaftlich fundierte, aktuelle Information über Entstehung, Diagnose und Behandlung von Brustkrebs; Brustkrebslexikon; Überblick: Was

bieten Ärzte und Kliniken bei der
Diagnose und Therapie von
Brustkrebs in Berlin? [soll auf andere
Städte ausgeweitet werden; spezielle
Infos für Ärzte]

Bundesministerium für Gesundheit
www.bmgesundheit.de
(Aktuelle Informationen zur Gesundheitspolitik)

National Cancer Institute (NCI)
www.cancernet.nci.nih.gov
(Auf diese Quelle beziehen sich viele
Anbieter von Krebsinfos: auf das
Krebsinformationsnetz des
Nationalen Krebsinstituts der USA;
umfassende, aktuelle Daten zu fast
allen Facetten von Brustkrebs)

Dachdokumentation Krebs im Robert-Koch-Institut, Berlin
www.robertkochinstitut.krebsdoku.de
(Aktuelle statistische Daten zu
Brustkrebs und anderen Krebsarten)

Deutsche Krebsgesellschaft
www.krebsgesellschaft.de
(Informationen über aktuelle Entwicklungen in der onkologischen Fachwelt; Kurzinfos über Broschüren;
Leitlinien zum Herunterladen)

Deutsche Krebshilfe
www.krebshilfe.de
(Viele aktuelle Broschüren zum Herunterladen oder Bestellen, beispielsweise über Brustkrebs, Strahlentherapie, klinische Studien, Ernährung bei
Krebs, Hilfen für Angehörige,
Sozialleistungen)

Deutsches Krebsforschungszentrum
www.dkfz.de/Patienteninfo/index.html
(Gute Kurzinformationen über die
Diagnostik und Therapie unterschiedlicher Krebsarten, darunter
auch Brustkrebs)

Naturheilkunde
www.datadiwan.de
(Datenbank für Naturheilkunde,
Ganzheitsmedizin und Grenzgebiete
der Wissenschaft; viele interessante
Links; Diskussionsforum)

Elektronischer Bestelldienst »Subito«
www.subito-doc.de
(Der Dokumentlieferdienst ermöglicht
die Online-Recherche, Bestellung
und Lieferung von Aufsätzen und
Büchern aus deutschen wissenschaftlichen Bibliotheken, vgl. Kapitel 7)

Frauenselbsthilfe nach Krebs
www.fsh-nach-krebs.de
(Website des Bundesverbandes der
Frauenselbsthilfe nach Krebs, Suche
nach Selbsthilfegruppen in Wohnortnähe, Broschüren zum Herunterladen
und Bestellen)

Informationsdienst Wissenschaft
www.idw-online.de
(Forschungsnachrichten aus fast allen
deutschen Hochschulen und
Forschungsinstituten; für jeden
kostenlos zugänglich; Abonnement
möglich, auch zu speziellen Themen:
Sie könnten sich zum Beispiel alle
Nachrichten zum Thema Brustkrebs
liefern lassen)

Cosmos-Community
www.krebsgemeinschaft.de
www.cosmos-community.org
(Informationen über einen neuen Service, der es Brustkrebspatientinnen ermöglicht, überall per Handy an neue wissenschaftliche Informationen heranzukommen und mit anderen Betroffenen in Kontakt zu bleiben; vgl. Kapitel 7)

Tumorzentrum München
www.tzm.med.uni-muenchen.de
(Fachwissen pur: die renommierten Münchner Leitlinien zu Diagnostik, Therapie und Nachsorge bei Brustkrebs; wenig patientenorientiert)

Krebsinformationsnetz »Inka«
www.inkanet.de
(Gut gepflegtes, regelmäßig aktualisiertes und reichhaltiges Informationsangebot für alle Krebspatienten und ihre Angehörigen; kurzgefasste Informationen zu zahlreichen Krebsarten – auch zu Brustkrebs; praktische Tipps; Buchbesprechungen; Termine von Krebskongressen und anderen Veranstaltungen; Hinweise auf Internet-Kurse in ganz Deutschland; viele kommentierte Links zu deutsch- und englischsprachigen Brustkrebs-Seiten)

Krebskompass
www.krebskompass.de
(Navigationshilfe beim Suchen von Krebs-Informationen; Forum unter www.forum.krebs-kompass.de/)

Medline
www.medline.de
(Eine der aktuellsten und umfangreichsten medizinischen Datenbanken der Welt, herausgegeben von der U.S. National Library of Medicine; Kurzfassungen von Artikeln kostenlos für jeden zugänglich, Volltexte sind kostenpflichtig)

Memorial Sloan-Kettering Cancer Center, New York
www.mskcc.org
(Informationen aus der weltberühmten Krebsklinik in New York, in der Forschung eine große Rolle spielt)

National Breast Cancer Coalition
www.natlbcc.org
(Eine der erfolgreichsten Betroffenen-Organisationen der Welt; Informationen über medizinische Neuigkeiten und über politische Aktionen dieser großen amerikanischen Brustkrebsinitiative)

Netdoktor
www.netdoktor.de
Gesundheits-Informationsdienst von Journalisten in Zusammenarbeit mit Ärzten; spezielle Infos zum Thema Brustkrebs; Suchmaschinen zu Adressen von medizinischen Einrichtungen; Suche in der Medizin-Datenbank Medline möglich; erweiterte Suche für medizinisches Personal)

Oncochat
www.oncochat.org
(Bei diesem englischsprachigen Chat können Patienten und Angehörige sich mit Betroffenen aus aller Welt austauschen)

Oncolink
www.oncolink.upenn.edu
(Gute Website des University of Pennsylvania Cancer Center mit Informationen zu Brustkrebs, zu Therapieformen und psychosozialer Verarbeitung)

Hilfe bei Schmerzen
www.medizin-forum.de
(Unter »Foren« gibt es ein spezielles Schmerztherapie und ein Akupunktur-Forum)

Deutsche Schmerzliga
www.dsl-ev.de
(Der Verein berät und vermittelt weiter bei Fragen rund um den Schmerz)

Schmerzforum
www.schmerzforum.de
(Seite des Schmerzforums Koblenz; sehr umfangreiche, kommentierte Linkliste zu Selbsthilfegruppen, Ärzten, Psychologen, Schmerzkliniken, Fachzeitschriften, Diskussionsforen und Datenbanken)

Schmerz-Selbsthilfe
www.schmerzselbsthilfe.de
(Website der Deutschen Schmerzhilfe; Betroffene finden Anleitung zur Selbsthilfe, eine Beschreibung der wichtigsten Medikamente und Adressen von Schmerzgruppen)

Deutsche Gesellschaft für Senologie
www.senologie.org
(Berichte von Konsensuskonferenzen zu Brusterkrankungen, bei denen Fachärzte sich auf den aktuell gültigen Standard in Früherkennung, Diagnose, Therapie und Nachsorge einigen)

11. Ausgewählte Literatur

Sachbücher

Alt, Dieter, Gero von Boehm und Georg Weiss (Hg.): *Miteinander reden. Brustkrebskranke Frauen sprechen mit Experten,* Springer Verlag, Berlin, Heidelberg 1986, Euro 11,25

Alt, Dieter und Georg Weiss (Hg.): *Im Leben bleiben. Psychosoziale Aspekte der Nachsorge brustkrebskranker Frauen,* Springer Verlag, Berlin, Heidelberg 1991, Euro 16,95

Arbeitskreis Gesundheit e.V. (Hg.): *Rehabilitationskliniken stellen sich vor – die Partner der Gesundheit* (auch als CD-ROM erhältlich), 9. Auflage Bonn 2001, Euro 12,45; für Kliniken und Beratungsstellen ist das Buch Kliniken kostenlos. Bestelladresse: Arbeitskreis Gesundheit e.V., Bonn-Center, Bundeskanzlerplatz 2–10, 53113 Bonn

Arnot, Bob: *Das Anti-Brustkrebs-Buch. Vorbeugung durch richtige Ernährung und Lebensweise,* Serie Piper, Piper Verlag, München 2002, Euro 8,90

Beutel, Helmuth und Daniela Tausch (Hg.): *Sterben – eine Zeit des Lebens. Ein Handbuch der Hospizbewegung,* Quell Verlag, Stuttgart 1993, Euro 13,50

Beyersdorff, Dietrich: *Biologische Wege der Krebsabwehr. Mittel und Möglichkeiten zur Vorbeugung und Verbesserung der Heilungschancen,* Haug-Verlag, Heidelberg 1999, Euro 19,95

derselbe: *Der große Ratgeber zur ganzheitlichen Krebsbehandlung: konventionelle, biologische, ergänzende und unterstützende Verfahren,* Trias, Stuttgart 1999, Euro 19,95

Biesalski, Hans-Konrad, Gudrun Zürcher und Karin Hofele: *Gesund und bewußt essen bei Krebs,* Trias, Stuttgart 1998, Euro 17,95

Creutzfeldt-Glees, Cora: *Leben nach Brustkrebs. Aufklärung, Aussichten, Hilfen,* Sammlung Vandenhoeck, Verlag Vandenhoeck & Ruprecht, Göttingen 2001, Euro 14,90

Delbrück, Hermann: *Brustkrebs. Rat und Hilfe für Betroffene und Angehörige,* Kohlhammer Verlag 2001, Euro 16

Deutsche Gesellschaft für Ernährung (Hg.): *Referenzwerte für die Nährstoffzufuhr,* Umschau / BrausVerlag, Frankfurt am Main 2000, Euro 22,90

Eiermann, Wolfgang und Böttger, Sabine: *Brustkrebs wirksam behandeln. Medizinische Grundfragen verständlich erklärt,* Midena Verlag 2001, Euro 12,90

Feldenkrais, Moshe: *Bewußtheit durch Bewegung. Verhaltensphysiologie oder Erfahrungen am eigenen Leibe,* Suhrkamp Taschenbuch Verlag, Frankfurt am Main 1978, Euro 9,50

Fischer, Elisabeth und Irene Kührer: *Gesund essen während der Krebstherapie.*

Ärztlicher Rat und erprobte Rezepte aus der vegetarischen Küche, Mosaik Verlag, München 1996 (vergriffen)

Földi, Michael und Ethel Földi: *Das Lymphödem. Vorbeugende Maßnahmen und Behandlung. Ein Leitfaden für Patienten.* Gustav Fischer Verlag, Stuttgart, Jena, New York 1993, Euro 16,95

Forbriger, Anja: *Leben ist, wenn man trotzdem lacht. Diagnose Krebs – Wie ich Hilfe und Hoffnung im Internet fand,* Wilhelm Heyne Verlag, München 2001, Euro 18

dieselbe: *Krebs – So finden Sie Hilfe im Internet,* Trias, Stuttgart 2002, Euro 12,95

Freudenberg, Elke: *Der Krebskranke und seine Familie – Einander verstehen, einander helfen. Wege aus der Angst, psychische Hilfen für Patienten, Familienangehörige und Freunde,* Georg Thieme Verlag, Stuttgart 1990 (vergriffen)

Füller, Ingrid und Till Bastian: *Wie behandle ich meinen Arzt? Ein Leitfaden für mündige Patienten,* Verlag Kiepenheuer & Witsch, Köln 2002, Euro 8,90

Gros, Rainer: *Die weibliche Brust. Handbuch und Atlas,* Walter de Gruyter, Berlin, New York 1987 (vergriffen)

derselbe: *Silikonimplantate,* Trias, Stuttgart 1996 (vergriffen)

derselbe: *Gynäkologie für Frauen,* Trias, Stuttgart 2001 (3. komplett überarbeitete Auflage), Euro 19,80

Hartmann, Matthias S.: *Praktische Psycho-Onkologie – Therapiekonzepte und Anleitungen für Patienten zur psychosozialen Selbsthilfe bei Krebserkrankungen,* Verlag J. Pfeiffer, München 1991 (vergriffen)

Hermann, Conny und Andrea Schreiber (Hg.): *Tabuthema Brustkrebs: Vorbeugen, Bewältigen, Heilen,* Mona Lisa Ratgeber, Heel Verlag 2001, Euro 15,90

Hirshberg, Caryle und Marc Ian Barasch: *Unerwartete Genesung. Die Kraft zur Heilung kommt aus uns selbst,* Droemer Knaur, München 1995 (vergriffen)

Hussain, Maria: *Der praktische Ratgeber für Frauen nach Brustkrebsoperationen,* W. Zuckschwerdt Verlag, München, Bern, Wien, New York 2000, Euro 15,20

Kannamüller, Gabi: *Die weibliche Brust – Schönheitspflege, Veränderungen, Erkrankungen,* Antje Kunstmann, München 1991, Euro 7,67

Kirschning, Silke: *Brustkrebs. Der Diagnoseprozess und die laute Sprachlosigkeit der Medizin. Eine soziologische Untersuchung,* Verlag Leske + Budrich, Opladen 2001, Euro 24,90

Kleine-Gunk, Bernd: *Brustkrebs vorbeugen: So vermindern Sie Ihr Risiko,* Trias, Stuttgart 1999, Euro 17,95

v. Körber, Männle, Leitzmann: *Vollwert-Ernährung – Konzeption einer zeitgemäßen Ernährungsweise,* Haug Verlag, Heidelberg 1998, Euro 32,95

Lerner, Michael: *Wege zur Heilung. Das Buch der Krebstherapien aus Schul- und Alternativmedizin,* Piper Verlag, München 2000, Euro 19,90

LeShan, Lawrence: *Diagnose Krebs. Wendepunkt und Neubeginn – Ein Handbuch für*

Menschen, die an Krebs leiden, für ihre Familien und ihre Ärzte und Therapeuten, Klett Cotta, Stuttgart 1993, Euro 22,50

derselbe: *Psychotherapie gegen den Krebs. Über die Bedeutung emotionaler Faktoren bei der Entstehung und Heilung von Krebs,* Klett Cotta, Stuttgart 1993, Euro 22,50

Lindemann, Hannes: *Autogenes Training – Der bewährte Weg zur Entspannung (mit CD),* Mosaik Verlag, München 1989, Euro 14,90

Love, Susan M. with Karen Lindsey: *Dr. Susan Love's Breast Book,* Addison-Wesley Publishing Company, Reading, Massachusetts 2000, 20 US-Dollar

McGinn, Kerry A. und Pamela J. Haylock: *Women's Cancers,* Verlag Hunter House, Alameda 1998, 19,95 US-Dollar

Messing, Norbert: *Bio-Kliniken & Kur. Krankenanstalten, Sanatorien und Kurheime, Natürliche Heilweisen, Vitalstoffreiche Ernährung,* Verlag Ganzheitliche Gesundheit, Bad Schönborn 1998, Euro 12,30

Moeller, Michael Lukas: *Die Wahrheit beginnt zu zweit. Das Paar im Gespräch,* Rowohlt Taschenbuch Verlag, Reinbek bei Hamburg 1992, Euro 8,50

Mühlhauser, Ingrid und Birgitt Höldke: *Mammographie-Screening. Brustkrebs-Früherkennungs-Untersuchungen,* Kirchheim Verlag, Mainz 2000, Euro 17,90

Murphy, Michael: *Der Quanten-Mensch. Ein Blick in die Entfaltung des menschlichen Potentials im 21. Jahrhundert,* Integral Verlag, München 1998, Euro 30

Oehlrich, Marcus und Nicole Stroh: *Internetkompass Krebs. Leitfaden für Betroffene und ihre Angehörigen,* Springer Verlag, Heidelberg 2001

Olbricht, Inge: *Die Brust – Organ und Symbol weiblicher Identität,* Rowohlt Taschenbuch Verlag, Reinbek bei Hamburg 1989 (vergriffen)

Olschewski, Adalbert: *Progressive Muskelentspannung. Eine Einführung in das Entspannungstraining nach Jacobson,* Haug Verlag, Heidelberg 1994, Euro 12,95

Ripke, Thomas: *Patient und Arzt im Dialog. Praxis der ärztlichen Gesprächsführung,* Thieme Verlag, Stuttgart, New York 1994, Euro 17,95

Rohlfs, Sabine: *Frauen und Krebs. Vom Umgang mit einer Krankheit,* Fischer Taschenbuch Verlag, Frankfurt am Main 1994 (vergriffen)

Roud, Paul C.: *Diagnose: Unheilbar, Therapie: Weiterleben. Zwölf Geschichten von Menschen, die als unheilbar galten,* Kreuz Verlag, Stuttgart 1992 (vergriffen)

Schön, Dieter et. al.: *Entwicklung der Überlebensraten von Krebspatienten in Deutschland,* erschienen in der Reihe »Gesundsberichterstattung für Deutschland«, Verlag Robert-Koch-Institut, Berlin 1999 (erhältlich beim Robert-Koch-Institut, Pressestelle, Nordufer 20, 13353 Berlin)

Simonton, O. Carl und Stephanie Matthews Simonton: *Wieder gesund werden,* Rowohlt Taschenbuch Verlag, Reinbek bei Hamburg 1992, Euro 8,50

Simonton, O. Carl: *Auf dem Wege der Besserung. Schritte zur körperlichen und spirituellen Heilung,* Rowohlt, Reinbek bei Hamburg 1993, Euro 8,50

Sontag, Susan: *Krankheit als Metapher,* Carl Hanser Verlag, München und Wien 1978 (vergriffen)

Stamatiadis-Smidt, Hilke und Harald zur Hausen (Hg.): *Thema Krebs. Fragen und Antworten,* Springer Verlag, Berlin, Heidelberg, New York 1998, Euro 27,95

Stierlin, Helm und Ronald Grossarth-Maticek: *Krebsrisiken – Überlebenschancen. Wie Körper, Seele und soziale Umwelt zusammenwirken,* Carl-Auer-Systeme Verlag, Heidelberg 2000, Euro 22,50

Stiftung Warentest (Hg.): *Die Andere Medizin – Nutzen und Risiken sanfter Heilmethoden,* Verlag Stiftung Warentest, Berlin 1996 (vergriffen)

Tausch, Anne-Marie: *Gespräche gegen die Angst; Krankheit – ein Weg zum Leben,* Rowohlt Taschenbuch Verlag, Reinbek bei Hamburg 1987, Euro 7,50

Tausch, Anne-Marie und Reinhard Tausch: *Sanftes Sterben. Was der Tod für das Leben bedeutet,* Rowohlt Taschenbuch Verlag, Reinbek bei Hamburg 1994, Euro 8,50

dieselben: *Wege zu uns und anderen. Menschen suchen sich selbst zu verstehen und anderen offener zu begegnen,* Rowohlt Taschenbuch Verlag, Reinbek bei Hamburg 1988, Euro 7,50

Verres, Rolf: *Krebs und Angst. Subjektive Theorien von Laien über Entstehung, Vorsorge, Früherkennung, Behandlung und die psychosozialen Folgen von Krebserkrankungen,* Springer Verlag, Berlin, Heidelberg, New York 1986 (vergriffen)

Wagner, Richard: *Brustkrebs und Iscador®: Brustkrebs vermeiden, erkennen, behandeln, begleiten. Ein Handbuch in 313 Fragen und Antworten,* Urachhaus 1999, Euro 21

Verres, Rolf: *Die Kunst zu leben. Krebsrisiko und Psyche,* Piper Verlag, München 1991, Euro 8,50

Watzl, Bernhard und Claus Leitzmann: *Bioaktive Substanzen in Lebensmitteln,* Hippokrates Verlag, Stuttgart 1999, Euro 32,95

Weed, Susun S.: *Brust-Gesundheit. Naturheilkundliche Prävention und Begleittherapien bei Brustkrebs,* Orlanda Frauenverlag, Berlin 1997, Euro 15,50

Bücher von Betroffenen / Erfahrungsberichte

Bischof, Karen: *Krebs-Gang! Zwei Schritte vor, einer zurück – Brustkrebs: Der lange Weg ins Leben,* Econ Taschenbücher bei Ullstein 2001, Euro 8,95

Gabbard, Andrea: *Wir sind stärker als der Krebs. 17 Frauen und ihr ungewöhnlicher Triumph über den Brustkrebs,* Hugendubel Verlag, München 2001, Euro 19,90

Goldmann-Posch, Ursula: *Der Knoten über meinem Herzen. Brustkrebs darf kein Todesurteil sein: Therapien und andere Hilfen,* Wilhelm Goldmann Verlag, München 2001, Euro 9

Mechtel, Angelika: *Jeden Tag will ich leben. Ein Krebstagebuch,* Fischer Taschenbuch Verlag, Frankfurt am Main 1993 (vergriffen)

Nielsen, Jerri: *Ich werde leben*, Ullstein Verlag 2002, Euro 8,95
Picardie, Ruth: *Es wird mir fehlen, das Leben*, Rowohlt Verlag, Euro 7,50
Plant, Jane: *Dein Leben in deiner Hand. Ein neues Verständnis von Brustkrebs, Prävention und Heilung*, Goldmann Arkana, München 2001, Euro 23
Sixt, Andrea: *Noch einmal lieben. Mein Weg vom Brustkrebs zur Wiederentdeckung der Weiblichkeit*, Wilhelm Goldmann Verlag, München 2001, Euro 8
Wander, Maxie: *Leben wär eine prima Alternative. Tagebücher und Briefe*, dtv, München 1994, Euro 9
Wilber, Ken: *Mut und Gnade. In einer Krankheit zum Tode bewährt sich eine große Liebe – das Leben und Sterben der Treya Wilber*, Goldmann Verlag, München 1996, Euro 8,45

Fotobände

Hasse, Angelika: *Neun Frauen und ich. Ein Buch über Brustkrebs, Heilung, Hoffnung und Erotik*, Mikado Sachbuch 2000, Euro 25,46
Mouratidi, Katharina: *Brustkrebs – Portraits betroffener Frauen. Eine Fotoarbeit*, b-books Verlag, Berlin 2000

12. Fachwörterverzeichnis

ABLATIO (MAMMAE): operative Entfernung der Brust (Mastektomie)

ABBI-SYSTEM: neuere Technik der Brustbiopsie

ADENOM: gutartige Geschwulst, die im drüsenbildenden Gewebe entsteht

ADJUVANTE THERAPIE: begleitende, zusätzliche, unterstützende Behandlung; Beispiel: adjuvante Chemotherapie, bei der nach der Operation Medikamente gegeben werden, um möglicherweise im Körper verborgene Krebszellen zu vernichten

ALOPEZIE: kompletter oder teilweiser oder kompletter Haarausfall, z.B. als Folge der Chemotherapie

ANAMNESE: Vorgeschichte der Krankheit nach Angaben der Patientin als wichtige Voraussetzung für die Diagnose

ANÄSTHESIE: Schmerzbetäubung während der Operation

ANALGESIE: Aufhebung der Schmerzempfindung

ANSPRECHRATE: gibt den prozentualen Anteil derjenigen Patienten an, bei denen die Erkrankung sich durch eine bestimmte Behandlungsform zurückbildet oder stabilisiert

ANTIEMETIKUM: Mittel gegen Übelkeit und Erbrechen

ANTIGEN: jede Substanz, die von außen kommt und dem Körper »fremd« erscheint. Antigene regen das Immunsystem zur Bildung von Antikörpern an

ANTIKÖRPER: Substanzen, die das Immunsystem als Abwehrreaktion auf eingedrungene Fremdkörper (Antigene) bildet und die sich gezielt gegen dieses Antigen richten

BENIGNE: gutartig. Ein benigner Tumor bildet keine Metastasen

BIOPSIE: Entnahme von Zellen oder Gewebe mit einer Nadel (z.B. mit einer Stanze) oder einem Skalpell (z.B. »Exzisionsbiopsie«). Die Gewebeprobe wird anschließend zytologisch oder histologisch auf ihre Beschaffenheit überprüft, um festzustellen, ob gutartige oder bösartige Veränderungen vorliegen

BISPEZIFISCHE ANTIKÖRPER: »zweiarmige« Antikörper, die auf der einen Seite an die Krebszelle andocken und auf der anderen Seite bestimmte Immunzellen, die T-Zellen, an sich binden. So sind Angriffsziel und Abwehrsystem fest gekoppelt

BISPHOSPHONATE: Medikamente, die den Abbau der Knochen durch Tumorzellen verhindern

BLUTBILD: qualitative und quantitative Zusammensetzung des Blutes. Das Blutbild wird durch Auszählung seiner Bestandteile (weiße und rote Blutkörperchen, Blutplättchen usw.) unter dem Mikroskop ermittelt

CARCINOMA IN SITU: Krebsvorstufe, in der die Zellwucherung noch auf das Ursprungsgewebe beschränkt ist; in manchen Fällen entwickelt sich daraus rasch ein invasiver Krebs, in anderen Fällen bleibt die Wucherung jahrzehntelang begrenzt

CEA: Abkürzung für »carcinoembryonales Antigen«. Ein Protein, das zur Verlaufsbeobachtung von Brustkrebs und anderen Krebsarten eingesetzt wird. Es kommt bei Krebskranken im Blut vor, aber auch bei Menschen mit gutartigen Veränderungen und manchmal auch bei völlig gesunden Personen

CHEMOTHERAPIE: Behandlung mit Medikamenten, die Zellen abtöten oder ihr Wachstum hemmen

COMPUTERTOMOGRAPHIE: schichtweises Röntgen. Computerunterstütztes, röntgendiagnostisches Verfahren zur Herstellung von Schnittbildern. Es werden mehrere Bilder angefertigt, die sich zu einem dreidimensionalen Bild zusammensetzen lassen. So können kleine Tumore und Metastasen sichtbar werden

DENTRITISCHE ZELLEN: Zellen des Immunsystems, die als Koordinatoren und Organisatoren des Abwehrsystems fungieren

DNS: Desoxyribonukleinsäure; Träger der Erbinformation eines Lebewesens, die im Kern jeder Zelle vorhanden ist; gleichbedeutend mit DNA (engl. deoxyribonucleic acid)

DUKTALES KARZINOM: Karzinom in den Milchgängen

EPIDEMIOLOGIE: Wissenschaft von der Häufigkeit und der Verteilung von Krankheiten, ihren Ursachen und den sozialen Folgen in der Bevölkerung

FATIGUE: Tiefe Erschöpfung, die viele Patienten während und nach der Chemotherapie befällt und auch nach ausreichender Erholungszeit nicht vergeht.

FIBROADENOM: gutartige Geschwulst aus Binde- und Drüsengewebe

FIBROM: gutartige Geschwulst aus Bindegewebe

GALAKTOGRAPHIE: Röntgendarstellung der Milchgänge

GENOM: die Gesamtheit der genetischen Information, wie sie in jeder Zelle enthalten ist

GENTHERAPIE: In eine Zelle wird durch gentechnische Methoden die Erbanlage (Gen) eingeschleust, die bei einer bestimmten Erkrankung defekt ist. Alle Zellen, die aus dieser veränderten Zelle durch Teilung entstehen, haben den Defekt nicht

GESTAGEN: weibliches Geschlechtshormon, das in der weiblichen Keimdrüse in den Eierstöcken gebildet wird. Es dominiert in der zweiten Zyklushälfte und schützt eine eventuell bestehende Schwangerschaft. Gestagen spielt eine Rolle in der Hormontherapie von Brustkrebs; bedeutsamer ist allerdings der Gegenspieler, das Antigestagen. Zu den Gestagenen zählt das Progesteron (Gelbkörperhormon)

GRADING: Beurteilung des Differenzierungsgrades von Tumoren nach bestimmten Bewertungskriterien (etwa Ähnlichkeit der Tumorzellen mit Zellen des Organs, aus dem der Tumor hervorgeht). Das Grading bildet zusammen mit dem Staging und dem Typing die Grundlage für eine stadiengerechte Therapie

HISTOLOGIE: Wissenschaft und Lehre vom Feinbau biologischer Gewebe. Die Gewebe sind häufig durch typische Muster und charakteristische Zellen gekennzeichnet. Bei einer histologischen (feingeweblichen) Untersuchung wird ein hauchfeiner und speziell angefertigter Gewebeschnitt mikroskopisch analysiert. Dadurch lässt sich beurteilen, ob eine gut- oder bösartige Gewebswucherung vorliegt. Die Untersuchung gibt auch Hinweise auf den Entstehungsort des Tumors.

HORMONREZEPTOREN: Empfangsstellen für Hormone in der Zellmembran. Hormone docken dort (und nur dort) an und werden ins Zellinnere weitergeleitet

HORMONTHERAPIE: Behandlung mit Hormonen und Antihormonen mit dem Ziel, das Tumorwachstum zu hemmen

INDIKATION: triftiger Grund zur Anwendung eines bestimmten Heilverfahrens bei einer Krankheit

INVASIV: in das umgebende Gewebe wuchernd hineinwachsend

KACHEXIE: Auszehrung, erheblicher Kräfteverfall, z.B. durch einen bösartigen Tumor

KANZEROGEN: krebserregende Substanz: Synonym: Karzinogen

KAPSELFIBROSE: harte Bindegewebskapsel, die sich als Abwehrreaktion des Körpers um ein Silikonimplantat in der Brust bilden kann

KARZINOM: bösartige Geschwulst, die im Deckgewebe (Epithelgewebe) entsteht, z.B. in verschiedenen Drüsen des Körpers. 80 bis 90 Prozent aller bösartigen Tumore sind Karzinome

KERNSPINTOMOGRAPHIE: Untersuchungsverfahren ohne Strahlenbelastung. Ein von außen um den Körper erzeugtes starkes Magnetfeld veranlasst die körpereigenen Wasserstoffatome dazu, Signale zurückzusenden. Diese werden von einem Computer zu einem Schichtbild zusammengesetzt. Das Bild lässt Veränderungen in Hirn, Rückenmark und Organen erkennen

KLINISCHE STUDIE: die systematische Untersuchung der Effekte von Behandlungsmaterialien oder Therapiemethoden (meist geht es um Arzneimittel und deren Verwendung) entsprechend einem formalen Untersuchungsplan mit Personen, die eine bestimmte Krankheit haben

KURATIV: heilend, auf Heilung ausgerichtet

LEUKOPENIE: Absinken der weißen Blutkörperchen (Leukozyten) unter einen bestimmten Grenzwert

LEUKOZYTEN: weiße Blutkörperchen

LIPOM: gutartige Geschwulst aus Fettgewebe

LOBULÄRES KARZINOM: Krebs, der von den Drüsenläppchen in der Brust ausgeht

LOKALREZIDIV: erneutes Auftreten eines Tumors an der behandelten Stelle

LUMPEKTOMIE: chirurgische Methode bei der Brust erhaltenden Operation, wobei nur der Tumor mit einem krebsfreien Gewebesaum entfernt wird. Synonym werden häufig gebraucht: Tumorektomie, Tylektomie, wide excision

LYMPHKNOTEN: Die Lymphknoten sind an zahlreichen Stellen des Körpers für die Aufnahme und Filterung der Lymphe einer Körperregion zuständig. In diesen Knoten und in der Milz werden aus unreifen Vorläuferzellen die weißen Blutkörperchen (Lymphozyten). Lymphozyten wehren in den Körper eindringende Fremdstoffe ab und sind insofern ein wichtiger Teil des Immunsystems

LYMPHDRAINAGE: leichte Streichmassage zur Behandlung des Lymphödems

LYMPHÖDEM: teigige Verdickung der Haut und des Unterhautgewebes durch Aufstau der Lymphe

MALIGNE: bösartig

MAMMA: weibliche Brust (mammae: Brüste)

MAMMAKARZINOM: Brustkrebs

MAMMOGRAPHIE: Röntgenverfahren zur Darstellung des Brustgewebes

MAMILLE: Brustwarze

MASTEKTOMIE: operative Entfernung der weiblichen Brust

MASTITIS: Brustentzündung

MASTOPATHIE: gutartige Erkrankung des Brustdrüsengewebes. Im Laufe der Zeit können bestimmte Formen der Mastopathie bösartig werden

MENOPAUSE: die Zeit nach der letzten Monatsblutung

METASTASE: Tochtergeschwulst; Absiedelung eines Organkrebses in anderen Körperteilen. Die Ausbreitung der Metastase kann »hämatogen«, das heißt über den Blutweg, oder »lymphogen«, das heißt mit dem Lymphstrom erfolgen

MIKROMETASTASEN: kleinste Krebszellverbände im Körper, aus denen Metastasen entstehen können

MAGNETRESONANZ-MAMMOGRAPHIE: modernes diagnostisches Verfahren zur Darstellung des Brustinneren in Schichtbildern; keine Belastung durch Röntgenstrahlung; Synonyme: Kernspintomographie, Magnetresonanz-Tomographie

MONOKLONALE ANTIKÖRPER: gentechnologisch hergestellte, hochspezifische Antikörper, die sowohl zur Diagnose als auch zur Therapie von Tumorerkrankungen eingesetzt werden können

MUSCULUS PECTORALIS MAJOR/ MINOR: großer/kleiner Brustmuskel

MUTAGEN: Faktor, der zu vermehrten Mutationen, genetischen Veränderungen in den Zellen, führt. Veränderungen in Ei- und Samenzellen können vererbt werden. Die meisten Mutagene sind auch Kanzerogene und umgekehrt

NEOADJUVANTE CHEMOTHERAPIE: Chemotherapie vor der Operation mit dem Ziel, den Tumor zu verkleinern; Synonym: präoperative Chemotherapie

NEOPLASIE: bösartige Geschwulst

NUKLEARMEDIZIN: Anwendung radioaktiver Substanzen im menschlichen Körper für diagnostische und therapeutische Zwecke

ÖSTROGEN: weibliches Geschlechtshormon, das auf die Fortpflanzungsorgane und die Brustdrüse einwirkt. Es fördert die Zellteilung. Seine Gegenspieler, so genannte Antiöstrogene, werden in der Hormontherapie des Brustkrebses eingesetzt

ONKOGEN: Gen, das die Entstehung

einer Krebsgeschwulst verursachen oder begünstigen kann

ONKOLOGIE: Lehre von den Geschwülsten. Die Onkologie befasst sich mit der Entstehung, Charakterisierung und Heilung von gutartigen und bösartigen Geschwülsten

OVAREKTOMIE: chirurgische Entfernung der Eierstöcke

PALLIATIV: lindernd. Mit diesem Begriff werden Behandlungsmaßnahmen bezeichnet, mit denen bestimmte Symptome, aber nicht die zugrunde liegende Erkrankung beseitigt werden kann

PALPATION: Untersuchungstechnik, bei der man mit den Händen und Fingern die Körperoberfläche oder zugängliche Körperhöhlen und die darunterliegenden Organe abtastet, um Konsistenz, Elastizität, Beweglichkeit und Schmerzempfindlichkeit zu beurteilen

PATHOGEN: krankmachend, Krankheiten verursachend

PET/POSITRONENEMISSIONSTOMOGRAPHIE: Computerunterstütztes Verfahren, bei dem Schichtaufnahmen des Körpers angefertigt werden. Es werden mehrere Bilder aufgenommen, die sich zu einem dreidimensionalen Bild zusammensetzen lassen. So können besonders kleine Tumore oder Metastasen sichtbar gemacht werden

POSTOPERATIV: nach einem chirurgischen Eingriff

PRIMÄRTUMOR: der ursprüngliche Tumor, von dem Metastasen ausgehen können

PROGESTERON: Gelbkörperhormon, wichtigstes natürliches Gestagen, das im Zusammenwirken mit Östrogen an der Regulation nahezu aller weiblichen Fortpflanzungsorgane beteiligt ist

PROGRESSION: Fortschreiten

PSYCHONEUROIMMUNOLOGIE: Wissenschaftszweig, der die Verbindungen zwischen Nerven-, Hormon- und Immunsystem untersucht sowie deren Einfluss auf die Entstehung von Krankheiten

RADIOLOGIE: Röntgenologie und Strahlenheilkunde

RADIOTHERAPIE: Strahlenbehandlung

REMISSION: Rückgang von Krankheitserscheinungen, z. B. Rückbildung eines Tumors; häufig nur vorübergehend. Man unterscheidet die »Vollremission« (komplette Remission), also den völligen Rückgang der Krankheitserscheinungen und die Teilremission (partielle Remission), die deutliche Besserung der klinischen Befunde und des Allgemeinzustandes ohne vollständige Normalisierung

REZEPTOR: spezifische Empfangsstellen in der Zelle, die Substanzen, z. B. Hormone, von außen aufnehmen können

REZEPTORPOSITIV: (genug) Hormonrezeptoren vorhanden

REZEPTORNEGATIV: Hormonrezeptoren nicht (in ausreichendem Maße) vorhanden

REZIDIV: Rückfall; Wiederauftreten einer Krankheit

SONOGRAPHIE: Ultraschalluntersuchung

STAGING: Stadieneinteilung der

Tumorkrankheit. Dabei wird die Ausbreitung des Tumors innerhalb des Entstehungsorgans, in den benachbarten Lymphknoten und in entfernten Organen registriert und mit Hilfe der TNM-Klassifikation formelhaft erfasst

SUBKUTANE MASTEKTOMIE: Entfernung des Drüsengewebes der Brust unter der Haut; der Hautmantel bleibt erhalten

SONOGRAPHIE: s. Ultraschalldiagnostik

SZINTIGRAPHIE: bildgebendes Untersuchungsverfahren, bei dem schwach radioaktiv markierte Stoffe eingespritzt werden, die sich in Knochen und anderen Geweben einlagern. So lassen sich krankhafte Veränderungen erkennen

TNM-KLASSIFIKATION: international gültiges Schema zur Stadieneinteilung von Tumoren; T = Tumor, N = Lymphknoten (lateinisch: nodi), M = Metastase

TUMOR: Geschwulst. Der Begriff ist wertneutral und bezeichnet sowohl gut- als auch bösartige Zellwucherungen

TUMOREKTOMIE: s. Lumpektomie

TUMORMARKER: Substanzen, die entweder von den Tumorzellen selbst produziert werden oder deren Produktion durch ihr malignes Wachstum angeregt wird und deren Konzentration in Körperflüssigkeiten – meist im Blut – bestimmt werden kann

TYLEKTOMIE: s. Lumpektomie

TYPING: Charakterisierung des histologischen Tumortyps. Dabei wird das Tumorgewebe mit gesundem Gewebe verglichen, um Unterschiede oder Ähnlichkeiten im Zelltyp und in der Struktur festzustellen. Das Typing gibt zusammen mit dem Grading und dem Staging Hinweise auf die Wahl der Therapieform und ermöglicht Aussagen über die Prognose

ULTRASCHALLDIAGNOSTIK: Bild gebendes Verfahren, bei dem energiereiche Schallwellen durch Gewebe, Tumore, Blutgefäße oder Knochen in unterschiedlicher Weise reflektiert werden und dadurch ein charakteristisches Bild erzeugen

WIDE EXCISION: s. Lumpektomie

ZYSTE: flüssigkeitsgefüllte Bindegewebskapsel; gutartig

ZYTOLOGIE: Wissenschaft und Lehre vom Bau und von den Funktionen der Zellen

ZYTOSTATIKUM: Medikament, das die Entwicklung und Vermehrung von Zellen hemmen kann

Bildnachweis

S. 17: Photo von Deirdre Lamb, 400 N. Main, Ft. Bragg, CA 95437; Tätowierung von Chinchilla.
S. 74: Klinikum rechts der Isar, München
S. 75: GE MEDICAL SYSTEMS (Deutschland GmbH & Co. KG, Frankfurt am Main)

Alle Zeichnungen von Helmut Holtermann aus: Rainer Gros, *Die weibliche Brust. Handbuch und Atlas,* Berlin, New York 1987, © Walter de Gruyter & Co

Stichwortverzeichnis

ABBI (Synonym: ABBI-System) 105, 121 f.
Ablatio mammae 229
adjuvante Chemotherapie 274 f., 277, 279, 289
adjuvante Therapie 276, 279, 303
AG Mammographie-Screening Aachen 90, 206
Aktion: Bewusstsein für Brustkrebs 20, 206
Aktionsforum zur Qualitätssicherung von Gesundheitsinformationen (Afgis) 180
Aktiv gegen Krebs (AGK) 206
Aktiv-spezifische Immuntherapie (ASI), s. Immuntherapie
Akupressur 408
Akupunktur 297, 408, 445, 478
alkalische Phosphatase, s. Leberwerte
Alkohol 36, 63 f., 73 f., 270, 381
Allein lebende Frauen 196
Allgemeinpraktische Ärzte, 156
 – mit Zusatzbezeichnung »Naturheilkunde« und/oder »Homöopathie« 156, 361, 367, 370, 378
Alopezie, s. Haarausfall
Alter 23 ff., 38 ff., 49 ff., 55, 90 ff., 101, 140, 144, 234, 302, 392, 412, 457, 462, 475
Alternativmedizin, s. biologische Behandlungen
Aminobisphosphonate 438
Aminoglutethimid 307
Amputation der Brust, s. Mastektomie
Analgetika, s. Schmerzmedikamente
Anästhesisten 155
Anastrozol 307
Anfälligkeit für Brustkrebs, s. Risikofaktoren
Angehörige, s. Familie
Angst 10, 13 f., 21 f., 27 f., 39, 46, 52, 55, 69, 78 f., 83, 91, 147, 150 ff., 179, 189, 192 ff., 201, 203, 215, 234, 259 f., 273, 277, 291, 319 f., 323 ff., 362, 375, 399, 402, 409, 413, 417, 425, 429 ff., 441, 448 ff., 454 f., 478 ff.
Anleitung zur Selbstuntersuchung
 – durch den Arzt 75, 78 f., 426
 – im Internet 79
Anschlussheilbehandlung 163, 320, 324, 332 f., 351 ff., 467
Anthrazykline, s. Chemotherapie (Wirkstoffe)
Anthroposophie 360, 366, 372, 398, 420
Anti-Angiogenese 317
Anti-Baby-Pille, s. Pille, die
Antidepressiva 445
Antiemetika 278, 296
Antikonvulsiva 445
Antikörper 247, 310 ff., 439
 – bispezifische A. 310 ff.
 – monoklonale A. 140, 247, 310 ff., 439
Antioxidantien 384, 387, 391
Antiöstrogen 48, 304 f., 392, 439
 – Raloxifen 48, 305, 392
 – Antihormone 48, 138 ff.
 – Tamoxifen 18, 47 f., 139, 275, 289, 304 ff., 392, 439, 456 f., 461
Apoptose 281, 316
Appetit 263, 297, 388, 425 f., 442, 445, 447
Appetitlosigkeit 282 f., 291, 296 f.
Arbeitgeber 189, 463, 467 f., 473, 476, 478
Arbeitsgruppe »Unkonventionelle Methoden der Krebsbekämpfung« 366
Arbeitslosigkeit 463
Arbeitsplatz 163, 420, 462 ff., 466 f., 472
Armlymphödem, s. Lymphödem
Armödem, s. Lymphödem
Aromatasehemmer 289, 307, 439
Arztbrief 175, 177

Asco-Meeting 184
Atac-Studie 307
Atemtherapie 153, 404 f.
Atemtraining 404 f.
Aufklärungsgespräch 215 f., 242
Ausgleich, s. Prothesen
Ausgleichsschale, s. Prothesen
Autogenes Training (AT) 192, 201, 414 f.
Autoimmunerkrankung 246

Ballaststoffe 62 f., 298, 443
Bandagistin 341 f.
Behandlungsteam 15, **152 ff.**, 164 f., 167, 350, 362, 432, 440, 447
Beruf 150, 179, 325, 462 ff., 468, 470
Berufsfördernde Maßnahmen 463
Beruhigungsmittel 445, 457
Bestrahlungspuder 271
Beta-Carotin, s. Vitamine
Betäubungsmittelverschreibungsverordnung 444
Bewältigungsstrategien 321
Beziehungsmedizin 430
Bild gebende Verfahren 102, **105–116**, 147, 155, 433
Bioaktive Wirkstoffe, s. sekundäre Pflanzenstoffe
Bioflavonoide, s. sekundäre Pflanzenstoffe
Biologische Behandlungen 9, 183, 359–442, 431
 – Biologische Heilmittel 169, 478
Biopsie 68, 102 ff., 116–125, 151, 175, 214, 218
 – geschlossene 103 ff., 117 ff., 150
 – offene 103 ff., 116
 – operative 122 ff., 214, 218
Bispezifische Antikörper, s. Antikörper
Bisphosphonate 438
Bleeding, von Silikonprothesen 246
Blutkonserven 240, 299
Blutsenkung 141, 171
Blutuntersuchungen 66, 141 f., 400
Boost–Technik 265

BRCA1, s. Brustkrebsgene
BRCA2, s. Brustkrebsgene
Breast Cancer Coaliton 205
Breast Health – bewusst handeln gegen Brustkrebs e.V. 206 f.
Bremer Arbeitskreis Brustkrebs 207
Brust erhaltende Operation 110, 125, **224 ff.**, 231, 236 ff., 241, 265, 426 f., 432 ff., 458, 473
 – Lumpektomie 223
 – Quadrantektomie 223
 – Quadrantenresektion 224, 255
 – Segmentresektion 224
 – Sektorresektion 223 f.
 – Mastektomie 223, 227 f.
 – Tumorektomie 223 f., 238
 – Tylektomie 223 f.
 – subkutane Mastektomie 223, 227 f.
 – wide excision 223 f.
Brustamputation, s. Mastektomie
Brusterkrankungen
 – Fibroadenom 29 ff., 55
 – Fibrom 29
 – gutartige 27 ff., 45, 55
 – Lipom 29
 – Mastitis 30
 – Mastodynie 28
 – Mastopathie 30 f., 465
 – Papillom 112
 – Zyste 28 f., 106 f., 117
Brusternährung, s. Stillen
Brustkrebs-Aktionsmonat 203, 205
Brustkrebs-Initiative (BKI) 207
Brustkrebs-Initiativen, neue (s. Brustkrebsbewegungen)
Brustkrebsarten 31, 107, 129 ff., 301 f.
 – inflammatorisches Mammakarzinom 31, 96 f., 118, 127 ff., 226, 230, 287
 – invasives duktales Karzinom 130
 – invasives lobuläres Karzinom 130
 – medulläres Karzinom 130
 – Morbus Paget 129, 132
 – muzinöses Karzinom 130 f.

- Papillom 112
- tubuläres Karzinom 131
Brustkrebsbewegungen, neue 20, 202–211
Brustkrebsgene 10, 36f., 50, 53f.
- BRCA1 36, 50
- BRCA2 36, 50
Brustkrebsrisiko, s. Risikofaktoren
Brustkrebssprechstunde, s. Brustkrebszentrum
Brustkrebszentrum 51, 104, 126, 161f., 423
- Brustsprechstunde 126, 423
- Brustzentrum 160f.
- Mammazentrum 126, 162
Brustmuskeln 23, 86, 226, 229f., 232f., 244, 249
Brustrekonstruktion, s. Wiederaufbau der Brust
Brustsprechstunde, s. Brustkrebszentrum
Brustwand 78, 86, 106, 116, 132, 260, 288, 433ff.
Brustwarze 20, 24f., 30, 77, 80f., 84, 86, 101f., 112ff., 129, 132, 138, 225, 227, 230, 238, 249, 254, 257f., 267, 427
Brustzentrum, s. Brustkrebszentrum
Buserelin 305

CA 15–3, s. Tumormarker
Cannabis-Präparat 297
Carotinoide, s. sekundäre Pflanzenstoffe
CEA, s. Tumormarker
Centering-Methode 324, 418f.
Chats, Brustkrebs-Chat 181
- Oncochat 166
- im Internet 166
Chemotherapeutika (Substanzklassen) 284
- Alkaloide 283
- Alkylanzien 282
- Antimetabolite 283
- Onkologische Antibiotika 284
- Taxane 283, 312
- Zytostatika 266, 281, 283–287, 291, 294ff., 300, 437

Chemotherapie (Verfahren) 117, 186, 259, 277–300, 402, 437, 439f.
- CMF-Schema 284f., 306
- Hochdosischemotherapie 281, 289ff., 294, 402
- Monochemotherapie 439
- Polychemotherapie 284
Chemotherapie (Wirkstoffe) 312, 438f., 456f.
- Anthrazykline 312, 439
- Cyclophosphamid 282, 284, 286, 294, 300, 457
- Doxorubicin (Adriamycin) 266, 284, 287, 294, 300
- Epirubicin 284
- Fluorouracil 284, 286
- Methotrexat 284, 286
- Taxane 283f., 312
Chi Gong 329, 407
Chromosomen 34f., 50, 145
Chronotherapie 287
CMF-Schema, s. Chemotherapie (Verfahren)
Computertomographie (CT) **116**, 272, 427, 433
Cool caps, s. Kühlhauben
Cortison 444f.
Cosmos (Community online services and mobile solutions) 181
Cyclophosphamid, s. Chemotherapie (Wirkstoffe)

Dauerprothese, s. Prothesen
DCIS, duktales Karzinom in situ, s. in-situ-Karzinome
DDE, s. Umweltgifte
DDT, s. Umweltgifte
Dendritische Zellen 313
Depression 67, 237, 293, 322f., 399, 411, 420, 430, 455, 457
Deutsche Fatigue Gesellschaft 293
Deutsche Gesellschaft für Ernährung 61, 64, 298, 385, 389

Stichwortverzeichnis

Deutsche Gesellschaft für Senologie 45, 89, 93, 185, 246, 261, 266, 424, 459 f.
Deutsche Krebshilfe 51, 76, 164, 183, 187, 200, 355, 475
Deutsche Röntgengesellschaft 100
Deutsches Krebsforschungszentrum 41, 51, 54, 95, 108, 164, 178, 185, 313 f., 316
Deutsche Krebsgesellschaft (DKG) 212
Diagnose 9, 11, 13 f., 16, 21, 32, 37, **101–125**, 131, 133, 142, 144, 150–157, 160, 167, 170, 174, 178, 185, 188, 192 f., 205, 231, 234, 241, 243, 269, 320, 324, 347, 361, 363, 421, 433, 464, 470, 479
Diagnoseschock 14, 174, 243, 269
diagnostische Entnahme (DE), s. Biopsie, offene
Diätassistentin 157, 298
Dioxin, s. Umweltgifte
DNA (deoxyribonucleic acid) 34 f., 44, 50, 52, 56, 93, 145 f., 263, 265, 282, 284, 317 f., 384
DNS (Desoxyribonukleinsäure), s. DNA
Doppelblindstudien 366
Drainage 124, 266, 331, 340
Dronabinol 297
Druckwellenmassagegeräte 340
Drüsenläppchen 24, 27, 129
Durchfall 283, 289, 292, 296, 298, 312

Echinacea 378
EGF-Rezeptor, s. Prognosefaktoren
Ehe 450
Eierstockkrebs 45, 51, 84
Eierstöcke 26, 45, 66, 301, 305 ff., 439, 457, 460
 – Entfernung der 301, 305 f., 460
Eigenblutspende 240, 254
elektromagnetische Felder 58 f., 111, 264
Elektronenstrahlen, s. Strahlung
Endometrium, s. Gebärmutterschleimhaut
Entgeltfortzahlung 466
Entspannungsverfahren 169, 297

Enzyme 141, 145 f., 378 f., 391
EpCam-Molekül 312
Erbgut, s. DNA
Erbinformation, s. DNA
Erbrechen 278, 283 f., 289, 291, 297, 410, 443
Erbsubstanz, s. DNA
Erkrankungsrisiko 29, 39, 46, 49, 60
Ernährung 18, 28, 37 f., **58–66**, 71, 157, 169, 174, 177, 192, 201, 270 f., 294, 297 f., 305, 325, 349, 364, 379–398, 418, 461
Ernährungsberater, Ernährungsberatung 153, 157, 163, 187, 191, 201, 350, 395
Erstversorgungsprothese, s. Prothesen
Erysipel 267, 335
Erythropoetin 293
Eurixor 374
Europa Donna 207 f.
Europa gegen den Krebs (EU–Programm) 89
European Institute of Oncology 267
Europäische Leitlinien für die Qualitätssicherung des Mammographiescreenings 89
Exemestan 307
Exstirpation, s. offene Biopsie
Exzisionsbiopsie, s. offene Biopsie

Familie 9, 40, 49 ff., 77, 83, 150 ff., 163, 172, 178, 181 f., 187–196, 201, 209, 213, 319, 323, 348, 356 f., 360, 362, 369, 397, 420, 422, 446, 452, 470 f., 478–484
Fatigue, s. Müdigkeit
Feinnadelpunktion 103, 105, 110, 117 f.
Feldenkrais-Methode 405
Feministische Frauengesundheitszentren 165, 203, 452
Fibroadenom, s. Brusterkrankungen, gutartige
Fibrom, s. Brusterkrankungen, gutartige
Fighting spirit, s. Kampfgeist
Fluor 115
Fluorouracil, s. Chemotherapie

Folsäure 387
Formestan 307
Frauengesundheitszentren 79, 165, 203, 452, 459
Freie Radikale 271, 384, 387
Freie Technik (bei der Brustrekonstruktion) 251, 256 f.
Freunde 9, 151 ff., 165, 192 ff., 209, 213, 319, 362, 478 ff., 482
Freundinnen 153, 192 ff., 362, 399, 451, 478 f.
Frischzellentherapie 377
Früherkennung 9, 14, 16, 20, 69, **75–100**, 110, 122, 127, 185, 203, 207, 209 f., 247, 425
Früherkennungsprogramm 53, 83 f.
Fulvestrant 439

G-CSF 290, 299
Galaktographie 102, 112 ff.
Gamma-GT, s. Leberwerte
Gebärmutterschleimhautkrebs 15, 45, 48, 67, 309, 392
Geistheilmethoden 360
Gelbkörperhormon, s. Gestagen
Gene 34 ff., 50 f., 58, 145 f., 317 f.
– Onko- 36
– Regulations- 35 f.
– Tumorsuppressor- 36, 50, 146
Genetische Beratung 51
Genistein, s. sekundäre Pflanzenstoffe
Gentest 52 f.
Gentherapie 220, 316 ff.
Gerson-Diät 398
Gestagen 26 f., 42, 44 f., 138 ff., 301 f., 307, 392, 460 f.
Gewebeexpander 228, 248 ff.
Gewebsentnahme, s. Biopsie
GnRH-Analoga 305 f., 439, 457
Goserelin 305
GOT, s. Leberwerte
GPT, s. Leberwerte
Grading, s. Tumorklassifikation

Gruppentherapie 422
Gymnastik 192, 201, 298, 400, 443, 445
Gynäkologen 10 f., 51, 63, 79, 84, 103, 118, 151, 155 f., 159, 162, 164, 168, 175, 185, 203, 213, 285, 380, 423, 459
– onkologische 155, 159 f., 175, 285

Haaranalyse zur Ermittlung des Vitaminstatus 390
Haarausfall 282 ff., 289, 294 ff., 298
Haftprothesen, s. Prothesen
Hamburger Modell 462, 467 f.
Haschisch 360
Hatha Yoga, s. Yoga
Haushaltshilfe 356, 471, 482
Härtefonds 187, 474 f.
Häusliche Krankenpflege 471
Häusliche Pflegehilfe 471
Heilpraktiker 360, 405, 408
Heilung/Heilungschancen 11, 14, 17, 32, 37, 74 f., 90, 133, 137, 143 f., 147, 149, 170, 174, 210, 215, 220, 222, 234, 239, 261, 278 f., 288, 301, 304, 311, 328, 359, 361, 364, 366, 372, 378, 389, 403, 408 f., 413, 416 ff., 423, 428, 430 ff., 433 ff., 442, 470
Heilungsprozess 328, 364, 366
Helixor 373
Her/2-neu, s. Prognosefaktoren
Herceptin, s. monoklonale Antikörper
Hilflosigkeit 322, 359
Hirnmetastasen, s. Metastasen
histologische Klärung, s. Biopsie, offene
Hochdosis-Chemotherapie, s. Chemotherapie (Verfahren)
Hochrisikofamilie 50 ff.
Hoffnungslosigkeit 69, 322 f., 410, 442
Home-Care-Ärzte 446
Homöopathie 156, 361, 367, 370, 378
Hormone 9, 22, 25 ff., 36, 38, **40–48**, 54, 56, 62, 69, 77, 92, 98, 101, 129, 138 ff., 143 f., 147, 156, 171, 173, 175, 219, 232, 235, 259, 266, 274 ff., 285, 288, 301–309,

383, 391 f., 410 f., 432 ff., 436 ff., 442, 456 ff.
Hormonpräparate 9, 46 ff., 98, 101, 129, 139, 143, 147, 156, 173, 175, 219, 235, 259, 274 f., 288, **301 ff.**, 305, 308, 392, 437 f., 442, 457, 460 f.
Hormonrezeptoren 46, 138 ff., 144, 156, 275, 285, 302 f., 307 f., 383, 433, 436, 439, 459, 461
– Östrogenrezeptoren 139 f., 148, 303, 383
– Progesteronrezeptoren 139 f., 148
Hormontherapie 301–309
Hospize 162, 164, 420, 446
Husten 268, 426

Imaginationen, s. Visualisierungsübungen
Immunmodulatoren 310
Immunstimulanzien 378
Immunsystem 34, 36, 169, 220, 260, 299, 309 f., 313 ff., 318, 361, 364, 372, 374, 377, 379, 383, 390 f., 403, 410 f., 417
– Antikörper 247, 310 ff., 439
– dendritische Zellen 313 f.
– natürliche Killerzellen (NK–Zellen) 374
– T–Zellen 313, 376
– Zytokine 374
Immuntherapie 11, 36, 146, 219 f., 232, **309–314**, 364, 440
– aktiv-spezifische (ASI) 314 f.
– spezifische 310
– unspezifische 220
Implantate 70, 111, 228, 244–251, 255, 306, 476
– Hydrogel- 247
– Kochsalz- 247 f.
– Silikon- 70, 106, 198, **244 ff.**, 248 ff., 255, 258, 262
– Sojaöl- 247
In-situ-Karzinom 54, 92, **127–131**, 226, 228, 231

– duktales Karzinom in situ (DCIS) 128, 133, 226, 231
– lobuläres Karzinom in situ (LCIS) 128 f.
Indole, s. sekundäre Pflanzenstoffe
Infektionen 101, 125, 141, 240, 254, 267, 282, 286, 289, 291, 299, 334, 374, 377, 401, 456
Inflammatorisches Mammakarzinom, s. Brustkrebsarten
Informationsnetz für Krebspatienten und ihre Angehörigen (Inka) 182
Informed consent 277
Interdisziplinäre Konsile 159
Interessengruppe »Diagnose Brustkrebs« 208
Internationale Konferenz zur adjuvanten Therapie des primären Mammakarzinoms in St. Gallen 185, 275
Internet 11, 20, 71, 79, 104, 166, 179 ff.
– -kurse 182
Internisten, mit Schwerpunkt Hämatologie und Onkologie 156, 159, 162, 168, 175, 285, 431
Internisten 156, 159, 162, 165, 168, 175, 285, 423, 431, 446
intraarterielle Chemotherapie 435
Invasives duktales Karzinom, s. Brustkrebsarten
Invasives lobuläres Karzinom, s. Brustkrebsarten
Ionisierende Strahlung, s. Strahlung
Iscador 373 f.
Iscador spezial 374
isometrische Übungen 337 f.

Juckreiz 309, 377, 427

Kalziumspiegel 141
Kampfgeist 321 f.
Kanzerogene 36
Kapselfibrose 228, 245, 262
Karzinogene 35, 37, 58 f., 391

Katathymes Bilderleben 416
Kernspintomographie (KST),
s. Magnetresonanztomographie
Kinder 22, 41 ff., 54, 57, 60, 64, 68, 71, 152, 194 f., 247, 300, 306, 353, 356 f., 360, 416, 420, 451, 457 ff., 478, 483
Kirstins Weg 187
Klimakterium, s. Wechseljahre
Klinik für Tumorbiologie 176 f., 187 f., 295, 316, 370, 375
Klinisches Krebsregister 160
Kneipp-Verfahren 370
Knochenbeschwerden 426 f.
Knochenmarktransplantation 290
Knochenmetastasen, s. Metastasen
Knochenszintigramm 147
Ko-Karzinogene 59
Koalition Brustkrebs 205
Kobalt-60-Gammastrahlen, s. Strahlung
Kollegen 68, 88, 98, 124, 130, 152, 161, 165, 168, 174, 186, 192, 194, 199, 275, 319, 322, 351, 362 f., 388, 402, 428, 431, 462 f, 482
Komplexe physikalische Entstauungstherapie (KPE) 339
Kompressionsstrümpfe für den Arm 339
Kompressionstherapie 339
Kopfschmerzen 28, 283, 293, 296, 299, 312, 426 f.
Körpereigene Abwehr, s. Immunsystem
Körperschema 327, 333
Krankengeld 463, 467
Krankengymnastik 153, 230, **329–333**, 338, 400
Krankenhaus 11, 102 f., 122 f., 145, 151, 156–164, 167, 173 f., 190, 195, 197 f., 202, **211–215**, 253, 271, 285, 331 f., 340 f., 348 f., 351 f., 357, 369 f., 402, 420, 423 f., 465, 471, 482
Krankenversicherung 351, 356, 422, 475, 478
Krebsdiäten 360, 380, 395 ff.
Krebsinformationsdienst (KID) 93, 166, 185 ff., 202, 369, 420, 446

Krebskur total nach Breuss 397
Krebsliga Schweiz 189 f., 369, 397
Krebsnachsorgegruppen, s. Sportgruppen
Krebspersönlichkeit 37, 67 ff., 321
Krebsregister 210
Krebsrisiko, s. Risikofaktoren
Kunsttherapie 419 f.
Kur, s. Rehabilitation
kurative Therapie 221
Kurzatmigkeit 268, 427
Kühlhauben 295, 298
Kündigungsschutz 472

Labormediziner 156
Latissimus dorsi 255
LCIS, lobuläres Karzinom in situ, s. in-situ-Karzinome
Leben wie zuvor, Verein für Frauen nach Brustkrebs 190 f.
Lebensqualität 92, 177, 201, 222, 280, 321, 372, 376, 413 f., 428, 430, 436
Lebensversicherungen 464 f.
Leber 141, 307, 377, 385, 387, 396, 426 ff., 437
Lebermetastasen, s. Metastasen
Lebersonographie 147
Leberwerte 141
 – alkalische Phosphatase 141
 – Gamma-GT 141
 – GOT 141
 – GPT 141
 – Transaminasen 141
Leitlinien zur Diagnostik, Therapie und Nachsorge 159
Lektinol 374
Letrozol 307, 439
Leuprorelin 305
Lindan, s. Umweltgifte
Linolensäure 384
Lipom, s. Brusterkrankungen, gutartige
Liposuction 235
Lokalrezidiv, s. Rezidiv

Lokoregionales Rezidiv, s. Rezidiv
Lumpektomie, s. Brust erhaltende
 Operation
Lymphdrainage 153, 157, 262, 332, 339, 477
Lymphdrainagetherapeuten 153, 157
Lymphe 26, 232, 262, 334 ff., 340
Lymphgefäße 26, 130, 144, 226, 262, 329,
 331, 334, 336
Lymphknoten 26, 79, 83, 125, 129, 131,
 133 ff., 143 f., 146, 148 f., 156, 223, 225,
 231–236, 239, 261 f., 274 f., 278,
 284, 288 f., 329, 335 f., 425 f., 433 ff.,
 458
Lymphknotenbefall 144, 234, 274, 425,
 428
Lymphknotenentfernung 232–236
 – endoskopische 235
 – Sentinel- 235 f., 434
Lymphologe 339
Lymphödem 157, 190 f., 201, 233, 262,
 334–340, 343, 347, 349, 435, 441, 462
Lymphstauungen 337
Lymphsystem, s. Lymphgefäße
Lymphszintigraphie 236

Magnetresonanzmammographie
 (MRM), s. Magnetresonanztomographie
Magnetresonanztomographie (MRT)
 102, **110 ff.**
Maiskeimöl 386
Makrobiotik 396 f.
Mamazone – Frauen und Forschung
 gegen Brustkrebs e.V. 209
Mamille, s. Brustwarze
Mamma-Sportgruppen, s. Sportgruppen
Mammaszintigraphie 100
Mammazentrum, s. Brustkrebszentrum
Mammographie 27, 75, **85–100**, 102 ff.,
 108–113, 126–131, 155, 175, 205, 247, 249,
 426, 428
 – digitale Vollfeld- 99
 – Präparat- 123

Mammographie-Screening 85–93, 95, 208
 – Europäische Leitlinien für die
 Qualitätssicherung des Mammographiescreenings 89 f.
 – Mammographie-Screening Aachen
 90, 206
Mammotome 105, 120 f.
Massage 405 f., 445
Mastektomie 53, 125, 217, 223, **227–231**,
 237 f., 246, 253, 256 ff., 326, 328, 341 f., 347,
 426, 433, 477
 – einfache 223, 230 f.
 – eingeschränkt radikale M.
 nach Patey 223
 – prophylaktische 53
Mastitis, s. Brusterkrankungen, gutartige
Mastodynie, s. Brusterkrankungen
Mastopathie, s. Brusterkrankungen
Medikamentenpumpen 287, 440
Meditation 406, 411, 419
Medroxyprogesteronacetat (MPA) 308
Medulläres Karzinom, s. Brustkrebsarten
Megestrolacetat 308
Menarche 40, 43 f.
Menopause, s. Wechseljahre
Menstruation, s. Monatsblutung
Menstruationszyklus, s. Monatsblutung
Metastasen 33, 62, 115, 131, 133 ff., 138, 141,
 147, 220, 227, 231 ff., 239 f., 259, 261, 275,
 280, 290, 301–306, 312 f., 373 ff., 378, 383 f.,
 401 f., 412, 425, 428 f., **432–442**, 465
 – Hirn- 373, 437
 – Knochen- 141, 401 f., 437 f.
 – Leber- 141, 437
Methotrexat, s. Chemotherapie
Mikrobiologische Darmsanierung 378
Mikroinvasion 133
Mikrokalk 105, 108, 118, 120 f.
Milchgang 35, 112 ff.
Mildred-Scheel-Akademie 168, 483
Mistellektin I, 374 f.
Mistelpräparate 372–376
Monatsblutung 27 f., 38, **40 f.**, 43, 64, 66,

77, 98, 101, 109, 112, 140, 239, 282, 300, 306, 392, 457 f.
Monochemotherapie, s. Chemotherapie
Monoklonale Antikörper, s. Antikörper
Morbus Paget, s. Brustkrebsarten
Morphin, s. Schmerzmedikamente
MRI (Magnetic Resonance Imaging), s. Magnetresonanztomographie
Mucin 1 313
Muskelbeschwerden 254
Mut – Frauen und Männer im Kampf gegen Brustkrebs e.V. 209
Mutagene 36
Mutter-Kind-Kuren 356
Muzinöses Karzinom, s. Brustkrebsarten
Müdigkeit 263, 291–294, 299, 308, 399, 427, 443
Müttergenesungswerk 356

Nachsorgekur, s. Rehabilitation
Nachsorgeleitstelle 160
Nachsorgepass 142, 214, 424
Nachsorgetermine 190, 246
Nachtkerzenöl 384
Nachtschweiß 308, 460
Narbe 20, 103, 224, 229 f., 244, 255, 258, 326 f., 341 f., 434 f., 454
Narkose 103 f., 117, 217
National Breast Cancer Coalition 205
National Cancer Institute (NCI) 45, 48, 393
Naturheilkunde 57, 156, 357, 361, 367, 370, 372, 408
Natürliche Killerzellen, s. Immunsystem
Nervenschmerzen 441
Neuroleptika 445
New Castle Disease Virus 315
NMR (Nuclear Magnetic Resonance), s. Magnetresonanztomographie
Notmütterdienst 196
Nuklearmedizin 114 ff., 235 f.

Olivenöl 382 f., 385
Omega-3-Fettsäuren 384
Onkogene, s. Gene
Onkologische Arbeitskreise 159 f.
Onkologische Nachsorgeleistung 350
Onkologische Schwerpunkte (OSP) 158–162, 204, 211, 424, 431, 446
Onkologische Schwerpunktpraxen 162, 446
Operation 9, 21 f., 29, 53, 75, 78, 102 ff., 110, 116 f., 119–125, 129, 133 ff., 137 f., 142 f., 147, 150–157, 172 ff., 193, 198, 203, 211–215, 218 f., **222–241**, 244, 248–256, 258–262, 265 ff., 269, 274, 276, 279 f., 284 f., 288 f., 302, 304, 312, 314 f., 317, 319 ff., 326 f., 333, 335 f., 340 ff., 346, 351, 359, 364, 373, 397, 406, 409, 423, 425 f., 430, 432 ff., 437 ff., 452, 454, 458, 461, 473, 477
Operationstechnik 244
Operationszeitpunkt 239
operative Biopsie, s. Biopsie
Opioide, s. Schmerzmedikamente
Organochlorverbindungen, s. Umweltgifte
Organtherapeutika 377
Osteoporose 48, 305, 309, 461
Ovarektomie, s. Entfernung der Eierstöcke
Oxytocin 22
Ödem 132, 335 f., 339
Österreichische Krebshilfe 191 f., 477
Östrogen 26 ff., 42, 45 ff., 62, 66, 138 ff., 301, 303 ff., 307, 391 f., 439, 457, 460 f.
Östrogenpräparate 46

p53-Gen, s. Prognosefaktoren
Paclitaxel 283
palliative Therapie 222, 259, 280, 304, 446
Palliativstationen 164
Papillom, s. Brusterkrankungen
Partnerschaft 192, 199, 300, 327, **448 ff.**
Pathologie 11, 51, 89, 118, 120–131, 133–138,

140, 144, 155 f., 159, 175, 225 f., 234, 262, 266, 275, 302, 311
- Mamma- 126
Patienten-Forum im Internet 79, 166, 179 f.
PCB, s. Umweltgifte
Peptidpräparate, s. Thymusextrakte
Periode, s. Monatsblutung
Periodenblutung, s. Monatsblutung
Perücken 295, 474, 477
PET (Positronen-Emissions-Tomographie) 102, **114 f.**
Pflegedienste 446, 471
Pflegeversicherung 466, 470
Physiotherapeuten 157, 330, 332, 350, 360
Physiotherapie 324, 332 f., 337, 357, 475
Phytochemikalien, s. sekundäre Pflanzenstoffe
Phytotherapie 366
Pille, die **43 ff.**, 72, 101, 140, 171, 243, 300, 308, 389, 459, 461
Planungsstelle Mammographie-Screening, s. Mammographie-Screening
Plastische Chirurgen 210, 250, 253
Plastische Rekonstruktion, s. Wiederaufbau der Brust
Polychemotherapie, s. Chemotherapie (Verfahren)
Polyphenole, s. sekundäre Pflanzenstoffe
Portiokappe, s. Schwangerschaftsverhütung
präoperative Chemotherapie 279
Präparatmammographie, s. Mammographie
Präparatsonographie, s. Ultraschalluntersuchung
Prävention 16, 32–38, 41, 43, 45 ff., 52, 56, 58, 60, 62, 65 ff., 70 f., 72, 74 f., 189, 203, 233, 305, 309, 314 f., 334 ff., 339 f.
- Sekundär- 37
Primärtherapie 142, 221, 304, 424, 434, 437
Privatversicherte 166, 212

Pro Familia 459
Pro Sina e.V. 209 f.
Probeentnahme (PE), s. Biopsie
Progesteron, s. Gestagen
Prognosefaktoren 37, **142–147**, 220, 261, 276, 311, 436
- klassische 143 f.
- neue potenzielle 145 ff., 311
Programmierter Zelltod, s. Apoptose
Progressive Muskelrelaxation 297, 414 f.
Prolaktin 27, 62
Prophylaktische Mastektomie, s. Mastektomie
Proteasen, s. auch Prognosefaktoren, neue potenzielle
- Kathepsin-D 146
- PAI-1 (Plasminogenaktivator-Inhibitor), 146
- uPA (Urokinase-Plasminogenaktivator), 146
Prothesen 244, 340–348, 474, 476
- Ausgleich 343
- Dauer- 342
- Erstversorgungs- 341, 346
- Haft- 344, 346
- Silikonbrust- 346
Psychoonkologen 68, 156, 197, 202, 204, 321 ff., 409, 421
Psychosoziale Beratungsstellen 163 f., 202, 421, 468, 482
Psychotherapeuten 68 f., 156, 162, 174, 179, 197, 204, 321, 323, 326, 350, 363, 412, 415, 418, 420 ff., 450, 454, 479
- ärztliche 326, 421 f.
- psychologische 156, 326, 349, 420 ff.

Quadrantektomie, s. Brust erhaltende Operation
Quadranteneinteilung (der Brust) 137 f.
Qualitätsring Radiologie 88

Race for the Cure 210
Radioaktive Strahlung, s. Strahlung

Radioderm 268
Radiologen 88 f., 112, 155 f., 162
Radiologie 11, 88 f., 94, 99, 111 ff., 119, 126, 155 f., 162, 175, 264, 272 f., 342, 351
Radionekrose 268
Radioonkologie 156, 159
Radiotherapie 259 ff., 265 ff., 335, 437, 442
Raloxifen, s. Antiöstrogene
Rapsöl 384
Rauchen 58, 70, 384, 461
Regel, s. Monatsblutung
Regelblutung, s. Monatsblutung
Regelzyklus, s. Monatsblutung
Regulationsgene, s. Gene
Rehabilitation 157, 163, 270, 324, 348–358, 397, 402, 426, 467 ff., 471, 477
– ambulante 163, 357 f.
– Nachsorgekur 324, 350 ff., 356 f., 467
– stationäre 163
– teilstationäre 163, 352
Rehabilitationskliniken (Reha-Kliniken) 163, 332, 336, 349 f., 351 f., 355, 369, 467, 477
Rehabilitationssport, s. Sportgruppen
Remission 437 ff.
– komplette 437
– partielle 437
Rente 469 f.
Rentenansprüche 463
Rentenversicherungsträger 163, 350, 353, 356, 467
Residualtumor 137
Rezidiv 37, 62, 142, 168, 199, 237, 239, 259, 267 f., 274 ff., 280, 289, 303, 320, 322, 362, 373 f., 377, 410, 413, 418, 425, 427 f., **430–437**, 459, 461
– Lokal- 227, 260, 432 ff.
– lokoregionales 432 f.
– Metastasen 239, 433
Risikofaktoren 10, 30, **37 ff.**, 43 ff., 54, 57, 59–67, **70 ff.**, 84, 158, 185, 276, 380, 383, 392, 400 f., 403, 438
Rote Bete 398
Röntgenpass 96

Röntgenstrahlung, s. Strahlung
Röntgenthorax 148, 427
Röntgenuntersuchung 85, 93 f., 98 f., 102, 106, 113, 426
Röntgenuntersuchung, R. der Brust, s. Mammographie
Ruhestand 463
Rückfall, s. Rezidiv

S-Phase, s. Prognosefaktoren, neue potenzielle
Sachverständigenrat für die konzertierte Aktion im Gesundheitswesen 87
San Antonio Breast Cancer Meeting 185
Sandwichtechnik 266
Schadstoffe 18, 55 f.
Schädlingsbekämpfungsmittel, s. Umweltgifte
Schlaf 270, 320, 405, 407, 481
Schlaflosigkeit 430
Schmerzanalyse 441
Schmerzmedikamente 442, 444
– Aspirin 442 f.
– Ibuprofen 443
– Metamizol 443
– Morphin 442 f.
– Opioide 443 f.
– Paracetamol 443
Schmerztagebuch 441
Schmerztelefon 186, 446
Schmerztherapeuten 164, 444 f.
Schnellschnittuntersuchung 123
Schonhaltung 330, 332
Schulmedizin 183, 220, 359 ff., 363–368, 376, 418
Schulter-Arm-Gelenk 82, 157, 329–333, 339 f., 426, 461
Schultergelenk, s. Schulter-Arm-Gelenk
Schwangerschaft 27, 41, 247, **457 ff.**
Schwangerschaftsverhütung 300, **457 ff.**
– Diaphragma 300, 459
– Pille 43 ff., 72, 101, 140, 243, 300, 459
– Portiokappe 459

Stichwortverzeichnis

- Präservative 300
- Spirale 300
- Symptothermale Methode 459

Schwäche 108, 293, 365

Schweizerische Arbeitsgemeinschaft für die Eingliederung Behinderter (SAEB) 476

Schweizerische Studiengruppe für Komplementäre und Alternative Methoden bei Krebs (SKAK) 190

Schwenklappenplastiken 251 f., 255

Schwerbehinderte 201, 472 f.

Schwerbehindertenausweis, s. Schwerbehinderte

Schwerbehindertenrecht, s. Schwerbehinderte

Schwindel 293, 427

Screening, s. Mammographie

Second Opinion, s. Zweite Meinung

Segmentresektion, s. Brust erhaltende Operation

Sekretzytologie 102, 114

Sektorresektion, s. Brust erhaltende O.

Sekundäre Pflanzenstoffe 390–394, 398
- Carotinoide 391
- Genistein 392
- Indole 391
- Polyphenole 391
- Sulfide 391
- Sulforaphan 391

Sekundärprävention, s. Prävention

Selbsterfahrung 196, 406, 419 ff.

Selbsthilfegruppen 15, 152 ff., 163 ff., 174, 179 ff., 189 ff., 196–203, 207, 324 f., 327, 348, 355, 361, 422, 432

Selbstuntersuchung 22, **75–84**, 98, 206, 426 ff.
- Anleitung zur Selbstuntersuchung durch den Arzt 79
- Anleitung zur Selbstuntersuchung im Internet 79
- die klassische Methode 81 f.
- die schnelle Methode 80 f.

Selektive Östrogen-Rezeptor-Modulatoren (Serm) 48, 304, 392

Selen 271, 387 f.

Seminar für Psychosoziale Onkologie (PSO) 199, 421

Sentinel-Lymphknoten, s. Wächter-Lymphknoten

Serm, s. Selektive Östrogen-Rezeptor-Modulatoren

Shiatsu 408

Silikonbrustprothese, s. Prothesen

Silikonimplantate, s. Implantate

Simonton-Methode 416 f., 483

Sojaöl 247, 386

Sonographie, s. Ultraschalluntersuchung

Sozialamt 83, 353, 465, 470

Sozialarbeiter 157, 163, 351, 360, 468

Sozialdienste 164, 476

Sozialklausel 474

Sozialpädagogen 157, 163, 187, 350, 468

Spannungsgefühle in der Brust 27, 308

Spect (Single photon emissions computer tomography) 100

Spezialhalterungen 341, 345 ff.

Spontanheilung 409

Spontanremission, s. Spontanheilung

Sport 66, 174, 324, 338, 400 ff.

Sportgruppen 349, 403 f., 426

Sportmedizinisches Leistungstraining für Krebskranke 401 ff.

Spurenelemente 62, 100, 271, 384, 387 f.

Staging, s. Tumorklassifikation

Stammzelltransplantation 290, 402

Stanzbiopsie 29, 103, 105, 110, 118 ff., 121
- stereotaktische 105, 118 ff.
- Ultraschall kontrollierte 104, 120 f.

Sterben 13, 17, 28, 70, 183, 193, 199, 280, 380, 480, 483

Stillen 22 ff., **41 ff.**, 100, 106, 247

Strahlenfibrose 267

Strahlenkater 263

Strahlentherapeuten 89, 159, 175, 264 f, 269, 271

Strahlentherapie 110 f., 156, 158, 173, 211, 219, 222, 225, 227, 231, 237, 245, **259–274**, 279, 285, 316 f., 332, 342, 351, 359, 378, 399, 402, 414, 435, 437, 441, 456, 475, 477
– intraoperative (IORT) 266 f.
Strahlung 57 f., 87, 94 ff., 147, 236, 259 ff., 269
– Elektronen- 264, 269
– ionisierende 57, 262 f.
– Kobalt-60-Gamma- 264
– Photonen- 264
– radioaktive 57, 100, 115 f., 147, 236, 264
– Röntgen- 36, 57, 75, 78, 85 ff., 89–99, 102, 105 f., 108 f., 111 f., 116, 119 ff., 123, 148, 175, 177, 247, 264, 272, 426 f., 433
Stress 14, 52, 68, 270, 385, 403 f., 409 ff., 413, 462
Stressbewältigung 411, 413
Subkutane Mastektomie, s. Brust erhaltende Operation
Sulfide, s. sekundäre Pflanzenstoffe
Sulforaphan, s. sekundäre Pflanzenstoffe
Susan G. Komen Breast Cancer Foundation e.V. Germany 210
Symbioselenkung 379
Sympthothermale Methode, s. Schwangerschaftsverhütung
Systemische Therapie 235, **274 ff.**, 438

T'ai Chi 327, 407
T–Zellen, s. Immunsystem
Tamoxifen 18, 47 f., 139, 275, 289, **305–309**, 392, 439, 456 f., 461
Taxane, s. Chemotherapeutika
Tätowierung des Warzenvorhofs 258
Teilausgleich, s. Prothesen
Tens (Transkutane elektrische Nervenstimulation) 445
Therapiestudien 47 f., **241 ff.**, 335, 396
Thymusextrakte 360, 376 f.
TNM-Klassifikation, s. Tumorklassifikation

Tod 68, 95, 194, 290, 320, 409, 411, 451, 463, 480
Tofu 392
Tracer 115, 235
Tram-flap 252, 254
Tranquilizer, s. Beruhigungsmittel
Transaminasen, s. Leberwerte
Trastazumab, s. monoklonale Antikörper
Trauer 69, 150, 183, 192 f., 319 f., 327, 410, 448, 451
Tubuläres Karzinom, s. Brustkrebsarten
Tumordokumentation 160
Tumorektomie, s. Brust erhaltende Operation
Tumorklassifikation **126–147**, 225
– Grading 126, 129–137, 140, 144, 148 f., 225 f.
– Staging 126, 131, 433
– TNM–Klassifikation 131, 136, 433
– Typing 127
Tumormarker 122, 141 f., 427, 429
– CA 15-3 (cancer antigen) 142
– CEA (carcinoembryonales Antigen) 142
Tumorsuppressorgene, s. Gene
Tumorvakzine 315
Tumorzentrum 90, 110, 128, 158–164, 168, 179, 186, 188, 202, 211, 227, 277, 357, 401, 428
Tylektomie, s. Brust erhaltende Operation
Typing, s. Tumorklassifiktion

Ultraschallkontrastmittel 109
Ultraschalluntersuchung 27 f., 30, 102, **105–110**, 114, 117–121, 123, 155, 427, 433
– 3D-Ultraschall 108
– CT-Ultraschalltechnik 108
– Duktosonographie 114
– Farbdopplersonographie 109
– Lebersonographie 147
– Präparatsonographie 123

Umweltgifte 18, 37f., **55ff.**, 384
- DDE 56
- Dioxin 56
- Lindan 55
- Organochlorverbindungen 55
- PCB 55f.

Unruhe 9, 430
Übelkeit 263, 282f., 289, 291ff., 296f., 308, 399, 410, 443

Vaginalgel 300
Vegetarier 63, 380
Veranlagung, s. auch DNA
Verbreitung (von Brustkrebs) 15f., 185
Verdrängung 321
Visualisierungsübungen 271, 324, 360, 416ff., 422
Vitamine 59, 62f., 71, 247, 271, 327, 360, 379, 384–391, 397f., 461
- Beta-Carotin 62f., 271, 385
- Vitamin A 62, 385
- Vitamin C 385f.
- Vitamin D 71, 386f., 461
- Vitamin E 63, 386f.

Vitaminpillen 360, 388
Vollwert-Ernährung 394f.
Vorbeugung, s. Prävention
Vorstellungstechniken, s. Visualisierungsübungen
Völlegefühl 426
Vysorel 373

Wächter-Lymphknoten 225, 235f.
(s. auch Lymphknotenentfernung)
Wechseljahre 22, 26f., **41ff.**, 46, 55, 62, 64, 66, 76f., 86, 92, 98, 101, 129, 140, 275, 300ff., 305ff., 381, 439, 456f., **460ff.**
Wechseljahrsbeschwerden 46f., 306, 308, 460
Weizenkeimöl 386
Weltgesundheitsorganisation 15, 59, 65, 442
Wide excision, s. Brust erhaltende Operation
Wiederaufbau der Brust 155, 165, 190f., 227, 238, 240, **243f.**, 248–259, 328, 433, 476
Wir alle – Frauen gegen Brustkrebs e.V. 210
Wobe-Mugos 378
Women's Health Initiative 382
Wunderheiler 360, 431

Yoga 327, 349, 400, 407

Zentren für familiären Brustkrebs 51, 158
Zweite Meinung 136, 152, 164f., 168, **174ff.**, 431
Zweittumor 47, 292
Zyste, s. Brusterkrankungen
Zytokine, s. Immunsystem
Zytostatika, s. Chemotherapeutika und s. Chemotherapie

Danksagung

Bei meiner Suche nach Informationen, Einschätzungen, Meinungen und Erfahrungen sowie deren geistiger Verarbeitung waren mir viele Menschen behilflich. Ihnen gilt mein herzlicher Dank. Ohne ihre Unterstützung hätte dieses Buch nicht entstehen können.

Ich danke den vielen betroffenen Frauen, die mir ihre Probleme schilderten und mich an ihren Gefühlen teilhaben ließen. Ihre Erfahrungen und Einsichten bilden die Grundlage und den Hintergrund für dieses Buch. Danken möchte ich auch meinen zahlreichen Gesprächspartnern — den Gynäkologen, Internisten, Onkologen, Radiologen, Plastischen Chirurgen und allgemeinpraktischen Ärzten, Grundlagenforschern, Psychologen, Sozialarbeitern, Sozialpädagogen, Physiotherapeuten, Ernährungsexperten, den Fachleuten bei Krankenkassen, Behörden und Unternehmen sowie den Expertinnen des Krebsinformationsdienstes in Heidelberg, der Deutschen Krebshilfe in Bonn, der Deutschen Krebsgesellschaft in Frankfurt/Main, der Berliner Krebsgesellschaft, der Krebsliga Schweiz und der Österreichischen Krebshilfe sowie den Repräsentantinnen von Selbsthilfegruppen und der neuen Brustkrebsinitiativen. Viele von ihnen sind im Buch zitiert. Einige Fachleute haben dieses Werk mit besonders großem Zeit- und Energieaufwand unterstützt. Dazu gehören:

- Professor Rüdiger Baumeister, Leiter der Abteilung für Plastische Chirurgie am Münchner Klinikum Großhadern, für die Kommentierung der Manuskriptseiten über den Wiederaufbau der Brust in Kapitel 8
- Dr. Jenny Chang-Claude, Epidemiologin am Deutschen Krebsforschungszentrum in Heidelberg, für die Kommentare zu Kapitel 3
- Dr. Thomas Decker, Pathologe und Koordinator des Mamma-

Zentrums Klinikum Buch in Berlin, für die zahlreichen Hinweise und Ratschläge sowie für die Kommentierung von Kapitel 6
- Gudrun Dietz, Sozialarbeiterin in der Beratungsstelle für Krebskranke im Gesundheitsamt Berlin, für die Beratung in sozialrechtlichen Fragen und das Gegenlesen der entsprechenden Manuskriptseiten
- Dr. Klaus Ebel, Pathologe am Berliner Krankenhaus Moabit, für die Kommentierung von Kapitel 6
- Professor Dieter Hölzel, Leiter des Instituts für Medizinische Informationsverarbeitung, Biometrie und Epidemiologie am Münchner Klinikum Großhadern, für die Ratschläge und Kommentare zu den Kapiteln 1 und 4
- Dr. Maria Hussain, allgemeinpraktische Ärztin in München, für die vielen Ratschläge, die zuverlässige Unterstützung des Projekts und das Gegenlesen von Manuskriptpartien
- Professor Fritz Jänicke, Direktor der Universitäts-Frauenklinik Hamburg-Eppendorf, für die wissenschaftliche Beratung bei der Erstausgabe dieses Buchs und die fachlichen Hinweise bei der Neuausgabe
- Dr. Monika Keller, Psychoonkologin und ärztliche Leiterin der Psychosozialen Nachsorgeeinrichtung Heidelberg, für die vielen intensiven Gespräche und das Gegenlesen von Kapiteln
- Dr. Hans-Joachim Koubenec, Gynäkologe und Leiter der Mamma-Sprechstunde am Berliner Krankenhaus Moabit, für die Gespräche über die Brustkrebs-Diagnostik und seine Kommentare zu den Kapiteln 4 und 5
- Professor Ulrich Mödder, Direktor des Instituts für Diagnostische Radiologie der Heinrich-Heine-Universität Düsseldorf, für seine Kommentare zu den Abschnitten über Mammographie und das Überlassen von Bildern
- Thomas Müller und seinen Kollegen beim AOK-Bundesverband in Bonn, die mit ihrem Fachwissen über Kassenleistungen und zu Fragen der Rehabilitation zum Gelingen des Buchs beigetragen haben
- Professor Kurt Possinger Direktor der II. Onkologischen Klinik am Berliner Universitätsklinikum Charité, Campus Mitte, und Assistenzarzt Dr. Peter Schmid für die zahlreichen Gespräche, für die wis-

senschaftliche Beratung und die ausführlichen Kommentare zu den Kapiteln 8 und 11
- Dr. Matthias Rostock und seinen ärztlichen Kollegen an der Klinik für Tumorbiologie in Freiburg, für die Kommentare zu Kapitel 10
- Professor Reinhold Schwarz, Psychoonkologe und Sozialmediziner an der Universität Leipzig, für die fachlichen Hinweise zu den Kapiteln 3 und 10
- Professor Peter M. Schlag, Direktor der Klinik für Chirurgie an der Robert-Rössle-Klinik der Charité in Berlin, für die Kommentierung von Teilen des achten Kapitels
- Dr. Angela Spelsberg, ärztliche Leiterin des Tumorzentrums Aachen sowie Helga Ebel und ihren Kolleginnen von der Krebsberatungsstelle Aachen für die vielen Gespräche über Mammographiescreening und für das Gegenlesen der entsprechenden Manuskriptseiten
- Hilke Stamatiadis, Birgit Hiller, Dr. Andrea Gaisser und Helga Schüssler vom Krebsinformationsdienst KID in Heidelberg für die Vermittlung von Kontakten, für die fachlichen Ratschläge und das Gegenlesen von Manuskriptpartien
- Petra-Ida Thünte, Geschäftsführerin des Tumorzentrums Berlin, für die Vermittlung von Kontakten, die vielen Tipps und die Kommentierung von Kapitel 7.

Mein herzlicher Dank gilt darüber hinaus:
- Franziska Beckmann, freie Wissenschaftsjournalistin in Berlin, für die sorgfältige Überarbeitung des Adressteils der Ausgabe 2000.
- meiner langjährigen Freundin Monika Brockschmidt, Diplompsychologin in Mainz-Kostheim, für die liebevolle Ermunterung und die Kommentare zu Teilen des Buchs
- meiner Lektorin Dr. Susanne Eversmann für die konstruktiven, inspirierenden Diskussionen und für die immerwährende Anwendung des Prinzips »motivation by humour«
- und meinem Mann Jan, der die Arbeit an diesem Buch mit Liebe und guten Ideen begleitete.

Berlin, im Frühjahr 2002   Lilo Berg